Manual of Obstetric Emergencies

产科急诊学

原 著 [美] Valerie A. Dobiesz
　　　[美] Kathleen A. Kerrigan
主 译　赵扬玉

中国科学技术出版社
·北 京·

图书在版编目（CIP）数据

产科急诊学 /（美）瓦莱丽·A. 多比兹（Valerie A. Dobiesz），（美）凯萨琳·A. 克里根（Kathleen A. Kerrigan）原著；赵扬玉主译 . — 北京：中国科学技术出版社，2022.1

书名原文：Manual of Obstetric Emergencies

ISBN 978-7-5046-9206-1

Ⅰ . ①产… Ⅱ . ①瓦… ②凯… ③赵… Ⅲ . ①产科病－急诊 Ⅳ . ① R714.059.7

中国版本图书馆 CIP 数据核字（2021）第 191101 号

著作权合同登记号：01-2021-4964

策划编辑	靳　婷　延　锦
责任编辑	靳　婷
文字编辑	延　锦
装帧设计	华图文轩
责任印制	李晓霖

出　　版	中国科学技术出版社
发　　行	中国科学技术出版社有限公司发行部
地　　址	北京市海淀区中关村南大街 16 号
邮　　编	100081
发行电话	010-62173865
传　　真	010-62179148
网　　址	http://www.cspbooks.com.cn

开　　本	889mm×1194mm　1/16
字　　数	597 千字
印　　张	23.5
版　　次	2022 年 1 月第 1 版
印　　次	2022 年 1 月第 1 次印刷
印　　刷	天津翔远印刷有限公司
书　　号	ISBN 978-7-5046-9206-1/R • 2800
定　　价	268.00 元

（凡购买本社图书，如有缺页、倒页、脱页者，本社发行部负责调换）

版权声明

This is translation of *Manual of Obstetric Emergencies*.
ISBN：978-1-4963-9906-9
Wolters Kluwer Health did not participate in the translation of this title and therefore it does not take any responsibility for the inaccuracy or errors of this translation.

免责声明：这本书提供药物的准确标识、不良反应和剂量表，但是它们有可能改变。请读者务必查看所提及药物生产商提供的包装信息数据。此书的作者、编辑、出版商、分销商对于应用该著作中的信息而导致错误、疏漏或所产生后果不承担任何责任，并不对此出版物内容做出任何明示或暗指的担保。此书的作者、编辑、出版商、分销商对出版物所引起的人员伤害或财产毁坏不承担任何责任。

Accurate indications, adverse reactions, and dosage schedules for drugs are provided in this book, but it is possible that they may change. The reader is urged to review the package information data of the manufacturers of the medications mentioned. The authors, editors, publishers, or distributors are not responsible for errors or omissions or for any consequences from application of the information in this work, and make no warranty, expressed or implied, with respect to the contents of the publication. The authors, editors, publishers, and distributors do not assume any liability for any injury and / or damage to persons or property arising from this publication.

Published by arrangement with Wolters Kluwer Health Inc., USA.
本翻译版受世界版权公约保护。

Copyright © 2021 Wolters Kluwer
All rights reserved.

译者名单

主　　译　赵扬玉　北京大学第三医院
副主译　魏　瑗　北京大学第三医院
　　　　　姜　海　北京大学第三医院
译　　者（以姓氏笔画为序）
　　　　　于　洋　北京大学第三医院
　　　　　于之恒　北京大学第三医院
　　　　　王　楠　北京大学第三医院
　　　　　王　颖　北京大学第三医院
　　　　　王学举　北京大学第三医院
　　　　　王媛媛　北京大学第三医院
　　　　　叶圣龙　北京大学第三医院
　　　　　史晓明　北京大学第三医院
　　　　　任　珂　北京大学第三医院
　　　　　向欠欠　北京大学第三医院
　　　　　刘　真　北京大学第一医院
　　　　　孙梦星　北京大学第三医院
　　　　　严　欣　北京大学第三医院
　　　　　李　爽　北京大学第三医院
　　　　　李佳欣　北京大学第三医院
　　　　　李泽丽　北京大学第三医院
　　　　　李璐瑶　北京大学第三医院
　　　　　杨　静　北京大学第三医院
　　　　　杨怡珂　北京大学第三医院
　　　　　肖　莹　北京大学第三医院
　　　　　张舒沁　北京大学第三医院
　　　　　张馨媛　北京大学第三医院
　　　　　陈　扬　北京大学第三医院
　　　　　陈　练　北京大学第三医院
　　　　　周文君　北京大学第三医院
　　　　　孟新璐　北京大学第三医院
　　　　　赵　诚　北京大学第三医院

赵扬玉　北京大学第三医院
赵雪晴　北京大学第三医院
胡　静　北京大学第三医院
种轶文　北京大学第三医院
姜　海　北京大学第三医院
宫晓丽　北京大学第三医院
原鹏波　北京大学第三医院
顾珣可　北京大学第三医院
徐晓楠　北京大学第三医院
高雨菲　北京大学第三医院
郭晓玥　北京大学第三医院
唐天一　北京大学第三医院
黄娜娜　北京大学第三医院
程子怡　北京大学第三医院
魏　瑷　北京大学第三医院

内容提要

本书引进自世界知名的 Wolters Kluwer 出版社，是一部实用性很强的产科急诊情况处置手册。全书共 31 章，全面介绍了从妊娠早期至产后整个过程中涉及的各种产科相关急诊情况，如异位妊娠、早产、急产、肩难产、产后出血、羊水栓塞、产褥感染等，同时还包括新生儿复苏的相关内容，所述内容将急诊医学与妇产科学相互交融，全书各章节均按照概述、病因、临床表现、诊断、治疗与管理、小结、核心要点的顺序进行阐述，可对急诊科医师准确管理产科相关急诊病例提供帮助。本书内容精练、配图精美、实用性强，是妇产科医师及急诊科医师日常实践的理想参考书。

原书编者名单

Alisa Anderson, MD
Resident Physician of Emergency Medicine
Rhode Island Hospital
Adjunct Faculty, Department of Emergency Medicine
Warren Alpert Medical School of Brown University
Providence, Rhode Island

Amy Archer, MD, FACEP
Attending Physician of Emergency Medicine
Advocate Lutheran General Hospital
Park Ridge, Illinois
Clinical Assistant Professor, Emergency Medicine
University of Illinois at Chicago
Chicago, Illinois

Seema Awatramani, MD
Associate Professor
Department of Emergency Medicine
University of Illinois at Chicago
Chicago, Illinois

Rebecca Barron, MD, MPH
Assistant Professor of Emergency Medicine
Warren Alpert Medical School of Brown University
Providence, Rhode Island
Attending Physician of Emergency Medicine
Portsmouth Regional Hospital
Portsmouth, New Hampshire

Amina Basha, MD
Resident Physician
Department of Internal Medicine
University of Illinois at Chicago
Chicago, Illinois

Gerald Beltran, DO, MPH, FACEP, FAEMS
Associate Professor
Department of Emergency Medicine
University of Massachusetts Medical School–Baystate
Chief, Division of Prehospital and Disaster Medicine
Department of Emergency Medicine
Baystate Health
Springfield, Massachusetts

Cindy C. Bitter, MD, MA, MPH
Assistant Professor
Division of Emergency Medicine
Department of Surgery
Saint Louis University School of Medicine
Saint Louis, Missouri

Gavin Budhram, MD
Associate Professor
Department of Emergency Medicine
University of Massachusetts Medical School–Baystate
Springfield, Massachusetts

Mary Callis, MD, MPH
Emergency Medicine Provider
Swedish American Hospital
Belvidere, Illinois

Stacey Chamberlain, MD, MPH
Associate Professor
Department of Clinical Emergency Medicine
University of Illinois at Chicago
Chicago, Illinois

Cindy Chang, MD
Resident Physician
Department of Emergency Medicine
Harbor–UCLA Medical Center, Los Angeles County
Torrance, California

Tina Chen, MD
Assistant Professor of Surgery
Division of Emergency Medicine
Saint Louis University
Saint Louis, Missouri

Samantha P. DeAndrade, MD, MPH
Resident Physician
Department of Obstetrics and Gynecology
Brigham and Women's Hospital
Boston, Massachusetts

Timothy DeKoninck, MD
Resident Physician of Emergency Medicine
Boonshoft School of Medicine
Wright State University
Kettering, Ohio

Divya Dethier, MD
Resident Physician
Department of Obstetrics and Gynecology
Brigham and Women's Hospital
Boston, Massachusetts

Ashley Deutsch, MD
Assistant Professor
Director of Quality and Patient Safety
Department of Emergency Medicine
Baystate Medical Center
Springfield, Massachusetts

Khady Diouf, MD
Assistant Professor/Associate Obstetrician Gynecologist
Department of Obstetrics and Gynecology
Brigham and Women's Hospital
Boston, Massachusetts

Patrick Dolan, MD
Clinical Associate
The University of Chicago
Chicago, Illinois
Attending Physician of Pediatric Emergency Medicine
Comer Children's Hospital
Chicago, Illinois

Wesley P. Eilbert, MD
Professor of Clinical Emergency Medicine
College of Medicine
University of Illinois at Chicago
Attending Physician of Emergency Medicine
University of Illinois Hospital
Chicago, Illinois

Michael Ghermezi, MD
Resident Physician
Department of Emergency Medicine
Harbor–UCLA Medical Center, Los Angeles County
Torrance, California

Margaret Goodrich, MD
Resident Physician
Department of Emergency Medicine
University of Massachusetts Medical School–Baystate Health
Springfield, Massachusetts

Britta Hakkila, MD
Resident Physician of Emergency Medicine
Boonshoft School of Medicine
Wright State University
Kettering, Ohio

Brittany Hannon, PA-C
Emergency Medicine PA Residency Yale-New Haven Hospital
New Haven, Connecticut

Alison Schroth Hayward, MD, MPH
Assistant Professor of Emergency Medicine
Warren Alpert Medical School of Brown University
Barrington, Rhode Island
Attending Physician, Department of Medicine
Rhode Island Hospital
Providence, Rhode Island

Megan E. Healy, MD, FAAEM
Associate Professor of Emergency Medicine
Lewis Katz School of Medicine at Temple University
Temple University Hospital
Philadelphia, Pennsylvania

Megan C. Henn, MD
Assistant Professor
Department of Emergency Medicine
Emory University School of Medicine
Atlanta, Georgia

Andrew N. Hogan, MD
Emergency Medical Services Fellow
Department of Emergency Medicine
University of Cincinnati
Cincinnati, Ohio

Karen J. Jubanyik, MD
Associate Professor
Department of Emergency Medicine
Yale University
New Haven, Connecticut

Luce A. Kassi, MD
Resident Physician
Department Obstetrics and Gynecology
Northwestern University
Feinberg School of Medicine
Chicago, Illinois

Efrat R. Kean, MD
Resident Physician
Lewis Katz School of Medicine at Temple University
Clinical Instructor of Emergency Medicine
Thomas Jefferson University Hospital
Philadelphia, Pennsylvania

Ramu Kharel, MD, MPH
Resident Physician
Department of Emergency Medicine
Emory University School of Medicine
Atlanta, Georgia

Kenneth J. Knowles II, MD
Emergency Medicine Physician
Baystate Health
Associate Regional EMS Medical Director
Department of Emergency Medicine
Baystate Medical Center
Springfield, Massachusetts

Pavitra Kotini-Shah, MD
Assistant Professor of Emergency Medicine
College of Medicine
University of Illinois at Chicago
Director of Resident Ultrasound Education
Department of Emergency Medicine
University of Illinois Hospital
Chicago, Illinois

Sara Krusenoski, PharmD, BCCCP
Critical Care Pharmacist
Department of Pharmacy
UChicago Medicine Ingalls Memorial Hospital
Harvey, Illinois

Michelle D. Lall, MD, MHS, FACEP
Assistant Professor
Department of Emergency Medicine
Emory University School of Medicine
Atlanta, Georgia

Eric J. Lee, MD
Resident Physician of Emergency Medicine
Warren Alpert Medical School of Brown University
Providence, Rhode Island
Assistant Program Director of Emergency Medicine
University of Oklahoma
Clinician/Clinical Instructor of Emergency Department
Hillcrest Medical Center
Tulsa, Oklahoma

Lucienne Lutfy-Clayton, MD
Associate Professor of Emergency Medicine
University of Massachusetts Medical School–Baystate
Associate Program Director of Emergency Medicine
Baystate Medical Center
Springfield, Massachusetts

Audra R. Meadows, MD, MPH
Assistant Professor
Department of Obstetrics, Gynecology and Reproductive Biology
Harvard Medical School
Medical Director, Ambulatory Obstetrics
Department of Obstetrics, Gynecology and Reproductive Biology
Brigham and Women's Hospital
Boston, Massachusetts

Motunrayo Mobolaji-Lawal, MD
Emergency Medicine Resident
Department of Emergency Medicine
Yale University
Yale New Haven Hospital
New Haven, Connecticut

Samsiya Ona, MD
Resident
Department of Obstetrics and Gynecology
Brigham and Women's Hospital
Boston, Massachusetts

Komal Paladugu, MD
Chief Resident of Emergency Medicine
University of Illinois Hospital and Health Sciences System
Chicago, Illinois

Stacey L. Poznanski, DO, MEd
Clinical Associate Professor of Emergency

Medicine
Wright State University Boonshoft School of Medicine
Emergency Medicine Physician
Kettering Health Network
Kettering, Ohio

Daniel W. Robinson, MD, MHPEc, FACEP
Assistant Professor of Medicine, Simulation Director
University of Chicago Pritzker School of Medicine
Chicago, Illinois
Attending Emergency Physician
Emergency Department
Swedish Medical Center
Seattle, Washington

Nuriya D. Robinson, MD
Physician Specialist of Obstetrics and Gynecology
Harbor–UCLA Medical Center, Los Angeles County
Torrance, California
Assistant Professor of Obstetrics and Gynecology
UCLA David Geffen School of Medicine
Los Angeles, California

Julianna Schantz-Dunn, MD, MPH
Assistant Professor of Obstetrics and Gynecology
Harvard University
Faculty of Obstetrics and Gynecology
Brigham and Women's Hospital
Boston, Massachusetts

Sara M. Seifert, MD
Instructor
Department of OB/GYN and OB Anesthesiology
Harvard Medical School
Brigham and Women's Hospital and North Shore Medical Center
Boston, Massachusetts

Amanda Sue Shorette, MD
Emergency Physician
Department of Emergency Medicine
Tucson Medical Center
Tucson, Arizona

Kamil Skotnicki, MD
Resident Physician
Department of Emergency Medicine
University of Massachusetts Medical School–Baystate Health
Springfield, Massachusetts

Liza G. Smith, MD
Assistant Professor of Emergency Medicine
University of Massachusetts Medical School–Baystate
Baystate Medical Center
Springfield, Massachusetts

Carla Sterling, MD
Assistant Professor of Emergency Medicine
University of Massachusetts Medical School–Baystate
Faculty of Emergency Medicine
Baystate Medical Center
Springfield, Massachusetts

Zachary Testo, MD
Assistant Professor
Department of Emergency Medicine
Baystate Medical Center
Springfield, Massachusetts

Samreen Vora, MD, MHAM, FACEP
Medical Director of Simulation Program
Emergency Department
Children's Hospitals and Clinics of Minnesota
Minneapolis, Minnesota

Gianna Wilkie, MD
Clinical Fellow
Department of Obstetrics and Gynecology
Brigham and Women's Hospital
Boston, Massachusetts

Tess Wiskel, MD
Special Operations Attending Physician
Emergency Medicine
Team Health Northeast Group
Woodbury, New Jersey

James Wong III, MD
Chief Resident
Department of Emergency Medicine
Emory University School of Medicine
Atlanta, Georgia

译者前言

急诊科医师在临床工作中时常会遇到一些棘手情况，如接诊患者为孕妇，由于其特殊的生理状态，且产科所涉及领域专业性较强，随时面临复杂或突发的变化。产科急诊患者的管理，需要急诊科医师和妇产科医师共同合作，更需要丰富的理论知识。由于相关的理论知识涉及妇产科学和急诊医学，学习和查找时会发现大部分内容散落于不同专科的著作中，且侧重点各有不同。因此，一部专门针对孕产妇可能面临的急诊情况，阐述诊治和管理的专业著作显得格外重要，以期为急诊临床工作者及多学科管理提供理论指导。

世界知名的 Wolters Kluwer 出版社适时出版了一部由美国哈佛医学院 Brigham 妇女儿童医院急诊科 Valerie A. Dobiesz 教授和 Baysate 医学中心 Kathleen A. Kerrigan 教授联袂编写的 Manual of Obstetric Emergencies。我们十分荣幸受邀担任本书的译者。针对急诊科医师可能面对复杂多变的产科急诊情况，著者首先对妊娠期生理变化、妊娠期用药、常见妊娠合并症等进行了介绍，随后对妊娠早期、妊娠中晚期、分娩及产后不同时期常见的产科急诊情况分章节逐一论述，最后对新生儿复苏相关内容给予了充分阐述。著者基于循证医学和最新的国内外指南，还特别关注到交叉学科中相关诊疗规范的更新，为多学科共同管理产科急诊情况的临床解决方案提供帮助。

本书在介绍疾病理论知识的同时，还很注重读者的阅读体验，以简单明了的形式展现要点内容，既有利于知识点的汇总，也方便读者总结与记忆。为了更好地理清诊疗思路，部分章节还附有诊疗流程图。本书可供助产服务医院急诊科、妇产科的各级医师阅读参考，也可作为急诊医学专科医师培训（特别是妇幼专科医院）的指导用书。

在翻译过程中，我们力求忠于原著，尽可能准确表述原著者的本义，但由于中外术语规范及语言表达习惯差异，中文翻译版中可能存在一些偏颇或欠妥之处，恳切希望广大读者批评指正。

北京大学第三医院

原著前言

我们怀着极其自豪和喜悦的心情，推出了 Manual of Obstetric Emergencies。本书的出版是各位专家多年来奉献和努力的结果，同时也将紧急情况下确保孕产妇安全的急诊科医生与妇产科医生的独特合作模式展现给广大同行。我们的共同目标是在整个妊娠期间为卫生保健工作人员提供一份有指导价值的，针对孕妇及紧急分娩后新生儿的实用循证医学参考书。

作为急诊医疗服务的提供者，我们在临床培训期间被指导如何管理正常的简单分娩，并将复杂病例立即移交给产科同事处理。在现实的临床实践中，我们可能会被要求在很少的准备时间内处理最为复杂的分娩情况。在急诊科，分娩是低概率但高风险的事件。我们希望本书能对急诊医疗服务提供者、孕产妇和新生儿在非计划紧急分娩时提供指导并使之获益。

由于美国各地的医院正在逐步减少产科服务或停诊，在急诊科紧急分娩的概率可能会增加。农村地区不到 50% 的女性能在 30min 内到达提供产科服务的医疗机构。这些医疗机构的从业人员可能在没有任何预先警告、培训或实践的情况下处理非常复杂的产科紧急情况。

我们可以提供有关各种产科紧急情况的管理，如妊娠高血压、早产、多胎妊娠、产后出血、复杂的分娩和新生儿复苏的实用指南。急诊科和妇产科的同事们无私分享了他们的宝贵经验和专业知识，为此我们深表感激。

本书的目标受众是在院前或紧急情况下任何提供医疗服务的医生。虽然胎心监护等选择是分娩护理的基础，但我们较少关注这种干预，因为在紧急情况下并不能广泛使用。我们的理解是转移到具有全面产科和新生儿服务的医疗机构始终是母亲和婴儿的最佳选择，然而，有时很难实现。即使可以实现，也可能会存在不同程度的延迟。我们希望在这些关键时刻提供优化孕妇护理的帮助。

改善孕产妇保健，特别是在紧急情况下提供护理帮助，是我们编写本书最重要的驱动力。要实现这一目标，必须有知识渊博和训练有素的保健提供者，因为同时涉及母亲和婴儿的情况风险很高。我们希望本书能够成为一部实用的资源和指南，可以帮助更多的医师和患者。

Valerie A. Dobiesz
Boston, Massachusetts

Kathleen A. Kerrigan
Springfield, Massachusetts

致 谢

本书能够顺利出版离不开家庭成员对我的关爱与支持。我要感谢我的丈夫 Timothy，他在我所有的人生冒险中一直支持我。特别感谢我出色的孩子们 Camille、Isabelle、Celeste 和 Julian。他们每天都带给我灵感，我永远感激他们的爱、支持和鼓励。我很幸运遇到众多老师和导师，我很感激他们。我要特别感谢 Ron Walls 博士，正是他给予的指导和支持，才使本书顺利出版。感谢你，我会将所有的一切传承下去。

Valerie A. Dobiesz

Boston, Massachusetts

有太多人想要感谢，那么先从我的家庭成员开始。我的丈夫 Ray 一直是我最大的粉丝和支持者，感谢你的支持和鼓励。感谢我的孩子 Christopher 和 Paige，对我的耐心和宽容。这是一项费时费力的工作。感谢 Baystate 医学中心为产科医生提供了第二职业机会。最后，感谢 Murph (Robert Murphy)，正是他在多年前让这一切逐步推进。

Kathleen A. Kerrigan

Springfield, Massachusetts

目 录

第一篇 妊娠纵览

第1章 妊娠期生理变化 ... 002
- 一、概述 ... 002
- 二、呼吸系统 ... 002
- 三、心血管系统 ... 002
- 四、消化系统 ... 004
- 五、泌尿系统 ... 005
- 六、生殖系统 ... 006
- 七、代谢系统 ... 006
- 八、血液系统 ... 007
- 九、内分泌系统 ... 008
- 十、肌肉骨骼系统 ... 010
- 十一、总结 ... 010

第2章 妊娠期药物治疗 ... 014
- 一、原则 ... 014
- 二、药物治疗 ... 021
- 三、神经系统药物 ... 027
- 四、总结 ... 031

第3章 妊娠静脉血栓栓塞 ... 034
- 一、概述 ... 034
- 二、诊断 ... 035
- 三、急性深静脉血栓栓塞 ... 035
- 四、急性肺栓塞 ... 038
- 五、脑静脉血栓栓塞 ... 041
- 六、总结 ... 042

第4章 妊娠期气道管理 ... 046
- 一、概述 ... 046
- 二、解剖 ... 046
- 三、生理 ... 047
- 四、治疗 ... 047

五、产科紧急气道算法 ……………………………………………………………………… 054
六、插管后治疗 ……………………………………………………………………………… 054
七、气道维持管理 …………………………………………………………………………… 056
八、总结 ……………………………………………………………………………………… 056

第 5 章 妊娠期创伤 …………………………………………………………………………… 059

一、概述 ……………………………………………………………………………………… 059
二、解剖学和生理学 ………………………………………………………………………… 059
三、外伤的机制 ……………………………………………………………………………… 061
四、外伤的并发症 …………………………………………………………………………… 062
五、管理 ……………………………………………………………………………………… 063
六、心脏停搏 ………………………………………………………………………………… 065
七、实验室检查 ……………………………………………………………………………… 066
八、影像学诊断 ……………………………………………………………………………… 066
九、处理 ……………………………………………………………………………………… 068
十、总结 ……………………………………………………………………………………… 069

第 6 章 妊娠期常见合并症的管理 …………………………………………………………… 072

一、糖尿病 …………………………………………………………………………………… 072
二、甲状腺疾病 ……………………………………………………………………………… 074
三、哮喘 ……………………………………………………………………………………… 076
四、头痛 ……………………………………………………………………………………… 077
五、尿路感染 ………………………………………………………………………………… 080
六、药物滥用 ………………………………………………………………………………… 082
七、癫痫 ……………………………………………………………………………………… 083
八、自身免疫疾病 …………………………………………………………………………… 083
九、心血管疾病 ……………………………………………………………………………… 085
十、病毒感染性疾病 ………………………………………………………………………… 088
十一、性传播疾病 …………………………………………………………………………… 090
十二、总结 …………………………………………………………………………………… 092

第 7 章 妊娠期外科情况的处理 ……………………………………………………………… 095

一、概述 ……………………………………………………………………………………… 095
二、妊娠期一般外科疾病注意事项 ………………………………………………………… 095
三、妊娠期影像学技术 ……………………………………………………………………… 096
四、妊娠期实验室检查 ……………………………………………………………………… 096
五、阑尾炎 …………………………………………………………………………………… 098
六、胆囊疾病 ………………………………………………………………………………… 099
七、肠梗阻 …………………………………………………………………………………… 100
八、附件扭转 ………………………………………………………………………………… 100
九、疝 ………………………………………………………………………………………… 100
十、创伤 ……………………………………………………………………………………… 101

十一、总结 ··· 101

第 8 章　超声在产科急诊中的应用 ··· 104
一、概述 ··· 104
二、检查方式 ··· 104
三、妊娠期常规超声检查 ··· 108
四、妊娠早期病理学 ··· 109
五、妊娠中期和妊娠晚期病理学 ··· 113
六、创伤 ··· 113
七、非产科因素腹痛 ··· 116
八、总结 ··· 118

第二篇　产科紧急病例的 EMS 管理

第 9 章　紧急分娩及院外分娩 ··· 124
一、院外紧急分娩 ··· 124
二、院外分娩 ··· 125
三、新生儿护理 ··· 128
四、总结 ··· 128

第 10 章　产科出血的院前管理 ··· 130
一、概述 ··· 130
二、院前医护人员 ··· 130
三、背景 ··· 130
四、产科出血 ··· 130
五、孕早期阴道出血 ··· 131
六、孕中晚期阴道出血 ··· 132
七、医院 / 急诊医疗机构对接 ··· 133
八、总结 ··· 133

第三篇　孕早期（＜20 周）

第 11 章　妊娠期恶心呕吐 ··· 138
一、概述 ··· 138
二、病理生理学 ··· 138
三、流行病学及危险因素 ··· 138
四、临床表现 ··· 139
五、鉴别诊断 ··· 139
六、诊断检测 ··· 140
七、治疗 ··· 141

八、门诊治疗 ··· 143
　　九、总结 ··· 144

第 12 章　孕早期阴道出血 ·· 148
　　一、概述 ··· 148
　　二、诊断要点 ··· 148
　　三、临床特点 ··· 151
　　四、诊断检查 ··· 152
　　五、治疗 ··· 153
　　六、总结 ··· 155

第 13 章　异位妊娠 ·· 157
　　一、概述 ··· 157
　　二、背景 ··· 157
　　三、病理生理学 ··· 157
　　四、危险因素 ··· 158
　　五、临床表现 ··· 158
　　六、鉴别诊断 ··· 159
　　七、诊断方法 ··· 159
　　八、治疗 ··· 164
　　九、总结 ··· 166

第 14 章　妊娠滋养细胞疾病 ·· 169
　　一、概述 ··· 169
　　二、病理生理学 ··· 171
　　三、葡萄胎 ·· 171
　　四、妊娠滋养细胞肿瘤 ·· 172
　　五、临床表现 ··· 173
　　六、鉴别诊断 ··· 174
　　七、紧急情况 ··· 175
　　八、诊断注意事项 ·· 176
　　九、诊断 ··· 177
　　十、影像学检查 ··· 178
　　十一、治疗 ·· 179
　　十二、妊娠滋养细胞肿瘤 ·· 181
　　十三、总结 ·· 183

第四篇　孕晚期（>20 周）

第 15 章　急产的准备 ··· 190
　　一、概述 ··· 190

二、危险因素 190
三、临床特征 190
四、总结 195

第 16 章　妊娠期高血压疾病 197

一、概述 197
二、妊娠期慢性高血压 197
三、妊娠期高血压 199
四、子痫前期 / 子痫 200
五、HELLP 综合征 202
六、总结 202

第 17 章　围产期心肌病 205

一、概述 205
二、病理生理学 205
三、临床表现 206
四、鉴别诊断 207
五、诊断注意事项 207
六、治疗 208
七、处置 210
八、预后 210
九、总结 210

第 18 章　早产 213

一、概述 213
二、流行病学 213
三、识别和管理的重要事项 215
四、病理生理学 215
五、诊断注意事项 217
六、临床评分方法 219
七、产前皮质类固醇 222
八、硫酸镁保护胎儿神经系统 222
九、新生儿 B 族链球菌预防 223
十、根据孕周和母婴护理水平进行管理 224
十一、总结 225

第 19 章　胎膜早破 228

一、概述 228
二、发病机制 228
三、临床表现 228
四、鉴别诊断 229
五、诊断注意事项 229

六、处理 …… 232
七、并发症（胎儿、新生儿和孕妇） …… 233
八、总结 …… 234

第 20 章　胎盘异常 …… 236

一、概述 …… 236
二、非创伤性胎盘早剥 …… 236
三、创伤性胎盘早剥 …… 239
四、胎盘血肿或出血 …… 240
五、前置胎盘 …… 241
六、轮廓胎盘 …… 243
七、分娩时胎盘并发症 …… 243
八、总结 …… 245

第五篇　分　娩

第 21 章　正常分娩 …… 248

一、概述 …… 248
二、临床特点 …… 248
三、枕前位自然分娩过程 …… 252
四、总结 …… 256

第 22 章　臀位分娩 …… 259

一、概述 …… 259
二、臀位的分类 …… 259
三、臀位分娩的风险 …… 259
四、诊断 …… 260
五、臀位分娩的处理 …… 261
六、分娩并发症 …… 262
七、分娩挑战 …… 264
八、产后护理 …… 264
九、总结 …… 264

第 23 章　双胎分娩 …… 267

一、概述 …… 267
二、流行病学 …… 267
三、诊断思路 …… 267
四、处理 …… 267
五、分娩方式 …… 268
六、第二胎儿的分娩 …… 269
七、并发症 …… 270

八、总结 ··· 270

第 24 章　紧急子宫切开术 ··· 272

　　一、概述 ··· 272
　　二、背景 ··· 272
　　三、孕晚期的生理变化 ·· 272
　　四、不稳定孕妇复苏的基本方法 ··· 273
　　五、复苏性子宫切开的适应证 ·· 275
　　六、过程 ··· 275
　　七、总结 ··· 276

第 25 章　脐带异常 ·· 278

　　一、概述 ··· 278
　　二、解剖 ··· 278
　　三、正常足月顺产的脐带处理 ·· 278
　　四、早产儿中脐带的处理 ·· 284
　　五、总结 ··· 285

第 26 章　肩难产 ··· 287

　　一、概述 ··· 287
　　二、临床特点 ··· 287
　　三、处理 ··· 287
　　四、并发症 ·· 291
　　五、总结 ··· 292

第六篇　产后急诊

第 27 章　产后出血 ·· 296

　　一、概述 ··· 296
　　二、诊断 ··· 296
　　三、病因 ··· 297
　　四、临床表现 ··· 299
　　五、诊断测试 ··· 299
　　六、管理与治疗 ·· 300
　　七、处置 ··· 303
　　八、总结 ··· 304

第 28 章　子宫内翻与子宫破裂 ··· 306

　　一、概述 ··· 306
　　二、子宫内翻 ··· 306
　　三、子宫破裂 ··· 311

四、总结 ··· 317

第29章　羊水栓塞 ··· 320

一、概述 ··· 320
二、病理生理 ·· 320
三、危险因素 ·· 320
四、临床特征 ·· 321
五、诊断 ··· 321
六、处理 ··· 321
七、处置 ··· 322
八、总结 ··· 322

第30章　产褥感染 ·· 324

一、概述 ··· 324
二、子宫内膜炎 ·· 325
三、伤口感染 ·· 326
四、哺乳期乳腺炎/乳房脓肿 ··· 327
五、泌尿道感染/肾盂肾炎 ··· 329
六、呼吸道感染/肺炎 ··· 329
七、感染性盆腔血栓性静脉炎 ·· 330
八、其他引起发热的原因：硬膜外脓肿、脑膜炎、艰难梭菌和药物热 ········· 333
九、热带地区的传染性疾病：破伤风、疟疾和伤寒 ································ 333
十、小结 ··· 334

第七篇　母亲和新生儿照护

第31章　新生儿复苏 ··· 338

一、概述 ··· 338
二、分娩前准备 ·· 338
三、新生儿的快速评估 ··· 339
四、需要最少复苏步骤的新生儿 ··· 340
五、需要额外复苏步骤的新生儿 ··· 345
六、特殊情况 ·· 353
七、总结 ··· 355

第一篇 妊娠纵览
General Overview in Pregnancy

第 1 章　妊娠期生理变化

第 2 章　妊娠期药物治疗

第 3 章　妊娠静脉血栓栓塞

第 4 章　妊娠期气道管理

第 5 章　妊娠期创伤

第 6 章　妊娠期常见合并症的管理

第 7 章　妊娠期外科情况的处理

第 8 章　超声在产科急诊中的应用

第 1 章 妊娠期生理变化
Physiologic Changes in Pregnancy

Tina Chen, Cindy C. Bitter　著
周文君　译

一、概述

受精后不久，卵巢和胎儿-胎盘复合物就会引发维持妊娠所必需的生化、解剖和生理学适应性改变。这些生理学改变几乎影响每个器官系统，并从孕早期开始，一直持续到产后。妊娠期应激可能会暴露以前无症状的潜在疾病状态。相反，妊娠期间的正常指标也可能会被误认为是病理状态。一项 Meta 分析发现，正常妊娠期的生命体征与全身炎症反应综合征诊断标准的阈值存在明显的重叠[1]。了解妊娠期患者的正常生理状况对于识别疾病的早期征兆，以及避免不必要的检查至关重要。

二、呼吸系统

（一）上呼吸道

从孕早期开始，黏膜水肿和毛细血管充血会导致上呼吸道充血，并随着孕周逐渐加重。鼻出血和鼻塞在整个妊娠期间不少见，目前认为可能是由雌激素和人胎盘生长激素对脉管系统的影响所介导[2,3]。

（二）肺功能

接近足月时，膈肌可抬高 4cm，但胸腔直径最大可增加 2cm，肋膈角也可增加，从而产生部分补偿。妊娠 24 周后，功能残气量（functional residual capacity，FRC）降低 10%～25%（300～500ml），而足月产妇仰卧时则会进一步降低[4]。

孕酮直接刺激延髓呼吸中枢来增加呼吸驱动力。足月时每分通气量将增加 30%～50%，潮气量有所增加，而呼吸频率没有明显变化。孕妇的呼吸频率＞20 次/分则认为异常[4]。孕妇的肺容量和残气量减少，而用力肺活量（forced vital capacity，FVC）则保持不变。这些改变见表 1-1。

增加的每分通气量会降低动脉二氧化碳分压（$PaCO_2$），这一值在足月期平均为 26～32mmHg。通过降低血清碳酸氢盐浓度以补偿呼吸性中毒，动脉 pH 得以维持在正常范围内[5]。较低的碳酸氢盐水平将使孕妇血红蛋白的氧解离曲线向右移动，从而促进氧气向胎儿的转移。较低的孕产妇 $PaCO_2$ 将促进胎儿将 CO_2 转移至母体循环以增加排泄[6]。

由于胎儿、胎盘和母体器官对氧气的需求增加，母体的氧气消耗量将比妊娠期间增加 20%～40%。这会导致母体的氧气储备显著减少，继而导致呼吸困难时缺氧的迅速进展。

三、心血管系统

（一）心脏

肋骨形状的改变和膈肌的抬高会导致心脏在胸腔内左旋和向左移位，从而导致最大搏动

表 1-1 孕期肺容量的改变

每分通气量	增加 30%~50%
潮气量（tidal volume, TV）	增加 40%
耗氧量	增加 20%
功能残气量（FRC）	减少 20%
肺总量（total lung capacity, TLC）	不变至减少 5%
用力肺活量（FVC）	不变
肺活量（vital capacity, VC）	不变
第 1 秒用力呼气容积（forced expiratory volume in one second, FEV_1）	不变
呼气峰流速（peak expiratory flow rate, PEFR）	不变
肺弥散量（diffusion capacity of lung, DLCO）	不变
呼吸频率（respiratory rate, RR）	不变

数据适用于单胎和双胎妊娠。括号内为肺功能测试中所使用的缩写
经 Bobrowski RA 许可转载，引自 Pulmonary physiology in pregnancy. Clin Obstet Gynecol. 2010; 53(2): 285-300.

点（point of maximum impulse, PMI）移位。由于平滑肌肥大和心脏容量增加，心脏重量也会增加[7]。妊娠期心包积液很常见，在 15%~20% 的孕早期、孕中期女性及 40% 的孕晚期女性中均可发现心包积液。少量积液无临床意义，通常会在分娩后消失[8]。

心脏听诊可能会发现严重的 S_1 分裂、第三心音或收缩期射血杂音，通常在胸骨左缘最为明显。这些改变可以在 90% 的孕妇中发现，并被归因于心输出量（cardiac output, CO）的增加[9]。孕期的应激也可能暴露出以前无症状的瓣膜病，如果患者有症状，临床医生应放宽完善超声心动图检查和转诊。

（二）心律

心律失常在妊娠期很常见，总体上每 10 万名孕妇中有 68 名发生，并且发生风险随着产妇年龄的增加而增加[10]。轻度窦性心动过速在妊娠期（尤其是妊娠晚期）很常见。孕妇在妊娠前 3 个月的平均心律为 75±20 次 / 分，到妊娠晚期上升至 82±22 次 / 分[1]。每 10 万名孕妇中有 59.3 名受到心房颤动或心房扑动的影响，而且随着产妇年龄的增加，风险也会增加[10]。还可能会发生室上性心动过速、房性期前收缩（premature atrial contractions, PAC）和室性期前收缩（premature ventricular contractions, PVC）。在动态心电图监测中室性早搏超过 5% 的女性发生心脏并发症的风险相应增加，包括心力衰竭和室性心动过速[11]。

（三）动脉血压与全身血管阻力

妊娠期动脉血压有所下降，包括收缩压（systolic blood pressure, SBP）、舒张压（diastolic blood pressure, DBP）和平均动脉压（mean arterial pressure, MAP）。妊娠 6~8 周血压开始下降，到妊娠中期达到最低点，较孕前下降 5~10mmHg，妊娠晚期则又升至接近孕前水平。全身血管阻力降低约 20%，使 DBP 的降低幅度 > SBP，从而导致脉压增大。在正常妊娠期间肺毛细血管楔压不变。

（四）心输出量

CO在妊娠早期增加，在妊娠中末期时比妊娠前高30%～40%，最高可达4～6 L/min。CO是射血量和心率的乘积。在妊娠初期，CO的增加主要是由于射血量增加，而在妊娠后期，CO升高则是射血量和心率均增加所致。射血量高度依赖于静脉回流，仰卧位时妊娠子宫对下腔静脉的压迫可能会降低妊娠中期和晚期的CO。若为双胎妊娠，CO会再增加15%[12]。有关妊娠期心脏生理变化的参数，详见表1-2。

由于CO增加，血液流向大脑、肺、肾脏和皮肤。足月时近20%的CO流向子宫。下肢血流量增加导致静脉压力升高，从而导致足部水肿、静脉曲张和深静脉血栓形成。由于血液稀释和妊娠子宫对腔静脉的压迫，渗透压降低，进一步加剧了足部水肿[13]。

（五）心脏疾病的评估

妊娠状态会使心脏病的评估更加复杂。肌钙蛋白水平不受妊娠影响，但如果患者子宫收缩，肌肉型（M型）和脑型（B型）肌酸激酶（creatine kinase, CK）同工酶均可以发生改变。在正常妊娠的晚期，脑钠肽（brain natriuretic peptide, BNP）会升高，子痫前期患者的均值更高[14]。由于胸腔解剖结构的改变，妊娠期间胸部X线检查经常显示心脏轮廓增加，但这并不意味着病理性心脏肥大。由于肺血容量增加，血管纹理也可能增加。

四、消化系统

（一）胃

胃部不适在整个妊娠期间均有所增加，40%～85%的孕妇会发生胃灼热和胃食管反流病（gastroesophageal reflux disease, GERD）。食管下括约肌（lower esophageal sphincter, LES）的张力在孕早期未发生变化，但LES对能够增加张力的刺激（如高蛋白餐）反应减弱[15]。

表1-2 导致孕期心血管系统改变的主要变量在妊娠前后的变化

孕前		孕期			
基线		孕早期	孕中期	孕晚期	分娩
血流动力学	CO SVR 心率 血压	↑ ↓ ↑ ↓	↑↑ ↓↓ ↑↑ ↓	↑↑↑ ↓↓↑ ↑↑↑ ↔	↑↑↑↑ ↑↑↑↑ （疼痛）
神经体液		↑交感神经活性 ↑雌激素/孕激素/松弛素			
肾素/血管紧张素	血浆容量*	↑↑	↑↑↑	↑↑↑↑	↑↑↑↑↑
红细胞改变	红细胞质量	↑	↑↑	↑↑	（自体输血）
结构改变	左心室壁质量	↑	↑	↑	
	心腔大小	四腔增大			
	主动脉	扩展性增加			

*. 与红细胞量的增加相比，血浆容量增加更多，会导致孕期生理性贫血
CO. 心输出量；SVR. 全身血管阻力；↑. 升高；↓. 降低；↔. 保持不变
经 Rutherford JD 的 Sanghavi M 许可转载，引自 Cardiovascular physiology of pregnancy. Circ. 2012; 130:1003-1008.

随着妊娠的进展，孕激素的增加会导致 LES 的松弛，以及食管和胃蠕动的减少，这会加重 GERD。

（二）肠道

孕酮会使肠蠕动降低，导致 25%～40% 的孕妇便秘。孕酮还会增加醛固酮的浓度，促进结肠对水的吸收，导致大便硬度增加。妊娠对促胃动素和松弛素的作用也可能起了一定效果。在妊娠早期和中期，便秘较常见，在妊娠晚期，子宫增大的机械性压迫作用也可能引起相应的消化系统不适[16]。由于雌激素介导的血管扩张及妊娠子宫的机械作用，痔疮在妊娠和围产期很常见。便秘更容易导致痔疮症状加重。补充铁剂治疗也可能导致便秘。如果症状严重，应考虑是否合并甲状腺功能减退、糖尿病、盆底功能障碍、神经系统疾病和结肠直肠疾病等。

（三）肝

在正常妊娠期间，肝脏的大小和形态无明显变化，但肝血流量增加，门静脉直径可能增加。由于存在胎盘同工酶，碱性磷酸酶水平相应增加。孕期血清白蛋白浓度降低，其主要原因是血浆容量增加。妊娠期胆红素、天冬氨酸转氨酶（aspartate aminotransferase, AST）、丙氨酸转氨酶（alanine aminotransferase, ALT）和 γ- 谷氨酰转氨酶（gamma-glutamyl transferase, GGT）的水平都有所降低[17]。

（四）胆囊

可能是孕酮的作用，妊娠会导致胆囊收缩力下降。胆汁淤积和胆汁中胆固醇浓度升高容易形成胆结石，在经产妇中更为显著。5%～12% 的孕妇伴发胆结石，每 1000 名妊娠女性有 5 名因此住院，而且这一比例还在增加[18]。妊娠还将导致血清胆汁酸浓度增加，这将导致肝内胆汁淤积和妊娠瘙痒，但其机制尚不清楚。

五、泌尿系统

（一）肾脏

在正常妊娠中，肾脏体积增加约 30%。在妊娠中期，肾盂和肾盏开始扩张，到妊娠晚期有多达 36% 的患者发生改变。这些改变将在分娩后第 20 周恢复正常。尽管孕酮对输尿管平滑肌的作用可能导致输尿管扩张，但妊娠子宫在盆腔边缘对输尿管的压迫作用可能更为主要。输尿管扩张在右侧更常见，发生率为 45%，而在左侧约为 9%。输尿管扩张可能并不表示梗阻，使得输尿管结石和其他肾脏病变的诊断变得复杂[19]。

（二）肾功能

肾血流量随妊娠进展而增加，妊娠中期肾小球滤过率（glomerular filtration rate, GFR）增加 50%。这就导致在妊娠晚期，血清肌酐下降到 0.4～0.8mg/dl 的正常范围。血尿素氮（blood urea nitrogen, BUN）和尿酸水平也会降低。在未妊娠的女性中，肌酐轻度升高是正常的，而对妊娠期女性，这可能表明妊娠期肾功能不全[20]。

（三）膀胱

人们认为，在孕早期膀胱的解剖结构发生变化之前，孕期激素、GFR 增加及 CO 的增加会引起尿频。而在妊娠晚期，由于子宫增大，膀胱容量下降，加剧了尿频，并导致多达 50% 的女性出现尿失禁症状。膀胱内的血管充盈导致多达 16% 的妊娠女性出现镜下血尿。

（四）尿液

对妊娠期尿液分析进行解释很具有挑战性。尿糖很常见，但应迅速评估有无妊娠期糖尿病。由于 GFR 增加和肾小管重吸收减少，尿蛋白排泄增加，但蛋白尿试纸阳性与不良妊娠结局相关，应及时转诊进行 24h 尿蛋白定量检测[21]。无症状菌尿与进展为肾盂肾炎且胎儿预后不良有关，因此建议进行治疗。

六、生殖系统

（一）子宫

在妊娠期间，子宫从重量约为70g、容量约为10ml的近实性梨形器官变为重量超过5kg、平均体积为5L的薄壁卵形器官。至孕12周，子宫伸出骨盆，随着孕周增加，子宫对其他腹部器官的压力也不断增加。子宫从妊娠初期便开始经历不规则收缩，在妊娠中期变得更加规则和剧烈。到妊娠中期，患者可能会感受到Braxton Hicks收缩，并且随着孕周接近足月而越发频繁。

（二）宫颈

Chadwick征是指由于子宫颈血管和水肿增加而在孕早期出现的宫颈青紫和软化。子宫颈内腺组织增生，可见于子宫颈本身，呈红色，易碎，轻微创伤时容易出血。在妊娠早期，宫颈黏液会阻塞宫颈管。堵塞的黏液通常在分娩开始时排出，但也可能发生得更早。

（三）卵巢

在妊娠期间，新的卵泡不再成熟，排卵停止。黄体产生的激素可以维持孕后4~6周的妊娠。黄体囊肿是由于血清中人绒毛膜促性腺激素（human chorionic gonadotropin, hCG）水平升高使卵泡受到过度刺激而引起的，见于慢性肾病、甲状腺功能亢进、多胎畸形和妊娠滋养细胞疾病等。卵巢增大与较高的扭转风险相关。

（四）阴道

阴道壁充血，可呈鲜红色或紫色。生理性白带黏稠而白，pH为3.5~6。妊娠与外阴阴道假丝酵母菌感染的风险增加有关[7,17]。

七、代谢系统

（一）妊娠期体重增加

妊娠后母亲的代谢需求增加主要发生在胎儿生长最快的妊娠中期和晚期。在妊娠早期，女性通常不需要增加热量的摄入。对于体重为65kg的单胎妊娠女性来说，妊娠中期每天额外所需能量约为340kcal，而到妊娠晚期约为452kcal[22]。

妊娠期体重平均增加12~13kg，其中35%~40%为胎儿、胎盘和羊水。由于肥胖率史无前例的增长，妊娠期间体重增加值也在逐步变化。近期从美国出生证明中收集的数据，分娩的女性中有26%超重[体重指数（body mass index, BMI）25.0~29.9]，而肥胖的则有25%（BMI>29.9）[23]。母亲肥胖与母胎不良结局有关，包括妊娠糖尿病、子痫前期和子痫、阻塞性睡眠呼吸暂停、流产、神经管缺陷、巨大儿和早产。

尽管已经建立了根据妊娠前BMI而量身定制的推荐体重增加指南，但美国疾病控制与预防中心（Centers for Disease Control and Prevention, CDC）对一组美国数据的分析发现，只有32%的女性妊娠期体重增长适当，20%体重增长不足，48%体重增长过多[24]。因此，建议在妊娠之前和整个妊娠期间都需要适当的营养咨询。

（二）糖代谢

正常妊娠的特征是存在大量的代谢变化，以确保胎儿有稳定的营养供应。糖代谢的生理变化包括进行性高胰岛素血症和胰岛素抵抗增加，这有助于空腹低血糖和餐后高血糖。在整个妊娠期间，孕妇的胰岛素抵抗都会增加，最明显的是在妊娠晚期。到妊娠晚期，胰岛素的作用比未妊娠的女性低50%~70%[25]。

由于胰岛素抵抗增加和相对的空腹低血糖，孕妇在缺乏食物后更易患酮症。与未孕女性相比，孕妇即使是短时间的禁食也会导致较高水平的游离脂肪酸和β-羟丁酸。这种剧烈的反应被描述为"饥饿加剧"。理论上，这种机制可以使母亲适应脂肪代谢，从而可以为发育中的胎儿优先保留葡萄糖和氨基酸[26]。

（三）脂代谢

在妊娠初期，由于周围胰岛素抵抗的增强，孕产妇脂肪会积聚。平均而言，非肥胖女性在妊娠期间会增加 3.5kg 的脂肪[27]。脂肪沉积主要位于中央，而不是周围。在妊娠晚期，脂肪被调动，分解增加，脂肪酸和甘油优先为孕妇提供能量。

在整个妊娠期间，血清总胆固醇和三酰甘油水平显著上升，可能是由雌激素刺激和胰岛素抵抗所介导[25,28]。尽管脂质对于胎儿发育至关重要，但孕妇高水平的三酰甘油与早产、妊娠高血压、先兆子痫及大于胎龄儿相关[29]。相反，孕妇低三酰甘油水平与早产和子宫内生长迟缓有关[30]。没有证据支持对妊娠期高脂血症进行药物治疗。产妇的血脂水平在分娩后数周将降至孕前水平。

（四）蛋白质代谢

充足的蛋白质摄入对于正常的胎儿生长，以及母体适应（如胎盘的发育、心脏、子宫、血容量和乳房的增大）至关重要。尽管大多数胎儿蛋白质的增加主要在妊娠中期和晚期，但孕早期孕妇的蛋白质和氮代谢便发生了明显变化。氮的排泄和支链氨基酸的转氨作用下降，提示为蛋白质合成和胎儿使用保存了氨基酸。血清氨基酸水平也由于胎盘摄取的增加而下降了 15%～25%[31,32]。

孕妇不会因为后期胎儿的需求而在妊娠早期储存蛋白质。因此，必须通过增加孕妇的蛋白质摄入量，以及提高饮食中的蛋白质利用率来满足妊娠中、晚期对蛋白质的增加需求[32]。

（五）水代谢

由于口渴和抗利尿激素（antidiuretic hormone, ADH）分泌阈值的改变，妊娠期体液潴留是正常的[33]。由于孕产妇血容量和其他组织的增加，孕妇足月时平均积累 3kg 水。胎儿、胎盘和羊水的含水量增加了 3.5kg。周围水肿是普遍存在的，特别是脚踝和腿部。

八、血液系统

（一）血浆容量

妊娠与血容量过多有关，早在受孕后 6 周血浆容量就增加了 10%，到足月则增加了 40%～45%。这是由妊娠期生理性血管舒张介导的，导致继发性时肾素 - 血管紧张素 - 醛固酮系统（RAAS）激活和钠潴留[34]。

尽管下肢静脉隔离增加，并且流向胎儿胎盘单位和子宫的血流量增加，但血浆容量的增加仍可维持孕产妇全身血压。它可以为胎儿胎盘单位的生长提供足够的代谢支持，并可以防止孕妇在分娩时失血，阴道分娩时出血量为 500～600ml，剖宫产时出血量平均为 1000ml。血浆增加不足与胎儿生长受限、低出生体重和低胎盘质量有关。

（二）血红蛋白

妊娠期间红细胞的质量增加 20%～30%，以支持妊娠对氧气的需求。孕酮会导致促红细胞生成素的增加，进而刺激和加速红细胞的产生。血浆容量增加的比例大于红细胞产生，将导致典型的妊娠期贫血。血浆容量先于红细胞质量达到峰值，因此血红蛋白浓度在孕中期最低。

孕妇的正常血红蛋白和血细胞比容在孕早期和孕晚期分别为 ≥ 11 g/dl 和 33%，在孕中期为 ≥ 10.5 g/dl 和 32%[35]。孕妇血红蛋白浓度与不良妊娠结局呈 U 型关系[36]。血红蛋白浓度过低与早产和低出生体重儿有关，而浓度过高则与子痫前期、早产和胎儿生长受限有关。无论在妊娠期何阶段，如有无法解释的血红蛋白水平 < 10mg/dl 或 > 16mg/dl，均应立即进行紧急评估。

缺铁性贫血在所有的研究人群和种族背景中都很常见。没有足够的铁、叶酸和维生素 B_{12} 储备，红细胞的产生会受到损害，并可能导致更严重的贫血。

（三）白细胞

妊娠期白细胞计数增加，个体差异显著。通常情况下，它在妊娠中期或晚期保持平稳，其值为 5000~12 000/μl。在分娩过程中，白细胞明显增多很常见，为 12 000~14 000/μl，曾有报道其值高达 29 000/μl[37]。其机制被假设为粒细胞从边缘池动员到循环池，类似于对良性应激（如剧烈运动）的反应。

（四）血小板

血小板计数在妊娠期间没有显著变化，而且在不同妊娠阶段是否会出现血小板增多或血小板减少，在不同研究中提供了相互矛盾的数据。血小板减少症较常见，在妊娠最后 8 周更为明显。足月健康女性中约有 7% 患有轻度至中度的血小板减少症，其值低于 150 000/mm³。妊娠期血小板减少症与母体或新生儿不良预后无关[38]。

（五）凝血和纤溶

孕期和产后是高凝状态。静脉血栓栓塞在孕妇中的发生率为 1/1000~2/1000，而深静脉血栓形成的发生概率是肺栓塞（pulmonary embolism, PE）的 3~4 倍。PE 是导致美国孕产妇死亡的第 6 大病因，占孕产妇死亡的 9%[39]。

妊娠的高凝状态有多个因素。据报道，在妊娠的各个阶段，大多数凝血因子都会增加，包括 von Willebrand 因子、因子 I（纤维蛋白原）、因子 II、因子 VII、因子 VIII、因子 X、因子 XII 和因子 XIII。例如蛋白 S 和抗凝血酶之类的抗凝因子有所降低。胎盘和蜕膜也会产生抑制纤维蛋白溶解的纤溶酶原激活物抑制剂。

九、内分泌系统

（一）胎盘

在妊娠初期，雌激素是由卵巢、肾上腺或母体外周转化产生的，而孕酮则由黄体产生。随着妊娠的进展，胎盘分泌的雌激素和孕酮越来越多，这会促进子宫生长和维持平滑肌静止，促进乳房发育以及成功妊娠所需的其他生理变化。雌激素还刺激甲状腺结合球蛋白（thyroid-binding globulin, TBG）和皮质醇结合球蛋白（cortisol-binding globulin, CBG）的合成。

（二）垂体

垂体前叶由 5 种细胞组成，可分泌 6 种蛋白激素：①催乳素细胞，产生催乳素（prolactin, PRL）；②生长激素细胞，产生生长激素（growth hormone, GH）；③促肾上腺皮质激素细胞，产生促肾上腺皮质激素（adrenocorticotropic hormone, ACTH）；④促甲状腺激素细胞，产生促甲状腺激素（thyroid-stimulating hormone, TSH）；⑤促性腺激素细胞，产生黄体生成素（luteinizing hormone, LH）和卵泡刺激素（follicle-stimulating hormone, FSH）。垂体后叶在很大程度上充当下丘脑产生的缩宫素和抗利尿激素（ADH）的储存器官。

在妊娠期间，垂体增大了 30%~50%，其中垂体前叶最多可增大 3 倍，占增大的主要部分。垂体前叶增大是由于雌激素介导的垂体前叶的肥大和乳状细胞的增生。随后，PRL 水平在整个妊娠期间升高，为哺乳做好了准备。

相反，由于整个妊娠期间雌激素和孕激素的浓度高，促性腺激素的含量减低，LH 和 FSH 水平也相应降低。由于胎盘产生的 GH 等价物的反馈抑制，生长激素细胞受到抑制。尽管胎盘产生的促肾上腺皮质激素释放激素（corticotropin-releasing hormone, CRH）促进了 ACTH 含量的增加，但肾上腺皮质激素和甲状腺激素保持恒定。除了分娩期间缩宫素会有所增加，整个妊娠期间缩宫素和 ADH 的血浆水平均保持恒定[40]。

根据功能性 MRI 成像，妊娠期间垂体的生理增大会持续至产后 6 个月。因此，垂体易受缺血性损害和坏死的影响，在发生大量产后出血和相关的低血压的情况下更是如此。产后垂体梗死被称为 Sheehan 综合征，其临床特征是垂体前叶不同程度的功能障碍。尽管有些 Sheehan 综合征病例可以急性发作，但大多数病例是亚急性甚至慢性的，可能在产后几年才被诊断出[41]。

（三）甲状腺

甲状腺会经历一系列的生理适应，以使胎儿成功发育。由于胎儿甲状腺在妊娠 10 周后才产生甲状腺激素，因此孕妇甲状腺激素对胎儿中枢神经系统的早期发育至关重要[42]。孕妇甲状腺功能减退与胎儿智力障碍、子痫前期、胎盘早剥、早产、低出生体重及胎儿死亡有关[41]，而甲状腺功能亢进则与自然流产、宫内生长受限、早产和死产有关[43]。

妊娠期间，甲状腺分泌甲状腺激素增加，估计增加 40%～100%。这是由 hCG 产生增加所介导的，因为 hCG 在结构上与 TSH 类似，并且对 TSH 受体有轻度刺激。

妊娠会改变 TSH、总甲状腺素（total thyroxine, T_4）和游离 T_4 的典型参考范围。通常，TSH 在孕早期下降，然后在整个妊娠期间持续上升，在孕晚期达到孕前水平。总三碘甲腺原氨酸（total triiodothyronine, T_3）和 T_4 含量增加，但是由于雌激素介导的 TBG 含量增加，游离 T_3 和游离 T_4 含量可能保持不变。由于地理和种族显著的多样性，以及测定方法的多样性，因此不存在被广泛接受的参考范围[44]。

尽管甲状腺激素的分泌增加，但在妊娠期间进行检查和触诊时，甲状腺的大小仍然是正常的，在非碘缺乏地区更是如此[45]。如有甲状腺肿大，必须进行检查。

（四）甲状旁腺

胎儿骨骼发育需要大量母体钙。通常，钙稳态由甲状旁腺激素（parathyroid hormone, PTH）和 1,25- 二羟维生素 D_3（也称为钙三醇）的代谢活性形式介导。PTH 可以促进钙从骨骼中释放、降低肾钙清除率和刺激钙三醇的产生来提高钙水平。相反，钙三醇则会增加肠道对钙的吸收。钙和钙三醇的增加导致 PTH 的抑制性降低。

在妊娠初期，钙三醇的水平会增加 1 倍，而从妊娠 12 周开始，肠道对钙的吸收同样增加了 1 倍。PTH 水平从孕早期开始下降 10%～30%，在孕中期达到最低点，到孕晚期逐渐恢复[46]。当 PTH 水平下降时，钙三醇的增幅最大，这表明钙三醇的产生是由另一种机制驱动的。最有可能的是，胎盘激素驱使母体肾脏增加将 25- 二羟基维生素 D 向钙三醇的转化，这种转化也可能发生在胎盘和胎儿肾脏中[47]。

由于血液稀释和血清白蛋白相对下降，孕妇总钙水平下降。但是，整个妊娠期间离子钙的含量保持恒定。

根据流行病学数据，妊娠期间发生维生素 D 缺乏症很常见。目前尚缺乏用来评估维生素 D 或钙补充剂能否改善胎儿预后的临床疗效数据[48]。美国妇产科学会不推荐常规筛查维生素 D 缺乏症，但推荐使用含有维生素 D 的产前维生素。

（五）肾上腺

肾上腺皮质分为 3 个同心区域，每个区域产生一种独特的类固醇，球状带产生盐皮质激素，主要是醛固酮；束状带产生糖皮质激素，主要是皮质醇；网状带产生性类固醇。

妊娠会导致血管阻力和血压降低，从而刺激肾素 - 血管紧张素 - 醛固酮系统（RAAS）使醛固酮的产生增加，并伴随束状带的增生。在正常妊娠中，醛固酮水平在整个妊娠过程中都会升高，到孕晚期可以达到非孕成年人正常上限的4～6倍[49]。子痫前期是一种多因素疾病，具有很强的遗传性，并且以RAAS的紊乱为特征，其中醛固酮增加不足；但是，这更有可能对其他异常产生反应，例如使血管舒张性前列腺素的产生减少[50]。

在整个妊娠期间，总皮质醇和游离皮质醇的循环水平都会增加；到孕晚期，游离皮质醇水平会增加孕前水平的2～4倍。这很可能是由CBG的增加介导的。此外，在整个妊娠期间胎盘都会产生CRH，这也促使ACTH和皮质醇水平升高[51]。尽管游离皮质醇水平可以达到库欣综合征诊断范畴，但这种升高是生理性的，并且孕妇不会表现出皮质醇增多症的临床特征。

（六）皮肤

色素沉着过度是最常见的孕期皮肤变化，85%～90%的孕妇会发生，通常发生在妊娠中期或更晚[52]。受影响的区域通常是生理上较暗的区域，如乳晕、腋窝、生殖器及脐周区域。黑线是指白线变黑，白线沿着下腹中线，最常见于脐部至耻骨联合。黄褐斑会使面部皮肤变黑，称为"妊娠面斑"。人们对其机制了解甚少，通常认为这是激素因素、遗传易感性和紫外线照射的综合作用。

早孕初期，雌激素水平升高可导致手掌红斑。另外，雌激素可能会增加毛细血管扩张的数量和外观，如蜘蛛痣。这在皮肤较白的患者中尤为明显。

妊娠期间头发可能看起来更浓密。一些研究表明，毛干的直径增大，而其他研究表明，妊娠期间毛囊停留在生长期的时间更长。分娩之后，头发可能会同时进入休止期，导致妊娠之后长达1年的弥漫性脱发。

（七）乳房

妊娠期间乳房发育可能导致肿大、压痛、静脉突出增加、妊娠纹或乳晕肿大。在妊娠的头几个月后，常可以从乳头中分泌初乳。

十、肌肉骨骼系统

体重的增加和子宫对腹腔的拉伸会加重腰椎前凸和髋关节屈曲，使腰椎椎旁肌肉承受更多的压力。这使得孕妇背痛的风险更大。其他危险因素包括妊娠前背痛、前次妊娠背痛和多胎；而最大的危险因素则是妊娠的进展。

（一）眼部

孕妇通常表现出角膜厚度的轻微增加，但增加程度可测量。因此，戴隐形眼镜者可能会对先前可耐受的隐形眼镜感到不适。激素作用还可能导致Krukenberg梭形色素沉着，表现为角膜后表面的棕红色混浊。

（二）睡眠

睡眠障碍在孕妇中很常见，并且频率会随着妊娠的进展而增加。常见的不适包括失眠、打鼾和不宁腿综合征[53]。

十一、总结

妊娠会引起所有器官系统的各种生理变化。此外，它还改变了许多常用实验室检测的参考范围，包括全血细胞计数、血液生化检测、甲状腺功能检测和尿检。了解孕期发生的基本生理变化，有助于医生更好地认识妊娠女性的正常变化并识别妊娠女性的细微病理改变。

本章要点

1. CO 增加 30%～40%，以满足孕妇的代谢需求。
2. 由于黄体酮作用和妊娠子宫，呼吸机制发生了变化，导致 FRC 降低、每分通气量增加、$PaCO_2$ 降低和母体氧气储备降低。
3. 胃灼热、GERD 和便秘是常见的胃肠道不适。
4. 预期会出现生理性贫血，但当血红蛋白水平 < 10mg/dl 时仍需要评估。
5. 妊娠的特征是容易出现胰岛素抵抗和饥饿性酮症酸中毒。
6. 在高肥胖率的情况下，孕期的体重增加建议是根据 BMI 量身定制的。

参考文献

[1] Bauer ME, Bauer ST, Rajala B, et al. Maternal physiologic parameters in relationship to systemic inflammatory response syndrome criteria. Obstet Gynecol. 2014;124(3):535-541.

[2] Borbrowski RA. Pulmonary physiology in pregnancy. Clin Obstet Gynecol. 2010;53(2):285-300.

[3] Lapinsky SE. Management of acute respiratory failure in pregnancy. Semin Respir Crit Care Med. 2017;38:201-207.

[4] Hegewald MJ, Carlo RO. Respiratory physiology in pregnancy. Clin Chest Med. 2011;32:1-13.

[5] Morton A, Teasdale S. Investigations and the pregnant woman in the emergency department—part 1: laboratory investigations. Emerg Med Australas. 2018;30(5):600-609. doi:10.1111/1742-6723.12957.

[6] Mehta N, Chen K, Hardy E, et al. Respiratory disease in pregnancy. Best Pract Res Clin Obstet Gynaecol. 2015;29(5):598-611.

[7] Antoy KM, Racusin DA, Aagaard K, et al. Maternal physiology. In: Gabbe SG, Niebyl JR, Simpson JL, et al., eds. Obstetrics: Normal and Problem Pregnancies. 7th ed. Philadelphia, PA: Elsevier; 2017.

[8] Imazio M, Brucato A, Rampello S, et al. Management of pericardial diseases during pregnancy. J Cardiovasc Med. 2010;11(8):557-562.

[9] Dobbenga-Rhodes YA, Prive AM. Assessment and evaluation of the women with cardiac disease during pregnancy. J Perinat Neonat Nurs. 2006;20(4):295-302.

[10] Lee M., Chen W., Zhang Z., et al. Atrial Fibrillation and Atrial Flutter in Pregnant Women—A Population - Based Study. 2016;5(4):p. e003182

[11] Tong C, Kiess M, Deyell MW, et al. Impact of premature ventricular contractions on pregnancy outcomes. Heart. 2018;104(16):1370-1375. doi:10.1136/heartjnl-2017-312624.

[12] Sanghavi M, Rutherford JD. Cardiovascular physiology of pregnancy. Circ. 2014;130:1003-1008.

[13] Ngene NC, Moodley J. Physiology of blood pressure relevant to managing hypertension in pregnancy. J Matern Fetal Neonatal. 2017;27:1-10.

[14] Naidoo DP, Fayers S, Moodley J. Cardiovascular haemodynamics in pre-eclampsia using brain natriuretic peptide and tissue Doppler studies. Cardiovasc J Afr. 2013;24(4):130-136.

[15] Body C, Christie JA. Gastrointestinal diseases in pregnancy: nausea, vomiting, hyperemesis gravidarum, gastroesophageal reflux disease, constipation and diarrhea. Gastroenterol Clin North Am. 2016;45:267-283.

[16] Zielinski R, Searing K, Deibel M. Gastrointestinal distress in pregnancy: prevalence, assessment, and treatment of 5 common minor discomforts. J Perinat Neonat Nurs. 2015;29(1):23-31.

[17] Maternal physiology. In: Cunningham FG, Leveno KJ, Bloom SL, et al., eds. Williams Obstetrics. 24th ed. New York, NY: McGraw-Hill Education; 2014.

[18] Ellington SR, Flowers L, Legardy-Williams JK, et al. Recent trends in hepatic disease during pregnancy in the United States, 2002-2010. Am J Obstet Gynecol. 2015;212(4):524.e1-524.e7.

[19] Daher CH, Gomes AC, Kobayashi S, et al. Ultrasonographic study and Doppler flow velocimetry of maternal kidneys and liver in low-risk pregnancy. Radiol Bras. 2015;48(3):135-142.

[20] Koratala A, Bjattacjarua D, Kazory A. Chronic kidney disease in pregnancy. South Med J. 2017;110(9):578-585.

[21] Bae EH, Kim JW, Choi HS. Impact of random urine proteinuria on maternal and fetal outcomes of pregnancy: a retrospective case-control study. Korean J Intern Med. 2017;32(6):1062-1068.

[22] Academy of Nutrition and Dietetics. Practice Paper of the

Academy of Nutrition and Dietetics Abstract: Nutrition and Lifestyle for a Healthy Pregnancy Outcome 2014. https://jandonline.org/article/S2212-2672(14)00501-2/fulltext. Accessed November 25, 2019.

[23] Branum AM, Kirmeyer SE, Gregory EC. Prepregnancy body mass index by maternal characteristics and state: data from the birth certificate, 2014. Natl Vital Stat Rep. 2016;65(6):1-11.

[24] Deputy NP, Sharma AJ, Kim SY. Gestational weight gain—United States, 2012 and 2013. MMWR Morb Mortal Wkly Rep. 2016;64(43):1215-1220.

[25] Butte NF. Carbohydrate and lipid metabolism in pregnancy: normal compared with gestational diabetes mellitus. Am J Clin Nutr. 2000;71(suppl 5):1256S-1261S.

[26] Metzger BE, Ravnikar V, Vileisis RA, Freinkel N. "Accelerated starvation" and the skipped breakfast in late normal pregnancy. Lancet. 1982;319(8272):588-592.

[27] Lain KY, Catalano PM. Metabolic changes in pregnancy. Clin Obstet Gynecol. 2007;50(4):938-948.

[28] Lippi G, Albiero A, Montagnana M, et al. Lipid and lipoprotein profile in physiological pregnancy. Clin Lab. 2007;53(3-4):173-177.

[29] Vrijkotte TG, Krukziener N, Hutten BA, et al. Maternal lipid profile during early pregnancy and pregnancy complications and outcomes: the ABCD study. J Clin Endocrinol Metab. 2012;97(11):3917-3925.

[30] Catov JM, Ness RB, Wellons MF, et al. Prepregnancy lipids related to preterm birth risk: the Coronary Artery Risk Development in Young Adults Study. J Clin Endocrinol Metab. 2010;95:3711-3718.

[31] Kalhan SC. Protein metabolism in pregnancy. Am J Clin Nutr. 2000;71(suppl 5):2149S-1255S.

[32] King JC. Physiology of pregnancy and nutrient metabolism. Am J Clin Nutr. 2000;71(suppl 5):1218S-1225S.

[33] Heenan AP, Wolfe LA, Davies GA, McGrath MJ. Effects of human pregnancy on fluid regulation responses to short-term exercise. J Appl Physiol. 2003;95(6):2321-2327.

[34] West CA, Sasser JM, Baylis C. The enigma of continual plasma volume expansion in pregnancy: critical role of the renin-angiotensin-aldosterone system. Am J Physiol Renal Physiol. 2016;311(6):F1125-F1134.

[35] American College of Obstetricians and Gynecologists. ACOG Practice Bulletin No. 95: anemia in pregnancy. Obstet Gynecol. 2008;112(1):201-207.

[36] Cao C, O'Brien KO. Pregnancy and iron homeostasis: an update. Nutr Rev. 2013;71(1):35-51.

[37] Molberg P, Johnson C, Brown TS. Leukocytosis in labor: what are its implications? Fam Pract Res J. 1994;14(3):229-236.

[38] Burrows RF, Kelton JG. Thrombocytopenia at delivery: a prospective survey of 6715 deliveries. Am J Obstet Gynecol. 1990;162(3):731-734.

[39] Creanga AA, Syverson C, Seed K, Callaghan WM. Pregnancy-related mortality in the United States, 2011-2013. Obstet Gynecol. 2017;130(2):366-373.

[40] Feldt-Rasmussen U, Mathiesen ER. Endocrine disorders in pregnancy: physiological and hormonal aspects of pregnancy. Best Pract Res Clin Endocrinol Metab. 2011;25(6):875-884.

[41] Diri H, Karaca Z, Tanriverdi F, Unluhizarci K, Kelestimur F. Sheehan's syndrome: new insights into an old disease. Endocrine. 2016;51(1):22-31.

[42] Casey BM, Dashe JS, Wells E, et al. Subclinical hypothyroidism and pregnancy outcomes. Obstet Gynecol. 2005;105:239-245.

[43] Luewan S, Chakkabut P, Tongsong T. Outcomes of pregnancy complicated with hyperthyroidism: a cohort study. Arch Gynecol Obstet. 2011;283:243-247.

[44] Alexander EK, Pearce EN, Brent GA, et al. 2017 guidelines of the American Thyroid Association for the diagnosis and management of thyroid disease during pregnancy and the postpartum. Thyroid. 2017;27(3):315-389.

[45] Berghout A, Wiersinga W. Thyroid size and thyroid function during pregnancy: an analysis. Eur J Endocrinol. 1998;138(5):536-542.

[46] Kovacs CS. Calcium and bone metabolism in pregnancy and lactation. J Clin Endocrinol Metab. 2001;86(6):2344-2348.

[47] Seely EW, Brown EM, DeMaggio DM, Weldon DK, Graves SW. A prospective study of calciotropic hormones in pregnancy and post partum: reciprocal changes in serum intact parathyroid hormone and 1,25-dihydroxyvitamin D. Am J Obstet Gynecol. 1997;176(1):214-217.

[48] De-Regil LM, Palacios C, Lombardo LK, Peña-Rosas JP. Vitamin D supplementation for women during pregnancy. Cochrane Database of Syst Rev. 2016;(1):CD008873. doi:10.1002/14651858.CD008873.pub3.

[49] Lumbers ER, Pringle KG. Roles of the circulating renin-angiotensin-aldosterone system in human pregnancy. Am J Physiol Regul Integr Comp Physiol. 2014;306(2):R91-R101.

[50] Elsheikh A, Creatsas G, Mastorakos G. The renin-aldosterone system during normal and hypertensive pregnancy. Arch Gynecol Obstet. 2001;264(4):182-185.

[51] Lindsay JR, Nieman LK. The hypothalamic-pituitary-adrenal axis in pregnancy: challenges in disease detection and treatment. Endocr Rev. 2005;26(6):775-799.

[52] Motosko CC, Bieber AK, Pomeranz MK, et al. Physiologic changes of pregnancy: a review of the literature. Int J Womens Dermatol. 2017;3(4):219-224.

[53] Facco FL, Kramer J, Ho KM, et al. Sleep disturbances in pregnancy. Obstet Gynecol. 2010;115:77-83.

第 2 章 妊娠期药物治疗
Drug Therapy in Pregnancy

Daniel W. Robinson, Sara Krusenoski　著
黄娜娜　于之恒　译

一、原则

（一）风险分类系统

2014 年，美国食品药品管理局（FDA）更改了药物说明书的章节和内容要求[1]。其目的是提供更多有关妊娠和哺乳风险的相关信息，以减少仅根据药物类别而决定妊娠期药物的选择，之前的药物说明书包括"妊娠""分娩"和"哺乳"3 个部分，并提供妊娠风险分级，说明每种药物及其在妊娠期和哺乳期的使用相关的风险和证据。妊娠风险分级从当前 FDA 批准的药物说明书上删除，不再使用。新的说明书部分是"妊娠期""哺乳期"和"女性和男性的生育力"。第三部分是新增的内容，为计划妊娠且有生育能力的患者提供信息。鉴于不再有妊娠风险分级，取而代之的是，每个章节都会有 FDA 批准时可用的文献总结[1]。

（二）致畸性

在器官生长发育过程中，当药物对器官的发育产生不利影响，使其功能障碍或畸形[2]。影响致畸性的因素包括胎儿接触致畸药物的时间、剂量和持续时间，高剂量和长持续时间均会增加致畸风险[3]。给药途径也会影响某些药物的致畸性[3]。表 2-1 列出了已知的致畸药。

表 2-1　已知的致畸药

苯胺霉素	苯妥英钠
卡马西平	泊沙康唑
卡泊芬净	伪麻黄碱
氟康唑	磺胺甲噁唑 - 甲氧苄啶
伊曲康唑	琥珀酸
米卡芬净	四环素
苯巴比妥	丙戊酸

（三）药物经胎盘转运

药物本身的特性，使其可多或少透过胎盘，从而决定胎儿暴露的程度。分子量较低的药物更容易穿过胎盘[4]。亲脂性药物易透过胎盘，导致胎儿直接暴露。只有处于非电离态的药物才能透过胎盘。蛋白结合率高的药物不会透过胎盘[4]。药物在胎盘上的转运有不同的机制，包括简单扩散、易化扩散、主动转运和胞饮作用。简单扩散是最常见的。易化扩散和主动转运都会存在饱和过程，使得药物在细胞内转运的量有上限，简单扩散则不然。药物特性对评估特定患者最合适的治疗方式非常重要。表 2-2 列出了妊娠期常用药物及其相关的风险和益处。

表 2-2 妊娠期常用药物及其相关的风险和益处

益处 > 风险	益处 = 风险	益处 < 风险	缺乏数据
镇痛药			
• 对乙酰氨基酚	• 阿司匹林 • NSAID • 阿片类		
抗生素			
• 氨基糖苷类 • 阿奇霉素 • β-内酰胺类 • 克林霉素 • 磷霉素 • 万古霉素	• 克拉霉素 • 达托霉素 • 利奈唑胺 • 甲硝唑 • 呋喃妥因 • 链霉素	• 氟喹诺酮类 • SMZ/TMP • 四环素类 • 氯霉素 [a]	
抗凝血药			
• LMWH • UFH		• 华法林 [b]	• 阿哌沙班 • 达比加群 • 艾多沙班 • 利伐沙班
抗真菌药			
• 两性霉素 B • 制霉菌素	• 氟康唑 • 伊曲康唑 • 泊沙康唑 • 米卡芬		
抗病毒药			
• 阿昔洛韦 • 抗反转录病毒药 • 奥司他韦 • 伐昔洛韦	• 膦甲酸 • 更昔洛韦 • 缬更昔洛韦		
抗结核药			
• 乙胺丁醇 • 异烟肼 • 吡嗪酰胺 • 利福平		• 链霉素	
心血管疾病药			
• 腺苷 • 地高辛 • 拉贝洛尔 • 利多卡因 • 甲基多巴 • 硝苯地平	• β受体拮抗药 • 钙通道阻滞药 • 肼屈嗪 • 伊布利特 • 氟卡尼 • 奎尼丁 • 普鲁卡因胺	• 胺碘酮 • ACEI • ARB	

（续　表）

益处＞风险	益处＝风险	益处＜风险	缺乏数据
解充血药			
• 溴苯那敏 • 氯苯那敏 • 右美沙芬 • 愈创甘油醚 • 氧甲唑啉	• 伪麻黄碱 • 去氧肾上腺素		
糖尿病相关药物			
• 胰岛素 • 二甲双胍	• 磺酰脲类 • DPP-4 抑制药	• SGLT-2 抑制药 • GLP-1 受体激动药	
胃肠道相关药物			
• 多西拉敏 • 甲氧氯普胺 • 异丙嗪 • 维生素 B_6	• H_2 受体拮抗药 • 昂丹司琼 • PPI		
神经系统药物			
• 米氮平	• 阿立哌唑 • 安非他酮 • 氯丙嗪 • 氯氮平 • 氟哌啶醇 • 拉莫三嗪 • 左乙拉西坦 • 鲁拉西酮 • 奥氮平 • 喹硫平 • 利培酮 • SSRI • 托吡酯 • TCA • 曲普坦类药物	• 卡马西平 • 麦角衍生物 • 苯巴比妥 • 丙戊酸 • 苯妥英钠	
呼吸系统药物			
• 孟鲁司特	• 抗胆碱药物 • 色甘酸钠 • 吸入性 β 受体激动药 • 吸入性皮质类固醇 • 特布他林 • 齐留通		
快速诱导插管使用药物			
	• 依托咪酯 • 氯胺酮 • 罗库溴铵 • 琥珀酰胆碱		
类固醇			
• 外用的	• 吸入性 • 全身性		

（续　表）

益处＞风险	益处＝风险	益处＜风险	缺乏数据
溶栓药			
	• 阿替普酶 • 替奈普酶		
甲状腺药			
• 左甲状腺素	• 丙硫氧嘧啶	• 甲基咪唑	
解毒药			
• 活性炭 • 维生素 B_6	• 乙酰半胱氨酸 • 甲磺酸去铁胺 • 地高辛特异性抗体片段 • 二巯丙醇 • 氟马西尼 • 亚甲蓝 • 纳洛酮 • 毒扁豆碱 • 解磷定 • 亚硝酸钠 • 硫代硫酸钠	• 琥珀酸	• 氟美吡唑
升压药			
	• 多巴胺 • 肾上腺素 • 去甲肾上腺素 • 去氧肾上腺素 • 血管升压素		

ACEI. 血管紧张素转化酶抑制药；ARB. 血管紧张素Ⅱ受体阻断药；DPP-4. 二肽基肽酶 -4；GLP-1. 胰高血糖素样肽 -1；LMWH. 低分子肝素；NSAID. 非甾体抗炎药；PPI. 质子泵抑制药；SGLT-2. 钠 - 葡萄糖协同转运体 -2；SMZ/TMP. 磺胺甲噁唑 / 甲氧苄啶；SSRI.5- 羟色胺选择性重摄取抑制药；TCA. 三环类抗抑郁药；UFH. 普通肝素

a. 可能会根据到分娩的相对时间而变化；b. 机械心脏瓣膜除外

（四）哺乳期药物转运

妊娠期间药物转运的许多相同原则也适用于进入母乳的药物。非离子化的、亲脂性强的、分子量小的药物很容易进入乳汁中[4]。蛋白结合率高的药物不容易穿过细胞膜。分布容积大的药物血浆浓度较低，因此扩散到母乳中的量较少[4]。表 2-3 列出了哺乳期间常用的药物及其相关的风险和益处。

（五）妊娠期和哺乳期的药物治疗

妊娠期和哺乳期药物安全性数据主要来自妊娠档案数据和病例报告。临床医生在对妊娠期和哺乳期的患者开药时，必须考虑对母亲和胎儿的风险和益处，并考虑其他的替代疗法。总的来说，优化母亲的治疗对胎儿是最好且优先的。

妊娠期有特定的药代动力学和药效学变化会影响药物的吸收、到达作用部位，以及从体内排出的量。在确定孕妇用药剂量时，需要考虑这些变化。一般来说，心输出量和肾血流量的增加会促进药物的消除。妊娠期间，白蛋白浓度降低，可提高蛋白结合率高的药物的游离水平[4,5]。如果可以通过药物水平分析进行监测，频繁地检查药物水平有助于确保这些药物的治疗浓度[5]。

表 2-3 哺乳期常用药物及其相关的风险和益处

适宜母乳喂养	与已知的不良反应相符	与已知的不良反应不相符	缺少数据	对哺乳有影响
镇痛药				
• 对乙酰氨基酚 • 布洛芬	• 阿司匹林 • NSAID • 阿片类			
抗生素				
• 氨基糖苷类 • β-内酰胺类 • 克林霉素 • 达托霉素 • 利奈唑 • 大环内酯类 • 链霉素 • 万古霉素	• 氯霉素 a • 氟喹诺酮类 • 甲硝唑 • 呋喃妥因 • SMZ/TMP • 四环素类		• 磷霉素	
抗凝血药				
• LMWH • UFH • 华法林			• 阿哌沙班 • 达比加群 • 艾多沙班 • 利伐沙班	
抗真菌药				
• 氟康唑			• 两性霉素 B • 伊曲康唑 • 泊沙康唑 • 米卡芬净	
抗病毒药				
• 阿昔洛韦 • 抗反转录病毒药 • 奥司他韦 • 伐昔洛韦			• 膦甲酸 • 更昔洛韦 • 缬更昔洛韦	
抗结核药				
• 乙胺丁醇 • 异烟肼 • 吡嗪酰胺 • 利福平 • 链霉素				
心血管类药物				
• ACEI • 腺苷 • ARB • β受体拮抗药 • 钙通道阻滞药 • 地高辛 • 氟卡尼 • 肼屈嗪 • 伊布利特 • 拉贝洛尔	• 胺碘酮			

（续　表）

适宜母乳喂养	与已知的不良反应相符	与已知的不良反应不相符	缺少数据	对哺乳有影响
• 利多卡因 • 甲基多巴 • 硝苯地平 • 普鲁卡因胺 • 奎尼丁				
解充血药				
• 溴苯那敏 • 氯苯那敏 • 愈创甘油醚 • 羟甲唑啉 • 伪麻黄碱 • 去氧肾上腺素	• 右美沙芬			
糖尿病相关药物				
• DPP-4 抑制药 • GLP-1 受体激动药 • 胰岛素 • 二甲双胍 • SLGT-2 抑制药 • 磺酰脲类				
胃肠道相关药物				
• 多西拉敏 • H_2 受体拮抗药 • 昂丹司琼 • PPI • 异丙嗪 • 维生素 B_6	• 甲氧氯普胺			• 甲氧氯普胺
神经系统药物				
• 卡马西平 • 苯妥英 • 丙戊酸	• 阿立哌唑 • 安非他酮 • 氯丙嗪 • 氯氮平 • 麦角衍生物 • 氟哌啶醇 • 拉莫三嗪 • 左乙拉西坦 • 鲁拉西酮 • 米氮平 • 奥氮平 • 苯巴比妥 • 喹硫平 • 利培酮 • SSRI • 托吡酯 • TCA • 曲普坦类药物		• 拉考沙胺	• 阿立哌唑 • SSRI
呼吸系统药物				
• 抗胆碱类药物 • 色甘酸钠 • 吸入性 β 受体激动药				

(续　表)

适宜母乳喂养	与已知的不良反应相符	与已知的不良反应不相符	缺少数据	对哺乳有影响
• 吸入性皮质激素 • 孟鲁司特 • 特布他林 • 齐留通				
快速诱导插管使用药物				
• 氯胺酮			• 依托咪酯 • 罗库溴铵 • 琥珀胆碱	
类固醇				
• 吸入剂 • 全身使用 • 局部使用				
溶栓药				
				• 阿替普酶 • 替奈普酶
甲状腺药				
• 左甲状腺素 • 甲巯咪唑 • 丙硫氧嘧啶				
解毒药				
			• 乙酰半胱氨酸 • 活性炭 • 甲磺酸去铁胺 • 地高辛特异性抗体片段 • 二巯丙醇 • 甲吡唑 • 氟马西尼 • 亚甲蓝 • 纳洛酮 • 毒扁豆碱 • 解磷定 • 维生素 B_6 • 亚硝酸钠 • 硫代硫酸钠 • 二巯丁二酸	
升压药				
			• 多巴胺 • 肾上腺素 • 去甲肾上腺素 • 去氧肾上腺素 • 血管加压素	• 多巴胺 • 肾上腺素 • 去氧肾上腺素 • 去甲肾上腺素

NSAID. 非甾体抗炎药；SMZ/TMP. 磺胺甲噁唑 - 甲氧苄啶；LMWH. 低分子量肝素；UFH. 普通肝素；ACEI. 血管紧张素转化酶抑制药；ARB. 血管紧张素Ⅱ受体拮抗药；DPP-4. 二肽基肽酶 -4；GLP-1. 胰高血糖素样肽 1；SLGT-2. 胰高血糖素样肽 2 受体激动药；PPI. 质子泵抑制药；SSRI.5- 羟色胺选择性重摄取抑制药；TCA. 三环类抗抑郁药

a. 可能会根据相对分娩时间而改变

二、药物治疗

（一）阿片类镇痛药

1. 妊娠期

女性可能在妊娠时服用阿片类药物，或者在妊娠期间因各种适应证而服用阿片类药物，包括使用美沙酮治疗阿片依赖。已知阿片类药物透过胎盘，从而暴露于胎儿[6]。关于阿片类药物是否会造成不良影响，存在相互矛盾的证据，因为同一研究中评估的几种阿片类药物的数据是有限的[6]。然而，一些阿片类药物对新生儿有不良影响，包括胎儿生长异常和出生缺陷[6,7]。曲马多和羟考酮的使用与早产有关，而可待因、氢可待因与对乙酰氨基酚联用、羟考酮与对乙酰氨基酚联用不会增加早产的风险[7,8]。有证据表明妊娠期间长期服用麻醉药会导致新生儿戒断综合征和胎儿成瘾[9-13]。

2. 哺乳期

所有阿片类药物都会不同程度地排泄到母乳中[7]。可能会导致接触含有阿片类药物母乳的新生儿表现出镇静、嗜睡或呼吸抑制的症状。有报道称，当母亲停止使用阿片类药物时，新生儿停止暴露于阿片类药物。如果阿片类药物的使用是不可避免的，则应密切监测新生儿的不良反应和戒断迹象。

给产妇处方可待因或羟考酮这类在体内经酶快速转化成活性代谢产物的阿片类药物，可能会导致新生儿体内更高的药物暴露[7]。在哺乳期短期应用阿片类药物应遵循使用最小有效剂量这一原则[7]。此外，阿片类药物不影响孕产妇的生产和泌乳[7]。

（二）非阿片类镇痛药

1. 妊娠期

非阿片类镇痛药在妊娠期使用应遵循以下两个原则，包括有明确的适应证和尽可能短的用药时长。对乙酰氨基酚可以透过胎盘，但其对胎儿的影响很小。一些研究发现，对乙酰氨基酚不会增加胎儿患哮喘及先天性畸形的风险，也不会对胎儿的智力产生影响[7]。一些病例报道了孕晚期暴露于对乙酰氨基酚的新生儿发生房室间隔缺损，然而更大样本量的队列研究无法证实该疾病发生与药物暴露的相关性[7,14]。孕期对乙酰氨基酚的使用（特别是用药>1个月）与胎儿神经学不良结局［如多动症的发生率和治疗注意缺陷多动障碍（ADHD）药物的使用率］有关[15,16]。胎儿在孕早期暴露于对乙酰氨基酚有可能升高未来患隐睾症和儿童哮喘的风险[15,17-20]。阿司匹林是一种常见的非甾体抗炎药（NSAID），其不良反应的发生依赖于孕期用量和胎儿暴露于药物的时长[7,21]。在低用量时，胎儿对于阿司匹林的耐受性很好[7]。但在高用量时，阿司匹林可能增加宫内发育迟缓（intrauterine growth restriction，IUGR）、新生儿低血糖、代谢性酸中毒、围产期死亡、凝血障碍和孕晚期出血的发生风险，然而在不同的研究中，数据间有一定的矛盾[7]。包括布洛芬、奈普生和酮咯酸等其他的NSAID在孕早期和孕晚期的使用，对胎儿均有潜在的不良影响[7,21]，其中先天性畸形（如唇腭裂）和自发性流产的发生均有报道[7]。孕妇孕晚期暴露于NSAID会增加早产儿动脉导管未闭和随之发生的肺动脉高压，以及新生儿死亡的发生风险[7]。由于NSAID可以抑制宫缩，因此可用于治疗早产，但在使用中需权衡室周出血、肾毒性、羊水过少和胃肠道出血的风险[7,11,22]。

2. 哺乳期

尽管可以在乳汁中检测到对乙酰氨基酚，但其对新生儿并无不良影响。NSAID是可以在乳汁中检测到的，但该类药物所引起的不良反应不尽相同[7]。布洛芬不会增加婴儿出现不良反应的风险，因此该药物被认为是哺乳期可选择的NSAID[7]。酮咯酸和萘普生会增加婴儿胃肠道反应及出血的风险，但在临床中这些不良反应并不常见[7]。阿司匹林可分泌至乳汁并增加婴儿出血和代谢性酸中毒的风险，此外理论上也有增加患脑病合并内脏脂肪变性综合征的风险[7,23]。不论是对乙酰氨基酚还是其他的NSAID均不会影响哺乳期女性的母乳喂养[7]。

（三）抗生素

1. 妊娠期

在使用抗生素的过程中，医务人员必须谨慎权衡用药产生的风险和感染本身风险。因此推荐在保证足以抗菌的前提下，尽可能缩短用药时间。氨基糖苷类抗生素作为一种增效药能够同时覆盖革兰阴性菌和阳性菌。这类药物已知可以透过胎盘，但不会致畸。除链霉素会导致耳聋外，其他的氨基糖苷类抗生素使用合适剂量时不会对胎儿造成不良影响[7,24]。青霉素类抗生素从属于β-内酰胺类药物，因此可以广泛对抗革兰阴性菌和阳性菌所致的各类感染[24]。尽管青霉素类抗生素可以透过胎盘，并能够在胎儿体内检测到药物浓度，但其并不会导致严重的不良反应[7,24]。同样的，同为β-内酰胺类药物的头孢菌素类抗生素在妊娠期的使用也相对安全，不会对胎儿产生严重的不良反应。因此，治疗孕期感染临床上更倾向于使用青霉素类和头孢菌素类抗生素[25,26]。

碳青霉烯类抗生素是一类广谱抗革兰阴性菌和阳性菌的β-内酰胺类药物，其不会对胎儿造成不良影响[21]。由于孕期会导致药物的药动学过程改变，使用亚胺培南-西司他丁时体内药物浓度会低于治疗浓度，因此应该避免使用或进行剂量优化[24]。氨曲南在孕期使用不会对胎儿造成不良影响[7]。

氟喹诺酮类药物，如环丙沙星和左氧氟沙星，具有广谱抗革兰阳性菌和阴性菌的特性，并常常作为青霉素类抗生素的替代药物[24]。有证据显示，在孕早期使用氟喹诺酮类药物会增加心脏和神经功能先天性异常的风险[7,24]。其同时也有造成软骨及骨异常的潜在风险，但由于数据多来自于动物，不能简单地外推至人体，因此目前的证据尚具争议性[7,24]。

万古霉素是一种可用于严重革兰阳性菌感染的糖肽类抗生素。已知其可透过胎盘，但对于胎儿没有严重毒性[7]。与其他药物类似，万古霉素在孕期的药动学特征变化明显，因此推荐对其进行更加频繁的药物浓度监测[24]。万古霉素口服不易吸收，因此其口服制剂对胎儿影响很小[21,24]。利奈唑胺和达托霉素可应用于万古霉素无效的严重的革兰阳性菌感染。尽管这两种药物暂时均未显示具有致畸性，但人体数据观察到其对胎儿会产生很小的影响[7,24]。动物数据则显示其会导致胚胎死亡、低出生体重和骨骼异常[7,11]。

同属于大环内酯类抗生素的阿奇霉素和克拉霉素均可透过胎盘[7]。有研究显示阿奇霉素不会对胎儿产生不良影响，而克拉霉素会引起先天性异常，但目前这些数据仍具争议性[7,24]。红霉素会导致幽门狭窄，虽然其研究支持数据较弱[7,11,25-27]。

四环素和多西环素可透过胎盘，并会引起致畸和诸如生殖泌尿系统异常、腹股沟疝和肢体异常等先天性异常[7,11,24-27]。即使在非孕早期使用，四环素依旧可导致牙齿和骨头永久性变色，因此通常应避免孕期使用[24]。克林霉素可透过胎盘，但对胎儿不会造成不良影响[7,24]。

甲硝唑在孕期使用是否会导致胎儿的不良结局，其证据指向依旧存在争议[7]。动物实验显示其具有一定的致突变性和致癌性[7,11]。通常情况下，在孕早期的使用才会引起以上的不良反应[7,24]。磺胺甲噁唑-甲氧苄啶已显示出其具有致畸性，并会导致包括神经管缺陷和唇腭裂等先天性异常[7,24]。由于其可拮抗叶酸，因此应避免在孕早期和孕晚期使用[24]。

氯霉素可用于治疗包括立克次体病在内的多种严重感染。已知其可透过胎盘，但未见其在孕早期使用后致畸或对胎儿产生显著的不良影响[7]。在近分娩时使用氯霉素，新生儿有出现"灰婴综合征"的风险，其临床表现为心血管不稳定、皮肤苍白和新生儿不能代谢消除药物导致氯霉素浓度升高引起的腹胀[28]。这种综合征可能是致命的，因此在分娩时或临近分娩时使用氯霉素会对新生儿造成重大风险[7]。

由于胆红素脑病的风险，磺胺类药物在孕晚期和临近生产时禁用[7, 11, 25]。呋喃妥因和磷霉素是用于治疗母亲尿路感染的口服药物[24]。呋喃妥因没有致畸作用；然而，在妊娠的最后几周，新生儿有患溶血性贫血的风险，在此期间应避免使用[7]。磷霉素对胎儿没有已知的不良反应[7]。

2. 哺乳期

抗生素会破坏母乳喂养新生儿的肠道菌群，导致腹泻或营养吸收异常。因此如果抗生素对新生儿产生不良影响，它一定是口服吸收的[7]。母乳喂养期间使用的许多抗生素对新生儿没有不良反应，可以安全使用。氟喹诺酮类药物的安全性数据具有一定争议性，有证据表明存在关节损伤或结肠炎等不良反应，但总体证据并未表明对新生儿有危害[7]。四环素类药物可对暴露的新生儿造成与孕期使用相同的不良影响，通常应避免使用[7]。有报道称，甲硝唑通过母乳进入新生儿体内导致稀便和鹅口疮，尤其是在甲硝唑剂量较高的情况下容易发生[7]。理论上磺胺甲噁唑 - 甲氧苄啶在新生儿出生后 2 个月内有置换胆红素的风险，但现有报道不一致[7, 23]。由于有灰婴综合征的风险，一般避免在新生儿中使用氯霉素；然而，在肝功能和肾功能发育良好的新生儿发生灰婴综合征的风险很小[7, 23]。理论上新生儿使用呋喃妥因存在溶血性贫血风险，然而现有数据不一致[7, 23]。有报道称呋喃妥因会降低母亲的泌乳量；然而，此类研究数据是有限的。磷霉素用于母乳喂养的数据有限，尽管理论上其应经过乳汁分泌[7]。

（四）抗凝血药

1. 妊娠期

妊娠期间低分子肝素优于普通肝素或华法林[11, 22, 27, 29]。根据药物的分子量，普通肝素和依诺肝素都不会穿过胎盘[21]。依诺肝素和肝素不会致畸，因此在妊娠期间被认为是安全的[7]。该类药物的一个优点是能够随抗 Xa 水平获得治疗水平的抗凝作用[30]。维生素 K 拮抗药华法林在孕早期给药时具有显著的风险，包括胎儿华法林综合征和神经功能缺陷[7]。胎儿华法林综合征中出现的异常包括鼻发育不全、低出生体重和癫痫发作[7]。在妊娠第 6～9 周用药，婴儿最易受到伤害，其影响大小取决于剂量多少[7]。对于机械心脏瓣膜，美国心脏协会建议在妊娠早期使用华法林剂量＜5mg/d，以维持治疗性国际标准化比值（INR）[31]。Meta 分析表明，华法林＜5mg 的风险与低分子肝素相似[32]。关于直接口服抗凝血药对胎儿致畸的作用和风险数据有限；因此，妊娠期间不建议常规使用[7, 30]。

2. 哺乳期

抗凝血药对通过母乳喂养暴露于新生儿体内似乎是安全的，同时其对哺乳没有影响。与孕期使用不同，在哺乳间，华法林对新生儿没有不良影响[7, 23]。没有关于阿加曲班、利伐沙班、达比加群或阿哌沙班在哺乳期影响的数据[7]。

（五）抗真菌药

1. 妊娠期

制霉菌素是孕期治疗大多数皮肤黏膜真菌感染的首选药物[7, 11, 27]。唑类药物家族，包括氟康唑、伊曲康唑和泊沙康唑，已知具有致畸作用，并会对胎儿产生不良影响[7, 33]。研究表明，氟康唑在短时间内每日用量＜400mg 是安全的[34]。较高剂量使用则会引起面部、心脏和骨骼来源的异常[7, 11, 27]。使用唑类药物的风险和益处需要与妊娠期间严重感染的风险和后遗症进行权衡。棘白菌素类药物，包括米卡芬净、阿尼芬净和卡泊芬净，在各种动物研究中均有致畸作用[33]。尚没有人体数据来评估这类药物的安全性[7, 33]。尽管两性霉素 B 可透过胎盘，但其没有致畸作用，也没有已知对胎儿的不良影响[7, 33]。两性霉素 B 是最广谱的抗真菌药物，其在妊娠期间是可耐受的[7, 21]。

2. 哺乳期

关于哺乳期使用抗真菌药物数据有限。氟康唑通过乳汁暴露于新生儿体内，没有增加不良反应的风险[7,23]。此类其他药物没有数据支持或反对其对哺乳期女性的安全性，目前的数据表明该类药物对泌乳没有影响[7]。

（六）抗病毒药

1. 妊娠期

奥司他韦是一种抗病毒药物，可用于治疗流感，在孕期使用没有已知的胎儿毒性[7]。阿昔洛韦，用于治疗疱疹感染，已知可透过胎盘，但对胎儿没有不良影响[7]。其可用于治疗孕妇的单纯疱疹；然而，目前支持阿昔洛韦长期使用的证据有限。伐昔洛韦是阿昔洛韦的前药，对胎儿没有不良影响[7,21]。更昔洛韦和伐昔洛韦适用于治疗巨细胞病毒。缬更昔洛韦被转化为更昔洛韦，以发挥其药理作用，两者对胎儿有相似的影响[7]。这两种药物存在黑框警告，因其可能导致出生缺陷[7]。膦甲酸钠是一种静脉给药的抗病毒药物，对许多病毒有效[21]。膦甲酸钠在妊娠期间的安全性证据有限，但病例报告表明，其发生严重不良反应并不常见；尚无其长期使用的数据[7]。有许多可用的抗反转录病毒药物来治疗人类免疫缺陷病毒（HIV）。它们被认为在妊娠期间是安全的，特别是考虑到HIV治疗的益处超过了药物和病毒传播的风险[7,11,35]。

2. 哺乳期

关于抗病毒药物和对母乳喂养的影响数据有限。阿昔洛韦和伐昔洛韦的数据表明，通过乳汁暴露于新生儿体内的药物所导致的不良反应风险极低。关于抗反转录病毒药物的数据表明，其对新生儿的风险极小，并且没有观察到对泌乳产生不良影响的报告[7]。

（七）抗结核药

1. 妊娠期

根据疾病的活动性或潜伏性，建议使用不同的药物治疗结核。美国CDC报告称，疾病未经治疗所致风险可能超过抗结核药物不良反应产生的风险[36]。对胎儿的风险在孕早期最大，因此美国胸腔协会建议在孕早期尽可能停止结核的预防性治疗[37]。一般来说，该类药物在妊娠期间被认为是安全的[7,38]。已知异烟肼可透过胎盘，但还未出现致畸或对胎儿造成不良影响的报道[7]。此外，吡嗪酰胺、乙胺丁醇和利福平不具有致畸作用，也不会对胎儿造成伤害[7,38]。但其使用存在新生儿出血性疾病的风险，因此建议使用预防性维生素K[7,11]。最近的证据表明吡嗪酰胺对胎儿的风险最小，可用于孕期结核的治疗[7,38]。由于具有胎儿耳毒性风险，妊娠期间应避免使用链霉素，通过限制药物在体内的暴露时间可将这种风险降至最低[7,38]。

2. 哺乳期

母乳喂养时使用该类药物治疗结核病的不良反应有限。没有关于服用该类药物的女性泌乳减少的报道[7]。

（八）抗心律失常药

1. 妊娠期

高级心血管生命支持（ACLS）方案应遵循包括心脏复律在内的不稳定心律失常的治疗[39,40]。腺苷的动物数据有限，但目前未发现其应用于胎儿产生不良影响[7,41]。已知地高辛可透过胎盘，但并未增加胎儿不良影响的风险。现观察到的不良反应均源于母体内的地高辛毒性；因此，建议在孕期更频繁地监测体内地高辛药物浓度水平[42]。

Ⅰa类抗心律失常药普鲁卡因胺和奎尼丁尚没有动物数据，其人体数据也有限。据人体病例报告显示，未观察到其对胎儿的不良影响或致畸性。尚无该类药物于孕早期使用的数据，因此在此期间建议谨慎用药[7]。利多卡因是Ⅰb类抗心律失常药，其孕期使用的数据主要来自于分娩期间，尚未观察到其致畸性或对胎儿的不良影响[7]。氟卡尼是Ⅰc类抗心律失常药，其于孕期使用的数据有限。动物数据表明孕期使用氟卡尼与胸骨及椎骨异常之间存在相关性。然而，人体病例报告显示未观察到其对胎儿的不良影响[7]。

包括美托洛尔和卡维地洛在内的β受体拮抗药，被认为是Ⅱ类抗心律失常药，其使用与胎儿生长受限的发生有关[41]。然而有新的数据表明，该类药物可以在孕期使用，在此期间医生可以通过对胎儿生长的监测对方案进行必要的调整[7,41]。胺碘酮，一种Ⅲ类抗心律失常药，已有报道显示其孕期使用的相关不良反应。胺碘酮可透过胎盘，由于其含有碘元素，可导致胎儿甲状腺功能障碍、生长受限和神经系统异常等不良影响，在妊娠期间应避免使用[7,41]。伊布利特是一种Ⅲ类抗心律失常药，其人体数据有限。该药物动物数据表明其会增加胎儿骨骼和心脏畸形的风险，但动物实验剂量高于正常人体用量。人体病例报告显示，该药物对胎儿没有不良影响[7]，包括地尔硫䓬和维拉帕米在内的钙通道阻滞药是Ⅳ类抗心律失常药。孕期数据显示，该类药物对胎儿可能存在风险，包括胎儿骨骼异常和低出生体重，但研究结果间仍具有一定的分歧[7]。

2. 哺乳期

该类药物在母乳喂养时对新生儿没有不良影响。胺碘酮通过乳汁在新生儿体内形成的药物暴露，理论上可能会对新生儿造成不良影响。尚无长期研究对哺乳期女性使用胺碘酮进行评估，但胺碘酮的长半衰期增加了新生儿患甲状腺功能亢进或甲状腺功能减退的可能性[7]。未观察到该药物对泌乳的不利影响；但如果胺碘酮导致明显的母体甲状腺功能减退，则可能会导致泌乳减少[7,23]。

（九）抗高血压药

1. 妊娠期

美国妇产科医师学会（ACOG）建议使用拉贝洛尔、硝苯地平或甲基多巴治疗妊娠高血压[43]。拉贝洛尔是一种非选择性β受体拮抗药，没有动物或人体数据显示在妊娠使用时会产生致畸作用。然而，仍观察到该药物可导致以下不良反应，包括胎儿心动过缓、低血压和低血糖[7]。甲基多巴（α₂肾上腺素受体激动药）的数据显示其对胎儿没有风险[7]。硝苯地平（钙通道阻滞药）显示其对动物具有一定的致畸性，但对人类胎儿的不良影响有限[7]。肼屈嗪不具有致畸性，但其使用造成胎儿出现血小板减少症等不良反应，此不良反应常在孕晚期用药后出现[7]。ACOG建议孕期不要使用血管紧张素转化酶抑制药（ACEI）或血管紧张素Ⅱ受体拮抗药（ARB）[43]。这两类药物的使用均与先天性畸形和其他胎儿不良反应（包括羊水过少导致肺部和骨骼并发症）的发生相关[7]。

2. 哺乳期

包括ACEI和ARB在内的抗高血压药物均可在哺乳期使用。尽管已知ACEI和ARB在孕期使用会对胎儿产生不良影响，哺乳期女性使用该类药物不会对新生儿产生明显的不良影响[7]。

（十）解充血药

1. 妊娠期

伪麻黄碱、去氧肾上腺素和羟甲唑啉是孕妇常用的非处方解充血药。患者应该了解所服药物的全部活性成分，因为复方药物中包含多种解充血药成分。伪麻黄碱在动物研究中具有致畸作用，但其人体数据仍存在争议，有研究显示伪麻黄碱的使用与胎儿腹裂和畸形足相关；然而这些研究中患者也同时使用了其他药物，因此不能排除以上不良反应或为其他药物导致，此外母体本身的疾病状态也是一个重要的混杂因素[7]。绝大多数伪麻黄碱所致的胎儿不良反应均源于孕早期的药物暴露[7]。尽管研究有限，但去氧肾上腺素对胎儿也有类似的不良影响[7]。尽管该类药物的鼻喷剂在孕期使用的不良反应尚未被评估，但预计该类制剂不会出现相应的不良反应[7]。羟甲唑啉是一种常被配制成鼻喷剂的解充血药。在人体研究中，当以适当的剂量和间隔给药时，其不会对胎儿产生不良影响[7]。右美沙芬是一种止咳药，可与解充血药联合使用。但胎儿出现的不良反应与右美沙芬并无关联[7]。愈创甘油醚是一种祛痰药，对胎儿没有不良影响[7]。溴苯那敏和氯苯那敏均为组胺 H_1 受体拮抗药，并均可与解充血药联合使用。尽管溴苯那敏研究数据缺乏，但现认为这两种药物在宫内暴露时对胎儿无不良影响[7]。镇痛药也常与以上药物组合成复方药物使用，其在妊娠中的风险参考上文。

2. 哺乳期

在母亲使用该类药物后，尚未观察到药物对母乳喂养的新生儿产生不良影响。对非处方药成分的检查非常重要，因为一些右美沙芬制药含有乙醇，不应用于哺乳期女性[7]。

（十一）糖尿病相关药物

1. 妊娠期

糖尿病药物的适应证包括已存在的 1 型糖尿病、2 型糖尿病和妊娠期糖尿病。患者在孕期可能会接受不同方式的药物治疗，包括口服药物治疗、非胰岛素药物皮下注射和胰岛素皮下注射等。高血糖会对胎儿产生不良影响，因此在孕期对血糖的控制是非常必要的[7]。胰岛素治疗对胎儿的不良影响有限，人胰岛素不会透过胎盘[7, 44]。

二甲双胍是一种用于治疗糖尿病的口服药物，已知其可透过胎盘[7]。研究表明该药物对胎儿没有致畸作用。然而由于大多数研究使用动物数据，其对新生儿的长期影响尚不清楚[7, 44]。磺酰脲类药物是另一类口服降糖药，包括格列本脲、格列吡嗪和格列苯脲。若胎儿曾在宫内暴露于磺酰脲类药物，出生后可观察到明显的低血糖[7, 44]。而动物研究中证明，该不良反应大概率是由于母体低血糖引起的，而非由药物本身所引起[7]。

二肽基肽酶 -4（DPP-4）抑制药是一类口服降糖药，包括西格列汀、沙格列汀、利格列汀和阿格列汀。动物研究表明，该类药物的使用没有增加胎儿发生不良反应的风险[7]。该类药物的人体数据有限，但一项使用妊娠档案数据的研究显示，西格列汀的宫内暴露引起胎儿产生不良事件的风险较低。钠 - 葡萄糖协同转运蛋白 2（SLGT-2）抑制药是另一类口服降糖药，包括卡格列净、达格列净和恩格列净，现缺乏该类药物的人体孕期使用的数据。动物数据表明该类药物的使用会增加胎儿肾脏不良反应的发生风险，但人体数据尚未获得[7, 44]。胰高血糖素样肽 -1（GLP-1）受体激动药是一种治疗糖尿病的皮下注射药物，包括艾塞那肽、度拉糖肽和利拉鲁肽。该类药物在孕期使用的人体数据有限，但动物数据表明其可能存在一定的不良反应，包括母体体重减轻、胎儿低出生体重和骨骼畸形[7]。

2. 哺乳期

胰岛素、二甲双胍和磺酰脲类药物在哺乳期使用，对母乳喂养的婴儿没有不良影响。其他口服降糖药和 GLP-1 激动药的数据有限，但目前认为可以在哺乳期使用[7]。

（十二）胃肠道相关药物

1. 妊娠期

组胺 H_2 受体拮抗药和质子泵抑制药（PPI）适用于胃肠道疾病，包括治疗胃灼热和胃肠道反流性疾病[21]。

H_2 受体拮抗药（如法莫替丁、雷尼替丁和西咪替丁）在动物或人体研究中未显示出致畸作用，此外人体数据显示使用该类药物没有增加胎儿发生不良反应的风险[7]。PPI（如泮托拉唑、艾司奥美拉唑、兰索拉唑和奥美拉唑）对胎儿没有致畸作用，同时用药对胎儿也无显著风险[7]。有证据显示后代发生哮喘与这两类抑酸药在孕期的使用间存在相关性，然而相关数据有限[7]。

2. 哺乳期

H_2 受体拮抗药和 PPI 均可在哺乳期使用[7]。

(十三)止吐药

1. 妊娠期

恶心呕吐是孕期常见的生理反应。在进行药物治疗之前，可以先尝试一些非药物手段缓解。吡哆醇（维生素 B_6 的含醇结构）是一种水溶性维生素，其常和抗组胺药多西拉敏联合使用，这两种药物在孕期使用是安全的[7]。异丙嗪是一种抗组胺药，用于治疗恶心和呕吐。已知该药可透过胎盘，但对胎儿没有明显的不良影响[7]。甲氧氯普胺和吩噻嗪是促进胃肠蠕动的止吐药[21]。目前尚不清楚其是否可透过胎盘，但其对胎儿没有致畸作用[7]。昂丹司琼是一种 5-HT_3 受体拮抗药，用于孕期恶心和呕吐。关于该药物是否会导致先天性畸形，现在的研究数据仍存在争议，该药物最常被观察到先天性畸形是心脏异常[7]。在许多昂丹司琼用药安全性的研究中，给药方式均为多次给药，而非单剂给药[7]。尚不清楚单剂给药后，昂丹司琼是否会增加不良反应的发生风险。因此，美国妇产科医师学会建议在其他药物治疗失败后考虑使用昂丹司琼治疗孕期的恶心呕吐[45]。

2. 哺乳期

母亲服用止吐药对母乳喂养的新生儿没有明显的不良影响。甲氧氯普胺可能会增加催乳素的分泌，但这种作用并不会在临床上直接导致泌乳量的显著增加。此外，有报道称该药物会导致通过乳汁分泌造成新生儿的胃肠道不适[7]。

三、神经系统药物

(一)抗惊厥药

1. 妊娠期

治疗癫痫时所产生的风险必须与孕期癫痫发作后不进行处理所产生的风险进行权衡。单药疗法比多药疗法更安全；然而在某些情况下，可能会需要使用一种以上的药物进行治疗[46]。如果新生儿在孕期在宫内暴露于抗惊厥药，致畸概率为 30%[7, 11, 27]。丙戊酸盐常为单药疗法的治疗药物，具有明显的胎儿致畸作用和其他不良影响[7, 46]。一项使用妊娠档案数据的研究显示，丙戊酸盐会增加包括神经管缺陷和肝毒性在内的先天性异常，同时对胎儿产生诸如降低智商等不良影响[7]。

卡马西平具有显著的致畸作用和非致畸其他不良反应，包括神经管缺陷、心血管效应、颅面缺损和发育迟缓。苯巴比妥宫内暴露对胎儿有致畸作用，也会对神经系统产生不良影响[7,46]。数据表明，在孕晚期接触苯巴比妥可能会出现戒断症状。

已知苯妥英钠会对胎儿产生不良影响，如胎儿乙内酰脲综合征，包括唇裂或腭裂、耳低位、指骨发育不全、小指甲[7]。拉莫三嗪治疗不会导致重大畸形，但会增加口腔裂隙畸形的风险。托吡酯不会引起明显的异常，但其与口腔裂隙和小于胎龄儿有关[7]。对左乙拉西坦进行评估的人体研究有限，无法评估其安全性[7]。根据动物数据，左乙拉西坦可能会增加低出生体重的风险，但发生重大先天畸形的风险没有增加[7]。拉科酰胺的人体数据有限，但是动物数据表明使用该药物可能会增加神经行为改变的风险[7]。使用卡马西平、苯巴比妥和苯妥英钠是继维生素 K 转运抑制后发生新生儿出血性疾病的危险因素[7,11,27]。

2. 哺乳期

一些药物具有显著的不良影响，需要监测新生儿的毒性迹象，主要不良反应是镇静。其他的药物影响包括拉莫三嗪引起的皮疹，托吡酯导致的行为或饮食习惯的改变，以及左乙拉西坦引起的体重下降。而其他药物对母乳喂养的新生儿没有增加风险。丙戊酸、卡马西平和苯妥英钠似乎与母乳喂养相适应，目前没有关于拉科酰胺在哺乳期使用的风险信息[7]。

(二)抗精神病药

1. 妊娠期

未经治疗的精神病风险必须与胎儿接触这

些药物的风险进行权衡。氯丙嗪是第一代非典型抗精神病药物，对胎儿有明显的不良影响[7]。众所周知，它对胚胎有毒性，但不会致畸。氟哌啶醇是另一种没有致畸作用的第一代抗精神病药物，但在妊娠前3个月使用时会增加肢体畸形的风险[7]。

利培酮是第二代抗精神病药物，关于妊娠期使用的数据有限，但似乎没有致畸或先天畸形[7]。阿立哌唑、氯氮平、卢拉西酮、奥氮平和喹硫平是其他第二代抗精神病药物，不会增加先天缺陷或畸形的风险[7]。当在孕晚期使用抗精神病药物时，新生儿有出现锥体外系症状和停药的风险。症状可能包括震颤、低眼压、高眼压、进食障碍和呼吸不适[7]。

2. 哺乳期

应监测通过母乳暴露于氯丙嗪的新生儿是否有镇静作用。第二代抗精神病药物会增加失眠和嗜睡的风险。因此，在母乳喂养期间接触这些药物的新生儿也应该监测其不良反应[7]。使用阿立哌唑会增加母乳减少的风险[7]。

（三）抗抑郁药

1. 妊娠期

三环类抗抑郁药（TCA），如地昔帕明、多塞平和阿米替林，胎儿暴露后没有致畸作用[7,47]。5-羟色胺选择性重摄取抑制药（SSRI），包括舍曲林、氟西汀和帕罗西汀，关于这类药物的先天性畸形的报道不一致[47]。帕罗西汀的现有数据显示，胎儿心脏异常的风险可能增加。SSRI可能会导致暴露于SSRI的婴儿出现戒断症状[7,47]。α_2受体拮抗药米氮平没有已知的致畸作用，但其人体数据有限。安非他酮是一种去甲肾上腺素和多巴胺再摄取抑制药，关于它对胎儿的不良影响有不一致的数据，一些数据表明其具有心血管不良反应的风险[7,47]。美国妇产科医师学会建议对每位孕妇进行个性化的抗抑郁治疗[48]。

2. 哺乳期

所有类别的抗抑郁药都已在进行母乳喂养的母亲中使用，并显示出了相关的不良反应[7]。因此，所有通过母乳喂养接触抗抑郁药的婴儿都应监测其不良反应，包括镇静作用和不良喂养。SSRI还有额外的不良反应，包括接触母乳的婴儿体重增加不良和睡眠障碍，安非他酮与癫痫发作有关[7]。SSRI与母亲延迟哺乳有关。

（四）偏头痛药

1. 妊娠期

血清素 $5\text{-}HT_{1B,1D}$ 受体激动药和麦角胺衍生物通常用于治疗偏头痛。血清素 $5\text{-}HT_{1B,1D}$ 受体激动药（Triptans），如舒马曲坦和佐米曲坦，在动物或人体研究中没有致畸性，但数据有限[7]。麦角碱衍生物，如麦角碱或双氢麦角胺，生产商不建议在妊娠期间使用[21]。小剂量麦角胺不会致畸，但具有催产作用，会增加子宫张力，因此应避免使用[7]。用于治疗偏头痛的止痛药已在前面描述过。

2. 哺乳期

血清素 $5\text{-}HT_{1B,1D}$ 受体激动药对母乳喂养婴儿没有明显的不良影响。麦角胺衍生物对母乳喂养婴儿的不良影响包括腹泻和抽搐。如果在母乳喂养期间母亲使用麦角胺衍生物，应密切监测婴儿的这些不良反应[7]。由于可能抑制催乳素分泌，麦角胺衍生物存在降低泌乳率的理论风险，但临床上尚未观察到这一点[7]。

（五）呼吸系统药物

1. 妊娠期

β受体激动药，如沙丁胺醇和福莫特罗，用于呼吸系统疾病，是妊娠期的一线药物。使用这些药物的数据显示，对胎儿的不良反应没有增加[7]。抗胆碱药物异丙托品和噻托溴铵对胎儿也没有不良影响[7]。吸入性皮质类固醇可用于治疗呼吸系统疾病，对胎儿没有不良影响[7]。吸入皮质类固醇可以用于治疗呼吸疾病，对胎儿没有不良影响[7]。关于吸入性皮质类固醇的使用和导致流产的风险，有一些相互矛盾的数据，但由于难以将药物影响与疾病相关的影响分开，研究受到限制[7]。特布他林是一种支气管扩张药，在小剂量、短时间内使用时没有明显的不良反应。有一些证据表明特布他林的使用与孤独症相关。然而，数据有限，患者接受的特布他林持续时间更长。

孟鲁司特是一种白三烯受体拮抗药，在妊娠期间的使用是安全的，目前没有已知的不良反应[7]。克罗莫林是一种肥大细胞稳定药，服用后会导致吸收不良。尚未证明它会增加对胎儿产生不良影响的风险[7]。齐留通，一种用于哮喘的5-脂氧合酶抑制药，缺乏该药物在妊娠期间使用有关的人体数据。然而，动物研究表明，它可能会影响胎儿的着床[7]。

2. 哺乳期

呼吸系统药物对母乳喂养的婴儿没有增加不良反应的风险。

（六）快速诱导插管使用药物

1. 妊娠期

依托咪酯是一种用于快速诱导插管（RSI）的全身麻醉药，目前还不知道它是否有致畸作用，对胎儿也没有明显的不良影响[7]。然而，皮质醇存在一过性抑制的风险[7]。另一种全身麻醉药氯胺酮没有明显的致畸性，但是长时间大剂量的氯胺酮可能会增加神经系统不良后果的风险[7]。琥珀酰胆碱是一种去极化的神经肌肉阻滞药，其数据有限，但没有已知的增加胎儿风险的因素[7]。有几种药物属于非去极化神经肌肉阻滞药，包括罗库溴铵。妊娠数据表明，这类药物对胎儿的风险很小，很少有婴儿出现神经肌肉阻滞的报道[7]。

2. 哺乳期

考虑到母亲服用RSI药物的环境，这些药物在母乳喂养中的应用尚未得到广泛的研究，尽管基于药代动力学的结果来看，这类药物对婴儿的风险似乎很小[7]。

（七）类固醇

1. 妊娠期

不同配方和剂量的类固醇药物，对胎儿产生的不良影响也不尽相同。外用类固醇不太可能被吸收，也不会对胎儿造成重大风险[3]。一般来说，如果妊娠期间需要使用全身性类固醇，则应使用最低有效剂量[7,49]。评估妊娠期全身类固醇安全性的研究发现，不良反应的风险增加，包括低出生体重、口腔裂隙和肾上腺皮质功能减退[7,49]。因为不同适应证使用不同剂量的类固醇制药，所以研究具有一定的局限性[7,49]。

2. 哺乳期

这些药物在母乳喂养期间对婴儿没有不良影响，但建议监测其他可能的不良影响，如生长抑制[7]。高剂量类固醇可能会通过影响催乳素分泌而引起泌乳停止[23]。

（八）溶栓药

1. 妊娠期

孕妇使用溶栓药必须考虑治疗的风险和益处。妊娠患者的临床指征与非妊娠患者相同[7]。溶栓药在动物模型中没有观察到致畸作用，虽然人体数据有限，但似乎没有增加胎儿发生不良事件的风险[2,7]。类似的并发症在非妊娠女性身上也可见到，如出血，在妊娠女性身上也有发现，但并不严重[2]。类似地，替奈普酶的人体数据有限，但暴露在该药中对胎儿的风险没有增加。

2. 哺乳期

根据药代动力学，婴儿不太可能通过母乳暴露于该药物[7]。

（九）甲状腺药

1. 妊娠期

母体甲状腺功能减退和甲亢对胎儿都有不良影响，应在妊娠期间进行治疗[50]。左甲状腺素在妊娠期间使用是安全的，能透过胎盘的量很少，对胎儿无不良影响[7]。丙硫氧嘧啶（PTU）

和甲咪唑都是用于治疗甲状腺功能亢进的硫代酰胺类药物。PTU对胎儿无致畸性[7]。然而，有数据表明PTU对胎儿有不良影响，包括甲状腺功能减退和甲状腺肿[7]。FDA对PTU有相关肝毒性的安全警告。甲巯咪唑与一种罕见的胚胎疾病有关，其特征是食管或后鼻孔闭锁和皮肤再生不全，这是一种先天性皮肤缺损。因此，在治疗甲状腺功能亢进症时，推荐在妊娠前3个月使用PTU，但母亲在妊娠中期应改用甲巯咪唑[51]。

2. 哺乳期

所有甲状腺药物疗法都被认为可在母乳喂养时使用[7]。

（十）解毒药

1. 妊娠期

应评估每个妊娠患者使用解毒药的风险和益处，但一般情况下，如果有临床指征，应给予解毒药[7]。阿片受体拮抗药纳洛酮是阿片类药物过量使用的解毒药。关于它在妊娠中的使用数据有限，但它对婴儿没有已知的致畸性或不良影响[7]。羟钴胺是一种维生素B_{12}的衍生物，用于氰化物中毒，被认为在妊娠期间是安全的。乙酰半胱氨酸用于治疗服用过量的对乙酰氨基酚。数据表明，尽管乙酰半胱氨酸会通过胎盘，但它没有致畸作用[7]。各种药物会被活性炭吸附，且不会被肠道吸收，因此预计不会导致任何胎儿暴露[7]。氟美吡唑是一种用于急性甲醇和乙二醇中毒的解毒药。目前还没有任何动物或人体数据与它在妊娠期间的安全性有关[7]。

甲磺酸去铁胺是一种用于治疗急性或慢性铁过量的药物[7]。支持在妊娠期间使用甲磺酸去铁胺的数据是有限的。动物研究表明使用该药物可能导致骨骼畸形，但在人体没有已知的不良反应[7]。二巯丁二酸是一种用于治疗铅中毒的药物。人体使用的数据有限，但动物研究表明，该药物可能有致畸性，并与低出生体重有关[7]。地高辛特异性抗体片段，Digibind和DigiFab，是一种用于地高辛毒性和植物毒性的药物[21]。没有动物研究评估过Digibind的使用；但是，人体病例报告表明，在孕晚期使用不会产生不良影响，但尚无其在关键器官发育期使用的研究[7]。二巯丙醇或英国抗路易斯汀药剂（BAL），一种用于铅、砷和汞的重金属螯合剂，其数据有限，无法支持其在妊娠期的使用。然而，人体病例报告显示对胎儿没有明显的不良影响[7]。

苯二氮䓬过量可用解毒药氟马西尼治疗。动物研究表明妊娠期使用该药物会使杀胚作用的风险增加，但人体病例报告表明对胎儿的风险没有增加[7]。亚甲蓝被用作解毒药，对胎儿有不良影响[7]。从羊水注射亚甲蓝作为诊断试验的数据表明，可引起空肠和回肠闭锁和高胆红素血症[7]。毒扁豆碱是一种非特异性胆碱酯酶抑制药，被用作抗胆碱中毒的解毒药。数据仅限于病例报告，但尽管毒扁豆碱可以进入胎盘，但未发现任何不良反应。关于其在妊娠期使用的数据有限，但尚未显示有任何不良反应[7]。用于抗异烟肼毒性的吡哆醇是一种水溶性维生素，对胎儿没有不良影响[7]。

2. 哺乳期

即使在母乳喂养的情况下，也应在出现临床症状时服用解毒药。许多解毒药在母亲进行母乳喂养时的数据有限，应监测婴儿接触这些解毒药后的不良反应。目前没有数据说明这些解毒药对泌乳是否具有影响[7]。

（十一）升压药

1. 妊娠期

医生在治疗危重孕妇时必须同时考虑使用升压药的风险和益处，但在监测不良反应的同时，应该按照临床指示对母亲进行复苏。所有的升压药都有可能降低子宫血流量。

去甲肾上腺素是一种α和β受体激动药，在妊娠中的应用研究有限；然而，众所周知，它会减少胎盘血流[7]。肾上腺素是另一种作用

于 α 受体和 β 受体的血管升压药。关于不良反应，包括胎儿氧合问题在内，显示的人体数据不一致，不良反应可能是由于母体的潜在条件与药物的作用引起的[7]。肾上腺素还可以导致胎盘血流量减少[7]。去氧肾上腺素是一种 α 受体激动药。目前还没有关于去氧肾上腺素致畸性的动物资料，但人体数据表明，去氧肾上腺素对胎儿没有明显的不良影响[7]。去氧肾上腺素被认为是妊娠期间治疗血管闭塞的首选升压药。抗利尿激素是一种作用于加压素受体的血管升压药，目前没有评估致畸性的动物数据，也没有关于其作为血管升压药使用的数据[7]。血管升压素用于其他适应证相关的数据显示胎盘血流量可能减少[7]。多巴胺，一种作用于 α 受体、β 受体和多巴胺受体的升压药，在剖宫产术中使用时对胎儿没有不良风险，尽管在动物身上观察到胎盘血流减少的可能风险[7]。

2. 哺乳期

有限的数据表明，多巴胺、肾上腺素、去氧肾上腺素和去甲肾上腺素的使用与母乳喂养对婴儿的不良影响有关[7]。尚未对妊娠或哺乳期女性进行人体研究，但对非妊娠女性的研究表明，这些药物可降低血清催乳素，进而抑制乳汁分泌[23]。抗利尿激素药物的这些作用还未被记录[7]。

四、总结

在妊娠期间使用特定的药物必须始终在胎儿用药风险和疾病未经治疗的风险之间取得平衡。一般来说，母亲的最佳治疗对胎儿也是最好的。然而，临床医生应审查药物的安全性，并尽可能在最短的时间内使用所需的最小剂量。FDA 对药品说明书要求进行了修改，不再包括药品的妊娠风险分级。这些变化旨在提供更多关于药物对妊娠期、哺乳期和生育力的使用风险和益处等产品信息。人体数据通常是有限的，但在选择药物时必须审查哪些信息是可用的。妊娠期间会发生许多药代动力学变化，这些变化会影响给药剂量，因此应尽可能密切监测药物浓度。

本章要点

1. 始终需权衡孕期药物治疗与不进行治疗时疾病本身的风险。
2. 妊娠期间人体会发生解剖学和生理学变化，必须考虑适当的用药剂量。
3. 胎龄是决定特定暴露影响的重要因素，在器官发生期间（胎儿形成的第 21～56 天）药物的不良影响最大。
4. 妊娠期间给药，应尽可能在最短的时间内使用最低的有效剂量，以减少胎儿暴露。
5. 在哺乳期选择药物时，要考虑药物排泄到母乳中的风险及对婴儿的影响。用药后最好用吸奶器将母乳吸出后弃去。

参考文献

[1] U.S. Food and Drug Administration. Pregnancy and lactation labeling (Drugs) final rule. https://www.fda.gov/Drugs/DevelopmentApprovalProcess/DevelopmentResources/Labeling/ucm093307.htm. Published December 3, 2014. Updated February 8, 2018. Accessed April 29, 2018.

[2] Gomes SM, Guimaraes M, Montenegro N. Thrombolysis in pregnancy: a literature review. J Matern Fetal Neonatal Med. 2018;11:1-11.

[3] Chi CC, Wang SH, Wojnarowska F, Kirtschiq G, Davies E, Bennett C. Safety of topical corticosteroids in pregnancy. Cochrane Database Syst Rev. 2015;(10):CD007346. doi:10.1002/14651858.CD007346.pub3.

[4] Feghali M, Venkataramanan R, Caritis S. Pharmacokinetics of drugs in pregnancy. Semin Perinatol. 2015;39(7):512-519.

[5] Pariente G, Leibson T, Carls A, Adams-Webber T, Ito S, Koren G. Pregnancy-associated changed in phar-

macokinetics: a systematic review. PLoS Med. 2016; 13(11):e1002160. doi:10.1371/journal.pmed. 1002160.

[6] Yazdy MM, Desai RJ, Brogly SB. Prescription opioids in pregnancy and birth outcomes: a review of the literature. J Pediatr Genet. 2015;4:56-70.

[7] Briggs GG, Freeman RK, Towers CV, Forinash AB. Drugs in Pregnancy and Lactation: A Reference Guide to Fetal and Neonatal Risk. 10th ed. Baltimore, MD: Lippincott Williams & Wilkins; 2014.

[8] Nezvalova-Henriksen K, Spigset O, Nordeng H. Effects of codeine on pregnancy outcome: results from a large population-based cohort study. Eur J Clin Pharmacol. 2011;67:1253-1261.

[9] Broussard CS, Rasmussen SA, Reefhuis J, et al. Maternal treatment with opioid analgesics and risk for birth defects. Am J Obstetr Gynecol. 2011;204:314-317.

[10] Patrick SW, Schumacher RE, Benneyworth BD, Krans EE, McAllister JM, Davis MM. Neonatal abstinence syndrome and associated health care expenditures: United States, 2000-2009. JAMA. 2012;307:1934-1940.

[11] Gold Standard, Inc. Clinical Pharmacology [database online]. http://www.clinicalpharmacology.com. Accessed January 21, 2015.

[12] Jones HE, Heil SH, Stine SM, et al. Neonatal abstinence syndrome after methadone or buprenorphine exposure. N Engl J Med. 2010;363:2320-2331.

[13] Creanga AA, Sabel JC, Ko JY, et al. Maternal drug use and its effect on neonates: a population-based study in Washington State. Obstet Gynecol. 2012;119:924-933.

[14] Cleves MA, Savell VH Jr, Raj S, et al.; National Birth Defects Prevention Study. Maternal use of acetaminophen and nonsteroidal anti-inflammatory drugs (NSAID), and muscular ventricular septal defects. Birth Defects Res A Clin Mol Teratol. 2004;70:107-113.

[15] Brandlistuen RE, Ystrom E, Nulman I, Koren G, Nordeng H. Prenatal paracetamol exposure and child neurodevelopment: a sibling-controlled cohort study. Int J Epidemiol. 2013;42:1702-1713.

[16] Vienterie R, Wood ME, Brandlistuen RE, Roeleveld N, van Gelder MM, Nordeng H. Neurodevelopmental problems at 18 months among children exposed to paracetamol in utero: a propensity score matched cohort study. Int J Epidemol. 2016;45(6):1998-2008. doi:10.1093/ije/dyw192.

[17] Liew Z, Ritz B, Rebordosa C, Lee PC, Olsen J. Acetaminophen use during pregnancy, behavioral problems, and hyperkinetic disorders. JAMA Pediatr. 2014;168:313-320.

[18] Tiegs G, Karimi K, Brune K, Arck P. New problems arising from old drugs: second-generation effects of acetaminophen. Expert Rec Clin Pharmacol. 2014;7:655-362.

[19] Thompson JM, Waldie KE, Wall CR, Murphy R, Mitchell EA. Associations between acetaminophen use during pregnancy and ADHD symptoms measured at ages 7 and 11 years. PloS One. 2014;9:e108210.

[20] Aminoshariae A, Khan A. Acetaminophen: old drug, new issues. J Endod. 2015;41(5):588-593.

[21] Lexi-Comp, Inc. Lexi-Comp online [database online]. http://online.lexi.com. Accessed April 30, 2018.

[22] Santoro R, Iannaccaro P, Prejano S, Muleo G. Efficacy and safety of the long-term administration of low-molecular-weight heparins in pregnancy. Blood Coagul Fibrinolysis. 2009;20:240-243.

[23] Toxicology Data Network. Drugs and lactation database. https://toxnet.nlm.nih.gov/newtoxnet/lactmed.htm. Accessed April 30, 2018.

[24] Bookstaver PB, Bland CM, Griffen B, Stover KR, Eiland LS, McLaughlin M. A review of antibiotic use in pregnancy. Pharmacother. 2015;35(11):1052-1062.

[25] Mylonas I. Antibiotic chemotherapy during pregnancy and lactation period: aspects for consideration. Arch gynecol Obstet. 2011;283:7-18.

[26] Crider KS, Reefhuis J, Berry R, Hobbs C, Hu D. Antibacterial medication use during pregnancy and risk of birth defects. Arch Pediatr Adolesc Med. 2009;163:978-985.

[27] Buhimschi CS, Weiner CP. Medications in pregnancy and lactation: part 2. Drugs with minimal or unknown human teratogenic effect. Obstet Gynecol. 2009;113:417-432.

[28] Cummings ED, Edens MA. Baby, gray syndrome. In: StatPearls [Internet]. Treasure Island, FL: StatPearls Publishing; 2018. https://www.ncbi.nlm.nih.gov/books/NBK448133/. Updated October 9, 2017.

[29] Feldkamp MM, Meyer RE, Krikov S, Botto, L. Acetaminophen use in pregnancy and risk of birth defects. Findings from the national birth defects prevention study. Obstet Gynecol. 2010;115:109-115.

[30] Fogerty AE. Challenges of anticoagulation therapy in pregnancy. Curr Treat Options Cardio Med. 2017;19:76.

[31] Nishimura RA, Otto CM, Bonow RO, et al. 2014 Guideline for the management of patients with valvular heart disease: a report of the American College of Cardiology/American Heart Association Task Force on Practice Guidelines. Circulation. 2014;129:e521-e643. doi:10.1161/CIR.0000000000000031.

[32] Steinberg ZL, Dominguez CP, Otto CM, Stout KK, Krieger EV. Maternal and fetal outcomes of anticoagulation in pregnant women with mechanical heart valves. J Am Coll Cardiol. 2017;69(22):2681-2691.

[33] Pilmis B, Jullien V, Sobel J, Lecuit M, Lortholary O, Charlier C. Antifungal drugs during pregnancy: an updated review. J Antimicrob Chemother. 2015;70:14-22.

[34] Norgaard M, Pedersen L, Gislum M. Maternal use of fluconazole and risk of congenital malformations: a Danish population-based cohort study. J Antimicrob Chemother. 2008;62:172-176.

[35] Workowski KA, Berman S; Centers for Disease Control and Prevention (CDC). Sexually transmitted diseases treatment guidelines, 2010. MMWR Recomm Rep. 2010;59:1-110.

[36] Centers for Disease Control and Prevention. TB treatment and pregnancy. https://www.cdc.gov/tb/topic/treatment/pregnancy.htm. Updated April 5, 2016. Accessed April 30, 2018.

[37] Nahid P, Dorman SE, Alipanah N, et al. Official American Thoracic Society/Centers for Disease Control and Prevention/Infectious Disease Society of America clinical practice guidelines: treatment of drug-susceptible tuberculosis. Clin Infect Dis. 2016;63(7):853-867.

[38] Gould JM, Aronoff SC. Tuberculosis and pregnancy—maternal, fetal, and neonatal considerations. Microbiol Spectr. 2016;4(6). doi:10.1128/microbiolspec.

[39] Trappe HJ. Emergency therapy of maternal and fetal arrhythmias during pregnancy. J Emerg Trauma Shock. 2010;3:153-159.

[40] Ghosh N, Luk A, Derzko C, Dorian P, Chow CM. The acute treatment of maternal supraventricular tachycardias during pregnancy: a review of the literature. J Obstet Gynaecol Can. 2011;33:17-23.

[41] Metz TD, Khanna A. Evaluation and management of maternal cardiac arrhythmias. Obstet Gynecol Clin North Am. 2016;43(4):729-745.

[42] Thomson Ruters (Healthcare) Inc. Micromedex [database online]. Greenwood Village, Colo: Thomson Ruters (Healthcare) Inc. http://www.micromedexsolutions.com. Accessed April 30, 2018.

[43] ACOG practice bulletin no. 203: chronic hypertension and pregnancy. Obstet Gynecol. 2019;133(1):26-50.

[44] Kintiraki E, Goulis DG. Gestational diabetes mellitus: multi-disciplinary treatment approaches. Metabolism. 2018;86:91-101. doi:10.1016/j.metabol.2018.03.025.

[45] Committee on Practice Bulletins-Obstetrics. ACOG practice bulletin no. 189: nausea and vomiting of pregnancy. Obstet Gynecol. 2018;131(1):e15-e30.doi:10.1097/AOG.0000000000002456.

[46] Pennell PB. Antiepileptic drugs during pregnancy: what is known and which AEDs seem to be safest? Epilepsia. 2008;49(suppl 9):43-55. doi:10.1111/j.1528-1167.2008.01926.x.

[47] Ram D, Gandotra S. Antidepressants, anxiolytics, and hypnotics in pregnancy and lactation. Indian J Psychiatry. 2015;57(suppl 2):S354-S371.

[48] ACOG Committee on Practice Bulletins-Obstetrics. ACOG Practice Bulletin: clinical management guidelines for obstetricians-gynecologists number 92, April 2008 (replaces practice bulletin number 87, November 2007). Use of psychiatric medications during pregnancy and lactation. Obstet Gynecol. 2008;111(4):1001-1020.

[49] Bjorn AM, Ehrensterin V, Nohr EA, Norgaard M. Use of inhaled and oral corticosteroids in pregnancy and the risk of malformations or miscarriage. J Basic Clin Pharm. 2015;116:308-314.

[50] Smith A, Eccles-Smith J, D'Emden M, Lust K. Thyroid disorders in pregnancy and postpartum. Aust Prescr. 2017;40(6):214-219.

[51] American College of Obstetricians and Gynecologists. ACOG practice bulletin no. 148: thyroid disease in pregnancy. Obstet Gynecol. 2015;125(4):996-1005.

第 3 章 妊娠静脉血栓栓塞
Venous Thromboembolism in Pregnancy

Amy Archer，Mary Callis 著
唐天一 译

一、概述

与非妊娠状态相比，妊娠和产褥期静脉血栓栓塞（VTE）发生的风险会升高 5 倍[1]。由于在妊娠期会出现许多生理变化，且许多诊断性检查对孕妇和胎儿均存在潜在风险，因此 VTE 的诊断和治疗都更加困难。

（一）背景与意义

每 1000 名孕妇中有 0.5~2.2 名会并发 VTE[2]。妊娠相关的 VTE 有 80% 是孤立的深静脉血栓（DVT），20% 则是肺栓塞（PE）或 DVT 并发 PE[1]。随着妊娠周数的增加，VTE 的发病风险逐渐增加，12.4% 的 VTE 在孕早期诊断，孕中期为 15.3%，孕晚期则为 72.3%[2]。相较于产前，产后发生 VTE 的风险会升高 2~5 倍，全部妊娠相关 VTE 中有 70% 发生在产后[3-5]。产后 6 周以内是 VTE 发生风险最高的时期，随后会逐步降低，至产后 13~18 周恢复至与非孕期相类似的水平。虽然妊娠期 PE 的总体发病率很低，但是在发达国家，PE 是导致孕产妇死亡的重要原因，在美国有 9.2% 的孕产妇死亡是 PE 导致的[6,7]。

（二）危险因素

妊娠相关 VTE 的危险因素可分为产前与产后两个部分（表 3-1）。在产前，VTE 的风险包括既往 VTE 病史、易栓症、孕妇年龄 ≥ 35 岁、经产妇、子痫前期/子痫、妊娠合并症（如已存在糖尿病、静脉曲张、炎症性肠病、镰状细胞病），以及采用辅助生殖技术（ART）妊娠[1,8]。此外，体重指数（BMI）≥ 30 kg/m²、吸烟，以及泌尿道感染也可增加产前 VTE 发生的风险[8]。ART 孕妇患 VTE 的风险升高，孕早期尤甚。此类病例许多是由于合并卵巢过度刺激综合征（OHSS）所致[1,9]。OHSS 是一种 ART

表 3-1 产前产后阶段 VTE 发生的风险因素

产前阶段	产后阶段
既往 VTE 病史	剖宫产
易栓症	经产妇
妊娠合并症	产后出血
孕妇年龄 ≥ 35 岁	早产
BMI ≥ 30 kg/m²	死产
经产妇	妊娠合并症
吸烟	孕妇年龄 ≥ 35 岁
子痫前期/子痫	BMI ≥ 30 kg/m²
急性全身感染	吸烟
辅助生殖技术	手术操作

BMI. 体重指数；VTE. 静脉血栓栓塞

引自 Linnemann B, Bauersachs R, Rott H, et al.; Working Group in Women's Health of the Society of Thrombosis and Haemostasis. Diagnosis of pregnancy-associated venous thromboembolism—position paper of the Working Group in Women's Health of the Society of Thrombosis and Haemostasis (GTH). Vasa. 2016;45(2):87-101; Sultan AA, Tata LJ, West J, et al. Risk of first venous thromboembolism in pregnant women in hospital: population based cohort study from England. Blood. 2013;121:3953-3961.

的合并症，在体外受精成功的孕妇中发病率为3%～8%[9]。此综合征患者体内的雌二醇浓度极高，故 VTE 也可能会出现在不常见的部位，如上肢和颈内静脉[10]。

遗传性易栓症会令妊娠相关 VTE 的风险升高 34 倍。然而，并非所有的易栓症都有如此高的风险[11]。一项 Meta 研究建议对合并抗凝血酶缺陷、凝血酶原 G20210A 纯合突变、蛋白 C/S 缺陷、V 因子纯合 Leiden 突变的患者进行产前和产后的抗凝治疗[11]。若不进行抗凝治疗，既往存在 VTE 病史的孕妇出现妊娠相关 VTE 的风险会升高 10%[12]。

产后 VTE 发病的风险因素包括剖宫产、经产妇、产科出血、孕 37 周及以前早产、死产、妊娠合并症（静脉曲张、心脏病、炎性肠病）、吸烟、BMI ≥ 30 kg/m², 以及孕妇年龄 ≥ 35 岁[8]。剖宫产是 VTE 发生的独立危险因素，与阴道分娩（3/1000）相比，剖宫产发生 VTE 的风险要升高 4 倍[13]。

（三）病生理机制

妊娠是 VTE 的独立危险因素。妊娠期的高凝状态被认为是物竞天择赐予妊娠女性的保护机制，以减少其分娩所受的创伤。在妊娠女性中，凝血和纤溶机制会出现 3 大变化以产生促凝状态。首先，是纤维蛋白原、Ⅶ因子、Ⅷ因子、C 因子、Ⅸ因子，以及 von Willebrand 因子水平的升高。其次，由于获得性的对活化的蛋白 C 的抵抗，以及蛋白 S 和抗凝血酶活性的降低，凝血抑制因子的活性也均降低。最后，是由纤溶酶原激活物抑制剂 1 和纤溶酶原激活物抑制剂 2 升高所致的纤溶过程受限[1]。

下肢静脉是血栓的好发部位，这主要有以下几种原因。首先孕酮会导致静脉的扩张，继发静脉淤滞及静脉瓣功能受损。此外，妊娠子宫会压迫下腔静脉（IVC）和髂静脉[1,14]。在分娩时，髂静脉的血管内皮损伤也可使分娩后短期内 VTE 的风险升高。

二、诊断

在非妊娠人群中，若可疑 VTE，可常规进行临床预测检查，以评估其发生的可能性。这些预测手段包括 Well 评分、肺栓塞排除评分（PERC），以及反向日内瓦评分（RGS）[15-17]。但是，由于妊娠期的生理变化，这些临床预测手段在妊娠患者中均不适用。孕妇经常会感到呼吸困难，出现下肢水肿，并表现出静息心率的升高[18]。所有 3 种临床预测指标均包括静息心率 > 100 次/分（PERC 和 Well 评分）或 > 95 次/分（RGS）[15-17]。妊娠期女性也很少患有上述预测评分中所列出的高风险合并症。这些临床预测手段均不推荐应用于妊娠期以除外 VTE[19]。

D- 二聚体是交联的纤维蛋白的一种降解产物，是一种敏感性很高但特异性较差的 VTE 检测指标[1]。其阴性结果有助于排除 VTE。然而，在妊娠期，D- 二聚体的水平会出现稳定的升高，在分娩后的首日达到峰值[20-21]。有许多研究试图确定妊娠期 D- 二聚体的阈值，但这些研究均未能确定每个孕期内，可应用于临床以除外 VTE 的 D- 二聚体的合理范围。然而，若将非妊娠期人群的 D- 二聚体阈值应用于妊娠期女性，则正常的 D- 二聚体水平在妊娠期女性 VTE 诊断中的排除效果与其在非妊娠人群中一致[22]。

三、急性深静脉血栓栓塞

（一）概述

DVT 在妊娠期的发病率为 7.2%～8.8%[24,25]。DVT 在妊娠期患者中的解剖学分布与非妊娠期者并不相同。在妊娠期进行的连续压迫超声检查发现，有 65% 的 DVT 孤立发生于髂股静脉，12% 孤立发生于髂深静脉[26]。而在非妊娠期患者中，最常见的 DVT 发生于小腿，并向近心端延伸。

（二）临床特点

由于在妊娠期下肢水肿十分常见，因此 DVT 的临床表现可能难以发现。深静脉血栓的临床表现为肢体的弥漫性疼痛与肿胀，也可伴随红斑、皮温升高及压痛。妊娠期 DVT 主要出现在左侧，据报告发生率为 88%[25-27]。在左右髂静脉的交汇处，妊娠期子宫会压迫左侧髂静脉，令左腿的静脉淤滞情况更加严重[27]。妊娠期髂静脉或股静脉的 DVT 可表现为臀部、会阴部、侧腹部或腹部的疼痛[1]。由于盆腔静脉血栓更难通过超声检查来评估，因此其诊断也存在一定的难度[1]。

（三）诊断试验

妊娠期可疑 DVT 的诊断流程见图 3-1。在孕期和非孕期患者中，均采用加压超声检查以诊断 DVT。在非孕期女性中，单独应用加压超声已经能够获得很好的敏感度[28]。然而在孕期，孤立的髂静脉或股静脉血栓发生风险升高，随着孕周的增加，加压超声检查的难度

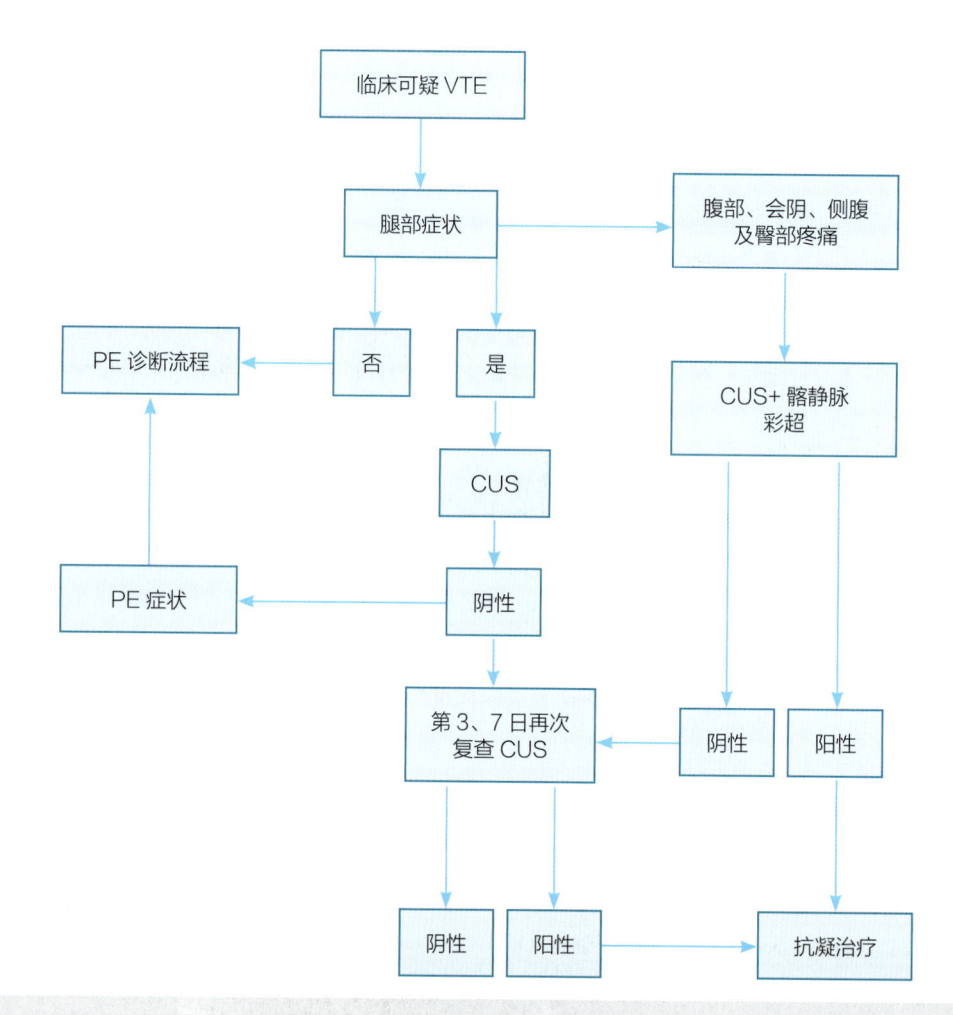

▲ 图 3-1 妊娠期可疑深静脉血栓的诊断流程

CUS. 加压超声；PE. 肺栓塞；VTE. 深静脉血栓［引自 Linnemann B, Bauersachs R, Rott H, et al.; Working Group in Women's Health of the Society of Thrombosis and Haemostasis. Diagnosis of pregnancy-associated venous thromboembolism— position paper of the Working Group in Women's Health of the Society of Thrombosis and Haemostasis (GTH). Vasa. 2016;45(2):87-101; Kline JA, Kabrhel C. Emergency evaluation for pulmonary embolism, part 2: diagnostic approach. J Emerg Med. 2015;49(1):104-117; Tan M, Huisman MV. The diagnostic management of acute venous thromboembolism during pregnancy: recent advancements and unresolved issues. Thromb Res. 2011;127(3):S13-S16.］

也逐渐增加[27]。若一个妊娠期患者表现出了单侧腿部的肿胀，伴有背部或盆部的疼痛，可疑髂静脉血栓时，需要进行进一步的影像学检查。应预约进行髂静脉的多普勒血流或彩色超声检查。对股静脉、腘静脉、小腿静脉的加压超声检查，结合对 IVC、髂静脉和小隐静脉汇入深静脉处的彩超检查，令 DVT 的诊断率达到 10.5%，其阴性预测值（NPV）为 98.2（95% CI 94.9%～99.4%）[29]。

若患者的加压超声检查结果为阴性或不明确，但仍临床仍可疑存在 DVT 时，可选择许多方式以确定。若并非高度可疑 DVT，可在第 3 日和第 7 日复查超声并再次进行临床随访。一项回顾性研究表明，可疑 DVT 的孕妇在进行加压超声与髂静脉多普勒超声检查后诊断 DVT 的比例为 7.2%，在随后 3 个月内（为妊娠或产后至少 6 周期限内）发生 VTE 的风险为 0.49%（95% CI，0.09%～2.71%），NPV 是 99.5%，敏感度为 94.1%[26]。

若临床高度可疑 DVT，但加压超声和髂静脉多普勒超声的结果为阴性或不明确，推荐将磁共振静脉血管成像（MRV）作为妊娠患者的下一步影像学检查。目前在胎儿器官形成阶段应用 MRV 的临床数据仍然有限，但是尤其是在孕早期之后，不应用对比剂的磁共振成像（MRI）看来是安全的[30]。由于钆有潜在的胎儿损伤风险，故此检查不应使用对比剂[1]。

（四）治疗

1. 药物治疗

低分子肝素（LMWH）是治疗妊娠合并急性 DVT 的首选抗凝药物[31]。LMWH 不通过胎盘，在母乳中也无显著升高[31]。相比于普通肝素（UFH），LMWH 的不良反应更少。依诺肝素是最常用的 LMWH 剂型，需采取 1mg/（kg·12h），皮下注射。UFH 的潜在不良反应包括肝素诱导的血小板减少症（HIT）、出血及骨质疏松[32]。

其他肝素样抗凝药如磺达肝癸钠在妊娠期的应用受限，美国胸科医师协会（ACCP）仅推荐其用于对肝素严重过敏或出现 HIT 的患者（证据等级 2C）[33]。维生素 K 拮抗药，如华法林在妊娠期禁用，因为其能够通过胎盘，不仅存在致畸性，还可导致胎儿出血[1]。直接的凝血酶抑制药（达比加群）和 Xa 因子抑制药（利伐沙班和阿哌沙班）这类的抗凝药物也能够通过胎盘，继发胎儿体内的抗凝作用。这些药物也会随乳汁分泌。在动物实验中，达比加群和利伐沙班均存在致畸作用，也会导致胎盘异常、胎儿出血，以及胎儿生存能力的降低[31]。ACCP 推荐避免口服直接凝血酶抑制药和 Xa 因子抑制药（证据等级 1C），并且对孕期急性 VTE 患者的治疗需持续至产后至少 6 周，总疗程不能少于 3 个月[33]。

在少数情况下，UFH 相比于 LMWH 存在一定优越性，例如患病女性存在较高的出血风险，或者在妊娠 37 周后出现急性 VTE，或者合并严重的肾衰竭，或者已确诊为 PE，血流动力学不稳定，需要进行溶栓治疗的患者[31]。在妊娠期，肝素结合蛋白如Ⅷ因子和纤维蛋白原的水平上升，这就需要 UFH 的用量也随之增加，以维持治疗有效的部分凝血酶原时间[31]。

对于因妊娠相关 VTE 需采取抗凝治疗的孕期患者来说，阴道分娩是更适宜的分娩方式[31]。分娩的注意事项包括在临产后或计划引产前 24h 停用 LMWH。在分娩后 6～12h，或剖宫产后 12～24h 可再次启动抗凝治疗。UFH 则可在计划分娩前 4～6h 停用，并在产后 4～6h 再次应用[31]。在产后产妇可更换为华法林治疗，该药物不经过乳汁分泌，因此被认为是安全的[31]。

血栓形成后综合征（PTS）是 DVT 的一个潜在并发症，若患者合并持续存在的髂静脉或股静脉栓塞，其发生风险则进一步升高。PTS 与静脉复通的延迟或失败有关。其症状包括持续的腿部肿胀、疼痛、痉挛、沉重感、麻痹感、色素沉着、静脉扩张及腿部溃疡[31]。患有妊娠相关 DVT 的女性中，42% 发展出了不同程度的 PTS，7% 则出现了严重的 PTS。产后肢体近端出现的 DVT 是 PTS 发病的最大危险因素[34]。

2. 介入治疗

移除静脉血栓栓子的方法包括血管内介入（如导管引导下溶栓）或外科手术技术（血栓清除术），但是这些治疗手段在妊娠期患者中的应用记录仍很少见。一项研究选择了患有累及髂骨静脉的广泛 DVT 的妊娠患者，比较了应用导管介导下溶栓、药物溶栓或手术取栓 3 种治疗方式，发现在栓塞后遗症的发生方面并无显著性差异[35]。这些治疗手段在孕期女性中应用的顾虑包括放射剂量、大出血、穿刺点血肿及腘部假性动脉瘤。血管内和手术取栓的适应证仅为合并有截肢风险的严重 DVT[31]。

妊娠期女性放置下腔静脉滤器的指征与非孕期患者相类似，包括药物治疗后仍然复发的 VTE、HIT、肝素过敏、应用抗凝药时出现大出血，以及存在应用抗凝药的禁忌证，如近期进行过神经外科手术[31,33-36]。下腔静脉滤器在所有妊娠分期内均有成功放置的记录。妊娠期子宫并不会影响经股静脉或颈静脉穿刺并确定滤器的放置位置。在下腔静脉滤器放置过程中暴露的放射线也低于可导致发育中胎儿损伤的剂量。下腔静脉滤器与胎儿的发病率和死亡率升高均无明显关系[36]。

下腔静脉滤器可降低 PE 的发生风险，但会增加 DVT 的发生风险[37]。此外，这些滤器还有移位（20%）、断裂（5%），以及穿透 IVC（可达 5%）的风险[31]。因此，下腔静脉滤器并不推荐应用于妊娠期的 VTE 治疗，但在对抗凝药物有严格禁忌，或者应用抗凝药物治疗仍复发肺栓塞，或者在妊娠 36 周后出现急性髂股静脉 DVT 的患者中可考虑应用[31]。

医用压力袜能够减少急性 DVT 相关的疼痛和水肿，并预防可能发生的并发症如 PTS。在 DVT 发病后，压迫疗法应持续至少 2 年，若症状持续存在，还可继续延长治疗时间[31]。

3. 入院指征

在急诊确诊为急性 DVT 的孕妇是否需入院治疗，要考虑许多因素。对于临床情况稳定，肺功能储备良好，没有明显的出血风险，家庭支持完善，可规律随诊的患者，可选择在门诊进行监测。若存在血流动力学不稳定，大面积 VTE，母体出现合并症，或难以获得家庭社会支持的孕妇，则需收入院治疗[38]。

四、急性肺栓塞

（一）概述

妊娠相关 PE 的发病率为 3/10 000～1/1000，其中约 70% 在产后诊断[5,39]。一项 Meta 分析表明，孕期患者发生 PE 的相对风险相较于其他非孕期的急诊患者来说更低，这反映了在妊娠期，目前的诊断仍存在许多困难，还需更宽泛的诊断标准以及更加严密的检查[18]。PE 是导致孕产妇死亡的重要原因，因此漏诊会对患者的整体评估存在严重不良影响[40]。

（二）临床特点

妊娠相关 PE 的临床表现与非妊娠期患者相同。呼吸困难是最常见的主诉（87%），其次是肋膜炎样的胸痛（61%）。还有患者会出现心动过速、呼吸频率加快、低氧血症、咯血、晕厥及咳嗽等症状[1]。若患者存在低氧血症，但胸部 X 线（CXR）检查正常，则需怀疑存在 PE。但是因为呼吸性碱中毒在正常妊娠中也很常见，因此，妊娠期女性诊断 PE 的价值不高[41]。若存在急性发作的症状，则需要立即进行诊断性的影像学检查。

（三）诊断试验

妊娠期可疑 PE 的诊断流程见图 3-2。目前已经有人提出了不同的临床诊断手段，但这些标准均未经过回顾性的验证，也没有随机临床对照试验或回顾性研究确立妊娠期 PE 的诊断标

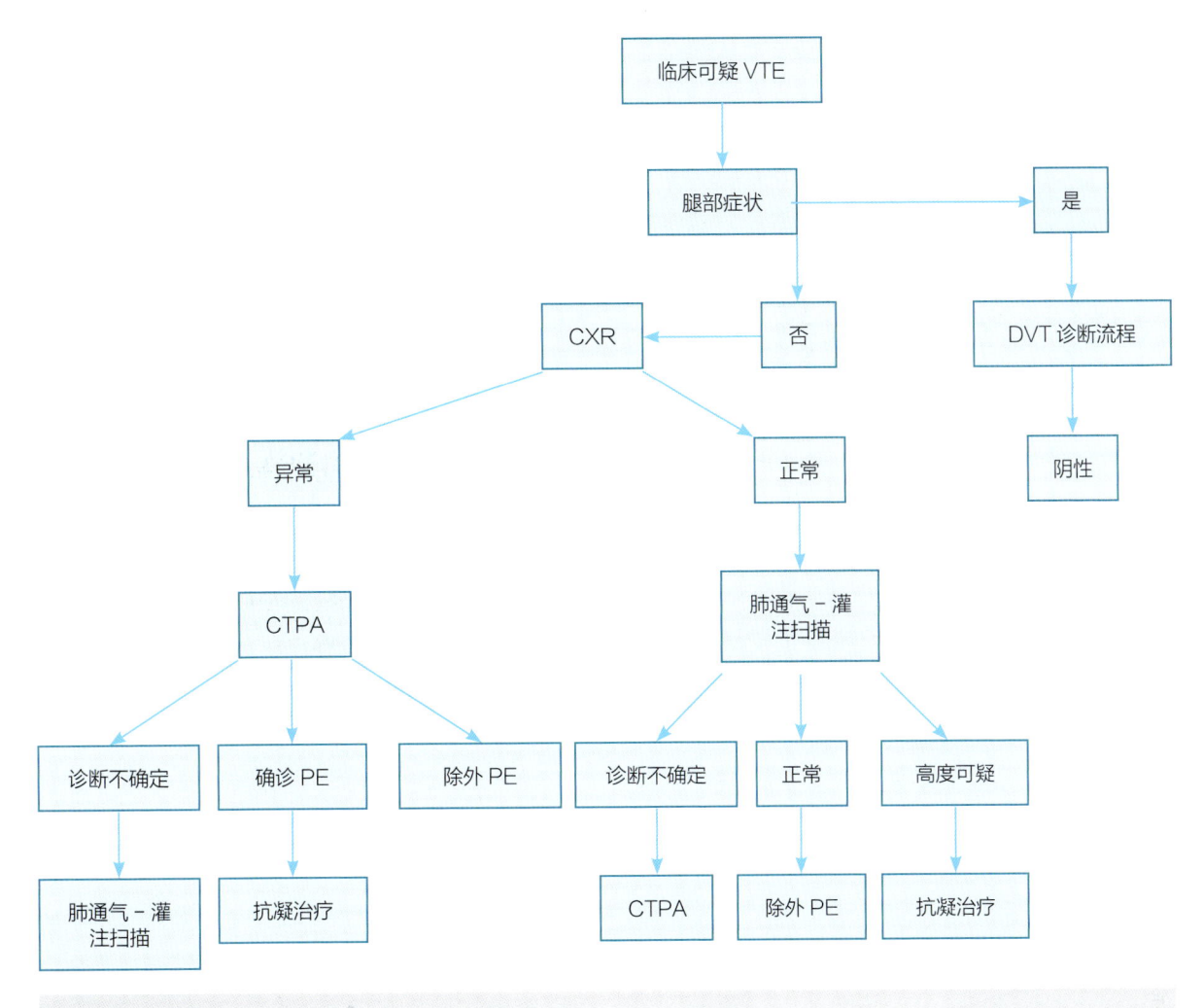

▲ 图 3-2 妊娠期 PE 的诊断流程

CTPA. 计算机断层扫描肺动脉造影；CXR. 胸部 X 线；DVT. 深静脉血栓；PE. 肺栓塞；VTE. 静脉血栓栓塞［引自 Linnemann B, Bauersachs R, Rott H, et al.; Working Group in Women's Health of the Society of Thrombosis and Haemostasis. Diagnosis of pregnancy-associated venous thromboembolism—position paper of the Working Group in Women's Health of the Society of Thrombosis and Haemostasis (GTH). Vasa. 2016;45(2):87-101; Kline JA, Kabrhel C. Emergency evaluation for pulmonary embolism, part 2: diagnostic approach. J Emerg Med. 2015;49(1):104-117; Tan M, Huis-man MV. The diagnostic management of acute venous thromboembolism during pregnancy: recent advancements and unresolved issues. Thromb Res. 2011;127(3):S13-S16.］

准[42]。正常的 D- 二聚体水平可在妊娠期排除可能的 VTE 诊断，与其在非妊娠期人群中的作用相当[22]。随着妊娠周数的增加，D- 二聚体的水平也逐步增高，不同妊娠时期 D- 二聚体的正常范围目前尚未确定[20,21]。诊断急性 PE 的孕妇中有 41% 会出现心电图检查的异常，其中 T 波倒置（21%）、右束支传导阻滞（18%）和 S1Q3（15%）最为常见。胸部 X 线检查（CXR）的优点是能够确诊或排除其他与 PE 临床表现类似的疾病，如肺炎、充血性心力衰竭或气胸。它对胎儿的放射暴露很低，低于 0.01mSv，远低于可导致胎儿放射线相关并发症的最低阈值 100mSV[1]。在胸部 X 线检查中并没有 PE 相关的特征性表现，包括心脏肥大、下肺不张、浸润、胸腔积液和肺梗死等[41]。

1. 影像检查的放射风险

胎儿在妊娠 8～15 周时对放射线最为敏感[43]。虽然绝对的阈值剂量目前仍然未知，但是当放射剂量＞100～200mSv后，其风险会逐步升高。这些风险包括发育畸形、智力障碍、宫内生长受限，以及妊娠丢失[30]。胎儿所受放射线的影响与放射剂量和暴露时的孕周有关。随着妊娠进展，胎儿暴露于放射线的风险也随之增加，因为此时胎儿距离放射源更近。肺灌注扫描会令胎儿暴露于0.1～0.6mSv的放射线，而计算机断层扫描肺动脉造影（CTPA）的剂量则是0.01～0.66mSv[1]。在女性中，两种放射线致死风险最相关的疾病是乳腺癌和肺癌[44]。对于可疑PE并进行过单次CT检查的患者来说，其患乳腺癌和肺癌的相对风险分别为1.011和1.022。在妊娠女性中这一风险仍不明确[45]。CTPA会令母体的乳腺组织暴露于更高的放射剂量，达7～70mSv，相比之下肺灌注显像同部位的放射剂量则在0.01～1.2mSv[1]。进行1次CTPA或肺灌注显像的风险较低。推荐在40周妊娠内总暴露剂量≤1mSv[46]。碘对比剂能够透过胎盘，并存在理论上的可能导致碘诱导的新生儿甲亢的风险。然而，迄今仍未报道过与之相关的胎儿甲状腺功能异常，因此应认为碘对比剂在妊娠中使用是安全的[44,47]。钆也能够通过胎盘，且动物实验表明存在致畸性，因此在妊娠中需谨慎应用，仅在母体获益超过胎儿风险时可考虑选择[1,47,48]。对可疑VTE的妊娠女性，需向其充分交代影像学检查的获益和风险并共同决定是否进行检查。

2. 影像检查

若存在DVT的临床表现，则建议对下肢进行加压超声检查[1,23,41]。由于PE和DVT的治疗方法相同，因此若超声检查DVT结果阳性，则不需要进行其他的影像检查。这可以帮助保护胎儿及母体不受放射线与对比剂暴露的损伤。

目前的指南建议首先进行CXR检查[1,23,45]。若CXR检查结构阴性，则需进一步进行肺通气-灌注试验（V/Qscan），此类检查的放射性较低[1,48]。70%的患者灌注显像正常，另外5%～10%则会诊断PE。此时这部分患者则不需进行V/Qscan中的通气试验，进一步减少了放射线的暴露[37]。正常的灌注显像和阴性的CTPA结果已被证明在除外妊娠期PE方面具有同样的可靠性[49,50]。

若CXR的结果提示异常，则推荐进行CTPA检查[1,48]。CTPA的优点是能够确定其他可能的诊断，同时评估是否存在可疑的PE。CTPA结果的不确定性为6%～36%，这可能是由妊娠相关的生理变化所致，如血液稀释、对比剂随IVC内静止的血液一同不再流动，或者妊娠的高血流动力学状态，均可影响CTPA的结果[1,41]。在妊娠期应用CTPA筛查PE的方法需做出改变，包括缩短扫描时间、增加对比剂流速和（或）碘剂浓度，以及避免在扫查时用最大力吸气，这些手段都可帮助降低出现无诊断价值的CTPA的可能[1,41]。

尽管相比于肺通气-灌注显像，CTPA对妊娠女性的放射暴露剂量较高，但这两种检查均低于可导致胎儿不良结局的100mSv阈值[41]。对于哺乳期女性，CTPA要优于肺通气-灌注显像，因为在通气灌注显像后需暂停哺乳12h，但CTPA无此要求[41]。

若有条件，超声心动图也是妊娠期帮助诊断PE并评估其严重程度的重要工具。其优点是不存在任何放射性。该检查也能够提供肺血栓栓子或其继发病生理改变的直接或间接证据。若超声心动图提示了右心的异常，如重度三尖瓣反流、右心室扩张（图3-3）或无右心肥大的室壁活动障碍，均可疑PE的发生[7]。

磁共振肺动脉成像目前尚缺少妊娠期应用的有效证据。MRI能够发现主干血管及其分支动脉的栓子，但是更小的分支血管内的栓子则难以发现[1]。由于钆对比剂潜在的胎儿风险，妊娠是增强MR检查的相对禁忌证[47]。

（四）治疗

在妊娠期，PE和DVT的治疗手段是一样的，包括优先选择LMWH或UFH（详见DVT的治

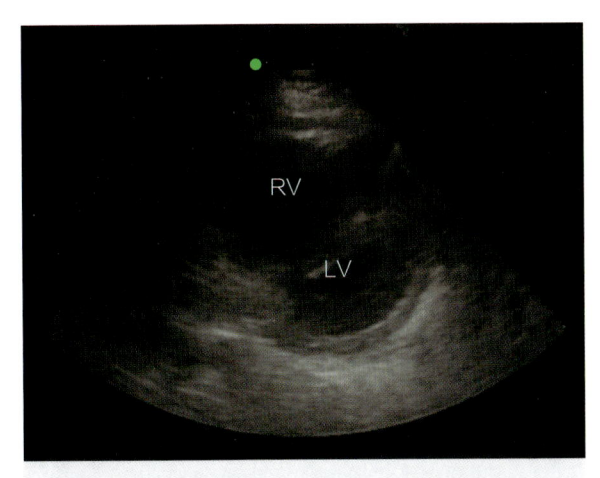

▲ 图 3-3 大面积肺栓塞患者的超声心动图提示右心室扩张
LV. 左心室；RV. 右心室

疗部分）。若妊娠患者同时合并血流动力学障碍，则首先推荐 UFH，因其作用更快速，半衰期也更短，必要时可迅速转行溶栓术[31]。一旦血流动力学稳定，患者即可换用 LMWH 治疗。

不太常见的治疗手段通常针对大面积肺栓塞，包括溶栓、导管取栓，以及外科手术取栓。若存在持续的低血压、右心衰竭或次大面积 PE 合并右心室应变，可考虑选择这些治疗[51]。由于存在胎儿丢失（6%）或早产的风险，妊娠是全身溶栓的相对禁忌证，因此该治疗方式仅在 PE 危及生命时选择应用。在妊娠女性中，手术取栓极其罕见，该治疗与母体的死亡无相关性，但是胎儿死亡（25%）与早产（40%）则出现率很高[52]。这些治疗选择均为基于可信案例的个案报道，且仅在极危重的患者中有所应用。

所有合并血流动力学不稳定、右心室应变、大面积或近心部位 VTE，或者存在其他并发症的 PE 均需收入院治疗[38]。ACCP 推荐抗凝治疗至少维持至产后 6 周，且产前产后的总疗程不应少于 3 个月[33]。

五、脑静脉血栓栓塞

（一）概述

脑静脉血栓栓塞（CVT）的发生风险在妊娠期升高，与 DVT 和 PE 相似，是由妊娠的高凝状态继发的凝血功能改变所致。尽管极其罕见，但 2% 妊娠相关的脑卒中与 CVT 有关[53]。大多数妊娠相关 CVT 在孕晚期或产褥期发病[54]。有研究发现在 50 700 名分娩病例中，出现 8 名 CVT，而其中 7 名都在产褥期发病。由于血容量的改变和分娩创伤等多种原因，产后高凝状态会进一步加剧。感染、器械助产，以及剖宫产也可导致 CVT 在产褥期发病率的升高[55]。

（二）临床特点

妊娠相关 CVT 的临床表现与非妊娠人群相类似。其临床表现主要分为两类。第一是与静脉回流受阻继发的颅内高压相关的症状体征；第二是由于静脉缺血、梗死或出血所致的脑损伤表现[55]。

头痛是 CVT 最常见的症状（90%）[56]。头痛的类型通常是弥漫性的，其程度随时间延长加剧。有些患者可能会表现出剧烈的雷劈样头痛，类似典型的蛛网膜下腔出血的表现，或出现偏头痛样的头痛[57]。25% 的患者仅出现头痛，而无局部神经系统检查异常或睑结膜水肿，使诊断更加困难[58]。若患者出现头痛、结膜水肿，以及第Ⅵ对脑神经（展神经）麻痹所致的复视，则应考虑是否出现 CVT。

若因缺血或出血继发了局部脑损伤，则会在受累区域出现神经系统病变的阳性体征，最常见的是偏瘫或失语[55]。约 40% 的患者会出现局部或全身的抽搐。双侧脑半球同时受损也并非罕见，这会导致意识状态的改变。最后，CVT 通常会表现为缓慢进展的临床症状。CVT 的诊断延迟很常见，也会导致严重后果[55]。

（三）诊断试验

诊断 CVT 的影像学检查包括 CT 头颅平扫、增强 CT、MRI 和 MRV。CT 平扫检查可作为出现神经系统症状患者的首选影像学检查。在妊娠期，该检查确实会令母体和胎儿均暴露于放射线中。对于头颅平扫CT，放射剂量在2mSv[59]，并推荐覆盖并保护腹部。CT在诊断CVT方面并不敏感，仅有30%的病例会出现平扫CT检查的异常[55]。

若头颅CT平扫检查阴性，但高度可疑CVT，则建议行MRI检查。在血栓形成后，MRI对不同阶段的CVT均有更高的敏感性[55]。若MRI阴性但临床仍高度可疑，则可选择CT静脉造影（CTV）或MRV以确立诊断。妊娠是钆对比剂应用的相对禁忌证，不过多数CVT都在产褥期发病。

（四）治疗

CVT的治疗与DVT和PE类似。在妊娠期推荐应用LMWH，华法林不应在孕期应用，但在产褥期使用是安全的。若患者病情危重，合并严重的神经系统体征，可考虑选择导管溶栓治疗。治疗的风险和获益在前面PE的部分已经进行讨论。最后，若患者因大面积的静脉梗死出现了严重的颅压升高，也可考虑进行开颅减压术[55]。

由于CVT病情十分严重，所有发现该疾病的孕妇和产褥期患者均需要收入院以进一步治疗。

六、总结

妊娠期VTE的诊断比较困难。孕妇发生VTE的风险很高，但是其许多常见的临床表现却和正常妊娠相似。目前尚无回顾性的研究以确定其临床预测标准，也未确定D-二聚体在不同妊娠时期的正常值范围。若临床高度可疑DVT，可选择加压超声检查结合髂静脉多普勒成像来帮助诊断。在妊娠期PE的诊断推荐首先进行CXR，随后若CXR正常，则进行肺灌注显像；若异常，则进行CTPA检查。为使治疗获益最大化，需对患者进行全面评估，并向患者充分交代这些检查的利弊，共同做出决定。

本章要点

1. 妊娠期的生理变化导致高凝状态，VTE（DVT、PE和CVT）发生风险最高的时期是孕晚期和产褥期。
2. 由于缺乏VTE的回顾性研究帮助确证，妊娠期的临床预测标准和D-二聚体在不同妊娠时期的正常值范围尚未确定。
3. 妊娠期DVT多见于左腿，且超过50%会累及髂骨静脉，因此若高度可疑DVT，需同时进行加压超声检查及髂静脉多普勒成像。
4. 如可疑PE，推荐首先进行CXR，以评估是否存在其他可能的疾病，并决定下一步检查手段。
5. CTPA和V/Qscan对胎儿的放射线暴露剂量相似，且均较低。但是CTPA对母体的放射暴露剂量要远高于V/Q scan。
6. CVT是一种妊娠期罕见但严重的VTE，最常发病于孕晚期或产褥期。
7. 在妊娠期，治疗VTE所选择的抗凝药是LMWH。在产褥期，患者可换用华法林治疗。

参考文献

[1] Linnemann B, Bauersachs R, Rott H, et al.; Working Group in Women's Health of the Society of Thrombosis and Haemostasis. Diagnosis of pregnancy-associated venous thromboembolism—position paper of the Working Group in Women's Health of the Society of Thrombosis and Haemostasis (GTH). Vasa. 2016;45(2):87-101.

[2] Virkus RA, Lokkegaard EC, Bergholt T, Mogensen U, Langhoff-Roos J, Lidegaard Ø. Venous thromboembolism in pregnant and puerperal women in Denmark 1995-2005. A National Cohort Study. Thromb Haemost. 2011;106:304-309.

[3] Kamel H, Navi BB, Sriram N, et al. Risk of a thrombotic event after the 6 week postpartum period. N Engl J Med. 2014;370:1307.

[4] Kline JA, Kabrhel C. Emergency evaluation for pulmonary embolism, part 1: clinical factors that increase risk. J Emerg Med. 2015;48(6):771-780.

[5] Meng K, Hu X, Peng X, et al. Incidence of venous thromboembolism during pregnancy and the puerperium: a systematic review and meta-analysis. J Matern Fetal Neonatal Med. 2015;28:245-253.

[6] Reproductive Health. Pregnancy mortality surveillance system. 2017. https://www.cdc.gov/reproductivehealth/maternalinfanthealth/pmss.html. Accessed July 10, 2018.

[7] Pick J, Berlin D, Horowitz J, Winokur R, Sista AK, Lichtman AD. Massive pulmonary embolism in pregnancy treated with catheter-directed tissue plasminogen activator. A A Case Rep. 2015;4(7):91-94.

[8] Sultan AA, Tata LJ, West J, et al. Risk of first venous thromboembolism in pregnant women in hospital: population based cohort study from England. Blood. 2013;121:3953-3961.

[9] Henriksson P, Westerlund E, Wallen H, et al. Incidence of pulmonary and venous thromboembolism in pregnancies after in vitro fertilization: cross sectional study. BMJ. 2013;346:e8632.

[10] Chan WS, Dixon ME. The "ART" of thromboembolism: a review of assisted reproductive technology and thromboembolic complications. Thromb Res. 2008;121:713-726.

[11] Croles FN, Nasserinejad K, Duvekot JJ, Kruip MJ, Meijer K, Leebeek FW. Pregnancy, thrombophilia, and the risk of a first venous thrombosis: systematic review and Bayesian meta-analysis. BMJ. 2017;359:j4452.

[12] Parunov LA, Soshitova NP, Ovanesov MV, Panteleev MA, Serebriyskiy II. Epidemiology of venous thromboembolism (VTE) associated with pregnancy. Birth Defects Res C Embryo Today. 2015;105(3):167-184.

[13] Blondon M, Casini A, Hoppe KK, et al. Risks of venous thromboembolism after cesarean sections: a meta-analysis. Chest. 2016;150(3):572-596.

[14] Malhotra A, Weinberger S. Deep vein thrombosis in pregnancy: epidemiology, pathogenesis and diagnosis. UTD. 2017:1-20.

[15] Wells PS, Anderson DR, Bormanis J, et al. Value of assessment of pretest probability of deep-vein thrombosis in clinical management. Lancet. 1997;350:1795-1798.

[16] Kline JA, Mitchell AM, Kabrhel C, Richman PB, Courtney DM. Clinical criteria to prevent unnecessary diagnostic testing in emergency department patients with suspected pulmonary embolism. J Thromb Haemost. 2004;2:1247-1255.

[17] Le Gal G, Righini M, Roy PM. Prediction of pulmonary embolism in the emergency department: the revised Geneva score. Ann Intern Med. 2006;144:165-171.

[18] Kline JA, Richardson DM, Than MP, Penaloza A, Roy PM. Systematic review and meta-analysis of pregnant patients investigated for suspected pulmonary embolism in the emergency department. Acad Emerg Med. 2014;21(9):949-959.

[19] Bates SM, Jaeschke R, Stevens SM, et al. Diagnosis of DVT: Antithrombotic Therapy and Prevention of Thrombosis, 9th ed: American College of Chest Physicians Evidence-Based Clinical Practice Guidelines. Chest. 2012;141(suppl 2):e351S-e418S.

[20] Kline JA, Williams GW, Hernandez-Nino J. D-dimer concentrations in normal pregnancy: new diagnostic thresholds are needed. Clin Chem. 2005;51:825-829.

[21] Morse M. Establishing a normal range for D-dimer levels through pregnancy to aid in the diagnosis of pulmonary embolism and deep vein thrombosis. J Thromb Haemost. 2004;2:1202-1204.

[22] Konstantinides SV, Torbicki A, Agnelli G, et al. 2014 ESC guidelines on the diagnosis and management of acute pulmonary embolism: the task force for the diagnosis and management of acute pulmonary embolism of the European Society of Cardiology (ESC). Eur Heart J. 2014;35:3033-3080.

[23] Kline JA, Kabrhel C. Emergency evaluation for pulmonary embolism, part 2: diagnostic approach. J Emerg Med. 2015;49(1):104-117.

[24] Chan WS, Lee A, Spencer FA, et al. Predicting deep venous thrombosis in pregnancy: out in "LEFt" field? Ann Intern Med. 2009;151:85-92.

[25] Righini M, Jobic C, Boehlen F, et al.; EDVIGE Study Group. Predicting deep vein thrombosis in pregnancy: external validation of the LEFT clinical prediction rule. Haematologica. 2013;98:545-548.

[26] Chan WS, Spencer FA, Lee AY, et al. Safety of withholding anticoagulation in pregnant women with suspected deep vein thrombosis following negative serial compression ultrasound and iliac vein imaging. CMAJ. 2013;184(4):E194-E200.

[27] Chan WS, Spencer FA, Ginsberg JS. Anatomic distribution of deep vein thrombosis in pregnancy. CMAJ. 2010;182:657.

[28] Johnson SA, Stevens SM, Woller SC, et al. Risk of deep vein thrombosis following a single negative whole-leg compression ultrasound: a systematic review and meta-analysis. JAMA. 2010;303:438-445.

[29] Le Gal G, Kercret G, Yhmed KB, et al.; on behalf of the EDVIGE Study Group. Diagnostic value of single complete compression ultrasonography in pregnant and postpartum women with suspected deep vein thrombosis: prospective study. BMJ. 2012;344:e2635.

[30] Wang PI, Chong ST, Kielar AZ, et al. Imaging of pregnant and lactating patients: part 1, evidence-based review and recommendations. AJR Am J Roentgenol. 2012;198:778-784.

[31] Linnemann B, Scholz U, Rott H, et al.; Working Group in Women's Health of the Society of Thrombosis and Hemostasis. Treatment of pregnancy-associated venous thromboembolism—position paper from the Working Group in Women's Health of the Society of Thrombosis and Haemostasis (GTH). Vasa. 2016;45(2):103-118.

[32] Romualdi E, Dentali F, Rancan E, et al. Anticoagulant therapy for venous thromboembolism during pregnancy: a systemic review and meta-analysis of the literature. J Thromb Haemost. 2013;11:270-281.

[33] Bates SM, Greer IA, Middeldorp S, et al. VTE, thrombophilia, antithrombotic therapy, and pregnancy: Antithrombotic Therapy and Prevention of Thrombosis, 9th ed: American College of Chest Physicians Evidence-Based Clinical Practice Guidelines. Chest. 2012;141(suppl 2):e691S-e736S.

[34] Wik HS, Jacobsen AF, Sandvik L, Sandset PM. Prevalence and predictors for post-thrombotic syndrome 3 to 16 years after pregnancy-related venous thrombosis: a population-based, cross-sectional, case-control study. J Thromb Haemost. 2012;10:840-847.

[35] Herrera S, Comerota AJ, Thakur S, et al. Managing iliofemoral deep vein thrombosis of pregnancy with a strategy of thrombus removal is sage and avoids post-thrombotic morbidity. J Vasc Surg. 2014;59:456-464.

[36] Harris SA, Velineni R, Davies AH. Inferior vena cava filters in pregnancy: a systematic review. J Vasc Interv Radiol. 2016;27(3):354-360.

[37] Greer IA. CLINICAL PRACTICE. Pregnancy complicated by venous thrombosis. N Engl J Med. 2015;373(6):540-547.

[38] Bates SM, Middeldorp S, Rodger M, James AH, Greer I. Guidance for the treatment and prevention of obstetric-associated venous thromboembolism. J Thromb Thrombolysis. 2016;41(1):92-128.

[39] Grüning T, Mingo RE, Goslingmg, et al. Diagnosing venous thromboembolism in pregnancy. Br J Radiol. 2016;89(1062):20160021.

[40] Chang J, Elam-Evans LD, Berg CJ, et al. Pregnancy-related mortality surveillance-United States, 1991-1999. MMWR Surveill Summ. 2003;52:1-8.

[41] Konkle BA. Diagnosis and management of thrombosis in pregnancy. Birth Defects Res C Embryo Today. 2015;105(3):185-189.

[42] Tromeur C, van der Pol LM, Klok FA, Couturaud F, Huisman MV. Pitfalls in the diagnostic management of pulmonary embolism in pregnancy. Thromb Res. 2017;151(suppl 1):S86-S91.

[43] Tremblay E, Therasse E, Thomassin-Naggara I, Isabelle T. Guidelines for the use of medical imaging during pregnancy and lactation. Radiographics. 2012;32:897-911.

[44] Leung AN, Bull TM, Jaeschke R, et al.; on behalf of the ATS/STR Committee on Pulmonary Embolism in Pregnancy. An Official American Thoracic Society/Society of Thoracic Radiology Clinical Practice Guideline: evaluation of suspected pulmonary embolism in pregnancy. Radiology. 2012;262:635-646.

[45] Tan M, Huisman MV. The diagnostic management of acute venous thromboembolism during pregnancy: recent advancements and unresolved issues. Thromb Res. 2011;127(3):S13-S16.

[46] Barish RJ. In-flight radiation exposure during pregnancy. Obstet Gynecol. 2004;103:1326-1330.

[47] Food and Drug Administration. Content and format of labeling for human prescription drug and biologic products; requirements for pregnancy and lactation labeling. Fed Regist. 2008;29:30831-30868.

[48] Lin SP, Brown JJ. MR contrast agents: physical and pharmacologic basics. J Magn Reson Imaging. 2007;25:884-899.

[49] Chan WS, Ray JG, Murray S, Coady GE, Coates G, Ginsberg JS. Suspected pulmonary embolism in pregnancy: clinical presentation, results of lung scanning, and subsequent maternal and pediatric outcomes. Arch Intern Med. 2002;162:1170-1175.

[50] Bourjeily G, Khalil H, Raker C, et al. Outcomes of negative multi-detector computed tomography with pulmonary angiography in pregnant women suspected of pulmonary embolism. Lung. 2012;190:105-111.

[51] Ahn KH, Hong SC. Embolectomy for massive pulmonary embolism after cesarean delivery. CMAJ. 2016;188(4):E73.

[52] Fukuda W, Chiyoya M, Taniguchi S, Daitoku K, Fukuda I. Management of deep vein thrombosis and pulmonary embolism (venous thromboembolism) during pregnancy. Gen Thorac Cardiovasc Surg. 2016;64(6):309-314.

[53] James AH, Bushnell CD, Jamisonmg, Myers ER. Incidence and risk factors for stroke in pregnancy and the puerperium. Obstet Gynecol. 2005;106:509-516.

[54] Jaigobin C, Silver FL. Stroke and pregnancy. Stroke. 2000;31:2948-2951.

[55] Saposnik G, Barinagarrementeria F, Brown R, et al. Diagnosis and management of cerebral venous thrombosis. Stroke. 2011;42:1158-1192.

[56] Ferro JM, Canhao P, Stam J, et al.; ISCVT Investigators. Prognosis of cerebral vein and dural sinus thrombosis: results of the International Study on Cerebral Vein and Dural Sinus Thrombosis (ISCVT). Stroke. 2004;35:664-670.

[57] Cumurciuc R, Crassard I, Sarov M, et al. Headache as the only neurological sign of cerebral venous thrombosis: a series of 17 cases. J Neurol Neurosurg Psychiatry. 2005;76:1084-1087.

[58] Crassard I, Boussermg. Headache in patients with cerebral venous thrombosis. Rev Neurol. 2005;161:706-708.

[59] McCollough CH, Bushberg JT, Fletcher JG, Eckel LJ. Answers to common questions about the use and safety of CT scans. Mayo Clinic Proc. 2015;90(10):1380-1392.

第 4 章 妊娠期气道管理
Airway Management in Pregnancy

Lucienne Lutfy-Clayton，Margaret Goodrich，Kamil Skotnicki 著
向欠欠 严 欣 译

一、概述

由于妊娠期呼吸系统解剖和生理功能发生变化，妊娠期气道的管理面临挑战。产科麻醉期间总的气道衰竭率是 1/390[1]。这比普通麻醉发生风险的概率高 10 倍。由于麻醉医师的经验不足，可能导致气道衰竭，妊娠患者的全身麻醉率有所下降[2]。急诊科的产科气道衰竭率尚不清楚。由于氧储备改变、生理性过度通气、妊娠子宫对主动脉的压迫、上呼吸道水肿和出血及误吸等风险，妊娠患者一旦呼吸功能病情变化，发展迅速，气道管理困难[1,3]。

产科急诊的气道管理给医疗服务人员带来压力，但考虑整个妊娠期间发生的独特生理变化，这些压力可以通过使用系统计划的方法来缓解。通过实践和学习产科气道管理的相关知识可提高气道管理成功率。妊娠期气道管理的高风险给医疗团队增加了认知负担。但是，制定并使用气道管理清单可以减轻认知负担，改善气道管理安全性，并规范气道管理准备工作[4]。尽管产科急诊气道管理发生率低，但对所有气道进行系统化处理并在困难气道中进行练习，可以消除产科急诊气道管理中的压力。

二、解剖

妊娠期的解剖改变包括上呼吸道水肿、毛细血管充血和由于血容量和雌激素水平增加而导致的黏膜脆性[5,6]。这些解剖学变化导致出血和肿胀的风险增加，从而降低了声门的可视性。Mallampati 评分在整个妊娠期[2] 逐渐增加，并与插管时的声门外观相关（图 4-1）。孕妇体重增加和肥胖会增加插管困难和插管失败的风险。这些解剖学变化可以持续至产后，应予以重视。

整个妊娠期间上呼吸道水肿持续进展。子痫前期和静脉输液时黏膜水肿也会增加。分娩会引起口腔内水肿的动态变化，导致口腔体积和表面积降低、Mallampati 分级恶化[1]。口腔内组织血管脆性增加会升高出血的风险，并会模糊声门开口及可视喉镜的可视性。每次操作都会使出血加重，使成功插管的可能性降低。

乳房增大、肥胖和子宫增大可能成为插管的物理障碍。已发现肥胖尤其是当体重超过 90 kg 时会增加插管困难的风险[7]。妊娠期随子宫增大横膈抬高，从而降低了功能余气量（FRC）和补呼气量。在平卧位、截石位和头低足高位中，这种减少可能达到 20% 或更多[5,6]。产妇的呼吸负荷由于肺顺应性降低和横膈高度增加而增加，通常导致浅通气过度。妊娠期也容易发生阻塞性睡眠呼吸暂停，鼻鼾率较高，在肥胖人群中高达 25%，这表明睡眠期间上呼吸道阻塞[5]。阻塞性睡眠呼吸暂停与非妊娠患者手术室气道衰竭和插管困难的发生率增加有关[8]。

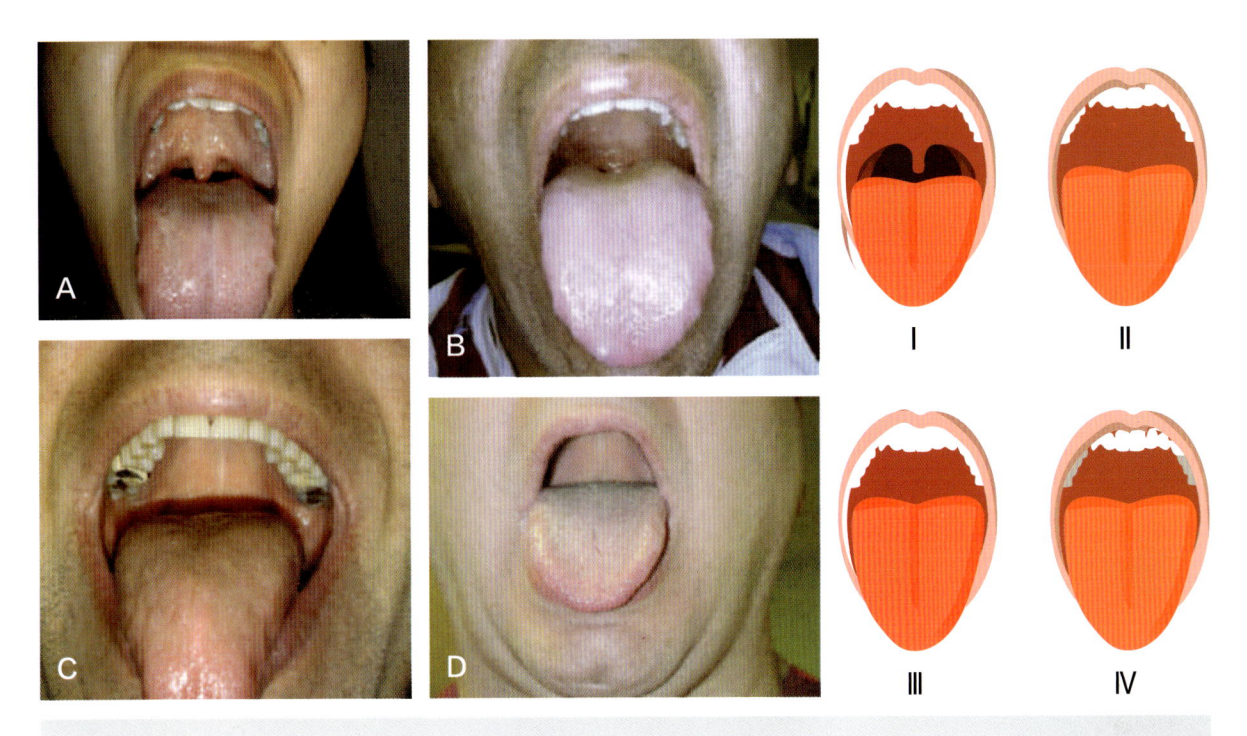

▲ 图 4-1 Mallampati 评分

专为清醒的患者而设计，对于急诊病例，请张大嘴巴并查看可视化后咽的数量。Ⅰ级：可以看到软腭、咽腭弓、悬雍垂及硬腭；Ⅱ级：可以看到软腭、悬雍垂及硬腭；Ⅲ级：可以看到软腭及硬腭；Ⅳ级：仅见硬腭。喉镜检查时，Ⅲ、Ⅳ级评分患者需警惕发生插管困难。该评分系统与声门相关，分级升高，插管难度升高。Mallampati 的分数很难在急诊情况执行（经许可转载，左图引自 Barash PG, Cullen BF, Stoelting RK, et al. Clinical Anesthesia. 8th ed. Philadelphia, PA: Wolters Kluwer; 2017. 右图引自 Johnson J. Bailey's Head and Neck Surgery. 5th ed. Philadelphia, PA: Wolters Kluwer; 2013.）

三、生理

妊娠期间的生理变化导致需氧量进行性增加，这种变化从孕早期出现并一直持续到孕晚期。妊娠期潮气量、呼吸频率、通气灌注不匹配和二氧化碳（CO_2）弥散能力均增加。与之相对应的是补呼气量、余气量、FRC、肺总量、气道阻力、动脉血氧分压和动脉 CO_2 分压均降低[5]。此外，氧气消耗和 CO_2 产量随体重增加而线性增加[5]。CO_2 和黄体酮增加了呼吸中枢的敏感性，导致每分通气量增加[5]。这些累积的变化引起呼吸性碱中毒[1,5]。食管括约肌张力降低 - 孕酮[1]，导致胃食管反流增加、胃排空延迟和发生误吸的风险增加。

妊娠期间心脏输出量最多可增加 50%，这加速了非去极化麻痹的发作，并可能影响其他用于诱导的药物的作用时间。妊娠子宫压迫主动脉可合并"仰卧位低血压综合征"；仰卧位时，孕妇（尤其是肥胖的孕妇）出现低血压、晕厥和子宫血流减少的风险增加[5]。这些患者需避免仰卧位，可选择侧卧位[3]。密切监测孕妇血容量不足的迹象，因为孕妇 25%～30% 的血容量减少时才表现出低血压[9,11]。孕妇低血压时，胎儿发生并发症的风险更大。

四、治疗

（一）无创机械通气

在呼吸条件可以迅速改善的情况下，无创机械通气（non-invasive mechanical ventilation, NIV）用于短期支持（< 48h）是安全的。病例报告描述了在患有肺水肿，肺炎和围术期的孕妇中使用 NIV 可降低与插管、快速序列插管

（RSI）药物和插管后镇静相关的风险。文献未充分证实妊娠患者因食管张力降低和胃排空延迟而可能引起误吸的风险[9]。只有那些能够保护呼吸道，且呼吸系统疾病持续时间较短的孕妇，才应考虑使用 NIV。紧急情况应个体化考虑 NIV 的风险和收益。

（二）插管管理

建议对所有紧急气道管理使用系统的方法。这需要在 4 个不同的阶段进行仔细的准备（图 4-2）[5]。目标是首过成功（FPS），从而降低不良事件、发病率和死亡率[10,11]。这种方法快速、有效并解决了可能导致气道管理失败的最常遗漏或忽略的步骤。包含关键步骤的检查表可以帮助团队有效地完成所有 4 个阶段（表 4-1）。

1. 患者准备

（1）预吸氧：患者受益于插管前的预吸氧，增加安全的呼吸暂停时间。考虑到 FRC 的降低和代谢需求的增加，低氧血症时间的延长对孕妇来说是至关重要的。建议在诱导前，在流量 > 15L/min（调节阀允许的最高流量）的情况下，使用非换气面罩进行至少 3min 的预吸氧，或者给予更长的预吸氧时间[12,13]。这允许"脱氮"和氧化。如果耐受，呼气末正压（PEEP）为 10 cmH$_2$O 的持续气道正压（CPAP）有可能为孕妇提供更多的预吸氧[14]。患者应采用倾斜式、抬头式或逆向特伦伯体位，以优化预吸氧。肥胖和非肥胖妊娠患者，20°～30°的头高足低位可增加 FRC 和安全呼吸时间[3]。

呼吸暂停氧合是呼吸暂停期间氧气通过开放式导管输送到声门的过程。在经过准备的手术室中，这可以使安全的呼吸暂停时间增加 2min 以上[12]。在没有缺氧的情况下，在急诊插管中通过呼吸暂停氧合会增加 FPS[12]。开放气道对于呼吸暂停氧合至关重要，这可以通过患者正确体位，以及使用诸如口咽气道（OPA）或鼻咽气道（NPA）之类的辅助手段达到最佳效果。使用镇静药和麻痹药时，口咽后部结构有塌陷和关闭

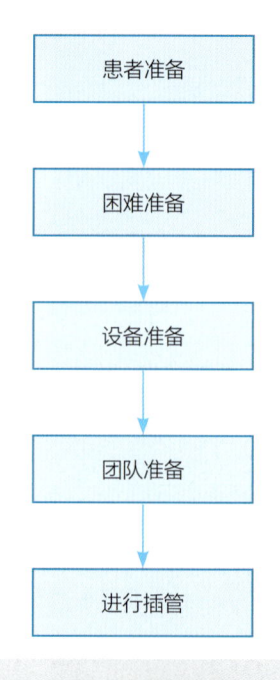

▲ 图 4-2 紧急产科气道管理的准备步骤顺序
这些准备步骤可以协助操作者首过成功，为操作者和团队做好心理准备 [经许可转载，引自 Cook TM, Woodall N, Harper J, et al.; Fourth National Audit Project. Major complications of airway management in the UK: results of the Fourth National Audit Project of the Royal College of Anaesthetists and the Difficult Airway Society. Part 2: intensive care and emergency departments. Br J Anaesth. 2011;106（5）:632-642.]

气道的风险。保持咽后结构通畅的动作包括双手托颌法、外耳道至胸骨切迹的位置和头部抬高。妊娠患者插入 NPA 时应谨慎使用，因为有因鼻黏膜血管增多而继发鼻出血的风险[13]。

（2）患者体位：倾斜、抬头或直立放置时，患者的预后得到改善。因此，可以考虑在肩膀下使用毛毯。这种体位有助于减轻妊娠患者发生的解剖和生理变化[8]。患者受益于耳朵到胸骨的切口位置，在这种位置，外耳道与胸骨的切口在一条直线上，形成了通往气管的最直接途径[12]，尽管左侧卧位可以通过将妊娠子宫移出下腔静脉（IVC）来改善血液回流，但是在插管时该位置在技术上具有挑战性[1,3,5,15]。因此，建议改为子宫横向移位。

（3）药物治疗：在给患者预吸氧和摆体位同时使用药物。这将有助于插管过程，药物使

第 4 章 妊娠期气道管理
Airway Management in Pregnancy

表 4-1 产科紧急气道检查步骤清单

患者准备	为困难做准备	准备设备	团队准备
预吸氧 NC + NRB/BVM	评估	O₂/BVM	确认角色
体位准备 直立体位 20°～30°	L-E-M-O-N-S	吸力	插管器/药物
IV/监测	操作间中的供应困难或其他困难，取决于评估	OPA/NPA	确认困难停止
优化血流动力学推压剂量		ETT	O₂ < 94%
RSI 药物		针/注射器/ETT 固件	每个插管最多 2 次尝试
插管后药物		DL/VL	
		探条	
		SAD	
		手术气道套件	

首先为患者预氧，摆好体位，以最大限度地提高血流动力学和药物治疗效果。接下来，通过评估为困难做准备。在产科患者中，重点检查口腔，BMI 和妊娠子宫的大小及血氧饱和度。使用此评估的难度来判断室内应配备哪些设备，并进行润滑，准备好 EET
BVM. 布袋阀面罩；DL/VL. 直接喉镜检查视频喉镜检查；ETT. 气管导管；L-E-M-O-N-S.L = 外观，E = 评估 3-3-2 规则，M = Mallampati 分级，O = 气道阻塞/肥胖，N = 颈部活动度，S = 饱和度；NC. 鼻插管；NRB. 非循环呼吸；O₂. 氧气；OPA/NPA. 口腔咽气道/鼻咽气道；RSI. 快速序列插管；SAD. 声门上气道装置

经许可转载，引自 the Cook TM, Woodall N, Harper J, Benger J; Fourth National Audit Project. Major complications of airway management in the UK: results of the Fourth National Audit Project of the Royal College of Anaesthetists and the Difficult Airway Society. Part 2: intensive care and emergency departments. Br J Anaesth. 2011;106（5）:632-642.

用允许方法的灵活性。表 4-2 总结了紧急产科气道管理的用药建议。

直到血压降低 25%～30% 时才可能出现低血压[7,11]。因此，对于怀疑血容量不足的患者，可以在诱导前给予推压剂量；静脉注射 50～200μg 的去氧肾上腺素用于妊娠是安全的。哮喘患者由于黏膜浮肿而增加支气管痉挛的风险。因此，氯胺酮可以用作诱导剂，以改善这些患者的呼吸功能不全和支气管痉挛。

（4）快速插管药物：RSI 是安全的，建议在需要紧急呼吸道的孕妇中使用。对于低血压患者，应减少氯胺酮（0.5～0.75mg/kg）或依托咪酯（0.1～0.15mg/kg）作为血流动力学最稳定的诱导剂。氯胺酮具有镇痛和镇静作用的优势[11]。氯胺酮很可能会穿过胎盘并具有诱发子宫收缩的潜力[11,16]。动物研究表明，氯胺酮与胎儿神经凋亡之间存在关联，但与剂量有关，在孕晚期早期发生率最高，且剂量高于 RSI 建议值[17]。

在高血压或子痫患者中，依托咪酯 0.3mg/kg 由于其血流动力学中性而成为首选的诱导剂，可以通过仔细滴定降压药来调节血压[18]。将降压患者的依托咪酯剂量减少 50%。依托咪酯已广泛用于剖宫产全身麻醉，并且似乎可以穿过胎盘。孕妇尚无良好对照的研究。动物研究发现，使用 > 3h 的剂量后，胎儿存活率降低，并且神经元凋亡增加[19]。

通常不建议将丙泊酚用于急诊气道管理，因为它会引起低血压，甚至导致气管插管停搏，但由于其抗癫痫特性，可能对癫痫发作，重度

表4-2 紧急产科气道管理的药物治疗建议

诱导剂	用途	剂量	胎盘转移	风险
氯胺酮	↓血压/辅助清醒插管	1～1.5mg/kg	是	流产早产和血压↑
依托咪酯	↑血压 ↓血压	0.3mg/kg	是	保护性气道反射丧失
异丙酚 a	子痫	1～2mg/kg	是	血压↓和保护性气道反射丧失
麻痹药				
琥珀酰胆碱	RSI	1～1.5mg/kg	是	可能比罗库溴铵更快速的去饱和度和更长的时间恢复到适当的氧饱和度/CICO
罗库溴铵	RSI	1.0mg/kg	有限	神经系统检查神经系统检查丧失,除非给予拮抗药/CICO
镇静镇痛药				
芬太尼	子痫前期/心脏和神经系统疾病	1～1.5mg/kg,静脉注射,然后1～1.5μg/(kg·h)	是	血压↓
异丙酚	子痫	20～40mg,静脉注射,然后20～40μg/(kg·min)	是	血压↓,胎儿中枢神经系统和呼吸抑制,使用>3h可导致神经系统细胞凋亡
右美托咪定	子痫	1mg/kg,静脉注射,超过10～20min,然后0.2～0.7μg/(kg·h)	最小的	↓血压和心率↑/心率↓

CICO. 不能插管也不能氧合；↑. 升高；↓. 降低
a. 用作诱导剂时要格外小心

高血压和子痫患者有益。异丙酚穿过胎盘,有可能引起新生儿中枢神经系统和呼吸抑制。尚无用于孕早期和中期的研究[11],但似乎没有致畸作用,常在全身麻醉中使用[8]。动物研究显示,在建议的全身麻醉诱导剂量下,幼崽存活率降低[20]。

麻醉药选择可根据临床医生的偏好,因为琥珀酰胆碱和罗库溴铵均可用于紧急产科气道管理。琥珀酰胆碱确实会少量穿过胎盘,但没有致畸作用的证据。孕妇由于胆碱酯酶的活性降低而可能对琥珀酰胆碱敏感[22]。1.0mg/kg的剂量可提供良好的插管条件,呼吸暂停时间较短[21];标准剂量1.5mg/kg提供了良好的插管条件和更长的呼吸暂停时间,因此考虑在有插管困难症状的患者中应用[8]。与RSI中的罗库溴铵相比,具有更快的去饱和度和更长的恢复至合适的氧饱和度的潜力[22]。

已证明罗库溴铵在气管插管时间上不逊色,并且喉阻力比琥珀酰胆碱低[23]。罗库溴铵在动物模型中的胎盘转移有限且无致畸作用[11]。直接比较孕妇和非孕女性,罗库溴铵起效时间缩短且作用时间延长[24]。与琥珀酰胆碱相比,罗库溴铵以1.0mg/kg的剂量进行插管尝试的时间更长,无自发呼吸。罗库溴铵的拮抗药舒更葡糖在"无法插管不能氧合"(CICO)的情况下可能是有益的[8]。预先计算出16mg/kg的舒更葡糖的剂量可立即拮抗罗库溴铵的作用,可提高使用罗库溴铵的安全性。

(5)清醒插管药物：根据临床医生的培训和经验,清醒气管插管是一种可能对孕妇有用的方法。尽管清醒的插管可将呼吸暂停和CICO气道衰竭的风险降到最低，但吸气的风险增加，气管插管（ETT）通过困难，并且需要更多的插管时间。这些风险和好处需要权衡个人的临床情况和临床医生的专业知识，以及为清醒的患者插管时的舒适度。

使用喉气管雾化器和2%或更高剂量的利多卡因软膏，用4%的利多卡因麻醉后咽和声门。雾化器在笔直位置快速麻醉咽，当在舌头后侧弯曲时，声门麻醉。利多卡因软膏放在舌头上并涂在舌头后部，滴下后继续麻醉咽。可以添加1mg/kg的氯胺酮，以协助清醒插管，而不会影响保护性气道反射。光纤，VL和直接喉镜检查（DL）均可用于清醒插管。VL是理想的选择，因为临床医生无须移除设备即可在直接视图和视频视图之间切换。尽管光纤在训练有素的麻醉医师使用中是安全的，但由于黏膜水肿和组织脆性增加，在产科患者中可能很困难。

延迟序列插管（DSI）是诱导剂和麻痹药之间的时间间隔，以优化氧合作用，这可能对缺氧患者有益。DSI与用于避免呼吸暂停的清醒插管相反（图4-3）。建议采取一种包括考虑肥胖患者中清醒VL的气道管理策略[25]。尽管在计划的手术病例中已成功使用了清醒插管法，但缺乏专门针对产科人群进行清醒插管的文献和建议。

（6）插管后药物：可以使用芬太尼静脉注射剂量为1～1.5mg/（kg·h），然后输注1～1.5mg/（kg·h）。如果在临产时使用，它会导致胎儿呼吸抑制，并可能导致分娩婴儿出现停药症状[8]。产妇低血压也值得关注；因此，在低血压患者中慎用[26]。建议先兆子痫患者和患有心脏病或神经系统疾病的患者使用，以帮助减轻血压的突然变化。

咪达唑仑与Apgar评分减低相关，并且有可能导致低血压，因此一般不建议使用[27]。与苯二氮䓬类药物相关的先天性畸形的风险也可能增加[28]。丙泊酚静脉推注剂量为20～40mg，然后以20～40mg/（kg·min）的剂量输注被广泛用于镇静作用，在癫痫，高血压和子痫患者中可能因其抗癫痫作用而使用。对那些血压过低的患者要谨慎。

右美托咪定已成为重症监护病房的首选药物，并被美国食品药品管理局（FDA）推荐为丙泊酚或咪达唑仑的更安全替代品[29,30]。考虑在10～20min内静脉注射1mg/kg，然后降至0.2～0.7mg/（kg·h）维持。它具有镇静和镇痛作用，但呼吸驱动力下降最少，胎盘转移最少。动物研究表明，在第二代后代中，在建议的最大人类剂量下幼崽存活期减少，胎儿体重减少和运动发育延迟。考虑将其用于子痫患者，因为它可以调节儿茶酚胺的释放，因此有助于控制血压[25,31]。

2. 困难评估准备

有必要对所有气道进行困难评估。产科气道被认为是困难的，但是快速评估有助于规划

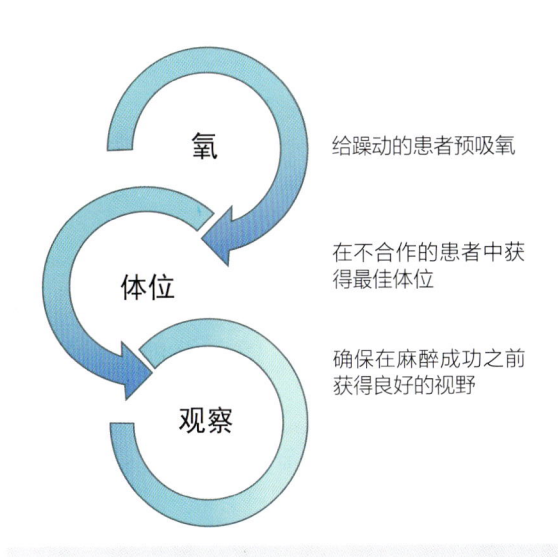

▲ 图4-3 紧急产科气道管理的延迟插管（DSI）
DSI及时将诱导剂和麻痹药分开以完成特定任务。这可以有效地用于躁动患者的预吸氧和摆体位。避免将喉镜刀片放置在未麻醉的患者口中，因为可能会造成刀片、牙齿、反流和误吸，进一步损害气道。氯胺酮能在不影响保护性气道反射的情况下提供阵痛，是DSI和许多需要镇静的清醒插管的理想药物

药物和设备。困难气道定义为受过训练的临床医生在面罩通气，插管或两者兼有方面遇到困

难的任何气道。该定义整合了患者因素与从业技能之间复杂的相互作用。美国麻醉师学会困难气道管理工作团队建议使用的类别[32]，包括困难的口罩或声门上气道通气、声门上气道装置（SAD）放置困难、喉镜检查困难、气管插管困难及插管失败。

助记符可用于帮助评估患者的困难程度。助记符 MOANS 可以预测面罩通气困难（图 4-4）。可以使用助记符 RODS 评估困难的 SAD 插入 / 换气（图 4-5）。可以使用助记符 LEMONS 评估困难的喉镜检查（图 4-6 和图 4-7）。对紧急情况下的困难进行气道评估至关重要。在一项研究中，仅 1/3 的非心搏骤停完成了全部检查，并且没有需要进行 ED 插管的 RSI 失败[33]。此外，即使经过充分评估，仍无法识别出气道困难的 OR 患者中的 50％，并应促使临床医生时刻预见并为气道困难做准备[2]。

3. 设备准备

准备设备是关键的一步，为便于使用和熟悉，最好将单个推车与困难气道所需的所有设备一起使用。理想情况下，此推车应专门设计，从预吸氧到插管后管理（表 4-3）。

在产科气道中 VL 与 DL 的优势尚未确立。与标准技术相比，在困难的插管中使用时，VL 将 FPS 从 84％ 提高到 93％，建议在这些情况下使用[34]。尽管可以更好地观察声门，但 ETT 分娩可能会很困难，插管时间可能会延长，这增加了产科患者因安全呼吸暂停时间减少而发生饱和度降低的风险。在一项针对不同产科人群的全身麻醉研究中，VL 在 3 名困难插管患者中成功地成了抢救工具，而 VL 在 2 名患者中被 DL 抢救了[35]。在单个产科单元中进行插管研究中，FPS 为使用 DL 可以在 157/163 情况下使用 VL。在 18/18 情况下可以实现 VL[36]。具

M 面罩密封：
下面部解剖结构的限制或破坏会使面罩密封困难

O 肥胖 / 阻塞：
肥胖或阻塞会导致密封困难或呼吸困难

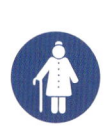

A 年龄：
年龄较大时很难密封好，尤其是 > 35 岁的孕妇

N 没有牙齿：
在初始 BVM 应用过程中保留假牙

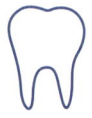

S 睡眠呼吸暂停 / 呼吸困难：
患有睡眠呼吸暂停、COPD、哮喘和 ARDS 的患者都很难通过 BVM 进行呼吸

R 限制张口：
小口径开口可能使放置 SAD 变得困难

O 梗阻：
阻塞会使呼吸困难

D 气道扭曲：
气道解剖结构的任何变形都会使通过 SAD 的插入或通气变得困难

S 肺硬化或颈椎僵硬：
患有 COPD，哮喘和 ARDS 的患者均难以通过 SAD 进行呼吸，而固定的颈椎会使 SAD 难以放置

▲ 图 4-4　面罩通气困难
ARDS. 急性呼吸窘迫综合征；COPD. 慢性阻塞性肺疾病（图片由 Lucienne Lutfy-Clayton 提供）

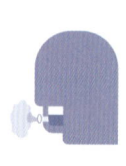

▲ 图 4-5　困难的声门上气道（SAD）放置 / 通气
ARDS. 急性呼吸窘迫综合征；COPD. 慢性阻塞性肺疾病（图片由 Lucienne Lutfy-Clayton 提供）

有视频功能的标准几何刀片提供了一个额外的优势，即允许操作员在 DL 和 VL 之间切换而无须从口中拔出喉镜。

L 观察：
从外部看您的患者，以呼吸道困难为例，如圣诞老人

E 评估：
使用 332 规则评估气道的几何形状（图 4-7）：更短的距离会增加难度，并可能有助于指导您选择设备

M 气道情况 / 口腔：
观察口腔，检查 Mallampati 评分（图 4-1）。在整个妊娠期间，Mallampati 评分都在增加

O 肥胖 / 阻塞：
肥胖和阻塞与更具挑战性的气道有关

N 颈部：
检查颈部活动度、瘢痕或辐射性皮肤变化

S SATS
较低的氧饱和度将使插管更具挑战性

▲ 图 4-6 困难的喉镜检查和插管
LEMONS 是一种预测工具，可帮助检测谁将很难插管。该清单提供了至关重要的信息，可指导您做出有关药物选择、设备规划和尽早收集可用资源的决策，以最大限度地提高安全性和挑战性航线的首过成功率（图由 Lucienne Lutfy-Clayton 提供）

目前，尚无证据支持所有产科气道使用 VL。与非产科气道相似，应在具有增加的困难标记的气道中并作为抢救工具予以强烈考虑[37]。产科麻醉师协会和困难气道学会（OAA / DAS）指南中对困难和失败的气管插管的处理产科医师建议立即将 VL 用于产科麻醉[3]。提供者应让自己对 DL 和 VL 感到舒适和有经验，以指导他们选择设备。

根据 C 级证据，建议为患者使用比通常更小的 ETT[14]。对于大多数女性，使用 7-0 ETT 可以代替通常选择的 7.5 ETT。使用第二代 SAD（定义为具有特定设计功能的设备，旨在降低误吸风险的设备）作为插管失败或无法使用插管后的首选抢救设备，其证据为 D 级[14]。没有显示出特定的 SAD 在产科人群中产生更好的结果。

在呼吸道管理中，环压的应用仍存在争议。环压可能会误用喉镜，加重喉镜视野，可能无法有效预防误吸。如果使用了呕吐物，难以获得喉部的视线或通过 ETT 时，应立即消除环线压力[3,38-40]。

4. 团队准备

如果时间允许，可以从暂停时间开始，以便回顾气道管理计划、个人角色、药物和使用的设备。这种简单的干预可以改善沟通，促进

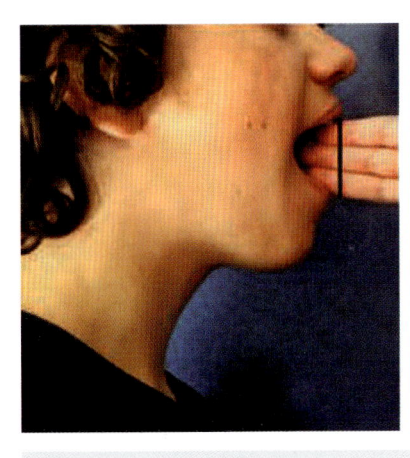

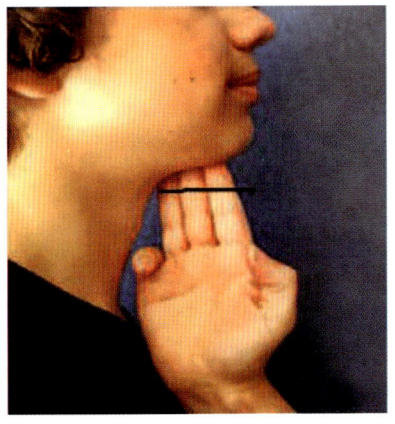

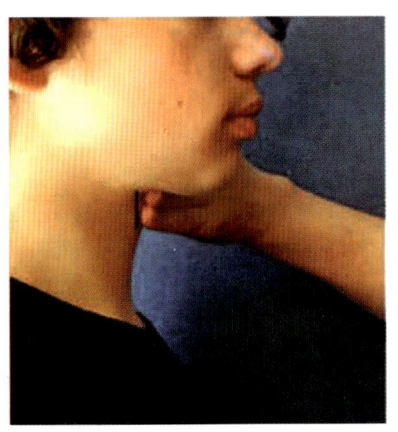

▲ 图 4-7 3-3-2 规则
用于评估理想气道几何形状。粗测量用手指：3cm 或上下门牙之间的手指宽度，3cm 或舌骨至颏尖的手指宽度，2cm 或从舌骨至甲状腺切迹顶端的手指宽度

表 4-3 气道推车样品设备

抽屉 1：预吸氧
- 鼻插管
- 口腔呼吸道（各种尺寸 80mm、90mm、100mm）
- 鼻小号（各种尺寸 26 FR、28 FR、30 FR、32 FR）
- 用于 BVM 的 PEEP 阀
- 吸头（Yankauer 或 DuCanto）
- 吸油管

抽屉 2：准备 DL
- 喉镜直刀片（如 Miller 尺寸 2 号、3 号和 4 号）
- 喉镜弯曲的刀片（如 Macintosh 尺寸 2 号、3 号和 4 号）
- 手柄
- C 电池
- AA 电池

抽屉 3：准备管
- 气管插管（各种尺寸 6.0FR、6.5FR、7.0FR、7.5FR、8.0FR、8.5FR）
- 探针 – 铝
- 10ml 注射器

抽屉 4：附件
- 声门上气道装置
  - I-gel（各种尺寸）或
  - 喉罩气道（ProSeal，Supreme）（各种尺寸）
- Bougie- 成人
- 马吉尔钳
- 14 号血管导管用于气管喷射通气
- 3-0 ETT 适配器，用于气管喷射通气
- 甲状腺切开术套件
  - 气管钩 2
  - Trousseau 气管扩张器
  - 10 号手术刀
  - 探条
  - ETT 6.0
  - 4×4—20
  - 套件
    - 记号笔
    - 一次性使用 Betadine-1 瓶

抽屉 5：插管后管理
- BVM
- 潮气末二氧化碳检测仪
- ETT 支架
- 二氧化碳分析仪 ETT 传感器 - 2 位成人
- 二氧化碳分析 NC 传感器 -2 位成人

抽屉 6：视频喉镜检查和先进的气道技术
- 各种尺寸的一次性刀片（中号和大号）
- 刚性探针
- 铝探针
- 雾化器
- 10ml 注射器
- 旋转接头（允许通过 SAD 进行内镜检查期间氧合）
- 各种长袍、口罩和手套
- 气道推车采样设备

BVM. 布袋阀面罩；DL. 直接喉镜检查；ETT. 气管导管；FR. 法语；NC. 鼻插管；PEEP. 呼气末正压；SAD. 声门上气道装置

团队合作，并提供一个共享的心理模型，以加强危机资源管理（CRM）。CRM 是指在压力较大的情况下有效团队合作所需的非技术技能，这些技能可以提高性能并减少错误。

五、产科紧急气道算法

产科紧急气道算法有助于在气道管理中整合硬停。它可以确保患者的安全，以及遇到困难时的选择方案（图 4-8）。该算法改编自 OAA / DAS 紧急产科气道算法[3]。首要的困难在于每个临床医生的尝试次数和总尝试次数。假定可以从急诊部门内部和（或）急诊部门外部获得帮助。将资源调动到床头的单呼系统非常适合在需要时简化并加快响应速度。为了提高后续插管成功率，需要考虑的修改包括改变插管装置、患者体位、辅助设备或插管器（图 4-9）。

初始插管者限于 2 次气道尝试，有经验的插管者会进行第 3 次尝试。第 2 次尝试失败后，会呼叫帮助，这样，如果第 3 次尝试失败，他们就可以立即支援。考虑到产科患者的氧气需求增加和安全呼吸暂停时间缩短，额外的硬性停止指标是氧饱和度 < 94%。当氧饱和度 < 94% 时，应放弃尝试，并在再次尝试前让患者重新氧合。呼吸暂停氧合和直立放置可能有助于延长尝试时间，建议您这样做。

如果进行了 3 次尝试，则应使用第二代 SAD 为患者再次氧合。这样可以使胃减压，以减少误吸的风险，而临床医生则制定了替代方案。如果不能完成复氧，则应由最有经验的临床医生进行气道手术。推荐使用具有垂直切口的开放式气道手术技术[14]。

六、插管后治疗

气管插管后的确认对于比色法或波形二氧化碳图至关重要。波形二氧化碳描记术可以观察到每次呼吸，如果插入食管则可以平直[8]。

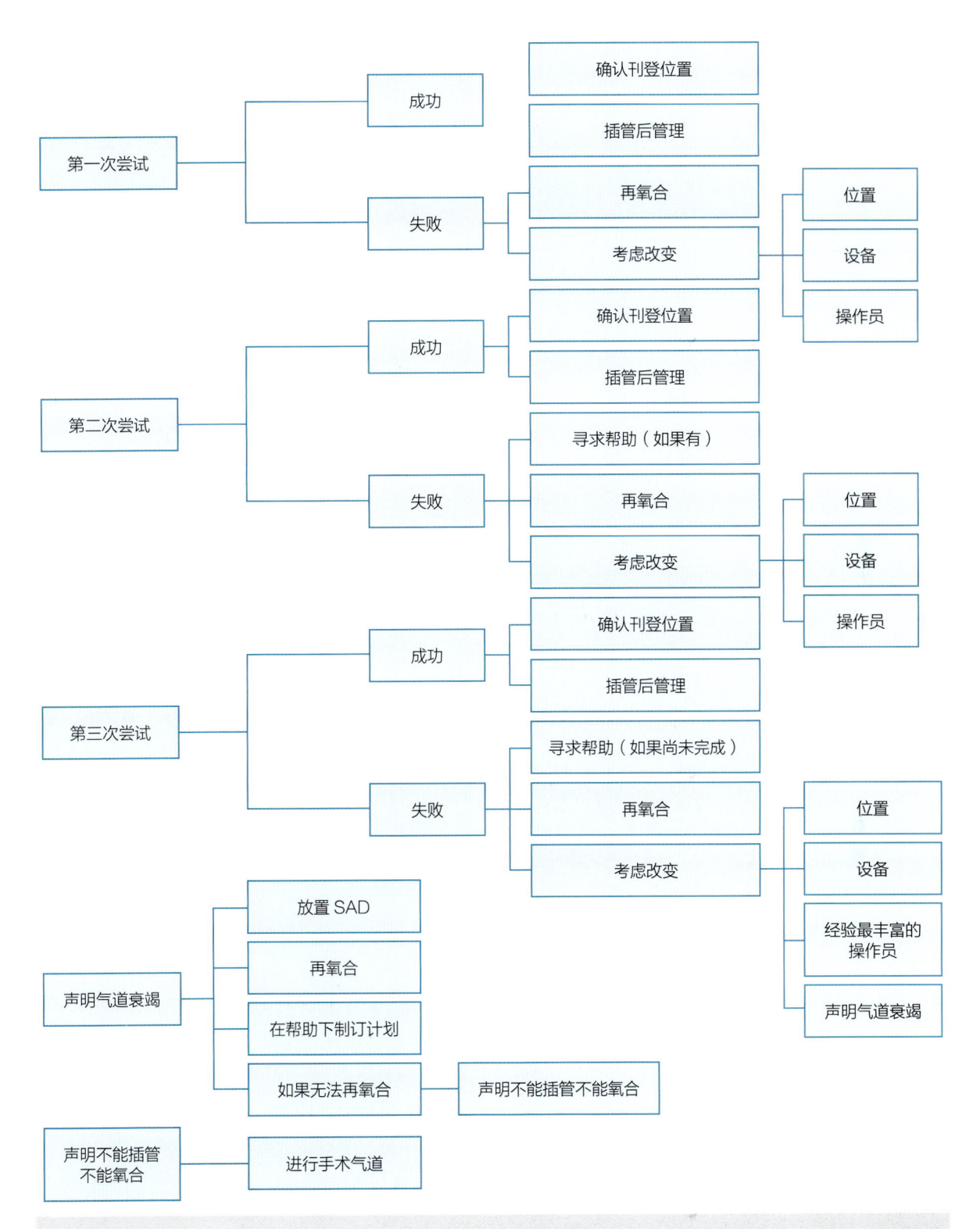

第4章 妊娠期气道管理
Airway Management in Pregnancy

```
第一次尝试 ─┬─ 成功 ─┬─ 确认刊登位置
           │        └─ 插管后管理
           └─ 失败 ─┬─ 再氧合 ────────┬─ 位置
                   └─ 考虑改变 ──────┼─ 设备
                                     └─ 操作员

第二次尝试 ─┬─ 成功 ─┬─ 确认刊登位置
           │        └─ 插管后管理
           └─ 失败 ─┬─ 寻求帮助（如果有）
                   ├─ 再氧合 ────────┬─ 位置
                   └─ 考虑改变 ──────┼─ 设备
                                     └─ 操作员

第三次尝试 ─┬─ 成功 ─┬─ 确认刊登位置
           │        └─ 插管后管理
           └─ 失败 ─┬─ 寻求帮助（如果尚未完成）
                   ├─ 再氧合 ────────┬─ 位置
                   └─ 考虑改变 ──────┼─ 设备
                                     ├─ 经验最丰富的操作员
                                     └─ 声明气道衰竭

声明气道衰竭 ─┬─ 放置 SAD
             ├─ 再氧合
             ├─ 在帮助下制订计划
             └─ 如果无法再氧合 ── 声明不能插管不能氧合

声明不能插管不能氧合 ── 进行手术气道
```

▲ 图 4-8 紧急产科气道算法

从您着手准备开始，根据您的计划服用药物，评估难度和舒适度，继续尝试。第 2 次尝试失败后，请寻求可用的帮助；如果有另一个插管器，则一次插管器的尝试次数不得超过 2 次。如果通过第 3 次尝试未获得气道或没有其他插管，请声明气道衰竭，并尝试使用第二代声门上气道装置进行氧合。利用这段时间来制订新计划。如果氧合不成功，请声明您无法进行插管或无法通气，并继续进行手术气道（改编自 Mushambi MC, Kinsella SM, Popat M, et al. Obstetric Anaesthetists' Association and Difficult Airway Society guidelines for the management of difficult and failed tracheal intubation in obstetrics. Anaesthesia. 2015;70:1286-1306.）

055

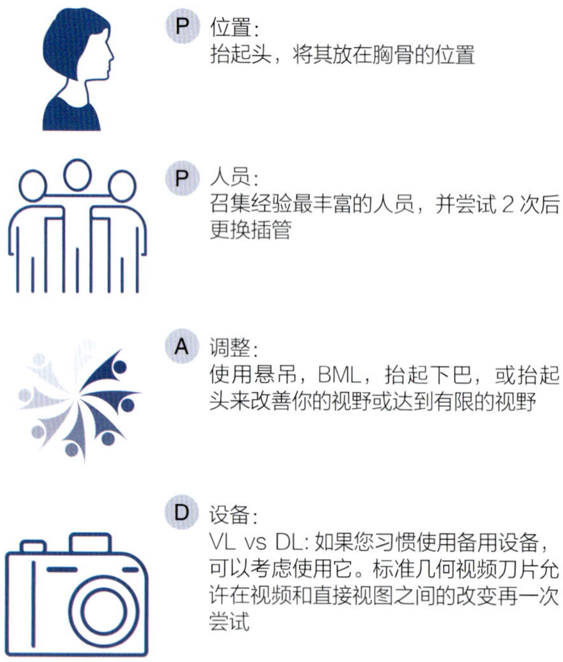

P 位置：
抬起头，将其放在胸骨的位置

P 人员：
召集经验最丰富的人员，并尝试 2 次后更换插管

A 调整：
使用悬吊，BML，抬起下巴，或抬起头来改善你的视野或达到有限的视野

D 设备：
VL vs DL：如果您习惯使用备用设备，可以考虑使用它。标准几何视频刀片允许在视频和直接视图之间的改变再一次尝试

▲ 图 4-9 产科气管插管尝试之间的关键变化
BML. 双手喉镜检查；DL. 直接喉镜检查；VL. 视频喉镜检查（图片由 Lucienne Lutfy-Clayton 提供）

应当放置一个胃管，以减轻胃部压力并降低发生抽吸的风险。除上述插管后药物外，还应仔细考虑呼吸机设置。产科患者患急性呼吸窘迫综合征（ARDS）的风险增加。因此，建议根据预测体重在 6~8ml/kg 且目标平台压＜30mmHg 的肺进行保护性通气[29]。由于妊娠子宫继发的胸壁顺应性降低，可能需要更高的气道压力才能达到适当的水平。平台压高达 35mmHg[9]。氧饱和度目标应＞95%，以确保胎儿氧合。尽管尚未在孕妇人群中进行过研究[9,29]。有限的研究表明，二氧化碳水平最高为 50mmHg 可能是安全的[9]。应避免低碳酸血症，因为这可能引起子宫血管收缩和胎儿血氧不足[9]。可能需要降低 PEEP 水平与未妊娠的患者相比增加了

数量，以防止药物减少和肺不张[9]。应在插管后将患者置于左侧位置，以改善血流动力学，并抬高头部以避免反流[9]。

七、气道维持管理

对于临床医生来说，重要的是保持呼吸道技能，例如熟练使用各种喉镜设备，抢救气道插入，以及执行气道手术以增强肌肉记忆力和需要这些技能时的自信心。可以通过气道课程、模拟、手术室情况，以及可能不需要这些但不会因使用这些技术而受到伤害的患者来熟悉立式、清醒和光纤插管[41]。

八、总结

妊娠患者出现的气道很难继发于整个妊娠期间发生的解剖和生理变化，以及这些气道所带来的心理挑战。与所有困难的气道一样，建议采用系统方法来优化 FPS。气道清单和困难的气道算法是在这些关键时刻减轻认知负荷的有用辅助手段[4]。

所有的诱导剂和麻痹药都可以在妊娠中安全使用，并且可以应用一般规则，即对重症母亲最好的是最终对胎儿最好的。用于紧急产科气道的简单算法有助于减少错误，提高性能，促进药物选择并改善团队合作。在每次插管尝试之间，应发生设备、位置、附件或插管器的更改。足月孕妇的气道可视化和快速去饱和的预期困难。计划成功，但是如果出现 CICO 情况，则需要为有救援设备和手术气道故障的气道做好准备。

本章要点

1. 妊娠会给紧急呼吸道带来解剖、生理和心理方面的挑战，应始终将其视为困难。
2. 随着胎龄的增加，包括黏膜水肿和出血风险的增加，解剖学变化会增加喉镜的视野；因此，请考虑同时允许使用 DL 和 VL 的喉镜刀片。
3. 孕妇的血氧饱和度会迅速下降。因此，建议将其放置在倾斜、抬起或反向特伦德伦堡的位置，并进行最佳的预吸氧和呼吸暂停氧合，以最大限度地延长插管时间。
4. 在低血压的产科患者中，选择氯胺酮或依托咪酯作为诱导剂，但应减少 50% 的剂量以改善血流动力学。
5. 依托咪酯由于其血流动力学稳定性，是高血压或子痫患者诱导的首选药物。
6. 在所有紧急产科气道中，预见到困难的气道，提前准备设备和团队，并遵循带有硬性停止的算法来优化 FPS 并防止 CICO 情况。

参考文献

[1] Kodali B, Chandrasekhar S, Bulich L, Topulos GP, Datta S. Airway changes during labor and delivery. Anesthesia. 2008;108:357-362.

[2] Russel R. Failed intubation in obstetrics: a self-fulfilling prophecy? Int J Obstet Anesth. 2007;16:1-3.

[3] Mushambi MC, Kinsella SM, Popat M, et al. Obstetric Anaesthetists' Association and Difficult Airway Society guidelines for the management of difficult and failed tracheal intubation in obstetrics. Anaesthesia. 2015; 70:1286–1306.

[4] Smith KA, High K, Collins SP, Self WH. A preprocedural checklist improves the safety of emergency department intubation of trauma patients. Acad Emerg Med. 2015; 22:989-992.

[5] Mace HS, Paech MJ, McDonnell NJ. Obesity and obstetric anaesthesia. Anaesth Intensive Care. 2011;39:559-570.

[6] McKeen A, George RB, O'Connell CM, et al. Difficult and failed intubation: Incident rates and maternal obstetrical, and anesthetic predictors. Can J Anaesth. 2011; 58:514.

[7] Leong SM, Tiwari A, Chung F et al. Obstructive sleep apnea as a risk factor associated with difficult airway management—a narrative review. J Clin Anesth. 2018; 45:63–68.

[8] Nejdlova M, Johnson T. Anaesthesia for non-obstetric procedures during pregnancy. Cont Educ Anaesthesia Crit Care Pain. 2012;12(4):203-206.

[9] Lapinsky SE. Management of acute respiratory failure in pregnancy. Semin Respir Crit Care Med. 2017;38(2):201-207.

[10] Sakles J, Chiu S, Mosier J, et al. The importance of first pass success when performing orotracheal intubation in the emergency department. Acad Emerg Med. 2013; 20(1):71-78.

[11] Upadya M, Sannesh PJ. Anaesthesia for non-obstetric surgery during pregnancy. Indian J Anaesthesia. 2016; 60(4):234-241.

[12] Weingart SD, Levitan RM. Preoxygenation and prevention of desaturation during emergency airway management. Ann Emerg Med. 2012;59(3):165-175.

[13] McClelland SH, Bogod DG, Hardman JG. Pre-oxygenation and apnoea in pregnancy: changes during labour with obstetric morbidity in a computational simulation. Anaesthesia. 2009;64:371-377.

[14] Battaloglu E, Porter K. Management of pregnancy and obstetric complications in prehospital trauma care: faculty of prehospital care consensus guidelines. Emerg Med J. 2017;34:318-325.

[15] Awad N. Preventing the burn: safety of RSI medications in pregnancy. Emergency Medicine PharmD. 2013. https://empharmd.com/2013/03/14/preventing-the-burn-safety-of-rsi-medications-in-pregnancy/. Accessed March 6, 2018.

[16] Brambrink AM, Evers AS, Avidan AS, et al. Ketamine-induced neuroapoptosis in the fetal and neonatal rhesus macaque brain. Anesthesiology. 2012;116(2):372-384.

[17] Devroe S, Van de Velde M, Rexa S. General anesthesia for caesarean section. Curr Opin Anesthesiol. 2015; 28:240-246.

[18] Amidate Injection, USP Federal Drug Administration package insert. https://www.accessdata.fda.gov/drugsatfda_docs/label/2017/208878Orig1s000lbl.pdf. Accessed August 5, 2018.

[19] Propofol Injection, USP Federal Drug Administration package insert. https://www.accessdata.fda.gov/drugsatf-

da_docs/label/2014/019627s062lbl.pdf. Accessed August 5, 2018.

[20] Rasheed MA, Palaria U, Bhadani UK, Quadir A. Determination of optimal dose of succinylcholine to facilitate endotracheal intubation in pregnant females undergoing elective cesarean section. J Obstet Anaest Crit Care. 2012; 2(2):86-91.

[21] Tang L, Li S, Huang S, et al. Desaturation following rapid sequence induction using succinylcholine vs. rocuronium in overweight patients. Acta Anaesthesiol Scand. 2011;55(2):203-208.

[22] Stourac P, Adamus M, Seidlova D, et al. Low-dose or high-dose rocuronium reversed with neostigmine or sugammadex for cesarean delivery anesthesia: a randomized controlled noninferiority trial of time to tracheal intubation and extubation. Anesth Analg. 2016; 122 (5): 1536-1545.

[23] Jun IJ, Jun J, Kim EM, et al. Comparison of rocuronium-induced neuromuscular blockade in second trimester pregnant women and non-pregnant women. Int J Obstet Anesth. 2018;34:10-14.

[24] Petrini F, Di Giacinto I, Cataldo R, et al. Obesity Task Force for the SIAARTI Airway Management Study Group. Perioperative and periprocedural airway management and respiratory safety for the obese patient: 2016 SIAARTI Consensus. Minerva Anestesiol. 2016;82:1314-1335.

[25] Bryant R. Post intubation sedation for pregnant patients. REBELEM. 2015. http://rebelem.com/ post-intubation-sedation-for-pregnant-patients. Accessed April 13, 2018.

[26] Celleno D, Capogna G, Emanuelli M, et al. Which induction drug for cesarean section? A comparison of thiopental sodium, propofol, and midazolam. J Clin Anesth. 1993; 5(4):284-288.

[27] Midazolam Injection, USP Federal Drug Administration package insert. https://www.accessdata -.fda.gov/drugsatfda_docs/label/2017/208878Orig1s000lbl.pdf. Accessed August 5, 2018.

[28] Olutuye OA, Baker BW, Belfort MA, et al. Food and Drug Administration warning on anesthesia and brain development: implications for obstetric and fetal surgery. Am J Obstet Gynecol. 2018: 99-102.

[29] Zieleskiewicz L, Chantry A, Duclos G, et al. Intensive care and pregnancy: epidemiology and general principles of management of obstetrics ICU patients during pregnancy. Anaesth Crit Care Pain Med. 2016;35:S51-S57.

[30] Esmaoglu A, Ulgey A, Akin A, et al. Comparison between dexmedetomidine and midazolam for sedation of eclampsia patients in the intensive care unit. J Crit Care. 2009;24(4):551-555.

[31] Apfelbaum JL, Hagberg CA, Caplan RA, et al. Practice guidelines for management of the difficult airway: an updated report by the American Society of Anesthesiologists Task Force on Management of the Difficult Airway. Anesthesiology. 2013;118(2):251-270.

[32] Levitan RM, Everett WW, Ochroch EA. Limitations of difficult airway prediction in patients intubated in the emergency department. Ann Emerg Med. 2004;44:307-313.

[33] Alanoglu Z, Erkoc SK, Guclu CY, et al. Challenges of obstetric anesthesia: difficult laryngeal visualization. Acta Clin Croat. 2016;55(1):68-72.

[34] Pollard R, Wagner M, Grichnik K et al. Prevalence of difficult intubation and failed intubation in a diverse obstetric community-based population. Curr Med Res Opin. 2017; 33(12):2167-2171.

[35] Aziz MF, Kim D, Mako J, Hand K, Brambrink AM. A retrospective study of the performance of video laryngoscopy in an obstetric unit. Anesth Analg. 2012;115(4):904-906.

[36] Scott-Brown S, Russell R. Video laryngoscopes and the obstetric airway. Int J Obstet Anesth. 2015;24:137-146.

[37] Priebe H. Obstetric tracheal intubation guidelines and cricoid pressure. Anaesthesia. 2016;71:345-346.

[38] Mushambi MC. Obstetric tracheal intubation guidelines and cricoid pressure—a reply. Anaesthesia. 2016;71:346-347.

[39] Lipman S, Cohen S, Einav S, et al. The Society for Obstetric Anesthesia and Perinatology consensus statement on the management of cardiac arrest in pregnancy. Anesth Analg. 2014;118:1003-1016.

[40] Balki M, Cooke ME, Dunington S, et al. Unanticipated difficult airway in obstetrical patients; development of a new algorithm for formative assessment in high-fidelity simulation. Anesthesiology. 2012;117(4):883-892.

[41] Mrinalini B, Cooke, ME et al. Unanticipated Difficult Airway in Obstetrical Patients; Development of a New Algorithm for Formative Assessnent in High-fidelity Simulation. Anesthesiology 2012; 117(4): 883-892.

第 5 章 妊娠期创伤
Trauma in Pregnancy

Daniel W. Robinson and Andrew N. Hogan 著
张舒沁 刘 真 译

一、概述

3%～8% 的女性在孕期会经历创伤[1-3]。然而，孕期创伤的真实发生率尚不明确，因为大多数创伤可能比较轻微，多数孕妇并不会就医[4]。外伤是产妇死亡的主要非产科原因[2,5]。妊娠期间的解剖和生理变化使妊娠患者的创伤处理复杂化，从而增加母体和胎儿的风险。了解相关的解剖学和生理学知识，以及处理创伤性损伤的系统方法非常重要。必须格外关注胎儿，这与产妇的健康和孕龄相关。

妊娠本身增加了女性遭受创伤的风险，因为妊娠期间发生人际冲突的比例增加，而攻击的目标往往是子宫[6]。产妇外伤的危险因素包括安全带使用不当、药物滥用、低社会经济地位、年龄 < 20 岁和亲密伴侣暴力史[5,6]。虽然孕妇和非孕妇所能受到的伤害是同等的，但相比之下某些类型的创伤更为普遍。造成产妇创伤的最常见原因是机动车辆碰撞（MVC）、跌倒和人身攻击[7]。在产妇因外伤而死亡的人数中，他杀占了首要比例（57%～63%），其次高比例为车祸[8]。

轻微创伤可导致胎盘早剥、早产、自然流产、子宫破裂、剖宫产或胎儿死亡等并发症[2,9]。外伤后胎儿的死亡率差异很大，为 1%～19.1%[10]。胎儿不良结局的可能性随着产妇受伤的严重程度而增加。产妇死亡率在很大程度上取决于受伤的情况和机制，但总体死亡率很低[10]。

二、解剖学和生理学

（一）妊娠期的解剖变化

激素分泌的改变导致子宫从一个小的盆腔内器官成长为一个巨大的、高度灌注的腹腔内器官，并紧贴胸腔下部。这些解剖上的改变对于检查和管理创伤孕妇尤为重要。

在孕 12 周以前，子宫仍然在骨盆以内。随着它的生长，它开始取代其他腹腔内容物。在非妊娠状态下，膀胱位于子宫的前部和上部，膀胱呈头侧移位。在骨盆的保护框架之外，下腹损伤更容易伤害到膀胱[3]。

现有的腹腔内容物，如肠和大网膜，随着子宫的增大而向腹腔的上侧面移位。从各个方向挤压和压迫周边结构。腹内压力的增加使前腹壁软组织伸展。腹壁肌肉组织的膨胀改变了基础肌肉张力，可能会掩盖腹腔内出血或胃肠内容物泄漏而导致的腹膜炎体征，如腹肌紧张等[6]。

当肠管和脏器移位到上腹部时，它们对下隔膜施加压力。这种压力使横膈移位至胸腔多达 4cm，从而可能导致呼吸的改变[11]。妊娠患者的面罩通气通常比较困难，因为在吸气时腹内压会由于膈肌阻力增加而增加。

子宫移位的腹腔内容物集中于腹腔上方一个较小空间。在腹部钝性创伤中，妊娠子宫占腹腔空间的比例较大，对其他腹腔结构具有保护作用[3]。然而，子宫本身在这个阶段更容易受到直接损伤。此外，在上腹部穿透性创伤中，集中在增大的子宫上方空间的器官更容易受到伤害[12]。

20周时，宫底已平脐。子宫每周约增加1cm，从此时起，脐以上的宫高可以用来估计胎龄。对于无应答或情况不稳定的患者，宫高是确定胎儿存活率的有用工具。有生机儿（在抢救支持下可存活）的定义因机构而异，但通常被认为是24周。

由于子宫生长和其他因素，女性在妊娠期间平均增重9.1~13.6kg。由于体重集中在腹部，母亲的重心也会发生相应的转移。因此，孕妇比非孕妇更容易摔倒。在妊娠期间，跌倒是一种非常常见的创伤，肢体损伤是一种常见的并发症[13,14]。

（二）妊娠期生理变化

1. 心血管系统

子宫和胎盘的生长会使流向该器官的血流量成比例增加。足月子宫灌注比未妊娠时增加10倍（60~600ml/min）[3]。妊娠子宫灌注升高，血管容量增加，可能是创伤时腹腔内出血的重要原因。

两种生理补偿性机制使母体能够满足增加的血流需求。第一，产妇心输出量增加1.5 L/min，主要是由产妇心率增加10~20次/分引起的[11]。第二，产妇的血容量在第8周开始增加，增加近50%，在妊娠晚期早期达到高峰[11]。血浆体积的增加大大超过红细胞的数量，并导致继发于血流扩张的生理性贫血（血细胞比容为32%~34%）[3]。

雌激素水平的升高会导致血管平滑肌张力的降低，从而降低平均收缩压和舒张压10~15mmHg[9]。这些对母体循环生理的改变会影响创伤孕妇休克的评估。普通的生命体征范围对于指示孕妇的循环状况是不准确的。血容量的增加可以在一定程度上缓冲失血，但低血压可能会迅速出现且进展块。复苏期间等渗液体和血液制品的需求量应根据经验增加来补偿孕期增加的血容量。可选的灌注指标——精神状态、黏膜干燥程度、皮温、皮肤颜色和毛细血管再充盈——有助于在这种情况下确定容积状态[3]。

妊娠使产妇静脉血流量分布发生显著变化。孕20周，当宫底平脐时，子宫已经生长到下腔静脉的水平。虽然下腔静脉是腹膜后结构，但当孕妇仰卧位时，下腔静脉容易受到妊娠子宫的压迫，甚至闭塞。压迫和阻塞下腔静脉导致心脏右侧静脉回流减少，前负荷减少，最终心输出量减少30%[1]。收缩压下降30mmHg，从而引起仰卧低血压综合征[3]。由于外伤复苏时仰卧位常见，孕期需采取特殊预防措施，以减轻下腔静脉压迫，避免影响血流动力学稳定。建议将卷起的床单或楔形物置于患者右下方，并向左倾斜15°~30°，这样就可以免受子宫的影响[1]。也可以手动将子宫移至患者左侧，并使用双手将子宫固定在原位。

除了减少心脏前负荷外，下腔静脉阻塞还会导致流入下腔静脉的静脉网络严重充血。典型的，静脉循环作为容量血管，可以承受这种生理性的血容量变化，且不出现并发症。在骨盆穿透性创伤或骨盆骨折损伤骨盆血管的情况下，骨盆静脉丛压力的增加可导致危及生命的出血甚至失血[6]。同样，对下肢的损伤也可能导致异常严重的静脉出血[3]。

2. 呼吸系统

在孕晚期，氧气消耗增加20%，以满足生长中的子宫和胎儿增加的代谢需求[8]。同时，自20周以后至分娩，隔膜向上的移位导致功能余气量（FRC）减少10%~25%[15]。当孕妇的呼吸行为或精神状态因受伤而受损时，这种结合使其易于迅速去饱和[15]。因为胎儿对低氧血症很敏感，所以在复苏任何创伤妊娠患者时都应尽早考虑吸氧和气管插管。

在插管过程中，妊娠会引起多种生理变化。液体转移导致咽喉黏膜水肿和充血容易破溃出血。咽部组织水肿也导致妊娠晚期 Mallampati 评分加重，以及在直接喉镜检查时声带更难显示[8]。在妊娠期间，患者可能需要比平常更小的气管插管。

孕激素会导致妊娠期胃排空延迟，所有孕妇在复苏时都应假定胃为饱腹状态[10]。雌激素水平的升高会导致食管下括约肌放松。括约肌松弛，再加上妊娠子宫的食管移位，会加重孕妇的胃食管反流。反流的增加、频繁的恶心和高可能性的饱胃状态使得孕妇的呼吸受到影响。

黄体酮通过对下丘脑的作用导致微小的通气增加[3]。这种适应几乎完全由潮气量的增加而引起，而呼吸速率比妊娠状态在本质上并没有改变。每分通气量的增加导致呼吸性碱中毒和基线低碳酸血症。为了弥补这一缺陷，人体通过增加肾脏的碳酸氢盐排泄来维持正常的 pH[15]。在复苏期间，潮末 CO_2 读数在 35～40mmHg 范围内实际上代表了相对低通气和呼吸性酸中毒。

三、外伤的机制

（一）钝挫伤

钝挫伤是孕妇受伤的主要原因。由于妊娠期的腹膨隆，孕妇比非妊娠期的孕妇更容易遭受钝性腹部损伤。在创伤后接受医学评估的孕妇中，MVC 占创伤的 50% 以上。摔伤和暴力攻击（钝器）占创伤的大部分[3,5]。据估计，30% 的女性在妊娠期间至少会摔倒 1 次，大多数发生在妊娠晚期。产妇因钝挫伤的死亡率为 7%[11]。脾脏损伤和腹膜后出血发生率增高[6]。妊娠子宫和胎盘有严重损伤的危险，导致母婴并发症，包括胎盘早剥、子宫破裂、胎骨出血（FMH）、胎儿头部损伤和弥散性血管内凝血（DIC）。

安全带的使用是一个孕期发生钝挫伤的一个主要危险因素。如果使用不当，妊娠创伤受害者遭受严重出血的可能性是普通人的 2 倍，流产的可能性是普通人的 3 倍[16]。所有孕妇都应该被教育如何正确放置安全带。肩带应该通过乳房和子宫的一侧，腰带应该穿过大腿上部腹部以下[3]。

（二）穿透伤

穿透性创伤占妊娠期间创伤的 9%～16%，最常见的是枪伤和刺伤[12]。高能量发射物，如子弹，通常比刀子和其他低能量武器造成更严重的伤害[3]。孕妇穿透伤的严重程度和并发症因伤处的不同而有很大差异。随着妊娠的进展，子宫会增大，并保护其他腹部内容物不受穿透性创伤。由穿透性创伤引起的内脏损伤在妊娠女性中＜40%，而在非妊娠女性中＞80%。这些伤口造成的产妇死亡率很低[12]。70% 的孕妇腹部枪伤会造成胎儿损伤[3]。子宫壁的厚度随着胎龄的增加而减少，从而增加了胎儿损伤的可能性。这些病例中 70% 发生胎儿死亡[1,3]。虽然妊娠期腹部穿透性创伤造成的凹陷性内脏损伤的总体发生率较低，但上腹部创伤由于肠道移位导致的肠损伤的发生率和复杂性较高[12]。

对孕妇穿透伤的处理与对非孕妇的处理遵循相似的指导原则。侵及腹膜，生命体征不稳定的患者一般直入手术室。在其他情况下，影像学检查和诊断程序有助于指导手术或观察的决定。虽然大多数腹部穿透伤需要紧急手术处理，但仍有一种特殊情况是存在于生命体征稳定的前、底入路伤患者。如果可以证实穿透但没有脱离子宫后壁，可以继续观察[3]。对于腹部的穿透性损伤，早期咨询创伤外科医生和产科医生是必要的。在大多数情况下，建议使用破伤风和抗生素预防[1]。

（三）人为暴力

女性在妊娠期间遭受人为暴力的风险增加[17]。美国 22% 的孕妇和全球 30% 的孕妇是亲密伴侣施加的身体暴力的受害者[18,19]。人为暴力对母亲和胎儿的短期和长期健康都有负面影响，与相关创伤的并发症无关。母亲抑郁和自杀的风险增加，而她们未出生的胎儿面临早产、胎膜早破、胎盘早剥和死亡的风险增加[3,20]。

我们建议对所有妊娠创伤患者进行人为暴力筛查[21]。医生应该注意相关指标，如抑郁症、自残、自杀意念或企图、不一致的创伤性损伤、主要陪诊者、支持系统隔离、频繁就医和（或）物质滥用[20]。身体攻击通常指向腹部，但脸部、胸部和头部也经常是攻击目标[8,6]。外伤性损伤可由钝器和穿透机制引起。

因暴力受伤的女性在出院后面临持续伤害的风险。在出院前，应向他们提供关于相关受害者资源的信息。尽管一些机构可能比其他机构拥有更强大的资源，但急症护理提供者应该熟悉他们所在领域的选择。在这种情况下，让社会工作者参与可能是有用的。转介的一些选择包括女性收容所、倡导团体、执法项目或IPV热线。在评估机构或当地门诊部实习的产科医生可能知道额外的资源。

四、外伤的并发症

（一）胎盘损伤

胎盘早剥是指胎盘从子宫壁分离，破坏连接母婴的脉管系统。当创伤力在有弹性的子宫肌层和无弹性的胎盘的界面产生剪切作用时，这种分离就发生了[1]。胎盘早剥是继产妇死亡后，外伤导致胎儿死亡的第二大常见原因[3,11]。在1%～5%的小创伤中发生早剥，在20%～50%的大创伤中发生早剥[3]。由于影像学检查［如超声和计算机断层扫描（CT）］对诊断早剥不可靠，临床诊断仍然是最可靠的方法。过早收缩、子宫压痛和阴道出血是可能的早剥的迹象。胎心监护（CTM）普遍用于筛查孕妇外伤后胎儿窘迫和可能的早剥。胎盘早剥可导致胎母输血（FMH）、胎儿出血和弥散性血管内凝血（DIC）等并发症。

（二）母胎溶血

10%～30%的创伤会造成胎儿红细胞进入母体循环，从而发生FMH[10]。腹部创伤的女性，特别是有前置胎盘的孕妇风险增加[3]。根据胎儿失血的严重程度，胎儿有贫血、窘迫甚至失血的危险[8]。在FMH病例中，Rh阴性的母亲有对Rh（D）抗原进行同种异体免疫的风险。如果自身抗体形成，它们攻击胎儿红细胞，导致胎儿溶血性疾病。孕妇只要接触0.1ml胎儿血液就足以触发自身抗体的形成[8]。Rh阳性胎儿或Rh状态不明的胎儿的Rh阴性母亲应在引起FMH 72h内接受300μg Rh（D）免疫球蛋白（RhIG）[9,10]。Kleihauer-Betke（KB）试验对定量FMH的数量和确定额外RhIG的需要是有用的。

（三）子宫损伤

穿透性和钝性创伤都能导致严重的子宫损伤。由于妊娠期间子宫血流增加，子宫血管破裂可导致严重的腹腔内出血[5]。子宫破裂涉及子宫壁撕裂，是腹部创伤的一种罕见且严重的并发症。胎盘或胎儿的疝出可通过较大的缺损发生，在大多数情况下伴有明显的出血。破裂可表现为非特异性症状，如子宫压痛、子宫不对称或孕妇腹部检查可触及胎儿部位。子宫破裂后会迅速发展成腹膜炎和母亲休克。子宫破裂致胎儿死亡率接近100%[3]。

（四）宫缩和早产

宫缩和早产是外伤的常见并发症，发生率高达39%[3]。妊娠期间的伤害会使早产的风险增加200%～400%[4,9]。频繁宫缩的存在值得长期观察。如果早产进展到临产，应遵循标准的产科实践。

(五)骨盆骨折

骨盆骨折提示高能量机制,可能与其他严重损伤有关。这种损伤的后遗症包括明显的腹膜后出血、泌尿生殖系统损伤和对胎儿的直接伤害。在一个系列中,创伤性骨盆骨折的产妇和胎儿死亡率分别为9%和35%[6]。阴道检查可发现可触及的骨折边缘或撕裂。评估骨盆骨应谨慎进行,因为有可能加剧内出血。值得注意的是,75%~80%骨盆骨折的女性仍然可以阴道分娩[5,6,22]。

(六)胎儿直接损伤

胎儿直接损伤是一种少见但严重的钝伤并发症,发生概率不到1%[1]。这样的损伤在妊娠开始的3个月是罕见的,因为子宫仍然受到骨盆的保护[7]。胎儿直接创伤通常包括颅骨骨折和发育中的大脑损伤。胎儿颅骨损伤通常与母亲的骨盆骨折有关,特别是在妊娠晚期,当胎儿的顶点接触到骨产道时。穿透伤也可直接导致胎儿损伤,但其发生率缺乏相关资料。子宫穿透伤胎儿损伤的模式是难以预测的,因为不同穿透物作用力不同。

(七)弥散性血管内凝血(DIC)

遭受严重创伤或休克的患者有发展危及生命的危险。其发病机制尚不清楚,但涉及部分由全身炎症引起的促血栓和抗血栓活性的广泛失调[23]。凝血因子被耗尽,红细胞被破坏,需要大量输注多种血液制品。

(八)羊水栓塞

子宫外伤可将含有胎儿和胎盘因素的羊水引入母体循环。虽然罕见,但羊水栓塞会导致严重的并发症,产妇死亡率为30%~50%[10]。对于母亲来说,羊水会引发强烈的炎症反应,导致精神状态改变、癫痫发作、呼吸窘迫、心搏骤停和DIC[24]。在外伤的情况下,这些并发症会迅速提高患者的敏锐度。

五、管理

(一)入院前护理

急诊救治机构(EMS)的医护人员的救治水平参差不齐,但是在创伤救治中有一些普遍通用的原则。具有潜在出血风险的伤口应直接加压和止血带处理。如果体格检查或损伤机制提示可能存在脊髓损伤,在运送患者时应使用颈圈和背板。对于所有育龄期女性,应通过病史或简单腹部检查来筛查是否妊娠。在线医疗指导的医生在提供救治措施之前,应该询问患者是否妊娠。理想情况下,所有疑似妊娠有存活能力的胎儿的患者应转运至同时拥有创伤外科、产科和新生儿重症监护的医疗机构进行救治[22]。在转运过程中,应提供充足的供氧,防止孕妇发生氧饱和度下降,并应在患者的右髋关节下放置一条卷好的毛巾,通过改变子宫位置稳定患者的血流动力学状态。

(二)医疗机构准备

所有提供急诊护理服务的机构都应该制订并实施创伤诊疗方案。当孕妇因创伤就诊时,提供直接创伤管理的医疗中心应该迅速动员多学科医生,由创伤外科医生、急诊内科医生、产科医生和新生儿专家组成救治团队。团队成员协同对患者进行病情评估,并确定最优治疗方案。同非妊娠患者一致,孕妇的复苏也应遵循晚期创伤生命支持(advanced trauma life support,ATLS)协议[25]。

(三)初次评估

根据ATLS指南,应根据一个已知的快速、基于系统的评估作为初步评价进行创伤复苏。重点是在可能发生严重身体创伤的情况下保持孕妇心肺稳定。助记"ABCDE"——代表气道、呼吸、循环、神经损伤和环境——优先评估主要生理系统。在评估下一个系统之前,应先识别及纠正目前系统中存在的问题。纠正母体休克和低氧血症可改善胎儿结局，因此母体初步评估完成后应立即对胎儿进行评估。理想情况下，初次评估应该在最初 60s 内完成。

1. 气道（颈椎稳定）

气道通畅对心肺功能包括气体交换和细胞功能至关重要。因此，清理创伤患者呼吸道是首要任务。患者可发声或吞咽通常表明气道完好无损。口咽位的梗阻可通过颚推力法或口腔气道缓解。有颅底颅骨骨折证据的患者应谨慎使用鼻咽气道。大力吸痰，特别是使用双导管和罐装装置，有助于迅速清除累积的分泌物或血液。应尽早发现对气道完整性的动态威胁，如血肿扩大，并及时行气管插管术。妊娠期快速序列插管无绝对禁忌证，可应用于所有的气管插管中[11]。考虑到误吸风险的增加，孕妇插管部位应更低。由于生理性咽水肿，插管管径直径较小。

2. 呼吸

确保气道通畅后，立即处理氧合和通气问题。鉴于代谢需求增加及 FRC 降低，每个孕妇应立即使用非再吸入面罩给予 100% 纯氧吸入。若患者无自主呼吸，则需要气管插管和辅助通气，并听诊患者的双腋下评估呼吸音。若仅存在呼吸音减弱，特别是对于呼吸困难或血流动力学不稳定的患者，可能提示气胸或血胸。如果强烈怀疑其中一种情况发生，应行胸腔穿刺术，置入胸腔引流管。如果要对孕妇进行胸腔置管引流术，应对插管技术进行改良，最好在 $T_3 \sim T_4$ 肋间隙，以减少医源性伤害隔膜或意外进入腹腔的风险。在插管患者中，左侧呼吸音的减弱也可能代表右主干气管插管。

3. 循环

一旦呼吸稳定，就必须恢复和维持充足血液循环。所有在脐水平可触及子宫的患者应左侧倾斜 15°～30°，以减轻对腹主动脉压迫，并开放 2 条大的中心静脉。对于孕妇，血压并不是评估患者病情的可靠指标。孕妇可能在大量失血后血压仍处于正常范围，然后突发低血压进入休克状态。如果怀疑或观察到大量出血，应开始积极的容量替代治疗。选择 O 型阴性填充红细胞进行液体复苏；如果不能立即获得合适的血液制品，可选择等渗溶液进行液体复苏[11]。如果需要大量输血，应使用 1∶1∶1 比例的红细胞、血小板和血浆[26]。容量复苏对于直接恢复孕妇和间接恢复胎儿的灌注至关重要。然而，在难治性休克的情况下，可能需要使用抗利尿激素药物。典型的一线药物，如去甲肾上腺素和肾上腺素，可引起内脏血管收缩，影响子宫胎盘血流。但低剂量的多巴胺 [$< 5\mu g/(kg \cdot min)$]、麻黄碱和美芬特明等替代升压药物对胎儿灌注没有显著影响，虽然后两种药物在急诊科（ED）并不常见[3]。

氨甲环酸（TXA）是一种抗纤溶药物，被证明可以减少创伤患者的出血和死亡率，应在受伤后的最初 3h 内给予[27]。TXA 目前被推荐用于治疗妊娠期间的一些遗传性出血疾病，并广泛应用于产后出血和紧急剖宫产术中[28]。虽然在妊娠期间使用 TXA 的安全性数据有限，但尚无该药物导致胎儿不良结局的报道。在外伤出血的情况下，考虑到产妇低血压对母亲和胎儿的不良后果，TXA 应予以考虑。

4. 神经损伤

当患者血流动力学稳定后，应对神经系统功能进行评估。格拉斯哥昏迷量表用于量化精神状态，评分≤ 8 分，提示应进行气管插管。同样，如果患者的精神状态或临床病程存在恶化可能，则应提前进行气管插管。应简单评估四肢的运动和感觉功能，以判断是否存在脊髓损伤。如果检查怀疑颈椎损伤，应予患者颈托。

5. 环境暴露

初次评估应暴露患者全身，为了方便进行紧急操作及彻底体格检查即二次评估，应脱去患者的所有衣物。一旦患者主要气道建立，予保温毯保温，以防止体温过低和凝血功能障碍。

（四）二次评估

当直接威胁患者生命的危险解除后，应对患者进行全身检查确定是否存在外伤。在搬动患者进行背部检查时，应当用手稳定颈椎。戴颈托的区域、腋窝和会阴在这个阶段很容易被忽略，从而遗漏重要发现。二次评估时应进行会阴检查。超声排除前置胎盘后，在产科医生的协助下进行无菌的盆腔检查[26]。对于妊娠患者，可能导致胎膜早破或前置胎盘出血，应避免双合诊检查[8]。阴道创伤引起的出血可用无菌纱布填塞来压迫止血。根据二次评估的结果，决定下一步实验室和影像学检查。

（五）胎儿评估

对于妊娠患者，一旦母体病情稳定，应对胎儿情况进行评估，正常胎心率（FHR）为110～160次/分；若胎心＜110次/分或＞160次/分，提示可能存在胎儿窘迫。胎心在妊娠10～14周时可通过多普勒超声检测，在妊娠20周可通过听诊器进行听诊[3]。对于所有妊娠患者，每间隔4～6h[22]，应给予连续胎心监护。如果胎儿尚无存活能力（孕周＜22～24周或估重＜500g），则无须进行胎心监护，因为产科干预不会改变胎儿结局。胎心监护可监测胎心和宫缩情况，可以及时发现胎儿窘迫的迹象，如胎心变异减少和晚期减速[10]。

轻微创伤后可能发生胎盘早剥和其他并发症，并在初步评估后数小时后发生[10]。持续4h的胎心监护，子宫收缩频率每次间隔＞10min可明确排除胎盘早剥[6]。入院和延长胎儿监护指征包括与创伤相关的损伤、临产征兆（如宫缩）、阴道出血、早剥迹象或胎儿窘迫[20]。无论孕妇是否受伤，都建议延长CTM时间至48h，以评估可能危及胎儿的亚临床损伤的进展情况[7]。对于合并重症的孕妇，如败血症或急性呼吸窘迫综合征（ARDS），应给予持续的胎心监护。若母体情况得到有效改善后，胎儿窘迫情况无好转，则应行急诊剖宫产[11]。

六、心脏停搏

外伤时低血容量休克最常见并发症是心搏骤停，但心脏压塞、张力性气胸及直接的心脏创伤也可以导致心搏骤停。如果怀疑有明显失血，应开始快速容量复苏以恢复循环血容量。全面管理遵循先进心脏生命支持（ACLS）指南[29]。一旦脉搏消失，应立即进行胸外按压。对于非妊娠患者，高质量的胸外按压产生的输出量约为基础心输出量的30%。然而，在主动脉及下腔静脉压迫的情况下，只能产生10%的心输出量[30]。左侧卧位可以缓解下腔静脉的压迫。

血液循环不足，仅仅几分钟就可能导致不可逆转的母体神经系统损伤及胎儿预后不良。标准的ACLS药物应按标准剂量使用，因为持续心搏骤停的危害大于胎儿不良反应的风险。如有需要，应进行电除颤[29]。若胎儿具备存活能力，在心搏骤停4min内不能恢复自主心跳（ROSC），应立即实施复苏剖宫产术（RH）。

复苏剖宫产术

RH，也被称为剖宫产术，旨在通过解除子宫压迫对母体循环的负担来改善无效的心肺复苏（CPR）。ROSC对于母体至关重要，同时也可以挽救胎儿生命[31]。解除子宫对主动脉及下腔静脉的压迫，改善母胎之间的血液循环，母体心脏输出量可增加30%～80%[32]。关于外伤中RH是否可以改善产妇和胎儿结局，目前证据有限。

估计孕龄或体格检查≥20周的患者才考虑RH。大多数医疗机构会对估计孕龄在22～24周胎儿进行充分新生儿复苏[8]。由于在母体心搏骤停5min后，胎儿神经系统的预后会急剧下降，因此对于心肺复苏4min后仍未恢复自主心跳的患者，应立即开始剖宫产手术，且应在5min内完成[8]。剖宫产手术成功实施后，医生必须立即对产妇及新生儿复苏。当考虑RH时，建议儿科医生参与新生儿复苏。即使胎儿无心跳，仍可以行 RH，因为有可能恢复母体 ROSC。关于 RH 的进一步描述，请参阅第 24 章。

七、实验室检查

所有有生育能力的女性都应该进行尿妊免检查。美国疾病控制和预防中心（CDC）认为，这一群体是年龄为 15-45 岁的女性，但如果病史采集有限或不可靠，对 10-50 岁的女性进行尿检也是合理的。10% 因外伤入院的女性急诊就诊时并不知道自己已经妊娠[33]。

创伤患者可进行的实验室检查，包括全血细胞计数（CBC）、电解质分析、尿分析或尿妊免和尿毒理学检测。这些测试通常对孕妇和非妊娠创伤患者作用相同。高达 46% 的妊娠创伤患者检测到使用了兴奋剂[9]。对于昏迷或不配合的创伤患者，尿液毒理学检测可进一步了解患者精神状态。此外，具有已知戒断综合征的物质阳性可能影响需要住院的患者。

一些其他实验室检查也可用于创伤妊娠患者，如动脉血气分析、凝血功能、血型及交叉配血、FIB、HCG 及 KB 实验。

（一）动脉血气分析

对于气管插管患者，可以根据动脉血气氧分压及二氧化碳分压调整呼吸机参数。维持充足氧合对于确保最佳的胎儿结局至关重要。对于可能有代偿性呼吸性碱中毒的孕妇，机械通气 $PaCO_2$ 参数必须调整至目标水平。

（二）凝血检查

凝血功能，如 PT、INR、PTT 等，都是术前检查的重要项目，结果异常提示可能存在凝血障碍，具有预测价值，并对评估创伤中的 DIC 有重要价值。

（三）血型及交叉配血

在创伤中，有可能发生 FMH，因此确定孕妇 Rh-D 抗原类型十分重要。对于 Rh 阴性血型母亲，同时体内存在抗 Rh-D 抗体，那么 Rh 阳性血型胎儿会有发生溶血的风险。此外，确定母亲 ABO 抗原类型及交叉配型对在初次复苏阶段和复苏后指导输血大有作用。

（四）KT 试验

FMH 是子宫创伤中常见合并症。K-B 试验可以检测并量化母体循环中胎儿红细胞数量。当 Rh 阴性母亲妊娠 Rh 阳性或未知血型胎儿时，借助 K-B 试验，可以确定 Rh IG 剂量从而预防 Rh（D）自身抗体形成。首次剂量 300μg，可预防 >30ml 胎儿血液发生的同种异体免疫。在妊娠晚期，FMH > 30ml。根据 K-B 试验，每检测到 5ml 胎儿血，应给予 50μg Rh IG。K-B 试验阳性结果与胎儿预后无相关性[9]。

（五）纤维蛋白原

妊娠期间，FIB 水平升高至 400mg/dl，是非妊娠女性 4 倍[11]。此时纤维蛋白原正常可能提示在严重损伤或羊水栓塞的情况下发生 DIC。

（六）β 人绒毛膜促性腺激素

有一定数量女性创伤患者在 ED 出现之前并不知晓自己妊娠，β-HCG < 1500U/L，提示非常早期的妊娠，产科超声下未探及孕囊。在早期妊娠阶段，β-HCG 水平下降提示自然流产可能，建议间隔 48h 复查评估 HCG 水平。

八、影像学诊断

根据创伤患者的临床病情及初次评估、二次评估的阳性发现选择影像学检查。是否妊娠并不改变影像学的检查。研究发现，由于担心辐射问题，患者对于影像学检查依从性较差[34,35]。

足够高的电离辐射暴露确实会对胎儿产生有害影响。多数报道发现累积辐射剂量 ≥ 100mGy，常产生有害影响[36]。在妊娠 2 周之前，大多数女性还不知道自己已经妊娠，辐射极有可能引发自然流产。胎儿器官发育期（妊娠后2~8周）过度暴露会增加先天性畸形和生长迟缓的发生风险。妊娠8~15周是辐射诱导中枢神经系统损伤和致畸风险的最高危时期[34]。具体胎龄及辐射剂量见表5-1。

目前尚无证据说明辐射剂量＜50mGy会导致先天性畸形，因此对于胎儿是安全的。50mGy的辐射剂量确实会使儿童患癌症风险增加0.3%，使终生患癌风险增加2%[29]。然而，与自然流产风险相比，这些风险非常低（15%）。实际上，常规创伤评估的辐射暴露是相对较低的。一个标准的检查包括胸部X线、骨盆X线、腹部和盆腔CT，通过现代成像机器和更新的软件，使得辐射剂量＜50mGy。表5-2总结了用于创伤的最常见的诊断成像研究的宫内辐射剂量。

（一）超声

尽管电离辐射的风险对妊娠患者很低，但也应尽量降低胎儿暴露。基于这个原因，超声检查对于创伤孕妇是一线选择。大多数急诊科室都有现成的超声机器，可快速获得由超声人员提供的信息。专业的超声人员可在2min内完成超声创伤（FAST）检查的集中评估，并可快速识别腹腔或心包出血。虽然FAST对于评估孕妇腹腔内出血的敏感性（61%~83%）低于普通人群（88%），但其特异性仍然很高（94%~100%）[37]。孕妇腹腔出血＜400ml很难检测到，这可能是FAST敏感性下降的原因。在这部分人群中，少量腹腔内液体可能是生理性的[38]。

超声对胎盘早剥和腹膜后出血均不敏感，这两种是孕妇创伤后常见且严重的后遗症。胎盘早剥的特异性很高（96%），但敏感性很差，只有24%[20]。同样的，超声对于评估骨盆静脉丛损伤或腹侧和背部穿透伤引起的腹膜后出血有效性差[6]。

超声可以显示创伤患者的气胸，但对孕妇尚无研究。肺超声检测气胸已经证明了不同的灵敏度（59%~88%），但它仍然是一个快速和有用的辅助检查方式[39]。

（二）X线检查

大多数患者在标准的创伤检查中接受胸部及骨盆X线片检查。胸部X线片检查主要用于筛查气胸，虽然它常用来检查锁骨和肋骨骨折。骨盆X线片可鉴别骨折或宫内节育器位置。孕妇的骨盆X线片上常发现耻骨联合分离（最大5mm），这可能被误诊为创伤并发症。多视角系列影像可定位胸部、腹部或盆腔穿透伤后不透过射线的异物，并为手术提供有用信息。当胎儿不在辐射区域内时，X线片的辐射暴露可以忽略不计。宫内胎儿X线片剂量通常＜3.5mGy[40]。

（三）CT

虽然借助超声及X线片可对于一些创伤进

表5-1 不同辐射量对胎儿发育阶段影响

孕　周	发育阶段	影　响
0~2周	着床前	自然流产（＞50mGy）
2~8周	主要器官形成	致畸作用：器官形成异常（＞100mGy）
2~15周	器官形成及神经快速发育	致畸作用：小头畸形、严重的智力障碍（＞100mGy）
2周至足月	着床后	儿童癌症死亡风险0.3%（50mGy） 终生癌症风险2%（50mGy）

经转载许可，引自 Sadro C, Bernstein MP, Kanal KM. Imaging of trauma: part 2, abdominal trauma and pregnancy—a radiologist's guide to doing what is best for the mother and baby. AJR Am J Roentgenol. 2012;199（6）:1207-1219.

表 5-2　根据常规放射学和 CT 检查估计胎儿的辐射剂量

曝光模式	估计胎儿剂量（mGy）
自然辐射	0.5～1
X 线片	
颈椎	< 0.001
胸椎	0.003
胸片（后前位，侧位）	0.002
胸片（前后位）	< 0.005
四肢（股骨）	0.002～0.5
髋部	0.1～2.1
腰椎（前后位，侧位）	0.3～4.0
盆腔	1.4～22
腹部（前后位）	1～3
静脉肾盂造影	5.0～8.8
尿道膀胱 X 线片	15
CT	
头部	0～0.5
胸部（常规）	0.2
腹部	4（老式 CT 28～46）
腹部及盆腔	25
血管造影	
脑部 CT	< 1
主动脉 CT	34
肺血管造影 CT	0.2

该范围由新旧报告及扫描数据提供

经许可引自 Raptis CA, Mellnick VM, Raptis DA, et al. Imaging of trauma in the pregnant patient. Radiographics. 2014;34（3）:748-763; Berlin L. Radiation exposure and the pregnant patient. AJR Am J Roentgenol. 1996;167:1377; North DL. Radiation doses in pregnant women. J Am Coll Surg. 2002;194:100; Damilakis J, Perisinakis K, Voloudaki A, Gourtsoyiannis N. Estimation of fetal radiation dose from computed tomography scanning in late pregnancy: depth-dose data from routine examinations. Invest Radiol. 2000;35:527.（修正后版本见于 Invest Radiol. 2000;35:706.）

行诊断及治疗，但是为了充分评估创伤患者病情，CT 也是必需的。胸部 CT 是诊断气胸的金标准[39]。腹部及盆腔 CT 对于识别内出血的敏感性优于超声检查，与超声不同的是，CT 能够识别腹膜后损伤。CT 检查不能可靠识别空腔内脏和膈肌损伤[41]。在外伤检查时，腹部和盆腔 CT 有时可发现胎盘早剥，但诊断应结合临床表现和胎儿监护[36]。当 CT 检查是必要的，应修改 CT 参数并给予防辐射措施，以尽量减少胎儿暴露[41]。

（四）CT 血管造影

钝性创伤包括快速减速的高能机制，比如从 4.5m 以上的高空坠落和高速 MVC-CT 血管造影对主动脉损伤的价值评价[34]。在所有创伤影像学研究中，主动脉 CT 血管造影对胎儿辐射暴露水平最高。漏诊主动脉损伤可危及孕妇生命，在这种情况下，要优先救治孕妇本人。

（五）磁共振成像

磁共振成像（MRI）不会使胎儿暴露在电离辐射中，在妊娠期间比 CT 更可取。由于获取图像需要相当多的时间，MRI 对评估急性创伤的效用不大[5]。MRI 可用于住院患者对颈椎损伤的明确评估或先前确定的损伤的后续评估。

九、处理

妊娠创伤患者救治首要任务是保持体外循环的稳定性，应尽一切努力在特定急症护理机构的能力范围内实现这一目标。尽管在理想的情况下，创伤的孕妇应该在具备创伤和新生儿救治能力的医疗机构接受治疗，但最初这些患者无法直接到达这些医疗机构。在美国，为了获得他们目前无法得到的必要护理，紧急医疗和劳工法（EMTALA）允许转运病情不稳定的患者。根据病史和临床表现，急诊医护人员必须决定患者是否需要创伤救治或只有在其他地方才能得到的产科干预。只要有合适的观察设备，如 CTM，在短期观察后可以出院的病情稳定患者，一般不需要转院。

对于需要专科治疗的患者，在患者呼吸及血流动力学改善后，应尽快转诊至专科医院进行救治。除非初次评估患者需要挽救生命的干预措施，否则应转诊至救治医院后再进行实验室和影像学检查。

病情长期不稳定或合并严重创伤后但病情稳定患者可能需要手术干预，延长胎儿监护，并需要住院治疗。其余不需要急诊手术的患者将会接受额外的医疗服务或直接急诊出院。轻微创伤损伤，如小气胸或低程度的实体器官撕裂，可观察其自然消退或恶化情况。遵产科医生医嘱，胎儿轮廓触诊不清、子宫压痛和妊娠子宫的严重创伤的患者需要延长 CTM。根据机构的不同，需要至少 4h 以上胎儿监护的患者可能需要入院观察。

暴力受害者需要额外考虑。尽管这些患者从医学角度来看是稳定的。过早地出院会使这些患者面临额外伤害的风险。在这些患者出院后，社会工作者和病例管理人员经常帮助协调资源并确保其有一个安全的避风港。

十、总结

妊娠期间的创伤使母亲和胎儿均有死亡的风险，这取决于创伤的类型。妊娠合并创伤的患者很难完整进行评估，并且可能在急剧的心肺衰竭之前情况相对稳定。熟悉妊娠独特的解剖和生理变化有助于指导适当的临床干预措施。如果处理得当，急救人员可以在复苏过程中挽救母亲和胎儿的生命。

本章要点

1. 所有具有生育能力的（10—50 岁）女性创伤患者，都需要筛查妊娠。
2. 妊娠期解剖和生理变化对创伤患者的复苏和治疗具有重要意义。
3. 母体复苏优先于胎儿评估。
4. 胎儿对于低氧血症敏感性高，因此应尽快补充氧气及气管插管。
5. 对于妊娠患者，不能依靠正常的生命体征来评估出血情况。
6. 对于妊娠＞20 周的患者，复苏时应手动移动子宫或向左侧卧位 15°～30° 以改善循环功能。
7. 对于所有妊娠具有存活能力胎儿的患者（孕周＞22～24 周或估重＞500g），即使轻微创伤，也应给予 ≥4h CTM。
8. 在一个标准的创伤检查中，电离辐射的总剂量是低的，需要进一步研究。
9. 对于孕妇创伤患者，理想的救治中心应该具有创伤外科、产科及 NICU 等科室。如有需要，应稳定患者病情并尽快转诊。
10. 对于妊娠 ≥20 周的创伤患者，应在心搏骤停 4min 后开始施行复苏剖宫产，以改善产妇血流动力学。

参考文献

[1] Brown HL. Trauma in pregnancy. Obstet Gynecol. 2009;114(1):147-160. doi:10.1097/AOG.0b013e-3181ab6014.

[2] Tinker SC, Reefhuis J, Dellinger AM, Jamieson DJ; National Birth Defects Prevention Study. Epidemiology of maternal injuries during pregnancy in a population-based study, 1997-2005. J Womens Health (Larchmt). 2010; 19(12):2211-2218. doi:10.1089/jwh.2010.2160.

[3] Hill CC, Pickinpaugh J. Trauma and surgical emergencies in the obstetric patient. Surg Clin North Am. 2008;88(2):421-440, viii. doi:10.1016/j.suc.2007.12.006.

[4] Harland KK, Saftlas AF, Yankowitz J, Peek-Asa C. Risk factors for maternal injuries in a population-based sample of pregnant women. J Womens Health (Larchmt).

[5] Brown S, Mozurkewich E. Trauma during pregnancy. Obstet Gynecol Clin North Am. 2013;40(1):47-57. doi:10.1016/j.ogc.2012.11.004.

[6] Mirza FG, Devine PC, Gaddipati S. Trauma in pregnancy: a systematic approach. Am J Perinatol. 2010;27(7):579-586. doi:10.1055/s-0030-1249358.

[7] Petrone P, Jiménez-Morillas P, Axelrad A, Marini CP. Traumatic injuries to the pregnant patient: a critical literature review. Eur J Trauma Emerg Surg. 2019;45(3):383-392. doi:10.1007/s00068-017-0839-x.

[8] Raja AS, Zabbo CP. Trauma in pregnancy. Emerg Med Clin North Am. 2012;30(4):937-948. doi:10.1016/j.emc.2012.08.003.

[9] Mendez-Figueroa H, Dahlke JD, Vrees RA, Rouse DJ. Trauma in pregnancy: an updated systematic review. Am J Obstet Gynecol. 2013;209(1):1-10. doi:10.1016/j.ajog.2013.01.021.

[10] Einav S, Sela HY, Weiniger CF. Management and outcomes of trauma during pregnancy. Anesthesiol Clin. 2013;31(1):141-156. doi:10.1016/j.anclin.2012.10.002.

[11] Reddy SV, Shaik NA, Gunakala K. Trauma during pregnancy. J Obstet Anaesth Crit Care. 2012;2(1):3. doi:10.4103/2249-4472.99308.

[12] Petrone P, Talving P, Browder T, et al. Abdominal injuries in pregnancy: a 155-month study at two level 1 trauma centers. Injury. 2011;42(1):47-49. doi:10.1016/j.injury.2010.06.026.

[13] Schiff MA. Pregnancy outcomes following hospitalisation for a fall in Washington State from 1987 to 2004. BJOG. 2008;115(13):1648-1654. doi:10.1111/j.1471-0528.2008.01905.x.

[14] Zangene M, Ebrahimi B, Najafi F. Trauma in pregnancy and its consequences in Kermanshah, Iran from 2007 to 2010. Glob J Health Sci. 2015;7(2):304-309. doi:10.5539/gjhs.v7n2p304.

[15] Lapinsky SE. Acute respiratory failure in pregnancy. Obstet Med. 2015;8(3):126-132. doi:10.1177/1753495X15589223.

[16] Luley T, Fitzpatrick CB, Grotegut CA, Hocker MB, Myers ER, Brown HL. Perinatal implications of motor vehicle accident trauma during pregnancy: identifying populations at risk. Am J Obstet Gynecol. 2013;208(6):466.e1-e5. doi:10.1016/j.ajog.2013.02.032.

[17] ACOG Committee Opinion No. 518: intimate partner violence. Obstet Gynecol. 2012;119(2, pt 1):412-417. doi:10.1097/AOG.0b013e318249ff74.

[18] Breiding MJ, Black MC, Ryan GW. Prevalence and risk factors of intimate partner violence in eighteen U.S. states/territories, 2005. Am J Prev Med. 2008;34(2):112-118. doi:10.1016/j.amepre.2007.10.001.

[19] Devries KM, Mak JY, García-Moreno C, et al. Global health. The global prevalence of intimate partner violence against women. Science. 2013;340(6140):1527-1528. doi:10.1126/science.1240937.

[20] Murphy NJ, Quinlan JD. Trauma in pregnancy: assessment, management, and prevention. Am Fam Physician. 2014;90(10):717-722.

[21] Chisholm CA, Bullock L, Ferguson JEJ 2nd. Intimate partner violence and pregnancy: screening and intervention. Am J Obstet Gynecol. 217(2):145-149. doi:10.1016/j.ajog.2017.05.043.

[22] Huls CK, Detlefs C. Trauma in pregnancy. Semin Perinatol. 2018;42(1):13-20. doi:10.1053/j.semperi.2017.11.004.

[23] Gando S, Otomo Y. Local hemostasis, immunothrombosis, and systemic disseminated intravascular coagulation in trauma and traumatic shock. Crit Care. 2015;19(1). doi:10.1186/s13054-015-0735-x.

[24] Conde-Agudelo A, Romero R. Amniotic fluid embolism: an evidence-based review. Am J Obstet Gynecol. 2009;201(5):445.e1-e13. doi:10.1016/j.ajog.2009.04.052.

[25] ATLS Subcommittee; American College of Surgeons' Committee on Trauma; International ATLS Working Group. Advanced trauma life support (ATLS®): the ninth edition. J Trauma Acute Care Surg. 2013;74(5):1363-1366. doi:10.1097/TA.0b013e31828b82f5.

[26] Pacheco LD, Saade GR, Gei AF, Hankins GD. Cutting-edge advances in the medical management of obstetrical hemorrhage. Am J Obstet Gynecol. 2011;205(6):526-532. doi:10.1016/j.ajog.2011.06.009.

[27] CRASH-2 trial collaborators, Shakur H, Roberts I, et al. Effects of tranexamic acid on death, vascular occlusive events, and blood transfusion in trauma patients with significant haemorrhage (CRASH-2): a randomised, placebo-controlled trial. Lancet. 2010;376(9734):23-32. doi:10.1016/S0140-6736(10)60835-5.

[28] Pacheco LD, Hankins GDV, Saad AF, Costantine MM, Chiossi G, Saade GR. Tranexamic acid for the management of obstetric hemorrhage. Obstet Gynecol. 2017;130(4):765-769. doi:10.1097/AOG.0000000000002253.

[29] Vanden Hoek TL, Morrison LJ, Shuster M, et al. Part 12: cardiac arrest in special situations: 2010 American Heart Association Guidelines for Cardiopulmonary Resuscitation and Emergency Cardiovascular Care. Circulation.

2010;122(18 suppl 3):S829-S861. doi:10.1161/CIRCULATIONAHA.110.971069.

[30] Parry R, Asmussen T, Smith JE. Perimortem caesarean section. Emerg Med J. 2016;33(3):224-229. doi:10.1136/emermed-2014-204466.

[31] Healy ME, Kozubal DE, Horn AE, Vilke GM, Chan TC, Ufberg JW. Care of the critically ill pregnant patient and perimortem cesarean delivery in the emergency department. Emerg Med J. 2016;51(2):172-177. doi:10.1016/j.jemermed.2016.04.029.

[32] Battaloglu E, Porter K. Management of pregnancy and obstetric complications in prehospital trauma care: prehospital resuscitative hysterotomy/perimortem caesarean section. Emerg Med J. 2017;34(5):326-330. doi:10.1136/emermed-2016-205979.

[33] Akintomide AO, Ikpeme AA. Radiation safety of women of the reproductive age: evaluation of the role of referring physicians. J Family Med Prim Care. 2014;3(3):243-246. doi:10.4103/2249-4863.141618.

[34] Shakerian R, Thomson BN, Judson R, Skandarajah AR. Radiation fear: impact on compliance with trauma imaging guidelines in the pregnant patient. J Trauma Acute Care Surg. 2015;78(1):88-93. doi:10.1097/TA.0000000000000497.

[35] Horstmann P, Larsen CF, GrØnborg H. Adherence to protocol in pregnant trauma patients? A 12-year retrospective study. Eur J Trauma Emerg Surg. 2014;40(5):561-566. doi:10.1007/s00068-014-0378-7.

[36] Sadro C, Bernstein MP, Kanal KM. Imaging of trauma: part 2, abdominal trauma and pregnancy—a radiologist's guide to doing what is best for the mother and baby. AJR Am J Roentgenol. 2012;199(6):1207-1219. doi:10.2214/AJR.12.9091.

[37] Wang PI, Chong ST, Kielar AZ, et al. Imaging of pregnant and lactating patients: part 1, evidence-based review and recommendations. AJR Am J Roentgenol. 2012;198(4):778-784. doi:10.2214/AJR.11.7405.

[38] Raptis CA, Mellnick VM, Raptis DA, et al. Imaging of trauma in the pregnant patient. Radiographics. 2014;34(3):748-763. doi:10.1148/rg.343135090.

[39] Sauter TC, Hoess S, Lehmann B, Exadaktylos AK, Haider DG. Detection of pneumothoraces in patients with multiple blunt trauma: use and limitations of eFAST. Emerg Med J. 2017;34(9):568-572. doi:10.1136/emermed-2016-205980.

[40] Sadro CT, Dubinsky TJ. CT in pregnancy: risks and benefits. Appl Radiol. http://appliedradiology.com/articles/ct-in-pregnancy-risks-and-benefits. Published September 13, 2013. Accessed March 17, 2018.

[41] Puri A, Khadem P, Ahmed S, Yadav P, Al-Dulaimy K. Imaging of trauma in a pregnant patient. Semin Ultrasound CT MR. 2012;33(1):37-45. doi:10.1053/j.sult.2011.10.007.

第 6 章 妊娠期常见合并症的管理
Management of Common Medical Comorbidities During Pregnancy

Wesley P. Eilbert 著
高雨菲 胡 静 译

妊娠期间的合并症通常表现为伴有母婴健康风险的复杂疾病。由于多种因素,妊娠期间的合并症发生率正在增加。女性将生育推迟到更晚的时候,而年纪大的女性更易患有合并症。肥胖率的增加导致孕产妇糖尿病和高血压的发生率更高。尽管有些女性患有以前本来是难以妊娠的慢性病,但医学的进步帮助她们能够妊娠。现在,合并症是造成孕产妇死亡的主要原因,2/3 的孕产妇死亡发生在患有合并症的女性中[1]。

一、糖尿病

1/6 的活产新生儿(16.8%)来自妊娠时以某种形式高血糖的女性。这些病例中的大多数(84%)归因于妊娠糖尿病(gestational diabetes mellitus,GDM),其他的归因于 1 型和 2 型糖尿病[2]。妊娠合并糖尿病的孕产妇和新生儿发病率增加,包括自然流产、胎儿畸形、先兆子痫、胎儿死亡、巨大胎儿和新生儿低血糖症[3]。

血糖控制是所有糖尿病妊娠管理的基石。胰岛素是用于此目的的传统、安全且有效的药物。短效、中效和长效胰岛素都被认为可以安全地用于妊娠[4]。尽管处于可能的致畸作用的考虑,不建议使用格列本脲和二甲双胍,但由于患者的要求或医生的斟酌,他们经常在妊娠中使用。美国食品药品管理局未批准将二甲双胍和格列本脲用于妊娠[5]。这两种药物均与先天缺陷或新生儿短期不良预后无关,但是,有关子宫内暴露影响儿童长期代谢的数据有限[4]。胰岛素被认为是妊娠糖尿病治疗的一线疗法[5]。

(一)妊娠糖尿病

尽管存在争议,GDM 被定义为"妊娠期初发或初次发现的糖耐量不足"[6]。GDM 的发生率为 1%~28%。GDM 是孕产妇发展为永久性糖尿病的重要危险因素[2,6]。母亲患 GDM 的风险因素已经确认(表 6-1)[2,4]。所有孕妇都应在孕早期进行糖尿病筛查,并在妊娠第 24~28 周接受口服葡萄糖耐量试验。GDM 的管理始于非药物方法,例如饮食调节、运动和血糖监测。研究表明,诊断为 GDM 的女性中有 70%~85% 的人可以仅通过生活方式改变来控制[3]。如果生活方式改变未能实现对血糖的控制,则胰岛素是第一疗法。在特殊情况下,可以考虑使用二甲双胍和格列本脲[2]。

(二)糖尿病酮症酸中毒

据报道,糖尿病酮症酸中毒(diabetic ketoacidosis,DKA)占糖尿病妊娠合并症的 0.5%~3%[7]。通常发生于 1 型糖尿病患者,尤其是新发的糖尿病患者。但它也可能影响 2 型糖尿病女性和极少数的 GDM 女性,尽管它可能在整个妊娠期间的任何时间发生,但最常见于孕早期。妊娠合并 DKA 有 9%~36% 的流产率[7]。

表 6-1 妊娠糖尿病的高危因素

前次妊娠的妊娠糖尿病
前次妊娠巨大胎儿
多次妊娠
身高体重指数＞ 30kg/m²
18 岁后体重增长＞ 5kg
过度的妊娠期体重增长
多囊卵巢综合征
身材矮小
孕妇年龄＞ 35 岁
一级亲属患糖尿病
种族因素
亚洲、印第安原住民、太平洋岛民、黑种人、西班牙人

孕妇罹患 DKA 的风险比未妊娠的糖尿病女性高。导致妊娠患者发生 DKA 的诱因包括胰岛素拮抗药增加（人胎盘催乳素、催乳素、氢化可的松）的产生，加速饥饿状态，并与妊娠代偿性呼吸性碱中毒导致缓冲能力下降有关。妊娠经常伴随的恶心也可能导致热量摄入减少。妊娠期 DKA 的常见病因包括妊娠剧吐、伴随的病毒或细菌感染、不遵守胰岛素用量，以及同时使用其他药物（如 β 交感神经激动药用于治疗宫缩、类固醇用于促胎肺成熟）。

DKA 的代谢特点是对感知到的葡萄糖缺乏的过度反调节反应的结果。如果没有足够的胰岛素，细胞就会进入饥饿状态，进而激活能量产生途径（图 6-1）。妊娠期 DKA 的症状与未妊娠女性所表现的症状没有区别，不同之处在于它们在妊娠中往往会更快地发展。患者通常表现为不适、恶心、呕吐、多饮、多尿、呼吸

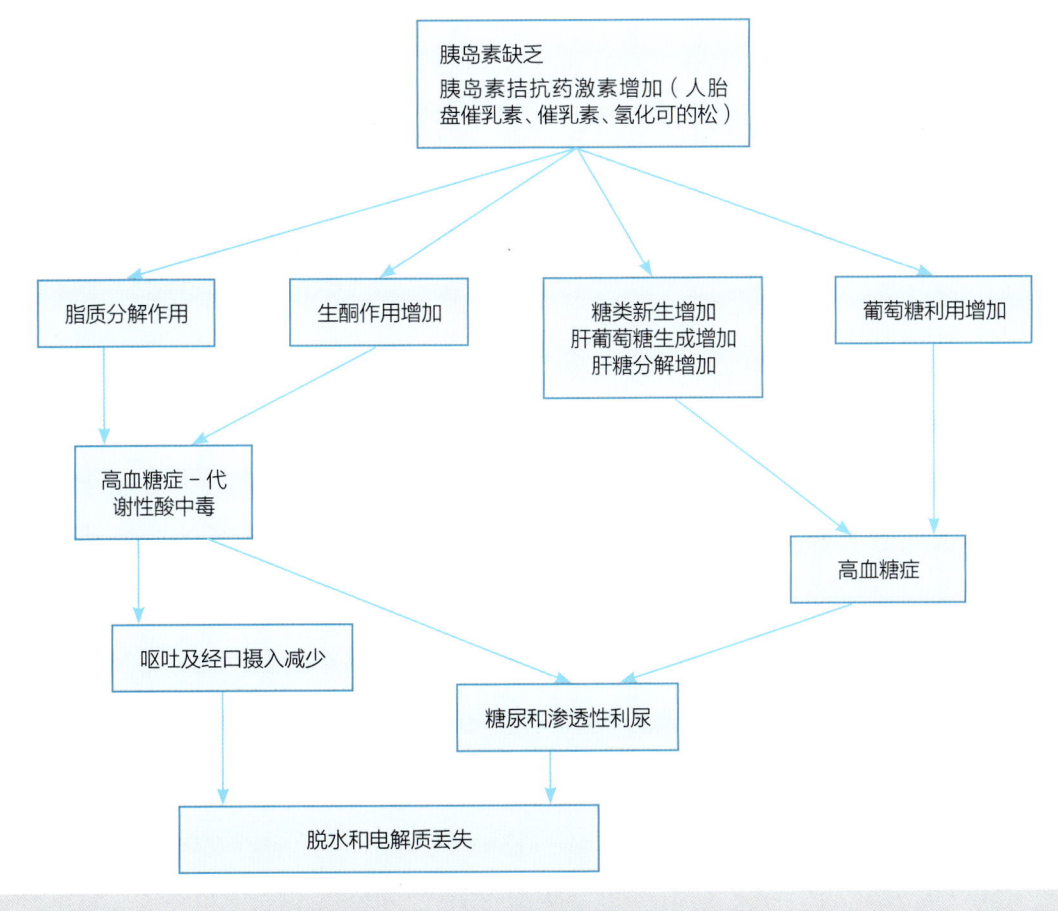

▲ 图 6-1 妊娠糖尿病酮症酸中毒的病理生理学

急促和脱水体征（如黏膜干燥、心动过速和低血压）。可能会在呼吸中发现丙酮的烂苹果味。由于可能会损害灌注，导致局部缺血，因此患者可能会出现腹痛。在严重的情况下，患者通常可能在极端高血糖的情况下出现意识不清。

实验室评估 DKA 的特征是高血糖、阴离子间隙代谢性酸中毒和酮症三联征。初始检验应该包括完整的血细胞计数、尿液分析、血清葡萄糖、电解质、血尿素氮、肌酐和酮体。如果存在血清酮体或阴离子间隙升高，则应通过动脉或静脉血气来测定血清 pH。血清酮体、阴离子间隙 > 12mmol/L 且动脉 pH < 7.30 是 DKA 的特征。可能存在血钾水平假性正常或升高，然而，大多数患者体内的钾含量很低，这在治疗后会很明显。脱水和肾功能不全可能导致血尿素氮和肌酐水平升高。血清葡萄糖水平通常 > 300mg/dl，但在妊娠期间并不常见。血糖正常的酮症酸中毒是妊娠中一种罕见现象。在这种情况下，在没有明显的高血糖的情况下会发生酮症酸中毒。

妊娠期间 DKA 的管理原则与未妊娠患者相同（表 6-2）。积极的容量替代、静脉内胰岛素治疗、酸中毒和电解质异常的纠正，以及潜在病理情况的管理是治疗的基石。治疗期间应该每 1h 检查 1 次血清葡萄糖水平，并每 2h 检查 1 次血清电解质和酮体。妊娠 24 周后的所有孕妇均应在治疗期间持续胎儿监护。

二、甲状腺疾病

甲状腺疾病是仅次于糖尿病的妊娠第二大内分泌疾病[8]。孕妇孕期甲状腺功能的变化是由多种因素引起的，包括代谢需求增加、血清甲状腺结合球蛋白浓度升高、甲状腺素（T_4）的母儿转移，以及人绒毛膜促性腺激素（hCG）对促甲状腺素（TSH）受体的刺激。母亲的 TSH 通常在妊娠期处于正常范围内，但由于 hCG 水平的升高及该激素对 TSH 受体的交叉反应，也可能会降低。由于 hCG 对甲状腺的刺激作用较弱，并且其血清水平在妊娠 10～12 周时达到峰值。因此，由于负反馈反应，TSH 水平在孕早期可能会下降。

（一）甲状腺功能减退

妊娠甲状腺功能减退症的定义是血清 TSH 水平高于孕中期特定范围，而游离 T_4 水平低于参考范围。它影响了 0.3%～0.5% 的妊娠[8]。它通常是孕前存在的，但在孕期可能进一步发展。最常见的原因是慢性自身免疫性（桥本）甲状腺炎，也有可能是由于先前的甲状腺手术、用于甲状腺功能亢进的放射性碘治疗和碘缺乏引起的。大多数已知已有甲状腺功能减退症的

表 6-2 妊娠期间糖尿病酮症酸中毒的管理

补液
最开始的 2h，0.9% 氯化钠溶液 1～2L/h，之后改为 250ml/h
如果发生高钠血症，使用 0.45% 氯化钠溶液
电解质
钾：如果正常或较低，则以 15～20 mmol/h 的速率补液；如果过高，等待其降至正常范围内，然后以 20～30mmol/h 的速度补液 碳酸氢盐：仅在血清 pH < 7 时才有意义，以 44mmol/h 的速度输注
胰岛素
以 0.1U/（kg·h）的速度静脉滴注，开始输注前可推注 10～15U 当葡萄糖水平降至 < 250mg/dl 时开始输注 5% 葡萄糖溶液

孕妇使用左甲状腺素治疗后，在妊娠期需要增加剂量。孕妇的左甲状腺素需求量通常在孕4～8周增加25%～50%，然后在孕16周后达到稳定水平[8]。

甲状腺功能减退的症状包括疲劳、便秘和嗜睡可能被归因于妊娠本身，从而延误了诊断。如果不及时治疗，妊娠甲状腺功能减退症与多种产科并发症有关，包括早产、子痫前期、胎盘早剥、贫血和产后出血[8]。甲状腺激素对发育至关重要。甲状腺功能低下的母亲所生的孩子出现智商（IQ）分数标准值低于正常人群的可能性增加3倍[9]。

黏性水肿性昏迷代表甲状腺功能低下众多系统性影响中最为严重的形式。虽然罕见，但可能在孕期出现[10]。通常会出现诱发因素，例如体温过低、感染或使用抑制中枢神经系统的药物（如麻醉药）。体温过低实际上存在于所有患者中。心动过缓和呼吸过缓经常出现导致缺氧和高碳酸血症。感觉中枢从嗜睡到昏迷的感官改变很常见，并且还存在弥漫性水肿。实验室检查显示血清TSH水平显著升高，游离T_4和游离三碘甲状腺素（T_3）水平非常低。低钠血症经常存在。孕妇黏液性水肿昏迷的治疗应在重症监护和胎儿监护下进行。大剂量的甲状腺激素替代疗法（甲状腺素200～250mg，静脉滴注，每日1次）是治疗的主要手段。大剂量皮质类固醇（氢化可的松50～100mg，静脉注射，每6～8h）可用于减轻系统症状，同时等待甲状腺激素的替代治疗。

（二）甲状腺功能亢进

甲状腺功能亢进，被定义为血清TSH水平低及血清游离T_3和游离T_4水平升高，占全部妊娠的0.4%～1.7%[11]。Graves病是最为常见的原因，占全部病例的85%。毒性结节和人为的甲状腺毒症很少见[8]。Graves病和妊娠期甲状腺毒症之间应着重区分（表6-3）。Graves病是一种以甲状腺功能亢进、甲状腺肿和眼病为特征的综合征。它是由循环中TSH受体抗体刺激甲状腺素合成造成的。妊娠甲状腺毒症是一种短暂的，通常无症状的疾病，由hCG与甲状腺的TSH受体的交叉反应引起。然后，TSH水平由于负反馈而下降。由于hCG水平在妊娠10～12周时达到峰值，因此妊娠甲状腺毒症发生在妊娠的前半段。与Graves病不同，游离T_3和游离T_4血清水平与妊娠甲状腺毒症保持在正常范围内。与血清hCG升高有关的疾病，例如妊娠呕吐和双胎妊娠，可能会诱发妊娠甲状腺毒症。

Graves病占全部妊娠的0.1%～1%。妊娠的许多非特异性症状与Graves疾病类似，包括心动过速、不耐高温和排汗增加。该疾病通常

表6-3 Graves病和妊娠期甲状腺毒症的区别

	妊娠期甲状腺毒症	Graves病
妊娠期发病率	10%～20%	0.1%～1%
病理生理学	hCG对TSH受体的交叉反应刺激甲状腺	抗TSH受体抗体刺激甲状腺
病史	症状通常轻微，在妊娠早期短暂出现	有些症状通常出现在妊娠前，多数症状在妊娠早期较前进展
体格检查发现	最少。偶有轻微的心动过速	心动过速、发汗、体重减轻、焦虑症、眼病和甲状腺肿
甲状腺功能检测	低TSH、游离T_3和游离T_4正常	低TSH、游离T_3和游离T_4升高
治疗	很少需要治疗	抗甲状腺药物及可能需要β受体拮抗药

hCG. 人绒毛膜促性腺激素；T_3. 三碘甲状腺素；T_4. 甲状腺素；TSH. 促甲状腺激素

在前3个月内恶化,此后有所改善。与妊娠中所有甲亢一样,Graves病与多种新生儿合并症相关,包括早产、胎儿生长受限、子痫前期和胎儿死亡。妊娠期Graves病的诊断由临床表现如甲状腺肿、眼病及TSH受体抗体等支持。包括丙硫氧嘧啶(PTU)和甲巯咪唑(MMI)在内的抗甲状腺药物是治疗Graves疾病的选择[8,9,11]。由于胎儿毒性,禁止在妊娠期间为此目的使用放射性碘。尽管PTU和MMI都具有致畸作用,但PTU在孕早期是首选药物,而MMI在孕中期和晚期则是优选的。β受体拮抗药可用于以最低有效剂量治疗肾上腺素能症状,直到抗甲状腺药物使甲状腺功能恢复正常为止。

甲状腺危象

甲状腺危象是一种罕见的,可能致命的疾病,其特征是高水平的内源性甲状腺激素引起的严重的高代谢状态。1%的孕妇甲状腺功能亢进症未经治疗或未得到充分治疗的女性中会发生这种情况。妊娠期间的甲状腺危象可能导致孕妇心力衰竭、休克和昏迷,孕妇死亡率高达25%。通常存在确定的诱发因素,例如感染、创伤或分娩。临床上应根据临床体征和症状进行甲状腺炎的诊断(表6-4)。治疗与未妊娠女性没有区别。药物治疗可用于阻断甲状腺激素在周围组织中的合成,分泌和作用(表6-5)。在重症监护环境中应进行一般的支持性护理,包括退烧药、冷却毯、容量复苏和补充氧气,并妊娠24周以上的胎儿进行持续胎儿监测。

三、哮喘

哮喘是妊娠期最常见的呼吸系统合并症,在美国孕妇中发病率为8.8%[12]。哮喘在妊娠期间可能加重、进展或保持原有状态,数据表示这3种情况的可能性相同。哮喘的进展在不同妊娠阶段也会不同。哮喘女性在孕早期的耐受性较高,少有急性发作。症状增加及病情恶化更常发生在孕17~36周,孕37~49周症状再次显著的减少[12]。妊娠期哮喘与子痫前期、胎盘早剥、前置胎盘,以及产科出血密切相关[13]。

妊娠期哮喘治疗的目标是维持胎儿充足的氧气,并防止母亲出现低氧发作。最常见的哮喘药物的潜在致畸作用已有广泛研究,总的来说,妊娠期哮喘控制的好处远胜于其不良反应。哮喘药物可分为两大类,包括用于维持治疗的长期控制药物和可立即缓解症状的急救药物(表6-6)。吸入糖皮质激素是妊娠期长期控制药物的主要手段,布地奈德最为常用[14]。如果单独使用吸入性糖皮质激素不能长期控制,则可以添加吸入的长效β受体激动药。沙美特罗和福莫特罗是目前可吸入的两种长效β受体激动药,在妊娠期间被认为是基本安全的。

接近6%的孕妇因哮喘加重住院[15]。病毒感染、过敏源暴露和治疗不依从是常见的恶化因素。通常用于评估哮喘严重程度的呼气峰值流速不会因妊娠而改变。妊娠期间急性哮喘发

表6-4 甲状腺危象的症状和体征

意识模糊	视觉改变	甲状腺肿
焦虑	震颤	眼球突出
心悸	高热	出汗
恶心/呕吐	心动过速	心房颤动
厌食	呼吸急迫	肺水肿

表 6-5 妊娠期甲状腺风暴的药物管理

抑制甲状腺素的合成
PTU 500~1000mg 起始剂量，然后 250mg/4h。这是首选药物，因为它还抑制周围组织中 T_4 到 T_3 的转化，从而限制了甲状腺激素的活性形式 或者 MMI 60~80mg/d，分次使用
抑制甲状腺素分泌
SSKI（碘化物 50mg/滴），每日 1~2 次，经口 1~2 滴 或者 卢戈尔碘溶液（8mg 碘化物/滴），每日 3 次，经口 5~7 滴 或者 碘化钠 500mg，静脉给药，每日 2 次 （注意：给予 PTU 或 MMI 后等待 1h，然后再开始使用含碘化物治疗）
抑制甲状腺素作用
普萘洛尔 60~80mg，口服，每日 6 次。这是首选试药，因为它也抑制 T_4 到 T_3 的转化 或者 美托洛尔 25~50mg，口服，每日 4 次 或者 艾司洛尔 50~100μg/(kg·min)，静脉输注
皮质类固醇的使用
氢化可的松 300mg，静脉注射，然后 100mg，每日 3 次 或者 地塞米松 2~4mg，静脉注射，每日 4 次 （皮质类固醇会抑制 T_4 到 T_3 的转化，阻止甲状腺从甲状腺中释放激素，并将治疗甲状腺风暴可能引起的肾上腺功能不全）

MMI. 甲巯咪唑；PTU. 丙硫氧嘧啶；SSKI. 碘化钾饱和溶液；T_3. 三碘甲状腺素；T_4. 甲状腺素

作的治疗方法与未妊娠成人相同，吸入短效 β 受体激动药和全身性糖皮质激素是治疗的主要手段。在治疗过程中，建议在妊娠 24 周后进行无创胎儿心率监测。氧饱和度应保持在 95% 以上。因为妊娠的患者通常患有生理性补偿性呼吸性碱中毒，二氧化碳分压（PCO_2）范围为 28~32mmHg，所以动脉血气测试中看似正常的 PCO_2 表示 CO_2 潴留并可能导致呼吸衰竭。必要时行机械通气，避免空气滞留，也称为动态过度充气。这种情况导致胸腔内压力升高，导致外周静脉回流降低和产妇低血压。尽管在妊娠期使用碳酸血症的通气策略以避免空气潴留有良好的疗效，但仍存在争议[13]。使孕妇左侧卧位插管同样重要，特别是在孕晚期，避免妊娠的子宫压迫动脉。

四、头痛

妊娠期头痛发生率为 35%，接近 5% 的孕妇都会出现新发或新形式的头痛，通常为偏头痛[16,17]。妊娠期间发生的大多数头痛性质都是良性的。一般而言，在妊娠中期和产后时期发生的头痛更可能是严重的，因为这在如子痫前期和高凝状态等病理情况下最为普遍。妊娠期间治疗头痛的主要目标是对原因进行正确诊断并有效且安全地进行治疗。

头痛分为原发性头痛和继发性头痛。原发性头痛是不会威胁生命的疾病，其中头痛本身就是问题。偏头痛、紧张型和丛集性头痛属于此类。当头痛是其他疾病的症状时，就会发生继发性头痛。这些头痛可能具有很高的发病率，

表 6-6 妊娠期用于治疗哮喘的药物

药物种类		
吸入性支气管扩张药		
短效	沙丁胺醇	首选急救药物
长效	福莫特罗 沙美特罗	可以添加到吸入糖皮质激素中以进行长期控制
吸入性抗胆碱药物	异丙托溴铵	可能与沙丁胺醇一起用作抢救药物
吸入性糖皮质激素	布地奈德 倍氯米松 氟替卡松 莫米松 氟羟泼尼松龙	首选长期控制药物。布地奈德研究最多
全身性糖皮质激素		在更严重的情况下可以作为急救药物添加
白三烯受体拮抗药	孟鲁司特 扎鲁司特	可用作维持治疗
抗 IgE	奥马珠单抗	可用于中度至重度过敏性哮喘
克罗莫林和茶碱		替代方案,尽管不是首选,但可以长期控制
硫酸镁	2g,静脉滴注	在更严重的情况下可以作为急救药物添加
5-脂氧合酶抑制药	齐留通	因致畸而禁忌
肾上腺素		因子宫胎盘灌注不良而禁忌

IgE. 免疫球蛋白 E

需要进行专门的测试和治疗(表 6-7)。妊娠头痛的大多数(58%~65%)是原发性的,少数(35%~42%)是继发性的[16,18]。

(一)原发性头痛

由于激素的影响,原发性头痛疾病在育龄女性中最常见[16]。大多数会影响妊娠的原发性头痛都在妊娠之前诊断。

1. 偏头痛

寻求治疗原发性头痛疾病的大多数孕妇都接受了偏头痛治疗[19]。偏头痛是一种头痛疾病,其特征是发生剧烈的抽动,与恶心、呕吐、恐惧症、畏光及体力活动相关的搏动性头痛。偏头痛可能会伴有或不伴有称为先兆的视觉或神经症状。大多数偏头痛患者在妊娠期间会出现症状改善,发作频率和强度降低。在<10%的女性中,偏头痛症状在妊娠期间会恶化,高达6%的女性会在孕期出现新的先兆症状[20,21]。孕期偏头痛的治疗与非妊娠人群类似(表 6-8)。

2. 紧张型

紧张型头痛是妊娠中第二常见的原发性头痛。这些头痛被描述为整个头部周围的压力或紧绷感,其强度可能减轻和减弱。这类头痛的频率在妊娠期间可能保持不变或减少,近5%的孕妇报道症状加重[20]。对乙酰氨基酚是妊娠期紧张型头痛的首选药物。阿司匹林和非甾体抗炎药是孕中期最安全的二线选择。咖啡因也可以使用,基本被认为是安全的。

3. 丛集性

丛集性头痛是一种相对罕见的原发性头痛,

表 6-7 妊娠期继发性头痛

继发性头痛疾病	特　点
子痫前期和子痫	妊娠 20 周后出现进行性双侧头痛，并伴有高血压和蛋白尿
脑静脉窦血栓形成	进行性头痛通常在妊娠中期或产后出现，并伴有颅内压升高的迹象。可能有局灶性神经功能缺损
可逆性脑血管收缩综合征	通常在产后突然发作的弥漫性头痛。与出血性和缺血性脑卒中相关
特发性颅内高压	肥胖女性通常在孕早期进行性弥漫性头痛。可能有视觉障碍
蛛网膜下腔出血	突然发作的严重头痛常伴有意识丧失和呕吐。产后发生的可能性更高
颅内占位病变	日常的进行性弥漫性头痛，常伴恶心和呕吐。可能有视觉障碍
垂体脑卒中	眼眶后疼痛突然发作，常伴恶心、呕吐和视力障碍
可逆性脑病后综合征	隐匿性发作性钝性枕后头痛常伴有视觉症状。通常与子痫前期/子痫相关
缺血性脑卒中	通常是自限性头痛，伴有神经系统缺陷。后循环卒中更常见
动脉夹层	突然发作的单侧头痛常与先兆子痫有关

表 6-8 用于治疗妊娠期头痛的药物

药　物	备　注
对乙酰氨基酚	首选一线治疗
非甾体抗炎药（包括阿司匹林）	孕中期是安全的，孕晚期避免使用
曲坦类	一般认为是安全的
阿片类药物	一般认为是安全的
止吐药（氯丙嗪、丙氯拉嗪、甲氧氯普胺、氟哌利多、恩丹西酮、苯海拉明）	一般认为是安全的
布他比妥	应避免
咖啡因	一般认为是安全的
异美汀	应避免
硫酸镁	安全
糖皮质激素	一般认为是安全的
麦角（麦角胺、双氢麦角胺）	应避免

表现为反复发作、间歇性、单发性伴有脑神经自主症状，如流泪、上睑下垂和面部出汗。丛集性头痛在男性中更为常见，仅占妊娠的不到 0.5%[22]。治疗与非妊娠人群一致，一般认为高浓度氧疗和曲坦类是安全的。

（二）继发性头痛

高血压疾病占妊娠所有继发性头痛的

50%，先兆子痫是该组中最常见的原因[19]。病史和体格检查结果通常表明孕妇存在继发性头痛（表6-9）。当怀疑与潜在的中枢神经系统或全身性疾病相关的继发性头痛时，则表明需进行脑成像。磁共振成像（MRI）是首选的成像方式，并被认为妊娠期安全的[23]。不建议使用对比剂，其已知的穿过胎盘的能力和缺乏安全性数据。由于其速度和易用性，相比于MRI，计算机断层扫描（CT）常在妊娠期间用于大脑成像。使用适当的腹部防护罩，使用母亲的头部CT可使胎儿的风险降至最低[21]。应避免碘化对比剂，因为它可能会抑制胎儿的甲状腺功能。

表6-9 妊娠继发性头痛的"危险信号"

既往继发性头痛的病史
新发头痛
突然加重的持续存在的头痛
体力活动或Valsalva动作加剧头痛
垂体病史
感官改变
局灶性神经功能缺损
惊厥
视盘水肿
发热
高血压

1. 子痫前期

子痫前期占妊娠期并发症的高达8%。妊娠20周以上的任何头痛女性都必须考虑。头痛通常被描述为弥漫性、持续性和搏动性。可能会出现视觉变化、精神状态改变和上腹部腹痛。也可能存在血小板减少症、肝酶升高和溶血。控制血压、预防癫痫发作，以及终止妊娠是子痫前期治疗的主要内容，详见第16章。

2. 脑静脉窦血栓形成

妊娠是一种高凝状态，其他危险因素更容易发生脑静脉窦血栓形成。其他危险因素包括脱水、剖宫产和产妇高龄。头痛是多达90%的病例中最常见的症状[23]。尽管可以使用CT静脉造影，但没有对比剂的MRI静脉成像是妊娠期脑静脉窦血栓形成的首选影像学检查。治疗方法是用低分子量肝素进行抗凝治疗，这是第3章中详细介绍的妊娠期抗凝治疗药物。

3. 可逆性脑血管收缩综合征

可逆性脑血管收缩综合征的发生率尚不清楚，因为它常常未被发现。2/3与妊娠有关的病例发生在产后。它是由血管内皮功能障碍引起的，导致脑血管张力的改变。可能会导致血管狭窄，导致缺血性脑卒中，血管扩张并可能破裂和出血，并因血管性水肿而破坏血脑屏障。最常见的临床表现是突然发作的头痛，通常是由于劳累或瓦尔萨尔瓦（Valsalva）动作引起的，伴有变化的神经功能缺损及有时惊厥发作。头痛可能会在几天内复发。妊娠期的诊断是通过MRI或CT血管造影进行的，其显示出脑动脉的收缩和扩张。可逆性脑血管收缩通常是一种自限性疾病，数周后即可消退，但如果伴有脑卒中或出血，可能会导致长期后遗症。钙通道阻滞药，尤其是尼莫地平，对预防复发性头痛非常有用[24]。

五、尿路感染

尿路感染（urinary tract infection，UTI）是妊娠期最常见的感染，占全部妊娠的5%到10%[25]。孕妇尿路感染的病原与非妊娠人群中的类似。大肠杆菌是最常见的病原，占全部妊娠期尿路感染的70%~80%，其他病原包括克雷伯菌、肠杆菌及变形杆菌[26]。革兰阳性菌，主要是B族链球菌，占到感染的10%[26]。

妊娠期尿路感染可分为无症状菌尿、下尿路感染（膀胱炎）或上尿路感染（肾盂肾炎）。

上下尿路细菌尿,包括无症状细菌尿,均与不良的母婴结局有关。因此,推荐所有孕早期的无症状菌尿,都推荐完善细菌培养[26]。无症状菌尿的抗生素治疗显著降低妊娠后期肾盂肾炎的发生率。

(一)膀胱炎

急性膀胱炎发生在1%～4%的孕妇中[25]。妊娠期膀胱炎的典型症状与非孕妇相同,包括排尿困难、耻骨上不适和血尿。膀胱炎的尿频和尿急也是妊娠引起生理性改变的常见症状。通过尿液培养可以确诊膀胱炎,应给所有具有对应症状的孕妇完善。应对所有症状一致的患者及有以下任何症状的患者给予经验治疗,白细胞酯酶或亚硝酸盐的阳性尿液试纸,白细胞每平方毫米>10个或高倍镜视野下>3个,在尿液的革兰染色上可见细菌[27]。没有证据支持一种特定的抗菌方案比另一种方案更能治疗膀胱炎,建议治疗3～7天(表6-10)[25,26,28]。选择经验治疗应根据局部抗生素谱和药敏模式。磺胺类药物和呋喃妥因的使用在最初的3个月中是有争议的,在妊娠的最后几个星期应避免使用。

(二)肾盂肾炎

妊娠期间肾盂肾炎的发生率高于一般人群,这可能是由于妊娠期间尿路的生理变化所致。肾盂肾炎占所有妊娠并发症的4%,尽管通过孕早期无症状菌尿的治疗可大大降低其发生率[26]。超过80%的肾盂肾炎发生在孕中期及孕晚期,近1/4的感染者在孕期会出现至少1次复发[29]。患妊娠期肾盂肾炎的女性多为黑种人或西班牙裔、年轻、缺乏教育、初产妇、糖尿病、提早进行产前检查及孕期吸烟[26,29]。肾盂肾炎的女性孕期容易合并贫血、急性肾功能

表 6-10 治疗妊娠期尿路感染的抗生素

抗生素	备注
青霉素	通常认为是安全的,包括与 β- 内酰胺酶抑制药联合使用的药物
头孢菌素	一般认为是安全的
碳青霉烯类	除了亚胺培南,所有这些都被认为是安全的
磷霉素	一般认为是安全的
呋喃妥因	孕早期及接近足月应避免
甲氧苄啶 - 磺胺甲基异噁唑	孕早期及接近足月应避免
氨基糖苷类	尽量避免
四环素类	禁忌
氟喹诺酮类	尽量避免
大环内酯类	一般认为是安全的
克林霉素	一般认为是安全的
万古霉素	一般认为是安全的
利奈唑酮	关于安全的信息很少
达托霉素	关于安全的信息很少

不全、高血压、溶血、血小板减少、败血症、子痫前期、急性呼吸窘迫综合征（ARDS）及早产[25,29]。

肾盂肾炎的诊断依赖于实验室发现菌尿及脓尿，伴有临床症状如发热、恶心、呕吐、腰部疼痛及肋骨角疼痛伴叩痛。在开始抗微生物治疗之前，应先进行尿培养。20%～30%的患者血培养呈阳性，虽然在所有孕妇中进行这一项的获益尚不清楚[25,30]。所有患有肾盂肾炎的孕妇均应接受静脉内抗生素治疗。合适的抗生素必须具有良好的肾脏渗透能力，这是治疗膀胱炎时不考虑的因素。广谱青霉素和头孢菌素是用于此目的的首选试药。氟喹诺酮类和氨基糖苷类药物，通常用于治疗非孕妇型肾盂肾炎，孕期应避免[25,29]。

六、药物滥用

一项美国的国家研究提示8.5%的孕妇饮酒及5.9%的孕妇使用违禁药物[31]。推荐所有饮酒及使用违禁药物的女性进行产前检查。药物滥用在年轻、未婚及无教育孕妇中更为常见。这些女性也不太可能寻求产前护理，传染病发生率更高，例如肝炎、人类免疫缺陷病毒（HIV）及性传播疾病（STD）[32]。虽然在药物滥用患者中意外妊娠很普遍，超过一半的人在妊娠期间戒毒。违禁药物对妊娠结局的影响很难确定。

由于多种混杂因素，包括多物质滥用、贫穷、营养不良、合并症和产前保健不足，研究工作具有挑战性（表6-11）。酒精、阿片类、苯二氮䓬类依赖的孕妇经常需要药物治疗并在医生的监督下排毒。大麻、可卡因和安非他命的停药，通常无须医疗干预。

（一）酒精

在妊娠期间，孕妇没有明确的"安全"饮酒量，并建议孕妇戒酒[33]。据估计，美国有0.3%被列为重度饮酒者[34]。胎儿酒精谱系疾病是一类由母亲在孕期饮酒所引起胎儿神经系统异常、神志异常、行为异常和面部畸形的疾病。孕期戒酒的相关治疗目前并未得到很好的研究。与非妊娠女性一样，苯二氮䓬类药物可帮助酒精滥用的女性达到戒酒的目的。

（二）阿片类药物

在承认使用非法药物的孕妇中，使用阿片类药物的孕妇占27%。过去，孕妇在孕期使用的阿片类药物主要为海洛因。但是，在近些年中，孕妇在孕期使用阿片类药物的比例有所增加，与美国滥用处方镇痛药的比例增加保持一致[35]。在用药过量的情况下，应使用纳洛酮拮抗，并注意避免可能引起胎儿窘迫的急性戒断综合征。大多数对阿片类药物有依赖性的女性在妊娠期间应维持阿片类药物的治疗。由于存

表6-11 妊娠期间药物滥用的影响

药　物	妊娠期影响	远期影响
酒精	早产、小于胎龄、自然流产	胎儿酒精谱异常
大麻	没有经过验证的效果	可能出现神经行为异常
可卡因	早产、小于胎龄、自然流产、胎盘早剥	可能出现神经行为异常
阿片类	早产、胎儿生长受限、子痫前期、胎盘早剥	行为和学习障碍可能
安非他命	早产、妊娠高血压、胎死宫内、子痫前期、胎盘早剥	行为障碍可能
苯二氮䓬类	可能与颜面和心脏缺陷有关	生后第1年可能延迟发育

在加剧胎儿窘迫的风险和高复发率，因此不建议常规进行脱毒[36]。美沙酮和丁丙诺啡可用于阿片类药物依赖的孕妇在孕期的维持治疗，其中美沙酮是首选治疗药物[32,35]。

（三）苯二氮䓬类药物

在美国，苯二氮䓬类药物经常与麻醉性镇痛药同时滥用。应用大剂量苯二氮䓬的女性（每日使用>50mg 地西泮当量药物）有出现苯二氮䓬类药物戒断相关的严重不良事件的风险，包括癫痫发作、谵妄和自主神经失调。尽管没有正式出版的针对妊娠期苯二氮䓬类药物的脱毒指南，但推荐劳拉西泮及地西泮等具有长效活性的苯二氮䓬类药物在孕期逐渐减量[37]。

七、癫痫

在所有孕妇中，有 0.3%～0.5% 合并癫痫[38]。妊娠对女性癫痫发作频率的影响是不确定的，20%～33% 合并有癫痫的孕妇在妊娠期癫痫发作频率增加，7%～25% 的患者发作频率减低，而 50%～83% 的患者癫痫发作频率无明显变化[39]。合并癫痫的女性比未合并癫痫的女性更易出现各种孕期并发症，包括孕产妇死亡、子痫前期、早产、胎儿生长受限、死产和先天畸形[38]。尽管如此，超过 90% 合并有癫痫的孕妇有良好的预后。虽然不常见，合并有癫痫的女性可能在妊娠时首次发作。这些患者诊断和管理方法应与未妊娠的女性相同，并应特别注意妊娠相关疾病，如子痫、大脑静脉窦血栓形成和可逆性脑血管收缩综合征。

妊娠期间使用抗癫痫药（antiepileptic drug, AED）被认为与新生儿出生缺陷与神经认知缺陷的发生率增加有关，因此许多女性在孕期不遵守处方服用 AED。孕期服用 AED 的女性出现较明显新生儿先天畸形的发生率为 3.1%～9%，比一般人群高出 2～3 倍[39]。一些 AED 被认为比其他种类 AED 引起后代先天性畸形的可能性小（表 6-12）。与其他 AED 相比，丙戊酸引起先天畸形和神经认知功能障碍的风险更高，因此应避免在妊娠时使用。建议所有服用 AED 的孕妇补充叶酸，以减少出现先天畸形的可能性[40]。

表 6-12 抗癫痫药与先天畸形风险

不太可能导致先天畸形的药物	更可能导致先天畸形的药物
拉莫三嗪	苯巴比妥
左乙拉西坦	托吡酯
苯妥英钠	丙戊酸

癫痫持续状态

妊娠期间发生的大多数癫痫持续状态病例并非由于孕前患有癫痫[41]。子痫是孕期出现癫痫发作最常见的原因，并予以相应治疗。其他可能的原因还包括大脑静脉窦血栓形成和可逆性脑血管收缩综合征[41]。癫痫持续状态发生在合并有癫痫孕妇发生率高达 2%，并且可能在妊娠任何时期发生[42]。有 10% 的女性会出现自发性流产[43]。针对非子痫所致的妊娠期癫痫持续状态的治疗尚无具体建议。推荐采用苯二氮䓬类药物（劳拉西泮或地西泮）作为初始治疗药物和使用 AED，最好是左乙拉西坦维持治疗。

八、自身免疫疾病

自身免疫性疾病的定义为针对自身组织的异常免疫反应所致的组织损伤。许多自身免疫疾病在女性群体中的好发年龄为育龄期。自身免疫疾病的治疗通常涉及使用抗炎药、免疫抑制药及生物制剂（表 6-13）。妊娠期间孕妇需要应用药物控制母体疾病，但这些药物也可能对胎儿产生影响。其中大部分药物不会对胎儿造成明显伤害，可被孕妇使用。

表 6-13　妊娠期治疗自身免疫疾病的药物

药　物	评　价
抗炎药	
非甾体抗炎药（nonsteroidal anti-inflammatory drug,NSAID）	孕中期使用最安全，尽量避免在孕晚期使用
氨基水杨酸类（柳氮磺吡啶、美沙拉嗪）	总体上认为安全
糖皮质激素	总体上认为安全
秋水仙碱	总体上认为安全
免疫抑制药	
硫嘌呤类（硫唑嘌呤、巯基嘌呤）	总体上认为安全
他克莫司	总体上认为安全
环孢素	总体上认为安全
羟氯喹	总体上认为安全
环磷酰胺	认为不安全，尤其是孕早期
霉酚酸酯	孕期不应使用
甲氨蝶呤	孕期不应使用
来氟米特	孕期不应使用
沙利度胺	孕期不应使用
生物制药（肿瘤坏死因子抑制药等）	证据不足，似乎安全

NSAID. 非甾体抗炎药

（一）炎症性肠病

克罗恩病和溃疡性结肠炎如果得到良好控制，似乎对妊娠结局没有显著影响[44]。除了极个别特殊情况，这些疾病的药物维持治疗在妊娠期间应继续使用，因为其益处大于用药的风险。患有克罗恩病的孕妇与非孕妇的病程相似。但是，患有溃疡性结肠炎的女性在妊娠期间疾病活动的风险增加，大多数复发发生在孕早期及孕中期[45]。克罗恩病和溃疡性结肠炎急性发作的处理与未妊娠患者相似，并且理想情况下应与消化科医师合作。维持治疗时可能会出现疾病发作，应采用直肠氨基水杨酸酯，全身性氢化可的松或肿瘤坏死因子抑制药治疗[46]。

（二）类风湿关节炎

合并有类风湿关节炎（rheumatoid arthritis, RA）的孕妇妊娠结局总体较好，与普通人群相比差异很小。孕妇患有 RA 可增加早产和小于孕龄儿的风险。另外，合并有 RA 的孕妇更容易出现妊娠高血压及子痫前期[47]。有 1/3 的孕妇认为妊娠期间其类风湿关节炎症状恶化，另 1/3 的孕妇认为其症状有所改善[48]。针对类风湿关节炎的有效药物维持治疗在妊娠期是合理且安全的。可以通过口服或关节内注射皮质类固醇来控制疾病发作[49]。

(三) 系统性红斑狼疮

系统性红斑狼疮 (systemic lupus erythematosus, SLE) 的特点是多器官受累，通常会影响皮肤、关节、心脏、肺、肾脏和中枢神经系统。合并 SLE 可使孕产妇死亡率增加 20 倍，血栓形成和感染的风险增加 3~7 倍[50]。尽管在过去 40 年中，SLE 对妊娠结局的不良影响明显改善，但合并有 SLE 的孕妇流产率为 17%。有 1/4~1/2 的 SLE 患者抗磷脂抗体阳性。理想情况下，应该对所有患有 SLE 的孕妇进行这些自身抗体的检测，因为这些抗体阳性与多种母婴并发症相关。妊娠期抗凝治疗如低剂量阿司匹林，或者联合使用低分子肝素可改善这些孕妇的妊娠结局。

13%~35% 的 SLE 孕妇可出现子痫前期，而在一般人群中为 5%~8%[51]。子痫前期与活动性狼疮性肾炎的鉴别通常比较困难，因为这两种情况均可能伴有高血压、蛋白尿、水肿、血小板减少和肾功能恶化。这两种情况可以同时出现。两种疾病的临床特征（表 6-14）可能有助于确定哪个过程处于活动期，必要时需要进行肾脏活检明确诊断。

大多数患有 SLE 的孕妇在妊娠期间疾病活动增加。妊娠期 SLE 疾病发病率为 13.5%~65%，大多数发生在孕早期及孕中期[51]。正常妊娠时一些症状和实验室检查结果与 SLE 有相似之处，因此在妊娠期更难以诊断系统性红斑狼疮。妊娠期大多数的疾病发作征象体现在黏膜皮肤、肌肉骨骼、肾脏和血液系统（尤其是血小板减少症）症状[51,52]。在妊娠期 SLE 发作的治疗应包括风湿科专家咨询以及糖皮质激素的使用。

九、心血管疾病

(一) 高血压

孕妇伴有高血压疾病占 5%~10%，是导致产妇直接死亡的第二大常见原因。妊娠期的高血压疾病可分为 4 类，每一类均有其独有的特征（表 6-15）。关于妊娠期高血压疾病的进一步讨论见第 16 章。

(二) 心律失常

心律失常是妊娠期最常见的心脏合并症。具有结构性心脏的女性在妊娠期间发生心律失常的风险更高。而且由于先天性心脏病的手术治疗不断成熟，曾在幼时患有先天性心脏病的女性数量近年来逐渐增加。妊娠期所有类型的心律失常发生率均增加，可能是由妊娠状态下血流动力学、激素和自主神经的变化所致。除少数例外，孕妇出现的心律失常的治疗方法与一般人群相同。电复律在妊娠的各个阶段都是

表 6-14 子痫前期及活动性狼疮性肾炎的临床特点

临床和实验室特点	狼疮性肾炎	子痫前期
症状及体征	可能有特征性红斑，淋巴结肿大和关节炎	可能有视野缺损和卒中症状
高血压	孕 20 周之前发病	孕 20 周之后发病
尿红细胞管型	有	无
血尿酸	正常	升高
血补体水平	减低	正常
DNA 抗体水平	高	正常

表 6-15 妊娠的高血压疾病

疾　病	特　征
慢性高血压	妊娠前或孕 20 周前出现血压≥ 140/90mmHg 或持续至产后
妊娠高血压	孕 20 周之后首次发现血压升高，无蛋白尿或子痫前期特征。血压在产褥期结束之前恢复正常
子痫前期 / 子痫	既往血压正常，孕 20 周之后出现的新发高血压和蛋白尿或新发高血压合并终末器官功能不全，伴或不伴蛋白尿。在该情形下出现抽搐诊断为子痫
慢性高血压合并子痫前期	具有慢性高血压病史的女性，出现进行性加重的高血压伴新发蛋白尿或其他子痫前期特征

相对安全的[53]。尽管在心脏复律期间只有少量能量传导至胎儿，在复律期间仍需进行胎儿监测以防可能会出现的胎儿心律失常。

1. 室上性心动过速

室上性心动过速（supraventricular tachycardia, SVT）是妊娠期最常见的持续性心律失常。大多数患有 SVT 的女性在妊娠期至少会加重 1 次。由于妊娠期交感神经活动增强，Valsalva 动作和颈动脉按摩的复律成功率不高。妊娠期合并不稳定性 SVT 的患者也应与非妊娠患者一样进行电复律治疗。腺苷是对迷走神经动作无反应的稳定性 SVT 患者的首选药物。如果腺苷无效，应静脉注射美托洛尔或普萘洛尔治疗。静脉使用维拉帕米被视为三线治疗方案[53]。

2. 心房颤动与心房扑动

可以通过心脏选择性 β 受体拮抗药（如美托洛尔）安全地控制妊娠期慢性房颤患者的心率。因阿替洛尔可对胎儿造成不良影响，应避免在妊娠期使用。可在妊娠期长期应用的控制心率药物还包括地高辛、维拉帕米和地尔硫䓬。氟卡尼或索他洛尔可用于妊娠期心律维持。可以在妊娠期间维持节律[54]。妊娠期抗凝治疗首选低分子肝素[54]。

急性情况下孕妇心房颤动与心房扑动的治疗与非妊娠女性相似，情况不稳定的患者建议行电复律。情况稳定患者可使用静脉注射美托洛尔以急性控制心室率，或者静脉应用维拉帕米或地尔硫䓬。因为妊娠期孕妇处于高凝状态，妊娠期新发的心房颤动与心房扑动可能引起肺栓塞，需要引起医务人员关注。此外，妊娠期首次出现心房颤动与心房扑动的女性应评估是否合并甲状腺功能亢进和未被确诊的结构性心脏病。

3. 室性心动过速

室性心动过速（ventricular tachycardia, VT）在孕妇中很少见，通常发生在患有已知结构性心脏病或长 QT 综合征的女性中。据报道，患有围产期心肌病的孕妇在妊娠最后 1 个月常出现室速[55]。妊娠期出现稳定性单相室速的最佳治疗药物为利多卡因。因为胺碘酮是已知的致畸药，否则妊娠期室速的治疗应与未妊娠女性相同。

（三）心脏瓣膜病

有心脏瓣膜病史的产妇死亡率可高达 2%，是正常孕妇的 100 倍[56]。大多数女性都在孕前已知合并有心脏瓣膜病，少部分女性因病变较小在孕前并未明确诊断，在妊娠期因血流动力学改变而发现病变。理想情况下，所有患有心脏瓣膜病的女性在妊娠前应由心脏病专家进行评估是否耐受妊娠，并在整个妊娠期间进行随访。

通常，左侧瓣膜病变的妊娠并发症发生率高于右侧瓣膜病变。孕妇在妊娠期对狭窄性瓣膜病变的耐受性通常不如反流性瓣膜病变。妊娠期全身血管阻力的降低可能有益于反流性瓣膜病变维持心脏功能。只要保证左心室功能正常，孕妇通常对反流性瓣膜病变的耐受性良好。容量负荷过大所导致的症状通常可以用利尿药治疗[57]。

妊娠期二尖瓣狭窄通常是风湿性心脏病的后遗症。患有中度或重度二尖瓣狭窄的孕妇可常常出现心力衰竭，尤其是在孕中期和孕晚期。孕妇主动脉瓣狭窄的病因大多为先天性主动脉瓣重瓣，但也可能由风湿性心脏病所致。严重的主动脉瓣狭窄也可能使孕妇在妊娠期出现心力衰竭。可使用利尿药和β受体拮抗药增加左心室舒张期充盈时间，治疗妊娠期二尖瓣狭窄和主动脉瓣狭窄。

进行过瓣膜置换的女性在妊娠期间需要受到额外关注。生物人工瓣膜不需要抗凝治疗，并且在妊娠期风险最小。在曾进行过机械瓣膜置换的孕妇中，无任何产科并发症且活产的比例仅有58%[58]。使用华法林抗凝治疗可减少产科并发症。但是，华法林是一种致畸药，且会增加流产风险。与华法林相比，低分子肝素对胎儿的影响更小，但使孕妇血栓形成的风险更高。因此关于在这种情况下孕妇的抗凝治疗，目前尚无统一意见。临床上通常在整个孕期中将华法林与低分子量肝素结合使用以追求最佳妊娠结局。

（四）心肌梗死

妊娠期心肌梗死（myocardial infarction, MI）很少见，其比例不足0.01%[57]。孕妇出现妊娠期心肌梗死的危险因素包括高龄、糖尿病、吸烟和高血压。据估计，与非妊娠女性相比，孕妇发生心肌梗死的风险增加了3～4倍，并且已知患有冠心病的女性中有10%在妊娠期会出现心血管事件[59]。妊娠期心肌梗死大多发生在孕晚期或产褥期，且有2/3心梗涉及左心室前壁[60]。妊娠期3/4的心肌梗死患者的心电图表现为ST段抬高[60]。与老年人的缺血性疾病相反，围产期心肌缺血通常不是由冠状动脉粥样硬化引起。27%～43%的妊娠期心肌梗死是由冠状动脉夹层引起的，其比例远高于一般人群。有高达13%的孕妇在出现心肌梗死时期冠状动脉血管造影结果正常[60]。

妊娠期心肌梗死的症状与一般人群相似，但在孕妇中其症状更难与肺栓塞鉴别。妊娠期心肌梗死的诊断依赖于特征性心电图改变的识别和心肌损伤标志物的升高。正常妊娠状态下心电图可出现下壁和前壁导联T波倒置和下肢和外侧肢体导联Q波形成，从而掩盖诊断。

冠状动脉造影因其可同时进行经皮冠状动脉介入治疗（percutaneous coronary intervention, PCI）而优于溶栓。除此之外，冠状动脉造影还可以诊断冠状动脉夹层，因此成为妊娠期心肌梗死的首选治疗方案[57]。妊娠是使用纤溶治疗的相对禁忌证，纤溶治疗后孕产妇出血的风险为8%。当临床无采用PCI的条件时，可采用溶栓治疗[57]。涉及治疗孕妇心肌梗死药物安全性方面的资料极为有限（表6-16）。合并有心肌梗死的孕产妇死亡率为9%，而38%的孕妇在妊娠期疾病会发进展为心力衰竭或心源性休克[60]。

（五）肺动脉高压

肺动脉高压（pulmonary hypertension, PH）的定义为平均肺动脉压升高。肺动脉高压好发于育龄期女性。肺动脉高压的病因较多，包括潜在的肺部疾病、先天性心脏病和慢性肺血栓栓塞性疾病。其中一大部分病例为特发性肺动脉高压。肺血管阻力增加会引起右心室肥大、扩张，最终导致心力衰竭。肺动脉高压的预后通常较差，其死亡率15%，1年内死亡率为15%[61]。

因肺动脉高压的孕产妇死亡率较高，专家共识指南建议被诊断患有肺动脉高压者应避免妊娠[57]。虽然既往报道提示合并有肺动脉高压的孕产妇死亡率高达50%，但是近期研究表明其死亡率不足5%[62]。合并有肺动脉高压的孕产妇死亡大多发生在孕晚期和产褥期。肺动脉高压患者对妊娠期血流动力学改变耐受度不高。妊娠期心输出量增加会导致肺动脉压升高和右心室后负荷增加。这反过来可能导致肺动脉高压危象，肺血栓形成，甚至是右心衰竭。绝大

表 6-16 治疗妊娠期心肌梗死的药物

妊娠期安全性	药 物	评 价
总体上认为安全		
	阿司匹林	孕中期使用最安全
	吗啡	
	硝酸甘油	
	普通肝素	
	低分子肝素	
	美托洛尔	
	钙通道阻滞药	
可能安全，证据不足		
	糖蛋白Ⅱb/Ⅲa受体抑制药（依替巴肽、阿昔单抗、替罗非班）	
	腺苷二磷酸受体拮抗药（氯吡格雷、替卡格雷、普拉格雷、坎格雷洛）	
禁忌		
	血管紧张素转化酶抑制药	已知的致畸药
	血管紧张素受体阻断药	已知的致畸药
	他汀类	可能有致畸性

多数并发肺动脉高压的孕妇会出现早产，并高达 1/3 将合并胎儿生长受限。其胎儿或新生儿死亡的发生率为 10%[62]。

大多数患者在孕前已诊断肺动脉高压，但仍有高达 30% 的患者在妊娠期诊断。劳力性呼吸困难、晕厥和下肢极度水肿是肺动脉高压的特点，尽管它们也可能由妊娠状态所致。当临床考虑患者患有肺动脉高压，除了胸部 X 线和心电图之外，最恰当的检查是超声心动图。通过右心导管检查测量肺动脉压仍是肺动脉高压诊断的金标准。肺动脉高压的治疗原则是避免全身性低血压、缺氧和酸中毒等可导致心力衰竭的情形出现。用于扩张肺血管的药物包括钙通道阻滞药、前列环素类似物、内皮素受体拮抗药和 5-磷酸二酯酶抑制药。大多数药物在妊娠期的安全性尚不得而知。内皮素受体拮抗药波生坦，因其潜在的致畸性在孕妇中禁用。

十、病毒感染性疾病

（一）带状疱疹病毒（水痘）

在温带气候中，带状疱疹病毒（varicella zoster virus, VZV）感染极为普遍，超过 90% 育龄女性在孕前已被感染。来自热带气候的人群感染率较低。20 世纪 90 年代中期以来，由于 VZV 疫苗的广泛应用，对该病毒免疫的成年人的比例将会增加。在 VZV 疫苗出现之前，VZV 的孕妇的感染率＜0.3%[63]。VZV 感染后最先表现为发热、头痛和肌痛，随后出现皮疹，并在 5 天内变为水疱。在孕妇中 VZV 感染的症状较重，尤其在孕晚期。10%～20%感染VZV的孕妇会发展为肺炎，其孕产妇死亡率为40%[63]。VZV感染并不会对孕妇或胎儿结局造成重大影响。

有1/4的母会将VZV病毒传染给胎儿。有1%～2%在孕20周之前感染VZV的胎儿可出现先天性水痘综合征（congenital varicella syndrome, CVS）[63]。CVS表现为新生儿出现皮肤病变、肢体发育不全、眼部疾病和神经发育疾病。30%患有CVS的婴幼儿在出生后几个月内死亡。孕妇在分娩前1～4周内感染VZV传播给新生儿的比例高达50%，且有25%的婴儿可出现感染症状。但幸运的是，感染VZV的足月新生儿致死率较低。

理想情况下，应在妊娠前对所有女性进行VZV免疫筛查，并建议对VZV无免疫力的女性接种疫苗。若无免疫力女性接触感染VZV者，应在暴露后96h内注射带状疱疹免疫球蛋白预防感染。而已被VZV感染的孕妇应在出现症状的24h内服用阿昔洛韦800mg，每日5次，持续7天。对于VZV感染并发肺炎的孕妇建议住院应用静脉阿昔洛韦治疗。带状疱疹本身在妊娠期不需要特殊治疗，口服阿昔洛韦可减轻孕妇症状。

（二）流感病毒

流感病毒主要通过感染者打喷嚏或咳嗽产生的雾状飞沫在人与人之间传播。易感者可以通过与感染者的分泌物直接接触感染。该病的特征是相对急性的发热、干咳、咽痛、头痛、鼻塞和身体不适。尽管流感病毒通常是自限性感染，但它易并发病毒性或细菌性肺炎和ARDS。孕妇和产后2周内的产妇罹患重症流感的发病率和死亡率高于其他人群。孕妇因患有流感而住院治疗的比例是一般人群的4倍，且通常于孕中晚期出现。同时，孕妇更容易因感染流感病毒而发展为肺炎及ARDS，甚至需要进入重症监护病房进一步治疗[64]。

建议所有孕妇接种流感疫苗。对于孕产妇而言，可以根据其症状对是否患有感染流感病毒进行临床诊断，而不需要通过灵敏度相对较低（40%～60%）的快速流感病毒检测进行确认。在妊娠期间使用抗病毒药物治疗流感可以帮助预防该疾病引起的并发症。神经氨酸酶抑制药是流感的首选抗病毒药物，在妊娠期使用总体上认为安全（表6-17）。抗病毒药物在感染后48h内服用最为有效，但如果在病程后期开始使用也可能获益。对于孕期或产后2周内怀疑或确诊流感的孕产妇，首选治疗方式为口服奥司他韦[65]。与可能感染流感的人有密切接触的孕妇或产后2周内的产妇建议口服抗病毒药物预防感染。但若接触>48h则不建议口服药物预防。即便对于那些已接种流感疫苗的孕妇，口服药物也可能获益。扎那米韦因其全身吸收有限被视为孕期最佳的预防性治疗药物[65]。

（三）人类免疫缺陷病毒（human immunodeficiency virus, HIV）

据估计，美国目前有>100万人感染人类免疫缺陷病毒，并且有1/6的感染者没有意识到他们已经感染。美国每年9000名HIV感染女性分娩。过去人类免疫缺陷病毒母婴传播率>

表6-17 妊娠期针对流感病毒的抗病毒药物

药 物	治 疗	预 防
奥司他韦（口服）	75mg bid×5d	75mg qd×7d
扎那米韦（吸入）	10mg（2吸）bid×5d	10mg（2吸）×7d
帕拉米韦（静脉）	600mg ONCE	不详

ONCE.1次；qd.每日1次；bid.每日2次

40%，现在如果采取适当的干预措施，可以将其降低到 1% 以下[66]。建议所有孕妇均应在孕早期进行 HIV 筛查。感染高危人群还应在孕晚期进行再次筛查。

妊娠期 HIV 治疗的两个主要目标是保证孕产妇健康和防止围产期传播，因此建议在妊娠期仍继续进行抗反转录病毒治疗。一般认为在妊娠期使用抗反转录病毒药物是安全的，但可能用法与一般人群有所不同。妊娠和艾滋病毒感染都是念珠菌感染的高危因素。HIV 阳性的孕妇合并外阴阴道假丝酵母菌病可能需要更长的治疗周期。首选局部抗真菌制药，并且推荐治疗 ≥ 7 天。人类免疫缺陷病毒阳性孕妇细菌性阴道病的发病率也增加，可能需要更长的疗程。

十一、性传播疾病

3% 的孕妇在妊娠期被诊断患有性传播疾病。年轻、黑种人、未婚、学历较低、收入较低且没有医疗保险的女性在孕期更易诊断有性传播疾病[67]。因为大多性传播疾病可导致不良妊娠结局的风险增加，因此建议高危人群在孕前进行性传播疾病筛查。

（一）衣原体及淋球菌感染

沙眼衣原体是美国最常见的性传播原核细胞型微生物。50%~70% 感染的女性无临床症状，在孕妇中该比例甚至高达 10%。衣原体可于经阴道分娩时通过母婴传播感染新生儿，导致新生儿出现结膜炎和肺炎，甚至使产妇在产后出现子宫内膜炎。淋病奈瑟菌的无症状感染者多达 50%。在未接受治疗的女性中，有 30%~47% 在分娩时发生母婴传播。淋病可引起新生儿结膜炎、新生儿败血症和产后子宫内膜炎。若孕前可疑感染衣原体和淋病，建议进行经验性治疗直至明确诊断（表 6-18）。可通过宫颈或阴道分泌物的核酸检测明确诊断。虽然在孕妇中较为少见，孕 12 周前仍可能患有盆

表 6-18 妊娠期衣原体和淋球菌的药物治疗方案

衣原体

- 阿奇霉素 1g，口服，ONCE
- 红霉素碱 500mg，口服，qid×7d
- 红霉素碱 250mg，口服，qid×14d
- 琥乙红霉素 800mg，口服，qid×7d
- 琥乙红霉素 400mg，口服，qid×14d
- 阿莫西林 500mg，口服，tid×7d

淋球菌

- 头孢曲松 500mg，肌内注射，ONCE 联合 阿奇霉素 1g，口服，ONCE
- 头孢克肟 400mg，口服，ONCE 联合 阿奇霉素 1g，口服，ONCE
- 大观霉素 2g，肌内注射，ONCE 联合 阿奇霉素 1g，口服，ONCE

ONCE. 1 次；tid. 每日 3 次；qid. 每日 4 次；

腔炎（pelvic inflammatory disease, PID）。这是因为在黏液栓及蜕膜封闭子宫之前，可能已经有细菌上行性感染。孕妇合并 PID 是住院和静脉应用抗生素的指征。

（二）梅毒

梅毒的每个阶段都有特征性的临床表现，不会因妊娠而产生改变。梅毒的典型临床表现是直径 1~2cm 无痛溃疡（硬下疳），通常位于生殖器或肛周区域。溃疡通常在 3~6 周消退。继发性梅毒在 4~8 周后进展，并出现一系列临床表现，包括位于手掌和足底的黄斑丘疹、全身淋巴结肿大、发热和新出现的口腔溃疡。如果不及时治疗，梅毒可能会进入无症状或潜伏期，并在后期出现神经系统疾病、心血管疾病和皮肤肉芽肿性病变等并发症。母婴传播多于孕 9~10 周及之后出现，并可发生在梅毒的任何阶段。产前感染梅毒可导致早产、羊水过多、胎儿水肿、胎死宫内和新生儿先天

性梅毒。孕妇梅毒的筛查检验包括快速血浆反应素试验（rapid plasma regain test, RPR）和性病研究实验室试验（venereal disease research laboratory test, VDRL），确诊检验包括血清学梅毒螺旋体荧光免疫检测和梅毒螺旋体颗粒凝集试验（treponema pallidum particle agglutination test, TPPA）。青霉素类药物用于孕妇梅毒感染的治疗（表 6-19）。

表 6-19　孕期梅毒的治疗

原发性和继发性梅毒
● 孕早期和孕中期 苄星青霉素 240 万 U，肌内注射，ONCE
● 孕晚期 苄星青霉素 240 万 U，肌内注射，1 周内给药 2 次
● 普鲁卡因水剂青霉素 G 60 万 U，肌内注射，qd×10d
● 阿莫西林 500mg，口服，QID 联合 丙磺舒 500mg，口服，qid×14d
● 头孢曲松 500mg，口服，肌内注射，qd×10d
● 阿奇霉素 500mg，口服，qd×10d
● 红霉素 500mg，口服，qid×14d
梅毒病程＞1 年或病程不详
● 苄星青霉素 240 万 U，肌内注射，qw×3 周
● 普鲁卡因水剂青霉素 60 万 U，肌内注射，qd×17d
● 阿莫西林 2g，口服，TID 联合丙磺舒 500mg，口服，qid×28d

ONCE.1 次；qd. 每日 1 次；qid. 每日 4 次；qw. 每周 1 次

（三）单纯疱疹病毒

生殖器疱疹是最常见的性传播疾病之一，其中 22% 的孕妇为 2 型单纯疱疹病毒（HSV-2）血清抗体阳性[68]。1 型单纯疱疹病毒（HSV-1）可引起牙龈口炎，HSV-1 和 HSV-2 均可引起生殖器疱疹。在一些发达国家，HSV-1 是生殖器疱疹的主要原因。大多数 HSV-2 血清学阳性的患者无临床感染证据，且大多数感染者妊娠期间无临床症状[68]。

女性生殖器疱疹的典型表现为外生殖器的水疱和溃疡，伴阴道疼痛和分泌物增多，同时可合并局部淋巴结肿大。众所周知，仅凭临床症状进行诊断是不可靠的。可以采集溃疡基底部拭子进行 PCR 提取 HSV DNA 进行确诊。感染初始，病毒会潜伏在局部感觉神经节中，并可能不定期发作引起典型临床症状。75% 的 HSV-2 阳性孕妇在妊娠期复发 1 次及以上[68]。妊娠期大多数孕产妇生殖器疱疹感染不会对母体造成严重影响，但是可增加婴幼儿发病率。

只有少部分产妇在分娩前出现母婴传播，一旦出现母婴传播，其结局多为流产。大部分新生儿于出生时感染 HSV。分娩时初次感染 HSV-1 或 HSV-2 的女性新生儿疱疹感染的风险为 57%[68]。女性生殖器疱疹在分娩时有 2%~5% 的比例复发。新生儿 HSV 感染可导致皮肤结痂，双眼畸形和神经系统损害。若未经有效治疗，感染 HSV 的新生儿死亡率 > 80%。

妊娠期生殖器 HSV 感染的治疗方案取决于孕妇的孕周。鉴于原发感染比复发发作者新生儿感染率更高，应更积极地治疗原发 HSV 感染（表 6-20）。可从孕 36 周至分娩持续使用抗病毒药物防止复发。若分娩时出现生殖器病变可选择剖宫产终止妊娠。

表 6-20　妊娠期疱疹的治疗

首次发作
● 阿昔洛韦 400mg，口服，tid×7~10d
● 伐昔洛韦 1g，口服，bid×7~10d
复发
● 阿昔洛韦 400mg/800mg，口服，tid×5d
● 伐昔洛韦 500mg，口服，bid×5d 或 1g，口服，qd×5d
孕 36 周至分娩期间的抑制性治疗
● 阿昔洛韦 400mg，口服，tid
● 伐昔洛韦 500mg，口服，bid

qd. 每日 1 次；bid. 每日 2 次；tid. 每日 3 次

（四）滴虫

阴道毛滴虫感染的特征是阴道不适伴瘙痒，分泌物增多伴有异味。可以通过生理盐水悬滴法，在显微镜下见到滴虫即可诊断。妊娠期滴虫感染与早产和新生儿低出生体重有关。可采用单次口服 2g 甲硝唑进行治疗，若药物引起的恶心及呕吐较严重，可口服甲硝唑每次500mg，每日 2 次，持续治疗 5～7 天。

十二、总结

由于人口结构的变化、孕妇生活方式改变，以及现代医学的发展，妊娠期各种合并症的发病率逐年增加。在妊娠期及时识别和治疗各种急性和慢性病均可对母婴健康产生巨大影响。除极个别药物，大多数药物和放射学检查在孕期使用是安全的。

本章要点

1. 由于妊娠的特征性生理改变，合并有糖尿病的孕妇孕期出现糖尿病酮症酸中毒的风险增加。
2. 甲状腺功能减退及甲状腺功能亢进的症状与正常妊娠的表现相似。
3. 孕晚期和产后因子痫前期和高凝状态较为普遍，若出现头痛等不适预后相对较差。
4. 孕妇出现肾盂肾炎的比例高于一般人群，一旦明确诊断应住院治疗。
5. 大多数对阿片类药物有依赖的女性应在妊娠期继续口服阿片类药物，否则会增加母儿不良妊娠结局风险。
6. 合并有 SLE 的孕妇死亡率增加 20 倍，流产率高达 17%。
7. 合并反流性心脏瓣膜病变的女性可耐受妊娠引起的心脏负荷增加，但合并有狭窄性心脏瓣膜病变者常常于妊娠期出现心力衰竭。
8. 妊娠期出现心肌梗死的孕妇首选治疗为冠状动脉造影下 PCI 治疗，其次为溶栓治疗。
9. 妊娠期感染流感病毒更容易出现肺部并发症，因此应更积极使用抗病毒药物。

参考文献

[1] Narayan B, Nelson-Piercy C. Medical problems in pregnancy. Clin Med (Lond). 2017;17:251-257.

[2] Hod M, Kapur A, Sacks DA, et al. The international federation of gynecology and obstetrics (FIGO) initiative on gestational diabetes mellitus: a pragmatic guide for diagnosis, management, and care. Int J Gynecol Obstet. 2015; 131:S173-S211.

[3] American Diabetes Association. 13. Management of diabetes in pregnancy. Diabet Care. 2017;40(suppl 1):S114-S119.

[4] Garrison A. Screening, diagnosis and management of gestational diabetes mellitus. Am Fam Physician. 2015;91:460-467.

[5] ACOG Practice Bulletin No. 190 Summary: gestational diabetes mellitus. Obstet Gynecol. 2018;131:406-408.

[6] Nolan CJ. Controversies in gestational diabetes. Best Pract Res Clin Obstet Gynaecol. 2011; 25:37-49.

[7] Sibai BM, Viteri OA. Diabetic ketoacidosis in pregnancy. Obstet Gynecol. 2014;123:167-178.

[8] Tingi E, Syed AA, Kyriacuo A, Mastorakos G, Kyriacou A. Benign thyroid disease in pregnancy: a state of the art review. J Clin Transl Endocrinol. 2016;6:37-49.

[9] Ahmad S, Geraci SA, Koch CA. Thyroid disease in pregnancy. South Med J. 2013;106:532-538.

[10] Sullivan SA, Goodier C. Endocrine emergencies. Obstet Gynecol Clin North Am. 2013;40:121-135.

[11] Yalamanchi S, Cooper DS. Thyroid disorders in pregnancy. Curr Opin Obstet Gynecol. 2015;27:406-415.

[12] Namazy JA, Schatz M. Pharmacologic difficulties in the treatment of asthma in pregnant women. Expert Rev Clin Pharmacol. 2017;10:285-292.

[13] Bonham CA, Patterson KC, Strek ME. Asthma outcomes and management during pregnancy. Chest. 2018; 153:515-527.

[14] Namazy JA, Schatz M. Pharmacotherapy options to treat asthma during pregnancy. Expert Opin Pharmacother. 2015;16:1783-1791.

[15] Murphy VE, Gibson PG. Asthma in pregnancy. Clin Chest Med. 2011;32:93-110.

[16] Raffaelli B, Siebert E, Körner J, Liman T, Reuter U,

[16] Neeb L. Characteristics and diagnoses of acute headache in pregnant women—a retrospective cross-sectional study. J Headache Pain. 2017;18:114.

[17] Spierings EL, Sabin TD. De novo headache during pregnancy and puerperium. Neurologist. 2016;21:1-7.

[18] Wells RE, Turner DP, Lee M, Bishop L, Strauss L. Managing migraine during pregnancy and lactation. Curr Neurol Neurosci Rep. 2016;16:40.

[19] Robbins MS, Farmakidis C, Dayal AK, Lipton RB. Acute headache diagnosis in pregnant women: a hospital-based study. Neurology. 2015;85:1024-1030.

[20] Negro A, Delaruelle Z, Ivanova TA, et al. Headache in pregnancy: a systematic review. J Headache Pain. 2017;18:106.

[21] David PS, Kling JM, Starling AJ. Migraine in pregnancy and lactation. Curr Neurol Neurosci Rep. 2014;14:439.

[22] Pearce CF, Hansen CF. Headache and neurological disease in pregnancy. Clin Obstet Gynecol. 2012;55:810-828.

[23] O'Neal MA. Headaches complicating pregnancy and the postpartum period. Pract Neurol. 2017;17:191-202.

[24] Bernard KR, Rivera M. Reversible cerebral vasoconstriction syndrome. J Emerg Med. 2015;49:26-31.

[25] Szweda H, Jozwik M. Urinary tract infections during pregnancy—an updated review. Dev Period Med. 2016; 4:263-272.

[26] Glaser AP, Schaeffer AJ. Urinary tract infection and bacteriuria in pregnancy. Urol Clin North Am. 2015;42:547-560.

[27] Horan TC, Andrus M, Dudeck MA. CDC/NHSN surveillance definition of health care-associated infection and criteria for specific types of infections in the acute care setting. Am J Infect Control. 2008;36:309-332.

[28] Vazquez JC, Abalos E. Treatments for symptomatic urinary tract infections during pregnancy. Cochrane Database Syst Rev. 2011;(1):CD002256.

[29] Wing DA, Fassett MJ, Getahun D. Acute pyelonephritis in pregnancy: an 18-year retrospective analysis. Am J Obstet Gynecol. 2014;210:219.e1-e6.

[30] Gomi H, Goto Y, Laopaiboon M, et al. Routine blood cultures in the management of pyelonephritis in pregnancy for improving outcomes. Cochrane Database Syst Rev. 2015;(2):CD0009216.

[31] Forray A. Substance abuse during pregnancy. F1000Res. 2016;5:887.

[32] Wong S, Ordean A, Kahan M. Substance abuse and pregnancy. J Obstet Gynaecol Can. 2011;33:367-384.

[33] Bhat A, Hadley A. The management of alcohol withdrawal in pregnancy—case report, literature review and preliminary considerations. Gen Hosp Psychiatry. 2015; 37:273.e1-e3.

[34] Devido J, Bogunovic O, Weiss RD. Alcohol use disorders in pregnancy. Harv Rev Psychiatry. 2015;23:112-121.

[35] Young JL, Martin PR. Treatment of opioid dependence in the setting of pregnancy. Psychiatr Clin North Am. 2012;35:441-460.

[36] Park EM, Meltzer-Brady S, Suzuki J. Evaluation and management of opioid dependence in pregnancy. Psychosomatics. 2012;53:424-432.

[37] Gopalan P, Glance JB, Azzam PN. Managing benzodiazepine withdrawal during pregnancy: case-based guidelines. Arch Womens Ment Health. 2014;17:167-170.

[38] MacDonald SC, Bateman BT, McElrath TF, Hernández-Díaz S. Mortality and morbidity during delivery hospitalization among pregnant women with epilepsy in the United States. JAMA Neurol. 2015;72:981-988.

[39] Pennell PB. Pregnancy, epilepsy, and women's issues. Continuum (Minneap Minn). 2013;22:512-516.

[40] Voinescu PE, Pennell PB. Delivery of a personalized treatment approach to women with epilepsy. Semin Neurol. 2017;37:611-623.

[41] Walker SP, Permezel M, Berkovic SF. The management of epilepsy in pregnancy. BJOG. 2009;116:758-767.

[42] Rajiv KR, Radhakrishnan A. Status epilepticus in pregnancy: etiology, management, and clinical outcomes. Epilepsy Behav. 2017;76:114-119.

[43] Lu YT, Hsu CW, Tsai WC, et al. Status epilepticus associated with pregnancy: a cohort study. Epilepsy Behav. 2016;59:92-97.

[44] Bortoli A, Pedersen N, Duricova D, et al. Pregnancy outcome in inflammatory bowel disease: prospective European case-control ECCO-EpiCom study, 2003-2006. Aliment Pharmacol Ther. 2011;34:724-734.

[45] Pedersen N, Bortoli A, Duricova D, et al. The course of inflammatory bowel disease during pregnancy and postpartum: a prospective European ECCO-EpiCom study of 209 pregnant women. Aliment Pharmacol Ther. 2013;38:501-512.

[46] Nguyen GC, Seow CH, Maxwell C, et al. The Toronto consensus statements for the management of inflammatory bowel disease in pregnancy. Gastroenterology. 2016; 150:734-757.

[47] Gerosa M, Schioppo T, Meroni PL. Challenges and treatment options for rheumatic arthritis during pregnancy. Expert Opin Pharmacother. 2016;17:1539-1547.

[48] Eudy AM, McDaniel G, Clowse MEB. Pregnancy in

[49] Makol A, Wright K, Amin S. Rheumatoid arthritis and pregnancy: safety considerations in pharmacologic management. Drugs. 2011;71:1973-1987.

[50] Bermas BL, Sammaritano LR. Fertility and pregnancy in rheumatoid arthritis and systemic lupus erythematosus. Fertil Res Pract. 2015;1:13.

[51] Stojan G, Baer AN. Flares of systemic lupus erythematosus during pregnancy and the puerperium: prevention, diagnosis and management. Expert Rev Clin Immunol. 2012;8:439-453.

[52] Fischer-Betz R, Specker C. Pregnancy in systemic lupus erythematosus and antiphospholipid syndrome. Best Pract Res Clin Rheumatol. 2017;31:397-414.

[53] Enriquez AD, Economy KE, Tedrow UB. Contemporary management of arrhythmias during pregnancy. Circ Arrhythm Electrophysiol. 2014;7:961-967.

[54] Katsi V, Georgiopoulos G, Marketou M, et al. Atrial fibrillation in pregnancy a growing challenge. Curr Med Res Opin. 2017;3:1497-1504.

[55] Puri A, Sethi R, Singh B, et al. Peripartum cardiomyopathy presenting with ventricular tachycardia: a rare presentation. Indian Pacing Electrophysiol J. 2009;9:186-189.

[56] Safi LM, Tsiara SV. Update on valvular heart disease in pregnancy. Curr Treat Options Cardiovasc Med. 2017;19:70.

[57] European Society of Gynecology (ESG); Association for European Paediatric Cardiology (AEPC); German Society for Gender Medicine (DGesGM); Regitz-Zagrosek V, Blomstrom Lundqvist C, Borghi C, et al. ESC guidelines on the management of cardiovascular diseases during pregnancy: the task force on the management of cardiovascular diseases during pregnancy of the European Society of Cardiology (ESC). Eur Heart J. 2011;32:3147-3197.

[58] Van Hagen IM, Roos-Hesselink JW, Ruys TP, et al. Pregnancy in women with a mechanical heart valve: data of the European Society of Cardiology registry of pregnancy and cardiac disease (ROPAC). Circulation. 2015;132:132-142.

[59] Burchill LJ, Lameijer H, Roos-Hesselink JW, et al. Pregnancy risks in women with pre-existing coronary artery disease, or following acute coronary syndrome. Heart. 2015;101:525-529.

[60] Elkayam U, Jalnapurkar S, Barakkat MN, et al. Pregnancy-associated acute myocardial infarction: a review of contemporary experience in 150 cases between 2006 and 2011. Circulation. 2014;129:1695-1702.

[61] McLaughlin VV, Archer SL, Badesch DB, et al. ACCF/AHA 2009 expert consensus document on pulmonary hypertension: a report of the American College of Cardiology Foundation Task Force on Expert Consensus Documents and the American Heart Association. Circulation. 2009;119:2250-2294.

[62] Sliwa K, van Hagen IM, Budis W, et al. Pulmonary hypertension in pregnancy outcomes: data from the Registry of Pregnancy and Cardiac Disease (ROPAC) of the European Society of Cardiology. Eur J Heart Fail. 2016;18:1119-1128.

[63] Subramanian A, Britt WJ. Herpesviridae infection: prevention screening and management. Clin Obstet Gynecol. 2018;61:157-176.

[64] Torres M, Moayedi S. Gynecologic and other infections in pregnancy. Emerg Med Clin North Am. 2012;30:869-884.

[65] Centers for Disease Control and Prevention (CDC). Recommendations for obstetric healthcare providers related use of antiviral medications in the treatment and prevention of influenza. https://www.cdc.gov/flu/professionals/antivirals/avrec_ob.htm. Accessed April 6, 2018.

[66] Yee LM, McGregor DV, Sutton SH, Garcia PM, Miller ES. Association between maternal HIV disclosure and risk factors for perinatal transmission. J Perinatol. 2018;38(6):639-644. doi:10.1038/s41372-018-0066-2.

[67] Williams CL, Harrison LL, Llata E, Smith RA, Meites E. Sexually-transmitted diseases among pregnant women: 5 states, United States, 2009-2011. Matern Child Health J. 2018;22:538-545.

[68] Stephenson-Famy A, Gardella C. Herpes simplex infection during pregnancy. Obstet Gynecol Clin North Am. 2014;41:601-614.

第 7 章 妊娠期外科情况的处理
Management of Common Surgical Conditions During Pregnancy

Gianna Wilkie　Julianna Schantz-Dunn　著
徐晓楠　译

一、概述

对于产科医生来说，妊娠期非产科因素的外科手术是一个很大的挑战，因为需要考虑致畸、胎儿丢失、早产等多项因素。在妊娠期，与产科因素无关的外科手术是很少见的，但有时是必须实施的。在一项包含 72 000 名患者的调查中发现，非产科因素的外科手术发生率为 0.75%[1]。对于妊娠期患者外科手术如何管理这个问题，由于无法进行随机对照研究，现有的处理方案来源于病例回顾研究和专家共识。妊娠期最常见的外科疾病包括阑尾炎、胆囊疾病、肠梗阻、附件扭转、疝及外伤。

二、妊娠期一般外科疾病注意事项

妊娠期外科手术存在风险，因此临床医师对外科情况是否手术存在犹豫，也因此对最佳处理方案存在辩论。然而对于确实需要非产科手术的患者，有一些普遍需要考虑的事情。其中包括术前产科咨询、体位、手术时机、手术方法、血栓预防、抗生素选择、皮质类固醇激素使用及保胎方案。

（一）产科咨询

在进行外科手术或有创性操作前需要向产科医生或母胎医学专家进行咨询。产科医生能够提供关于胎心监测的建议。根据胎龄，术前、术后确认胎心搏动一般是足够评估胎儿情况的，但是对于孕周大的患者，术中可能需要持续胎心监护来评估胎儿情况。胎心率监测有助于优化母体体位、心肺管理，并影响分娩的决定[2]。总之，孕龄＞ 23 周 +5 天的患者需行持续胎心监护。

（二）手术体位

母体体位是术前、术中准备的重要部分。在仰卧位时，左侧倾斜是避免增大的子宫压迫上腔静脉的最佳体位，从而协助保持母胎的血供[3]。这个体位对于孕龄＞ 20 周的所有患者均适用。

（三）手术时机

由于手术和麻醉的风险，择期外科手术应推迟到分娩后进行。然而，对于急诊外科手术，即使是孕早期也不应拒绝[2]。手术延迟或非介入性的保守治疗可以导致女性发病率增加，并对胎儿产生负面影响。非急症手术可以在孕中期完成，这个阶段的宫缩和早产发生率较低[2]。由于流产通常发生在孕早期，因此在孕早期进行的外科手术和麻醉可能增加自发性流产的发生，尽管这类流产的真正潜在原因可能是胎儿染色体或结构异常。尽量减少妊娠期接受手术和药物治疗，这是十分重要的，尤其在孕早期胎儿器官发生阶段，避免手术和药物增加自发性流产的风险[4]。麻醉药是可以使用的，因为没有证实有致畸作用[5]。

（四）手术方法

手术路径的选择也是需要考虑的，因为标准的腹腔镜手术方法可能并不适用于常见的外科疾病，如阑尾炎和胆囊炎。增大的妊娠子宫可能影响标准腹腔镜的建立，或者将降低探查下腹部和盆腔的能力。然而，与开腹手术相比，腹腔镜手术时间短、住院时间短、并发症少[6]。有人担心腹腔镜手术中增加的腹内压可能导致子宫血流减少，以及宫腔内压力增加，导致胎儿缺氧[7,8]。放置穿刺针和初始套管针时有损伤子宫和胎儿的风险，尤其在孕晚期[6]。可以通过开放式插入初始套管针来减少这些风险。

（五）血栓预防

妊娠是众所周知的血栓前状态，手术是血栓形成的另一个危险因素。所有接受手术的孕妇均应接受气压压缩装置处理。药物预防的必要性应根据具体情况，权衡除妊娠之外其他的血栓形成高危因素，如易栓症、既往血栓形成史、恶性肿瘤、糖尿病、静脉曲张、麻痹和肥胖[9]。

（六）抗生素预防

抗生素在有具体情况需要预防性使用时可以给予，妊娠本身不是抗生素应用的指征。一些抗生素的致畸性需要注意，例如喹诺酮类和四环素类应避免在妊娠期使用[10]。一些抗生素（如β-内酰胺类、万古霉素、甲硝唑、克林霉素、呋喃妥因及磷霉素）被认为在妊娠期是安全且有效的[10]。

（七）产前糖皮质激素使用

是否预防性使用糖皮质激素需要在手术前讨论，因为手术可能增加早产风险。对于妊娠24～34周的患者，糖皮质激素应在术前24～48h使用，以减少早产儿死亡率和疾病发生率[11]。是否需要预防性使用糖皮质激素取决于外科手术本身的急迫性，以及产科医生对患者早产风险的评估，评估包括对罹患疾病本身和即将采取的手术操作对早产的影响。一些学者主张对妊娠34～36周+6天的可能在1周内分娩的患者预防性使用糖皮质激素，如果这些患者之前未接受过糖皮质激素[11]。

（八）保胎管理

保胎药物将用于治疗早产，直到引起宫缩的原始问题解决。但是，围术期保胎治疗并没有好的效果[12]。吲哚美辛常用于术后减少手术引起的炎症（或导致的手术的潜在诱因）所导致的早产风险，但其不应在妊娠32周后使用，因为其可以增加胎儿动脉导管不闭合的风险[13]。

三、妊娠期影像学技术

在肠梗阻、胆囊炎、阑尾炎等许多外科疾病中，诊断性影像学技术十分重要。在妊娠期对影像和辐射的担忧可能导致诊断延误[14]。超声和磁共振成像（MRI）是首选的影像技术，因为其与胎儿风险无关（表7-1）[14]。然而，必要时，X线片、CT或核医学检查应使用，因为这些检查的辐射剂量远低于胎儿伤害相关剂量[14]。应选择最佳的诊断学影像检查方法以避免延误诊断而增加的母胎病死率。

四、妊娠期实验室检查

妊娠期机体发生的巨大生理学适应变化使许多实验室检查数值发生变化。尽管妊娠期实验室检查数值发生变化，鲜有实验室提供妊娠期各项化验值的正常范围。表7-2列举了妊娠期常见的实验室检查范围，这些会影响外科疾病的诊断[15]。

表 7-1 常见放射性检查的胎儿辐射剂量

检查类型	胎儿辐射剂量[a]（mGy）
极低剂量检查（＜0.1mGy）	
颈椎 X 线片（前后位和侧位）	＜0.001
头、颈部 CT	0.001～0.01
肢体末端 X 线片	＜0.001
乳房 X 线片（2 个方位）	0.001～0.01
胸部 X 线片（2 个方位）	0.0005～0.01
低 – 中剂量检查（0.1～10mGy）	
X 线片	
腹部 X 线片	0.1～3.0
腰椎 X 线片	1.0～10
静脉肾盂造影	5～10
双重对比钡剂灌肠	1.0～2.0
CT	
胸部 CT 或肺 CT 血管成像	0.01～0.66
限制性盆腔 CT（单轴位，通过股骨头）	＜1
核医学	
低剂量灌注闪烁扫描	0.1～0.5
[99m]Tc 骨闪烁扫描	4～5
肺动脉数字减影血管造影	0.5
高剂量检查（10～50mGy）	
腹部 CT	1.3～35
盆腔 CT	10～50
[18]FPET/CT 全身闪烁扫描	10～50

注：平均本底辐射 =1.1～2.5mGy，[18]F.2-［氟 -18］- 氟 -2- 脱氧 -D- 葡萄糖
a. 胎儿暴露随胎龄、母体体质，以及确切的采集参数而变化
CT. 计算机断层扫描；PET. 正电子发射断层扫描
经许可转载，引自 Tremblay E, Therasse E, Thomassin-Naggara I, Trop I, Quality initiatives: guidelines for use of medical imaging during pregnancy and lactation. Radiographics. 2012;32:877-911.

表 7-2 常见实验室检查的妊娠期参考范围

实验室检查	孕早期	孕中期	孕晚期
丙氨酸转移酶 U/L	3～30	2～33	2～25
淀粉酶 U/L	24～83	16～73	15～81
天冬氨酸转移酶 U/L	3～23	3～33	4～32
碳酸氢盐（mmol/L）	20～24	20～24	20～24
总胆红素（μmol/L）	0.1～0.4	0.1～0.8	0.1～1.1
血尿素氮（mmol/L）	7～12	3～13	3～11
钙（mg/dl）	8.8～10.6	8.2～9.0	8.2～9.7
氯（mmol/L）	101～105	97～109	97～109
肌酐（mmol/L）	0.4～0.7	0.4～0.8	0.4～0.9
血细胞比容（%）	31.0～41.0	30.0～39.0	28.0～40.0
血红蛋白（g/dl）	11.6～13.9	9.7～14.8	9.5～15.0
脂肪酶（U/L）	21～76	26～100	41～112
血小板（×10^9/L）	174～391	155～409	146～429
钾（mmol/L）	3.6～5.0	3.3～5.0	3.3～5.1
钠（mmol/L）	133～148	129～148	130～148
白细胞计数（×10^9/L）	5.7～13.6	5.6～14.8	5.9～16.9

五、阑尾炎

阑尾炎是妊娠期最常见的外科急症[16]。妊娠期发病率为 1/1500。整体发病率与非妊娠人群并无差别[17]。然而，妊娠期患者阑尾破裂的风险增加，尤其在孕晚期[18]。这是由于医生会更多地考虑产科因素，以致延误阑尾炎诊断，以及不愿意对妊娠患者实施手术。

（一）临床表现

妊娠期阑尾炎的临床表现为食欲下降、恶心、呕吐和疼痛。这些症状常被认为是妊娠本身或其他产科因素导致的，可能使得阑尾炎诊断被忽略。阑尾炎的腹痛通常为右下腹痛，但是由于妊娠期阑尾位置改变，腹痛也可能发生在上腹或右上腹（图 7-1）[19]。发热、心动过速、结肠充气征、腰大肌征在妊娠阑尾炎时难以出现[20]。

（二）诊断

妊娠期阑尾炎的诊断很困难，依赖于查体和影像学检查。白细胞增多在正常妊娠状态亦可出现，因此难以作为诊断阑尾炎的指标。影像学检查的目标包括降低错误的阑尾切除率、减少手术干预的延迟，以及降低胎儿辐射暴露。超声检查的敏感性和特异性均很高，虽然在孕 35 周后会明显降低[21]。这是因为增大的妊娠子宫和胎儿遮挡阑尾。CT 扫描诊断阑尾炎的

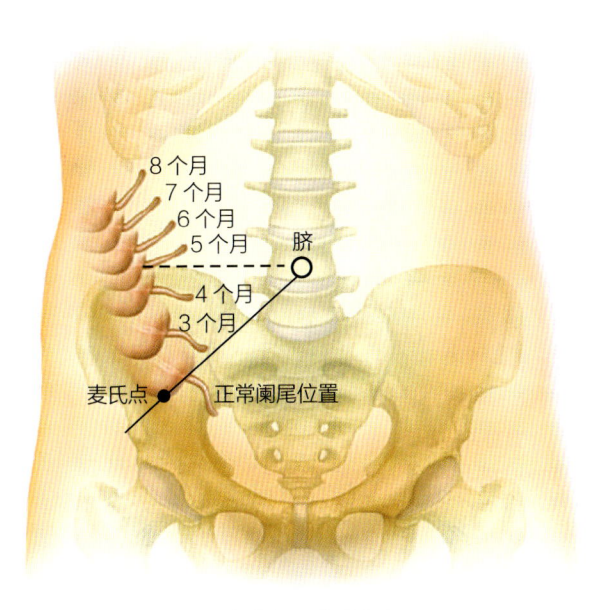

妊娠期阑尾位置上移

▲ 图 7-1 不同孕周的阑尾位置

敏感性为 86%，特异性为 97%。目前还不清楚 CT 在超声检查不能明确诊断后的应用价值[22]。CT 的显著缺点是放射线暴露，每次扫描胎儿的剂量为 35mGy，孕早期胚胎植入前的最低阈值剂量为 35mGy[14]。如果使用及时，磁共振成像是有用的。但是磁共振成像常不易获得，以致延迟诊断，不应过多依赖。

（三）治疗

妊娠期阑尾炎的治疗需要尽早手术干预，以减少母胎病死率。延误诊断＞ 24h 会增加胎儿丢失率和母体死亡风险[23]。如果患者病情危重，分娩可以使复苏治疗和恢复更快。如果可疑阑尾穿孔，应立即开腹探查（或腹腔镜探查，根据外科医师水平），切除阑尾，并广泛灌洗盆腹腔。如果患者病情稳定，最佳手术方式取决于孕龄和手术专家意见。最佳手术方式选择仍存在争议。

六、胆囊疾病

急性胆囊炎是妊娠期第二常见的非产科外科急症[24]。胆囊疾病的危险因素包括高雌激素状态、妊娠、肥胖和年龄。妊娠期胆汁淤积发生率亦增加，这是由于高雌激素水平间接增加胆汁中胆固醇的饱和度，高孕激素水平抑制胆囊排空[25]。急性胆囊炎在妊娠期的发生率为 0.2‰～ 0.5‰[26]。

（一）临床表现

胆绞痛、胆囊炎和胆石症的临床表现包括右上腹痛、恶心、呕吐、绞痛，以及与进食相关的疼痛。如果有胆道梗阻，胆囊炎患者也可以出现黄疸。

（二）诊断

实验室化验数值对妊娠期诊断帮助不大，因为大部分妊娠患者碱性磷酸酶和白细胞数值会增高。如果可以做全血细胞分类计数，核左移和杆状核粒细胞增多提示感染存在。右上腹超声是最常用于诊断胆囊疾病的检查。胆囊壁增厚、存在胆结石、Murphy 征阳性，这几项指标对胆囊疾病的阳性预测值为 94%[27]。胰胆管磁共振成像（MRCP）是最常用的二线检查方法，其对胆道结石的敏感性高于超声。MRCP 诊断胆管结石的敏感性为 94%，特异性为 99%[28,29]。

（三）治疗

胆道疾病的治疗通常需要胆道减压和外科手术引流。需要根据孕龄采取不同处理。无症状的胆石症不需要处理。应向胆石症患者宣教需要警惕的症状和返诊征兆。孕早、中期有症状的胆石症患者需要接受支持治疗、止痛、抗生素或胆囊切除治疗。支持治疗可降低胎儿死亡率，但有较高的疾病复发风险，并在妊娠后期需要紧急手术[30]。这可能为患者、产科医生和外科医生之间共同决策提供了机会。急性胆囊炎需要胆囊切除术。手术方法几乎完全是腹腔镜。在妊娠晚期，腹腔镜检查在技术上具有挑战性。因此，如果患者在近期发生急性胆囊炎，在产后 6 周保守治疗和胆囊切除术可能是首选[31]。胆总管结石可以通过内镜逆行胰胆管造影来治疗，在妊娠期间是安全的[32]。

七、肠梗阻

妊娠期间肠梗阻发生率很低，虽然在接受过减肥手术的人群中发生率有所上升。在妊娠相关急腹症中，肠梗阻发生率很低，为 1/3500～1/2500）[33]。在妊娠期中，有一些可能发生肠梗阻的高峰期。当妊娠 4～5 个月时，子宫变为腹膜内器官，使原先存在的粘连组织拉伸；当妊娠 8～9 个月时，当胎头下降入骨盆，子宫相应变小，分娩后子宫急剧缩小，使得周围肠管的位置发生改变。和非孕期相同，妊娠最常见的肠梗阻原因是手术相关粘连性肠梗阻，占所有肠梗阻原因的 60%[34]。其他原因还有肠扭转、克罗恩病、恶性肿瘤及肠套叠[34]。少见情况，腹股沟直疝和斜疝也有可能造成肠梗阻。

（一）临床表现

患者常出现肠绞痛伴肠鸣音亢进，并停止排气。腹胀症状在分娩前很难发现。许多肠梗阻症状常被忽视而延误治疗。

（二）诊断

腹部 X 线片提示扩张的肠管及其中的气液平是肠梗阻的诊断方法，由于压力不均，气液平在肠管环中常不均匀。妊娠期间 X 射线的顾虑是需要的，但当怀疑肠梗阻时应推荐完善腹部 X 线片，以防延误疾病的诊治及发生其他并发症[35]。

（三）治疗

无穿孔迹象的肠梗阻的治疗应依赖于放置鼻胃管进行胃肠减压、肠休息、静脉液体复苏和补充电解质[36]。这通常对大多数肠梗阻有效。然而，对于所有患有肠梗阻的孕妇都应该进行外科咨询。如果保守治疗失败，需要开腹手术来纠正梗阻的根本原因。诊断和治疗方面的延误导致产妇死亡率高达 6%，胎儿损失达 20%～30%。因此，手术治疗不应因妊娠而不必要地推迟[36]。

八、附件扭转

附件扭转是附件肿物在妊娠期间最常见的并发症，尤其在孕早、中期[37]。妊娠本身是卵巢扭转的高危因素[38]，虽然发生率很低，为 10/10 000[39]。

（一）临床表现

附件扭转常表现为腹痛、恶心、呕吐，这些症状常被妊娠的正常反应所掩盖。疼痛性质通常为绞痛，随卵巢坏死而加重。症状常因类似妊娠反应而被忽视，从而延误诊治，造成卵巢坏死。

（二）诊断

超声检查是诊断的金标准。附件扭转时，仅可见动脉血流，而无静脉血流。可见卵巢内囊肿或增大的卵巢，尤其在扭转后最初几小时卵巢水肿增大时。

（三）处理

卵巢扭转需要紧急产科会诊。附件扭转的治疗依靠腹腔镜对扭曲附件进行复位[40]。然而，在妊娠＞28 周或当腹腔镜手术不能安全进行时，可能需要剖腹探查。手术在所有妊娠期都是必要的，延迟治疗可能导致卵巢囊肿破裂、出血或卵巢丢失[41]。保守治疗和疼痛控制是没有作用的，除非在女性已经分娩并且愿意失去卵巢功能的特殊情况下。

九、疝

脐疝和腹股沟疝在成年女性中很少见。在

少见的妊娠期疝气病例中，患者的治疗方案有很大的变化。由于妊娠 24 周后子宫增大到脐水平之上，因此此孕周后很少发生脐疝。妊娠期腹股沟疝的发生率很低，为 1/2000[42]。在一项 20 714 名孕妇的研究中，17 名（0.08%）发生腹壁疝，25 名（0.12%）发生腹股沟疝[43]。

（一）临床表现

疝气的表现多种多样，包括腹股沟疼痛、不能完成日常活动、不能还纳疝囊、恶心、呕吐，以及肠梗阻的表现如便秘或停止排便。经历过胃旁路手术的患者需警惕腹痛症状和腹部不适，以防忽视疝气诊断而造成生命危险。这些患者应及时手术治疗。

（二）诊断

诊断依靠病史、查体及影像学检查。对于不同位置的疝气，MRI、CT 或腹部 X 线片（KUB）均是诊断工具。乳酸水平升高提示绞窄疝。

（三）处理

疝的处理取决于临床表现。有些疝是无症状的，可产后再处理，有些疝可能导致肠嵌顿、缺血，需立即接受手术治疗。择期腹股沟疝治疗在妊娠期是禁忌的。期待治疗对没有严重并发症的围产期疝患者更适合。一项关于妊娠期疝的研究，均采取保守治疗，孕期未发生并发症，产后疝均还纳[44]。需要立即处理的急诊情况包括急性肠嵌顿、肠绞窄或肠梗阻。

十、创伤

由冲突或暴力产生的外伤是妊娠期不幸但严重的并发症。3%～9% 的患者在孕期受到家庭暴力[45]。对寻求帮助的女性提供庇护是十分重要的。创伤更可能导致死亡而不是妊娠并发症[46]。妊娠期 6%～7% 的患者发生创伤，更小比例的患者会接受手术治疗[47]。

（一）诊断

外伤的诊断依靠完整的病史、查体及辅助检查，与非孕期患者同样处理。

（二）治疗

妊娠期创伤的手术治疗指征与非孕期相同。根据创伤的原因和严重程度，可能需要外科医生、骨科医生、产科医生共同治疗。孕妇的生命体征、血流动力学稳定评估是第一位的，胎儿评估是第二位。如果孕周 > 23 周，还需要进行胎心率监测[48]。

十一、总结

非产科外科手术在孕期是少见的，然而，这与母胎安危息息相关。由于疾病的症状可能被正常妊娠的表现掩盖，有限的影像学检查方法，以及妊娠期实验室化验指标的变化，使这些外科疾病的诊断十分困难。及时的诊断和治疗对减少妊娠期并发症和维持妊娠安全十分重要。

本章要点
1. 妊娠期最常见的外科疾病包括阑尾炎、胆囊炎、肠梗阻（尤其有肥胖手术史的患者）、附件扭转、疝和外伤。
2. 妊娠期的生理学变化使得实验室指标发生变化，外科疾病诊断十分困难。
3. 在外科和侵入性手术之前，需要产科医生和母胎医学专科医生对患者进行评估。
4. 孕期进行非产科疾病手术的过程，包括术前产科医生评估、体位（左侧卧位）、手术时机、手术方法、血栓预防、抗生素预防、产检激素使用，以及抑制宫缩管理。
5. 择期手术应推迟到分娩后进行，必须进行的手术可在孕中期的早期进行。
6. 紧急外科手术不应推迟，无论在什么孕周。

参考文献

[1] Mazze RI, Kallen B. Reproductive Outcome after anesthesia and operation during pregnancy: a registry study of 5405 cases. Am J Obstet Gynecol. 1989;161(5):1178-1185.

[2] American College of Obstetricians and Gynecologists. Committee Opinion No. 696: nonobstetric surgery during pregnancy. Obstet Gynecol. 2017;129:777-778.

[3] Kundra P, Velraj J, Amirthalingam U, et al. Effect of positioning from supine and left lateral positions to left lateral tilt on maternal blood flow velocities and waveforms in full-term parturients. Anesthesia. 2012;67(8):889-893.

[4] Allaert SE, Carlier SP, Weyne LP, Vertommen DJ, Dutre PE, Desmet MB. First trimester anesthesia exposure and fetal outcome. A review. Acta Anaesthiol Belg. 2007;58(2):119-123.

[5] Ninke T, Thoma-Jennerwein S, Blunk J, Annecke T. Anesthesia and pain management during pregnancy. Anaesthesist. 2015;64(5):347-356.

[6] Rauf A, Suraweera P, De Silva S. Operative laparoscopy; is it a safe option in pregnancy. Gynecol Surg. 2009;6:381.

[7] Kammerer WS. Nonobstetric surgery during pregnancy. Med Clin North Am. 1979;63(6):1157-1164.

[8] Lanzafame RJ. Laparoscopic cholecystectomy during pregnancy. Surgery. 1995;118(4):627-631.

[9] Thornton P, Douglas J. Coagulation in pregnancy. Best Pract Res Clin Obstetr Gynecol. 2010;24(3):339-352.

[10] Bookstaver PB, Bland CM, Griffin B, Stover KR, Elland LS, McLaughlin M. A review of antibiotic use in pregnancy. Pharmacotherapy. 2015;35(11):1052-1062.

[11] American College of Obstetricians and Gynecologists. Committee Opinion No. 713: antenatal corticosteroid therapy for fetal maturation. Obstet Gynecol. 2017;130(2):102-109.

[12] Upadya M, Saneesh PJ. Anaesthesia for non-obstetric surgery during pregnancy. Indian J Anaesth. 2016;60(4):234-241.

[13] Abou-Ghannam G, Usta IM, Nassar AH. Indomethacin in pregnancy: applications and safety. Am J Perinatol. 2012;29(3):175-186.

[14] American College of Obstetricians and Gynecologists. Committee Opinion No. 723: guidelines for diagnostic imaging during pregnancy and lactation. Obstet Gynecol. 2017;130:e210-e216.

[15] Abbassi-Ghanavati M, Greer L, Cunningham G. Pregnancy and laboratory studies: a reference table for clinicians. Obstet Gynecol. 2009;114(6):1326-1331.

[16] Mourad J, Elliott JP, Erickson L, Lisboa L. Appendicitis in pregnancy: new information that contradicts long-held clinical beliefs. Am J Obstet Gynecol. 2000;182:1027-1029.

[17] Tracey M, Fletcher HS. Appendicitis in pregnancy. Am Surg. 2000;66:555-560.

[18] Bickell NA, Aufses AH Jr, Rojas M, Bodian C. How time affects the risk of rupture in appendicitis. J Am Coll Surg. 2006;202:401.

[19] Horowitz MD, Gomez GA, Santiesteban R, Burkett G. Acute appendicitis during pregnancy diagnosis and management. Arch Surg. 1985;120(12):1362-1367.

[20] Al-Mulhim AA. Acute appendicitis in pregnancy. A review of 52 cases. Int Surg. 1996;81:295-297.

[21] Lim HK, Bae SH, Seo GS. Diagnosis of acute appendicitis in pregnant women: value of sonography. AJR AM J Roentgenol. 1992;159:539-542.

[22] Yilmaz HG, Akgun Y, Bac B, Celik Y. Acute appendicitis in pregnancy—a case control study. Int J Surg. 2007;5:192–197.

[23] Tamir IL, Bongard FS, Klein SR. Acute appendicitis in the pregnant patient. Am J Surg. 1990;160:571-576.

[24] Mendez-Sanchez N, Chavez-Tapia NC, Uribe M. Pregnancy and gallbladder disease. Ann Hepatol. 2006;5(3);227-230.

[25] de Bari O, Wang TY, Liu M, Paik CN, Portincasa P, Wang DQ. Cholesterol cholelithiasis in pregnant women: pathogenesis, prevention and treatment. Ann Hepatol. 2014;13(6):728-745.

[26] Landers D, Carmona R, Cromblehome W, Lim R. Acute cholecystitis in pregnancy. Obstet Gynecol. 1987;69:131-133.

[27] Handler SJ. Ultrasound of gallbladder wall thickening and its relation to cholecystitis. AJR Am J Roentgenol. 1979;132:581-585.

[28] Romagnuolo J, Bardou M, Rahme E, Joseph L, Reingold C, Barkun AN. Magnetic resonance cholangiopancreatography: a meta-analysis of test performance in suspected biliary disease. Ann Intern Med. 2003;139:547-557.

[29] Medical Services Advisory Committee. MSAC Report: Magnetic Resonance Cholangiopancreatography. Canberra, Australia: Department of Health and Ageing, Commonwealth of Australia; 2005. http://www.msac.gov.au.

[30] Othman MO, Stone E, Hashimi M, Parasher G. Conservative management of cholelithiasis and its complications in pregnancy is associated with recurrent symptoms and

more emergency department visits. Gastrointest Endosc. 2012;76(3):564.
[31] Date RS, Kaushal M, Ramesh A. A review of the management of gallstone disease and its complications in pregnancy. Am J Surg. 2008;196(4):599.
[32] Tham TC, Vandervoort J, Wong RC, et al. Safety of ERCP during pregnancy. Am J Gastroenterol. 2003; 98(2):308.
[33] Kilpatrick CC, Monga M. Approach to the acute abdomen in pregnancy. Obstet Gynecol Clin North Am. 2007; 34:389-402.
[34] Baird DD, Narendranathan M, Sandler RS. Increased risk of preterm births in women with inflammatory bowel disease. Gastroenterology. 1990;99:987.
[35] Meyerson S, Holtz T, Ehrinpreis M et al. Small bowel obstruction in pregnancy. Am J Gastroenterol. 1995;90:299-302.
[36] Perdue PW, Johnson Jr HW, Stafford PW. Intestinal obstruction complicating pregnancy. Am J Surg. 1998; 164(4):384-388.
[37] Cavaco-Gomes J, Jorge Moreira C, Rocha A, Mota R, Paiva V, Costa A. Investigation and management of adnexal masses in pregnancy. Scientifica (Cairo). 2016; 2016:3012802.
[38] Asfour V, Varma R, Menon P. Clinical risk factors for ovarian torsion. J Obstet Gynaecol. 2015;35(7):721-725.
[39] Hasson J, Tsafrir Z, Azem F, et al. Comparison of adnexal torsion between pregnant and nonpregnant women. Am J Obstet Gynecol. 2010;202:536.e1-e6.
[40] Mathevet P, Nessah K, Dargent D, Mellier G. Laparoscopic management of adnexal masses in pregnancy: a case series. Eur J Obstet Gynecol Reprod Biol. 2003; 108(2):217.
[41] Chang SD, Yen CF, Lo LM, Lee CL, Liang CC. Surgical intervention for maternal ovarian torsion in pregnancy. Taiwan J Obstet Gynecol. 2011;50(4):458-462.
[42] Ochsenbein-Kolble N, Demartines N, Ochsenbein-Imhof N, Zimmerman R. Cesarean section and simultaneous hernia repair. Arch Surg. 2004;139(8):893.
[43] Oma E, Bay-Nielsen M, Jensen LN, Pinborg A, Bisgaard T. Primary ventral or groin hernia in pregnancy: a cohort study of 20,714 women. Hernia. 2017;21(3):335-339.
[44] Buch KE, Tabrizian P, Divino CM. Management of hernias in pregnancy. J Am Coll Surg. 2008;207(4):539.
[45] Alhusen JL, Ray E, Sharps P, Bullock L. Intimate partner violence during pregnancy: maternal and neonatal outcomes. J Womens Health. 2015;24(1):100-106.
[46] Brookfield KF, Gonzalez-Quintero VH, Davis JS, Schulman CI. Maternal death in the emergency department from trauma. Arch Gynecol Obstet. 2013;288(3):507-512.
[47] Connolly AM, Katz VL, Bash KL, McMahon MJ, Hansen WF. Trauma and pregnancy. Am J Perinatol. 1997; 14(6):331-336.
[48] Jain V, Chari R, Maslovitz S, Farine D, et al.; Maternal Fetal Medicine Committee. Guidelines for the management of a pregnant trauma patient. J Obstet Gynaecol Can. 2015;37(6):553-574.

第 8 章 超声在产科急诊中的应用
Ultrasound in Obstetric Emergencies

Carla Sterling, Zachary Testo, Gavin Budhram **著**
种轶文 于 洋 **译**

一、概述

超声于 1953 年首次被应用于宫内的胎儿成像，由于它的操作便捷、对于实时变化的胎儿肢体有着出色的分辨率并且无辐射，使其成为产科急诊首选的成像方式[1]。尽管受到操作人员技术和患者体质的限制，但超声的使用仍然是 20 世纪产科最重要的进步。

25% 以上的妊娠期女性在妊娠前 3 个月会出现阴道出血或盆腔痛的急诊情况，而超声检查是排除异位妊娠的主要方法[2-5]。超声也有助于评估妊娠和非妊娠相关的腹痛、阴道出血、外伤，以及有临产迹象的患者。本章的重点是临床医生有目的进行超声检查，对常见产科急诊进行评估。

二、检查方式

（一）经腹盆腔超声

经腹盆腔超声是胎儿超声检查的主要方式，能够在妊娠 5.5 周时识别出妊娠的第一个体征——妊娠囊。这种检查方法可以看到宫内及宫旁的结构，最理想的状态是在膀胱饱满的情况下进行检查。使用弧形探头（图 8-1）是因为它具有较大的接触面积和较低的频率，从而提供了更宽、更深的视野。这在晚期妊娠时非常有用，因为胎儿随着孕周生长，使其不能通过单独的经阴道超声观察。在大多数超声仪器上，最重要的是使用"OB"或"产科"模式的预设值，以便临床医生能够获得胎儿相关的计算方法，如心率和头臀长。

1. **妊娠早期影像学检查**

患者应取仰卧位，伸直双腿。为了更好地观察子宫，将探头放置在耻骨联合上方取矢状切面。探头指示标志应指向患者的头部（图 8-2）。然后检查者左右移动探头进行扫查，直到识别出膀胱、子宫和子宫周围结构（图 8-3）。超声图像左侧为头侧，右侧为尾侧。离腹壁近的结构，将出现在图像的顶部，最常见的是膀胱，子宫位于膀胱的深处。在这些结构周围的空间可以看到肠管和游离液。子宫是一个厚壁的器官，其下段和子宫体位于子宫颈前方，位于膀胱壁下方。如图所示子宫内膜线沿子宫中部向下延伸至子宫颈部。在膀胱最深处可以看到子宫颈。在屏幕右侧的膀胱深处可以看到阴道。

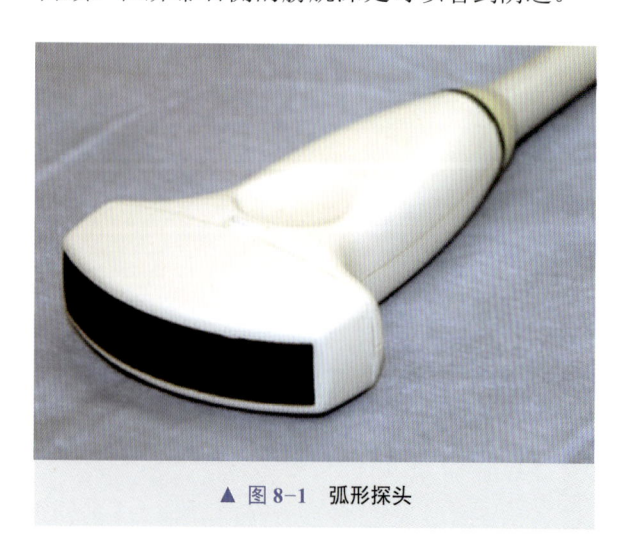

▲ 图 8-1 弧形探头

显示。然而，由于身体体质、妊娠晚期子宫增大、移位及正常的解剖变异，使用经腹部超声识别卵巢是十分困难的。

2. **妊娠中期和晚期影像学检查**

妊娠 12 周时，子宫增长从骨盆进入腹腔。在妊娠中期和晚期，随着子宫的增大，对胎儿的观察更加多样化，并且依赖于胎方位。成像切面（如矢状面、冠状面和轴向面）通常与胎产式相关。要识别纵向平面中的结构，需转动探头，直到沿着胎儿背侧显示出脊柱。脊柱回声强，后方声影明显，易于识别（图 8-5）。然后可以用探头进行横向和侧向扫查以识别结构。然后将探头逆时针旋转 90° 以获得横向图像，并进行上下扫描。横切面可见颅骨，并测量双顶骨直径（BPD）（图 8-6）。

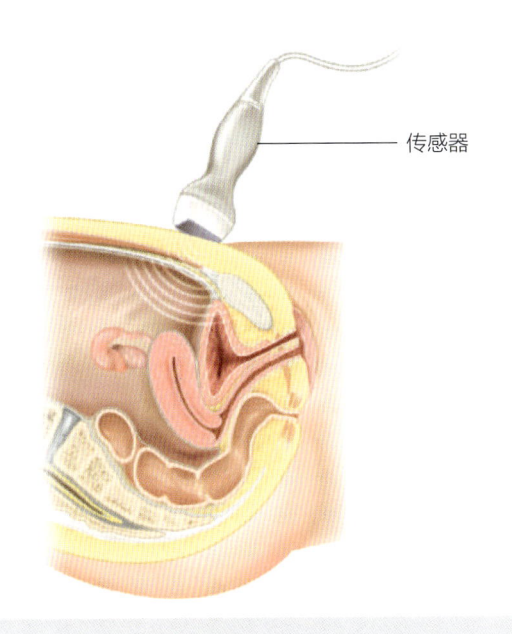

▲ 图 8-2 盆腔矢状切面探头位置

探头放置于耻骨联合正上方，指示标志指向头侧，探头对准盆腔（经许可转载，引自 Nath J,ed.Female reproductive system and obstetrics. In: Programmed Learning Approach to Medical Terminology.3rd ed.Baltimore,MD:Wolters Kluwer;2018:520.）

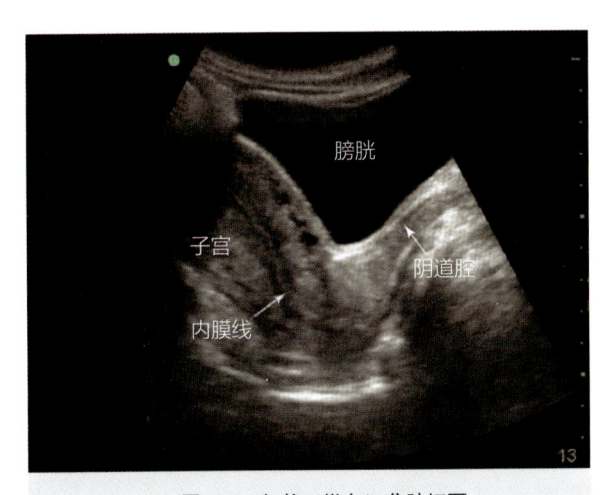

▲ 图 8-3 矢状（纵向）盆腔切面

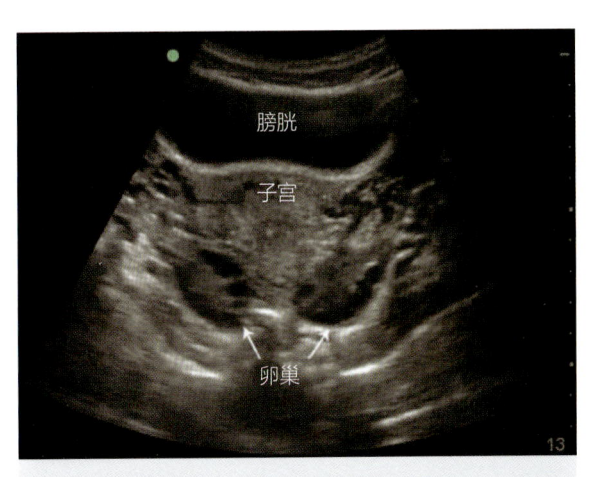

▲ 图 8-4 盆腔轴位（横切）切面

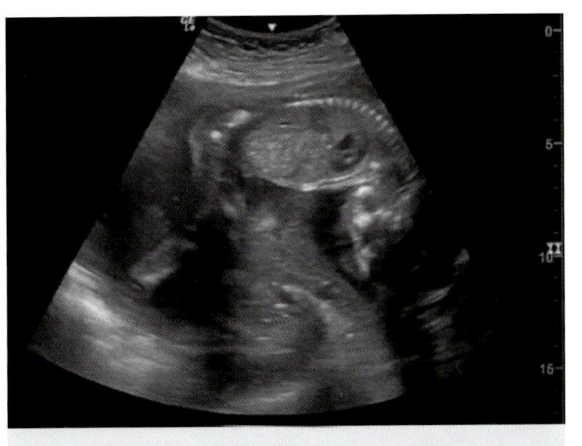

▲ 图 8-5 妊娠后期胎儿脊柱提示胎产式

将探头逆时针旋转 90°，使探头指示标志指向患者右侧，可以获得轴向切面。超声图像左侧的结构与患者右侧的解剖结构相对应。在膀胱的深处可见子宫（图 8-4）。然后将探头向上和向下扫查获得盆腔冠状切面，以确定包括胎儿、游离液、以及所有附件肿块的结构。卵巢位于子宫和髂动脉之间，在这个切面上最容易

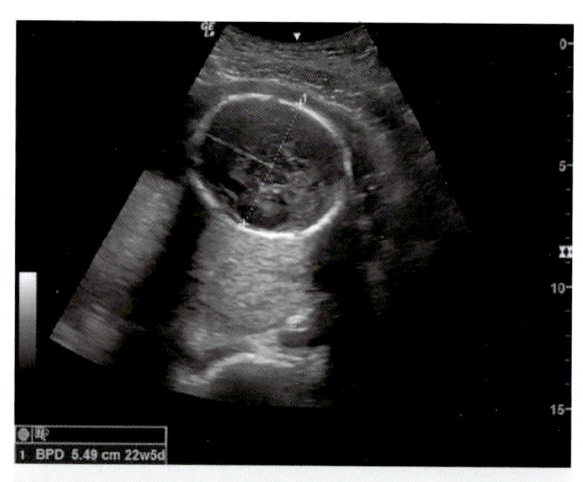

▲ 图 8-6 双顶径提示孕周为 22 周 +5 天

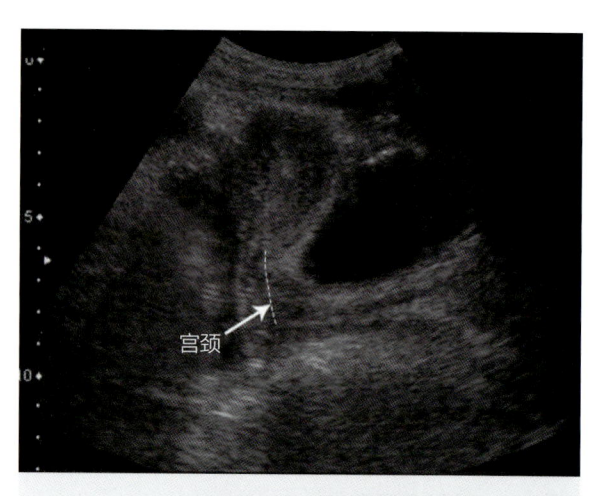

▲ 图 8-7 经腹测量宫颈

对于评估临产迹象，超声是一种安全而准确的方法。尽管传统上是通过内诊检查进行评估，但是如果存在前置胎盘或胎膜破裂，超声检查可能会更安全。有证据表明，在评估宫颈时，超声检查比内诊检查更可靠[6]。宫颈在膀胱下的长轴处成像最好。可以测量宫颈扩张和长度，长度的计算是从宫颈内口到宫颈外口（图 8-7）。

（二）经阴道盆腔超声

经阴道超声在妊娠早期最为有用，可以在妊娠 4.5 周内识别出宫内妊娠（intrauterine pregnancy，IUP）。腔内探头（图 8-8）是一种高频探头，可以提供高分辨率图像，但探测深度较浅。距离探头顶端 8~10cm 以上的结构是看不见的。由于探测深度较浅，经阴道超声应与经腹部检查同时进行。当 IUP 难于识别时，经阴道超声对早期妊娠认识是有作用的。

经阴道超声与盆腔检查一起进行，患者可以使用相同的体位，仰卧取膀胱截石位。或者患者可以采用蛙腿势，抬高骨盆。将凝胶涂在探头的平面上，然后在探头上罩上保护罩，再在探头保护罩的外面涂上无菌水溶性润滑剂。理想情况下，患者应完全排空的膀胱，以改善图像质量并减少伪影。

1. 子宫

探头插入阴道内，探头指示标志指向天花

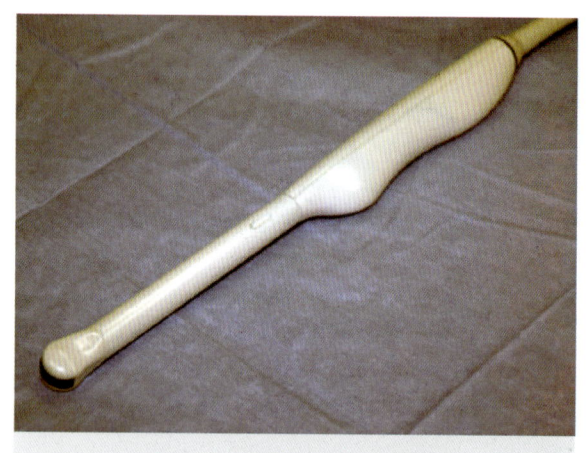

▲ 图 8-8 经阴超声探头（腔内探头）

板，直到探头舒适地放置于子宫颈周围（图 8-9）。超声图像右侧所见的结构与探头靠近腹壁侧解剖学结果相对应。用探头进行左右扫查，然后轻微旋转，直到可以看到高回声子宫内膜线通过子宫进入子宫颈（图 8-10）。子宫的中线可能与患者身体的中线相对应。子宫深处可见直肠子宫陷凹。当获得这一切面时，将探头扫向患者的左右进行扫查，通过子宫成像并识别胎儿。将探头回缩几厘米并向下倾斜到骨盆，可以看到子宫颈。

将探头逆时针旋转 90°，使指示标志指向患者右侧，获得冠状面切面图像（图 8-11）。在此视图中，超声图像左侧的结构与患者的右侧的解剖结构相对应（图 8-12）。再次确定子宫和内膜中线。当获得此视图时，探头前后扫查切面以查看骨盆的冠状面。

2. 卵巢

通过将探头向左或向右扫查，然后向前和向后扫查，可以在冠状面上最好地识别卵巢。它们位于子宫体的外侧后方，位置多变，尤其是在妊娠期女性的。卵巢呈扁椭圆形，表现为高回声，内含小的圆形低回声卵泡，外观常被称为"巧克力豆"。然后旋转探头来进行卵巢测量，并使用电子标尺测量直径。如果担心卵巢扭转，临床医生可以将卵巢成像放置于屏幕中央，并进行"超声触诊"。

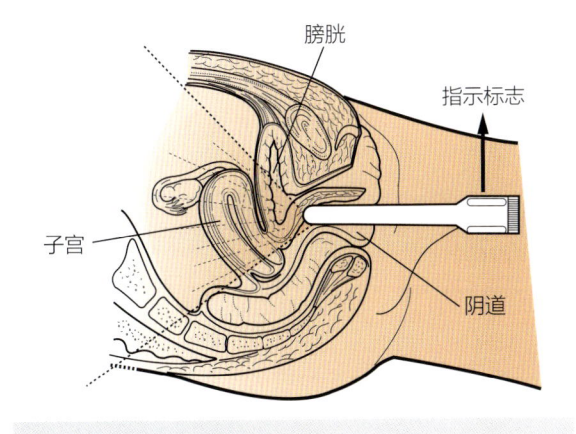

▲ 图 8-9 经阴超声矢状（纵向）切面探头位置
经许可转载，引自 Simon B, Snoey E, eds. Ultrasound in Emergency and Ambulatory Medicine. St. Louis, MO: Mosby-Yearbook; 1997.

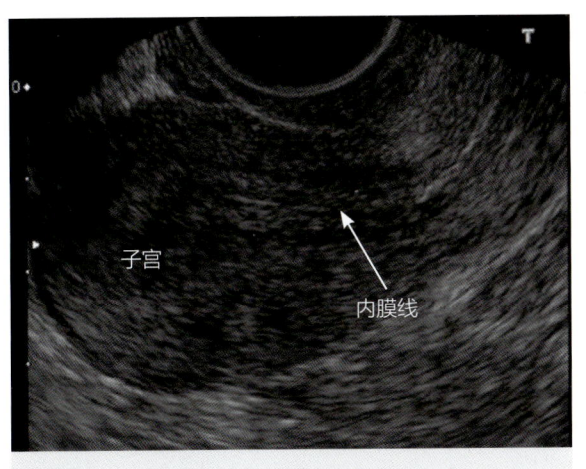

▲ 图 8-10 经阴超声矢状切面

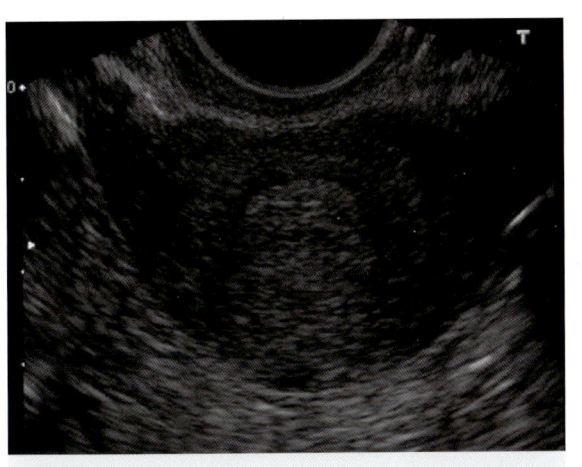

▲ 图 8-12 经阴超声冠状位（横位），显示子宫

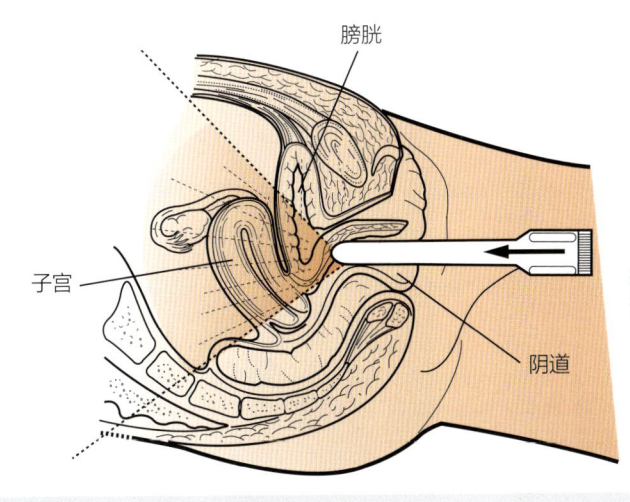

▲ 图 8-11 经阴超声冠状（横向）切面探头位置
经许可转载，引自 Simon B, Snoey E, eds. Ultrasound in Emergency and Ambulatory Medicine. St. Louis, MO: Mosby-Yearbook; 1997.

107

用探头直接对卵巢施加轻柔的压力，以评估疼痛的情况，可重复操作。也可以进行卵巢血流的彩色多普勒评估，但这超出了大多数急诊医生的范围。

3. 子宫颈

如果由于膀胱空虚或患者明显肥胖，经腹部超声检查未能充分显示宫颈，可以采用经阴道超声（图 8-13）。高达 100% 的患者都可以看到宫颈，主要禁忌证是胎膜破裂或胎膜突出[7]。当探头插入距子宫颈口 2.5 cm 且距离子宫颈≤ 3 cm 时，可获得最佳成像[8,9]。

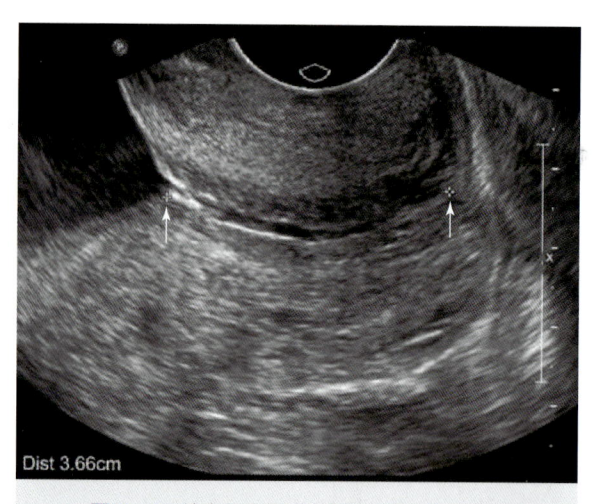

▲ 图 8-13 腔内超声显示宫颈，标尺指示长度测量

三、妊娠期常规超声检查

（一）早期妊娠

胎儿在子宫内的发育遵循已知的超声变化。IUP 的第一个征象是一个妊娠囊，表现为子宫内膜底部的一个低回声结构。其次是双蜕膜征，表现为 2 个高回声环环绕在妊娠囊周围，由低回声层隔开。但是只有 50% 的妊娠女性有双蜕膜征[10]。因此，卵黄囊的发现被认为是早期妊娠最可靠的标志。卵黄囊是妊娠囊内的一个小回声环，被认为是对 IUP 的确诊依据（图 8-14）。经阴道超声检查中，卵黄囊在 5～6 周时可见，人绒毛膜促性腺激素（hCG）水平在 1500～2000 mU/ml 以上。胎芽是超声检查的下一个发现，在妊娠 6 周以上，其最早的形态是卵黄囊附近的一个小的高回声组织块。心脏活动可以被可视化为胚胎中的"闪烁"。使用 M 模式和预设程序，可以测量胎儿的心率（图 8-15）。正常的胎心率波动于 120～180 次/分。胎龄可以通过测量头臀长来估算（图 8-16）。为了进行精确的测量，重要的是转动探头，以测量胎芽最长的尺寸。卵黄囊不应该包括在测量中。在妊娠前 3 个月的后期，可以看到胎儿的运动，如果观察到则应记录下来。

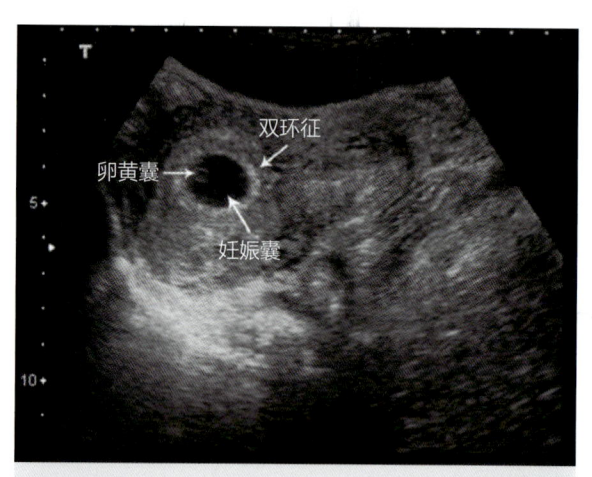

▲ 图 8-14 妊娠早期有卵黄囊及双环征的妊娠囊

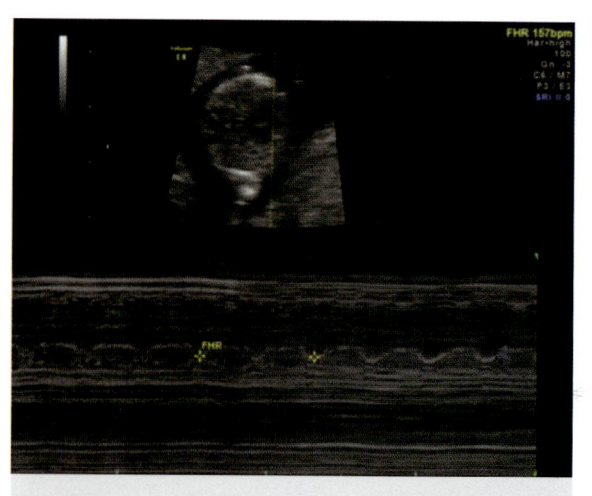

▲ 图 8-15 M 模式下测量胎心率，中间重复图形为胎儿心脏活动

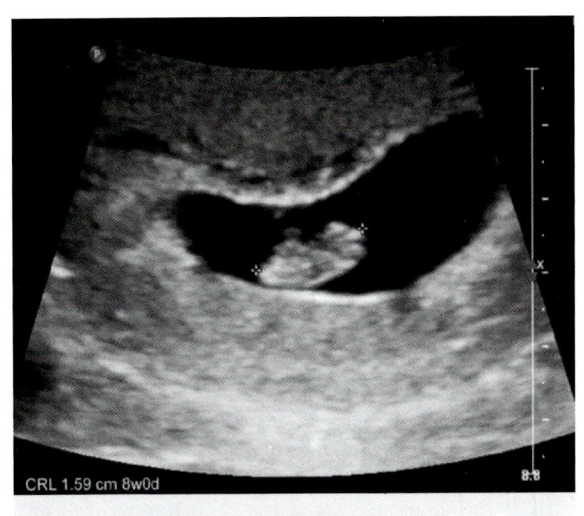

▲ 图 8-16　测量头臀长显示胎龄

（二）中期和晚期妊娠

1. 胎心率

妊娠后期的胎儿心率可以使用连续波超声仪（仅产生没有图像的声音）或 M 超技术进行测量。由于妊娠晚期胎儿心脏较大且可视化较好，因此妊娠晚期更容易获得 M 型测量。

2. 胎产式

胎产式和胎头位置很容易通过超声确定。为了评估胎产式，检查者应旋转探头，直到确认到脊柱沿着胎儿的背部延伸为止。以纵轴上显示脊柱会显示胎产式（图 8-5）。跟随脊柱扫查至胎头部，才能确定胎头位置。当头部居中位于屏幕中间时，超声探头的位置即为胎头的位置。如果头部位于上腹部，并且脊柱可以向下朝向骨盆，则诊断为臀位。

3. 胎龄

在妊娠中期和晚期，通过 BPD 来估算胎龄。颅骨在第三脑室和对称的丘脑水平的横切面上成像（图 8-6）。测量范围为近颅骨壁外缘至远颅骨壁内缘，不含颅骨外软组织。在分娩活跃期，可能很难看清头部是否固定在中骨盆，并且其被上方的耻骨联合所遮挡。

4. 胎盘

胎盘沿子宫壁生长，表现为均匀的回声（中等回声）结构，有时伴有低回声带，将其与正常子宫肌层分开（图 8-17）。它可以位于子宫任何一侧壁上，如果附着在子宫后壁上并被脊柱和胎儿遮挡，则可能很难看清。应注意胎盘与宫颈的相对位置关系，子宫颈的位置正好位于膀胱最深的部分。前置胎盘可以在妊娠晚期做出诊断，但在妊娠中期通常出现边缘或低置胎盘。发生这种情况的原因是，随着胎儿的成长，子宫的延长（主要在子宫的下段）导致胎盘在绝大多数妊娠中向上生长。

四、妊娠早期病理学

阴道出血和盆腔痛是妊娠早期常见的急诊的表现[2-5]。在这些患者的床旁快速评估中进行超声检查可以有效识别异位妊娠及其他病因，如流产、盆腔肿物、卵巢扭转和滋养细胞疾病。临床医生应了解其床边超声检查技术的局限性，对于大多数发现，建议通过放射学转诊进行正式的确诊超声检查，但正常的 IUP 或伴随血流动力学不稳定的异位妊娠除外。

（一）异位妊娠

近年来异位妊娠的发病率增加了，但异位妊娠破裂的死亡率却大大降低了[11,12]。这主要是由于在妊娠早期使用了超声技术，有助于快速诊断和早期治疗。较早发现异位妊娠可提供更多保守治疗选择，例如甲氨蝶呤而非手术干

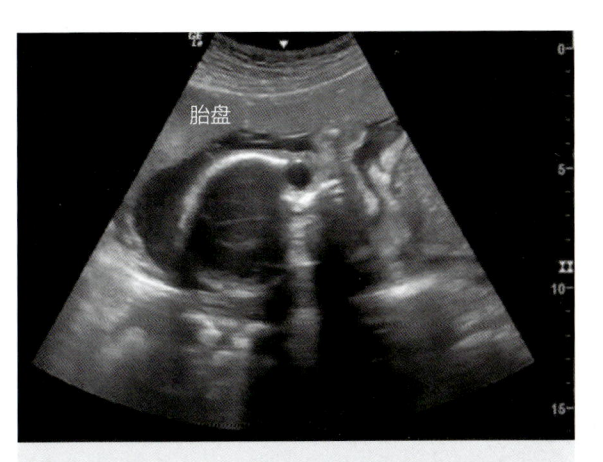

▲ 图 8-17　胎盘回声均匀并贴附于子宫肌壁

预。对怀疑为异位妊娠的早期妊娠进行评估的主要目的是确定 IUP。由于自发性异位妊娠的发生率为 1/8000~1/4000[13-15]，这基本上排除了未接受生育治疗的患者的异位妊娠。接受生育力治疗的患者异位妊娠的发生率高达 1%[16-18]。床旁超声检查是排除异位妊娠的一种非常敏感的方法（99.3%），可用于确定妊娠早期盆腔疼痛或阴道出血患者的情况[19]。75% 的患者在初次出现 ED 情况时经阴道超声可以诊断为 IUP 或异位妊娠[20]。即时超声（point-of-care ultrasound，POCUS）可以识别出一些超声检查结果，这应该引起临床对异位妊娠的怀疑。

1. 未知 IUP

经腹超声检查应观察到 IUP 的 β-HCG 水平＞6500mU/ml，经阴道超声检查的 β-HCG 水平＞1000~1500mU/ml[21,22]。β-HCG 的此阈值称为判定区。低的 β-hCG 水平不能排除异位妊娠，因为 40% 的异位妊娠 β-HCG ＜ 1000mU/ml 和 20% 的异位妊娠 β-HCG ＜ 500mU/ml[20,23]。因此，低 β-HCG 测量值和子宫超声检查结果未见 IUP 被认为是位置未知的妊娠。对于可能的异位妊娠，临床应保持较高怀疑态度，并应提供严格的出院预防措施和随访。即使 β-HCG 水平低于分区，也应始终进行超声检查，因为异位妊娠或异位妊娠的其余表现通常在低 β-HCG 水平下可见。

2. 游离液

2/3 的患者中，腹腔内游离或腹腔积液是异位妊娠的常见超声表现[24]。在图 8-18 中，直肠外侧间隙的低回声带表示腹腔内积液。少量液体可能是生理性的，但对于没有可见 IUP 的妊娠患者而言却是可疑的。"少量"的液体被定义为仅位于直肠外侧间隙且深度不高于子宫下 1/3。随着出血的增加，游离液最终将子宫包裹（图 8-19）。腹部大量积液增加了异位妊娠的可能性，并且还应评估右上腹是否有游离液[23]。将弧形或矩阵探头放置在右腋中线的冠状平面切面，可以检查肝肾间隙中是否有游离液（图 8-20）。如果患者的血流动力学不稳定，β-HCG 阳性，超声检查宫腔内未见妊娠囊，腹部超声检查有游离液，则应快速进行手术治疗。

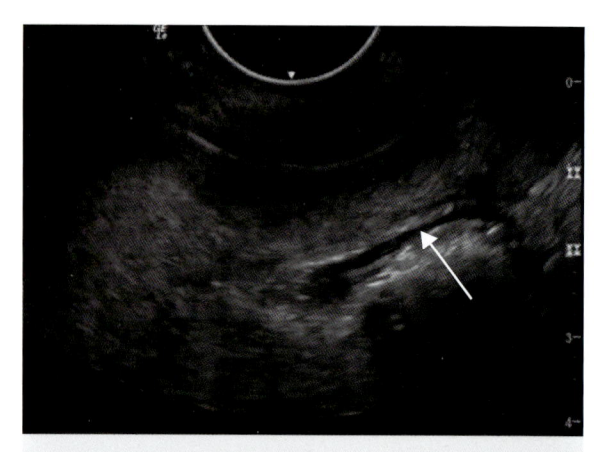

▲ 图 8-18 经阴道超声显示子宫后方有少量盆腔游离液，可能是生理性的

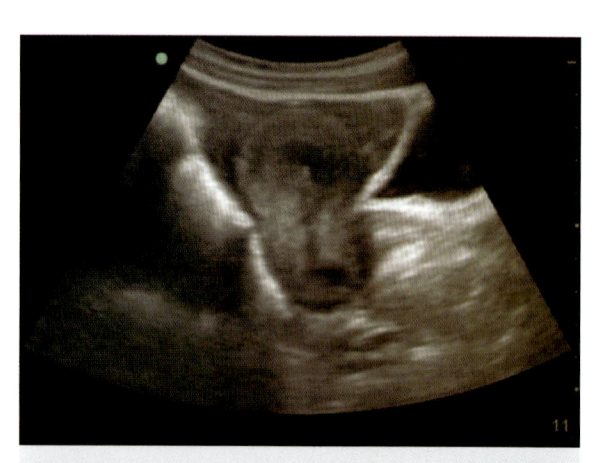

▲ 图 8-19 腹腔内出血患者子宫周围有偏低回声游离液和血块

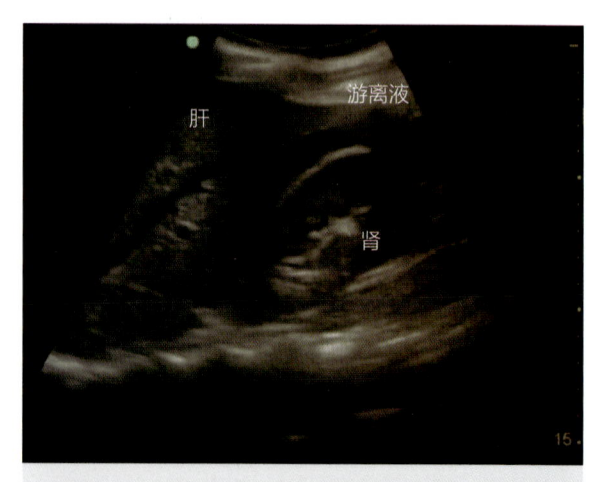

▲ 图 8-20 右上象限内可见肝肾间隙内游离液表现为低回声带

3. 不伴 IUP 的附件区包块

附件包块是异位妊娠的敏感超声表现，85% 以上的患者在经阴道超声检查中可发现这一表现[25]。超声检查发现包块通常是囊性和实性混合，可能代表输卵管妊娠、血肿、滋养细胞组织或妊娠囊的变形成分（图 8-21）。在某些情况下，可以在子宫外看到胎囊，甚至胎心搏动，从而证实了异位妊娠的诊断（图 8-22）。如果临床高度怀疑异位妊娠，则无须观察附件包块。附件包块的缺乏不应妨碍对有腹部游离液和超声检查子宫空虚，且血流动力学不稳定的妊娠患者进行手术。

▲ 图 8-21 异位妊娠患者附件混合回声包块

（二）自然流产

妊娠早期有阴道出血并且已通过超声确诊 IUP 的患者应该进行盆腔检查并查看宫颈。表 8-1 总结了自然流产的体征、症状和超声检查结果。在其余检查正常的情况下，若怀疑患者先兆流产，应让产科医生进行之后的随访。一些需进一步检查的超声结果，应进行进一步超声评估。绒毛膜下出血是子宫内膜和绒毛膜之间的出血，通常表现为低回声的新鲜血液和等回声的凝血块的结合（图 8-23）。通常绒毛膜下出血的多少与妊娠的结局相关[26]。畸形或不规则的胎囊也是妊娠失败的表现，但这是一种主观的发现。如果孕囊位于宫颈附近，并伴有

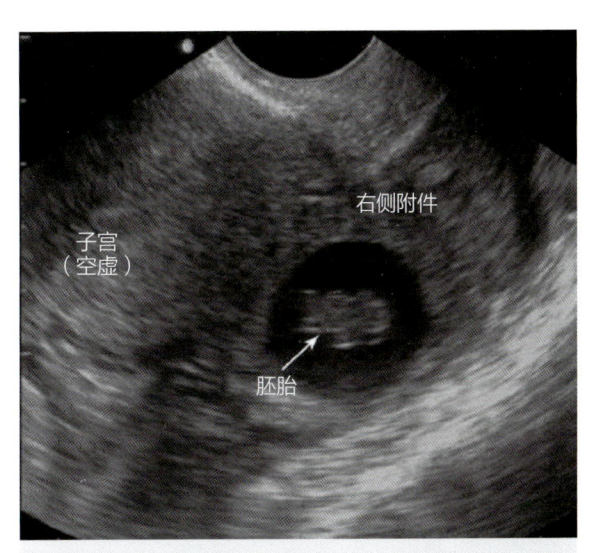

▲ 图 8-22 右侧附件异位妊娠。可见左侧子宫空虚，其旁可见异位妊娠组织

表 8-1 自然流产特有的症状、体征及超声检查结果

流产的类型	阴道出血	宫颈扩张	流出 POC	宫内 POC
先兆流产	有	无	无	有
难免流产	有	有	无	有
不全流产	有	有	有	有
完全流产	有	有或无	有	无
稽留流产	有或无	无	无	有

POC. 妊娠产物

经许可转载，改编自 Dulay A. Spontaneous Abortion Merck Manual Professional Version website. https://www.merckmanuals.com/professional/gynecology-and-obstetrics/abnormalities-of-pregnancy/spontaneous-abortion. Updated June 2019. Accessed August 19, 2019.

宫颈口扩张，则必然会发生流产。

1. 无胚胎妊娠（萎缩性胚胎）

经阴道超声测量妊娠囊＞2cm 且无卵黄囊或胎芽，这是诊断无胚胎妊娠的可靠依据（图8-24）。在临床实践中，若发现这一现象应进一步行常规超声进行确诊。

2. 胚胎停育

一般来说，如果胎芽测量值＞5mm，通过经阴道超声可以观察到胎心搏动[27]。如果没有看到胎心搏动，应寻求常规的超声来确认胚胎停育。

（三）葡萄胎

葡萄胎患者常出现阴道出血，如果出现妊娠剧吐、子宫大小超出胎龄、hCG 定量超过 10 万或新发妊娠期高血压，就需考虑葡萄胎可能。在超声检查中，葡萄胎通常表现为"葡萄串珠样"或"落雪征"，尽管在早期妊娠中表现并不总是典型的（图 8-25）。

（四）盆腔肿物/扭转

进行床旁超声检查的临床医生对盆腔肿块具有一定妊娠，因为这十分常见，但如果肿块直径＞5cm 或者患者出现严重的腹痛或腹膜刺激征，则应进行常规超声检查。黄体囊肿在妊娠早期十分常见，其有分泌孕酮来维持妊娠的作用。它是卵巢内部或表面的囊性低回声结构。它有内部出血的迹象或与周围的游离液有关。黄体囊肿破裂是腹痛的主要原因。

子宫肌瘤（平滑肌瘤）也是妊娠期腹痛和阴道流血的常见病因。由于妊娠早期雌激素水平升高，肌瘤往往会增大，但在妊娠后期却会逐渐缩小。超声检查的外观取决于所累及的肌肉数量或是否存在红色样变或钙化（图 8-26）。

皮样囊肿（或畸胎瘤）是最常见的附件肿块，特别容易发生囊肿蒂扭转，需要在妊娠期进行手术处理[28]。由于存在多种组织类型，超声检查的表现通常是多样的。

附件扭转虽然不常见，但在妊娠期发生率较高。严重的盆腔痛伴随呕吐及发现直径＞5cm 的附件包块，应高度怀疑为附件扭转。经阴道探头对肿物进行超声检查时接触可加重

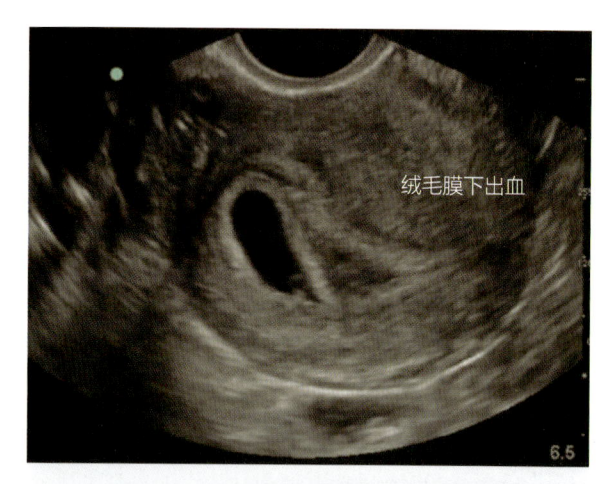

▲ 图 8-23　妊娠囊与子宫壁之间的绒毛膜下出血

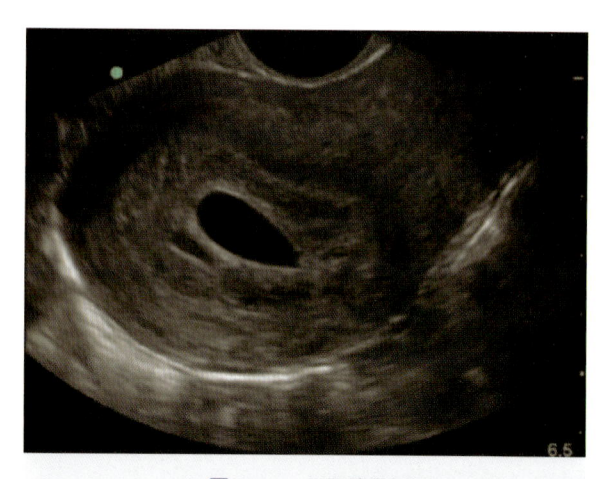

▲ 图 8-24　无胚胎期妊娠

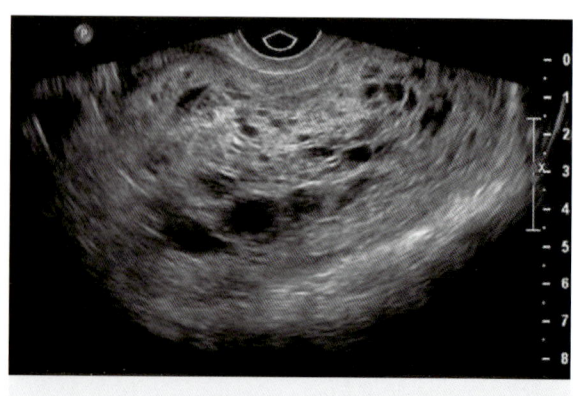

▲ 图 8-25　葡萄胎妊娠

患者的症状。最特异的发现是多普勒血流减少或缺失。但是这种评估在操作上是较困难的并且与操作者相关。据报道，经手术证实为附件扭转的患者中，多普勒血流正常的占 45%～61%[29-31]。怀疑附件扭转的患者，应及时进行常规超声检查和手术咨询。

五、妊娠中期和妊娠晚期病理学

（一）前置胎盘

前置胎盘占足月妊娠的 0.3%～0.5%，当胎盘覆盖或达宫颈内口时即可诊断（图 8-27）[32,33]。边缘性前置胎盘定义为妊娠晚期胎盘具宫颈内口 3cm 以内。

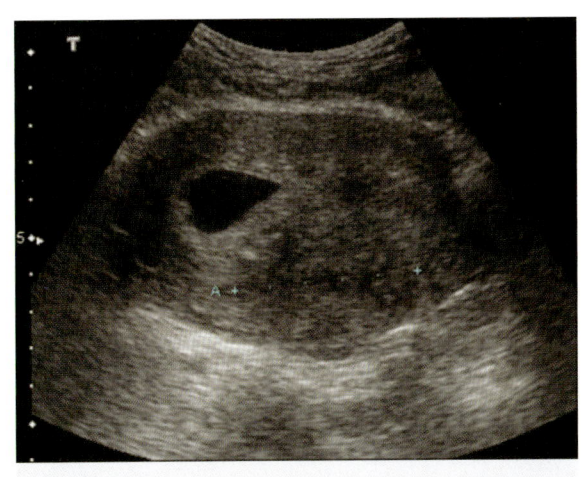

▲ 图 8-26　子宫后壁子宫肌瘤（标尺标记）及妊娠囊

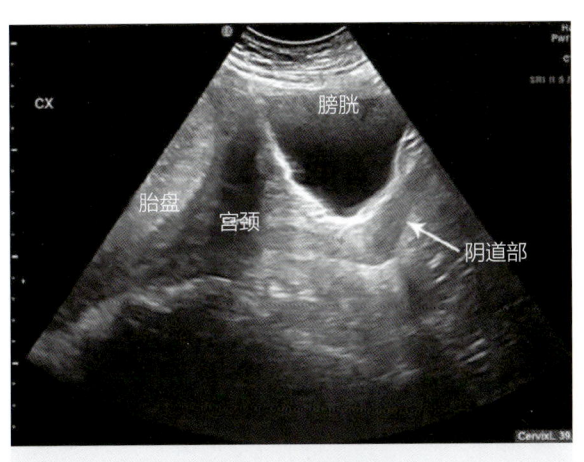

▲ 图 8-27　前置胎盘

超声用于诊断前置胎盘，可以通过宫底附近或距内口 3cm 以上的视图来排除。经腹超声及最初的成像方法足以诊断。如果经腹超声检查不满意，则可以在保证安全的前提下进行经阴道超声检查，使探头顶端距宫颈外口的距离 > 3cm[34]。

如果胎儿显示模糊或宫缩导致子宫下段缩短和增厚，则可能难以诊断前置胎盘。几分钟后重复超声检查很有必要。充盈的膀胱还可以通过将子宫下段的前壁和后壁堆到造成前置胎盘的假象，在这种情况下，排空膀胱会有所帮助。

（二）胎盘早剥

胎盘早剥是由于妊娠 20 周后胎盘与子宫分离所致。超声可用于评估胎盘早剥，但不是主要的诊断依据，因为超声诊断胎盘早剥的假阴性率在 20%～50%[35-37]。此外，妊娠期正常的结构，如子宫内膜血管、绒毛膜下囊肿和绒毛膜下血池，在超声下看起来都可能类似于胎盘早剥。在没有客观证据的情况下保持高度的警惕在临床中是必要的，而胎心监测是可选择的诊断方法之一。

超声检查可发现胎盘出血是相对于上层胎盘的高回声及等回声混合，但并不是敏感征象。它在发生后 2 周逐渐变得低回声，并最终变成无回声[38]。

六、创伤

（一）母体外伤

外伤是非产科因素导致孕产妇死亡的主要原因[39]。任何创伤导致母体心动过速、低血压或低氧都会增加胎儿的风险。因此，创伤管理的重点是识别和积极稳定产妇的生命体征。

超声可以作为一种快速筛查检测手段，对因外伤使生命安全受到威胁的产妇进行快速评估，其敏感性和特异性与未妊娠的患者相似[40]。

扩展的创伤超声重点评估法（extended focused assessment with sonography for trauma，eFAST）包括肺部、心脏、盆腔、右上象限和左上象限（图8-28），用于评估腹腔内出血、心包积血、血胸和气胸。

1. 心包积液

心脏、胸部或上腹部的任何穿透性创伤均获得心脏成像，以排除心包出血。这可以通过心脏探头或腹部探头放置在剑突下区域并朝胸部向上倾斜（图8-28 A）来实现。心包出血表现为心脏周围的低回声或等回声混合区（图8-29）。在晚期妊娠中，腹部膨隆可能无法将探头放置在剑突下位置，因此可以通过将探头放置在靠近胸骨的左侧获得胸骨旁长轴窗口，并且指示标志指向右肩（图8-30）。

2. 腹腔内出血

在钝性或穿透性腹部外伤中，超声检查右上腹能够确定≥200ml的腹腔内游离液。将腹部或者心脏探头放置在右腋中线的冠状面，检查肝肾间隙中是否有游离液体（图8-20和图8-28）。将探头以冠状方位放置在左后腋窝线（图8-28和图8-31），还可以评估左上腹部在脾周围的液体。最后，临床医生通过将探头放置在耻骨联合上方矢状面上，并将探头向下倾斜到盆腔角度评估盆腔中的出血（图8-19和图8-28）。检查者

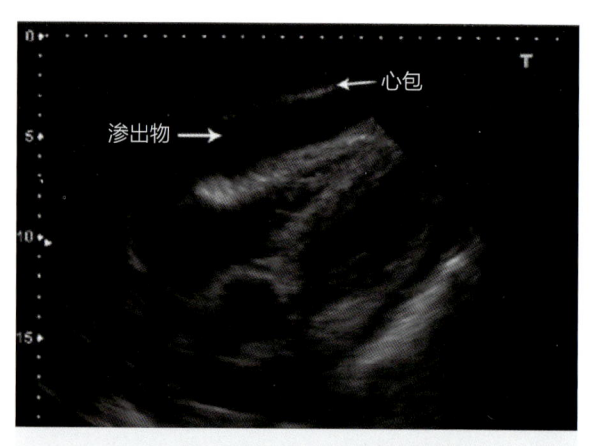

▲ 图8-29 剑突下视图见中等量心包积液

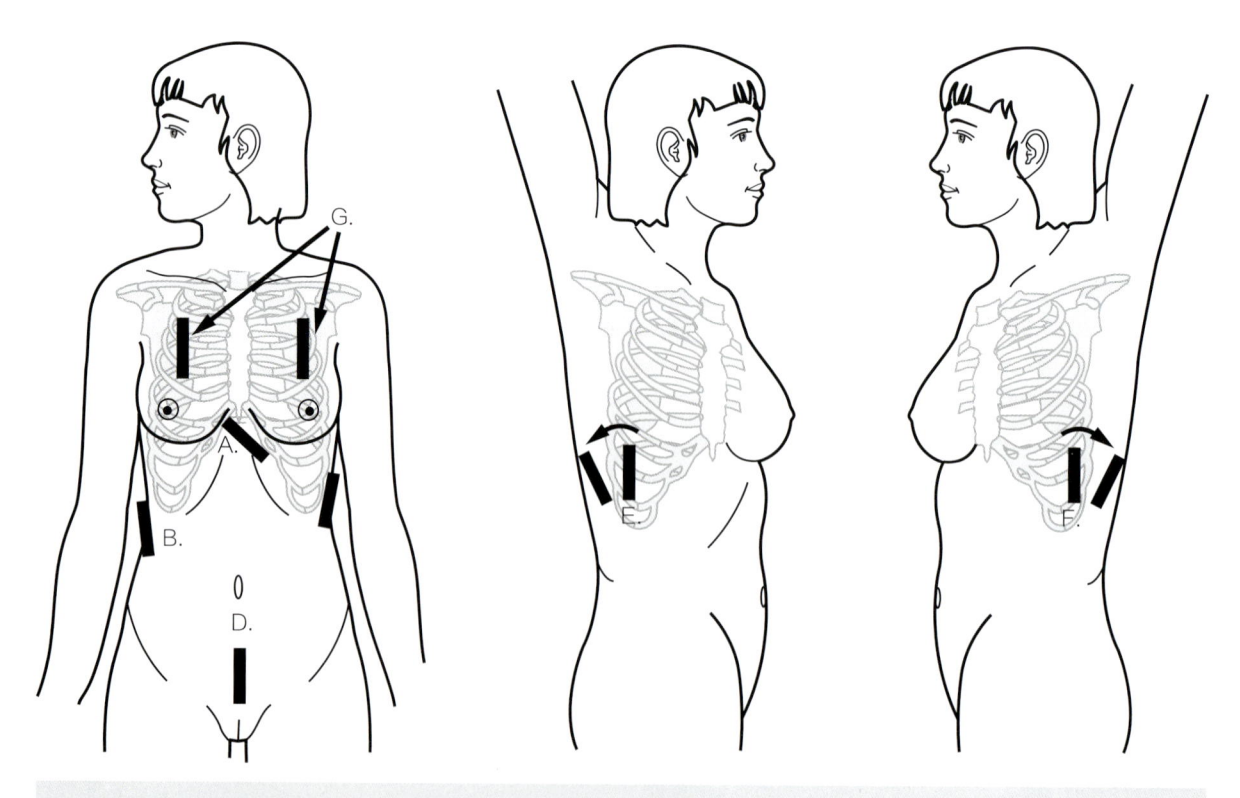

▲ 图8-28 扩展的创伤超声重点评估法中探头位置

经许可转载，引自 Laselle BT, Kendall JL. Trauma. In: Cosby KS, Kendall JL, eds. Practical Guide to Emergency Ultrasound. 2nd ed. Philadelphia, PA: Wolters Kluwer; 2013:22.

第 8 章　超声在产科急诊中的应用
Ultrasound in Obstetric Emergencies

查自锁骨下方然后沿两侧向下侧方移动，至少系统的检查 4 根肋骨间隙。肋骨下方脏胸膜和壁胸膜的交界处有强回声线，观察从左到右的滑动情况（图 8-32）。若无滑动则提示为气胸。

4. 血胸

将探头放置于左右腋后线可以检查血胸（图 8-28），类似于前面做 eFAST 的位置。注意朝向胸膜方向，若存在无回声带则提示血胸（图 8-33）。

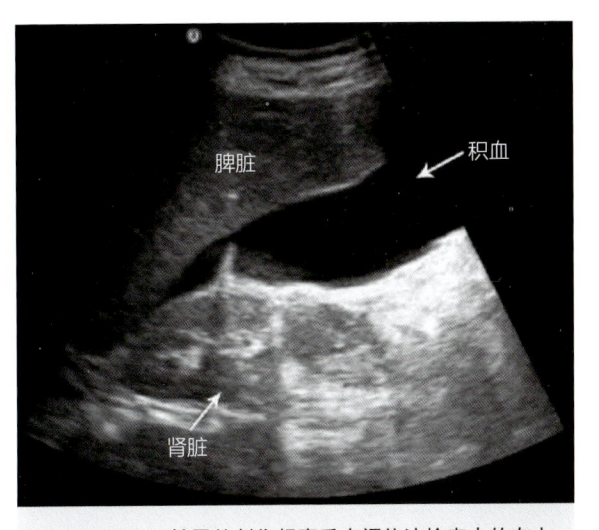

▲ 图 8-31　扩展的创伤超声重点评估法检查中的左上象限视图

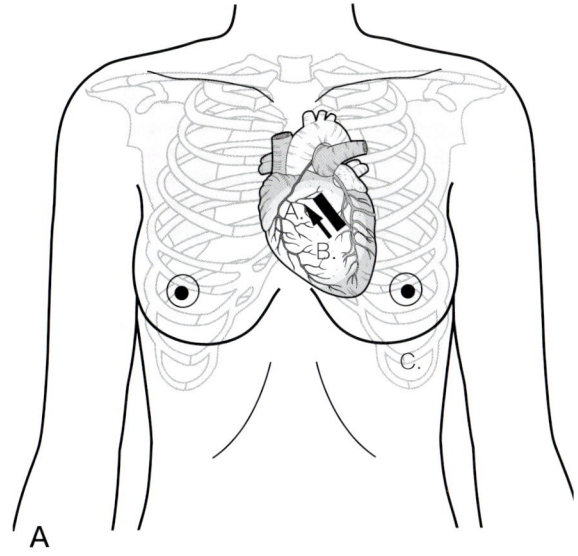

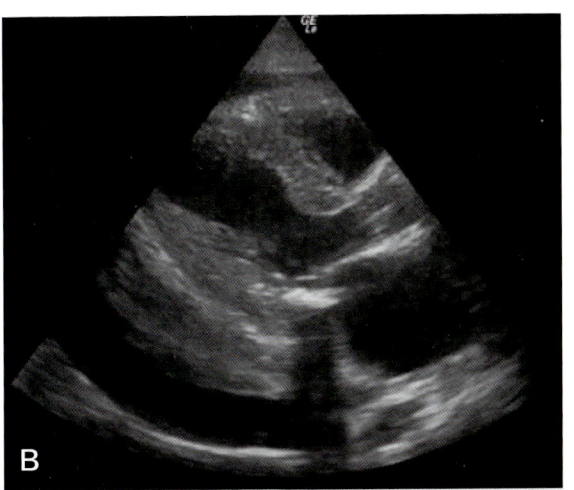

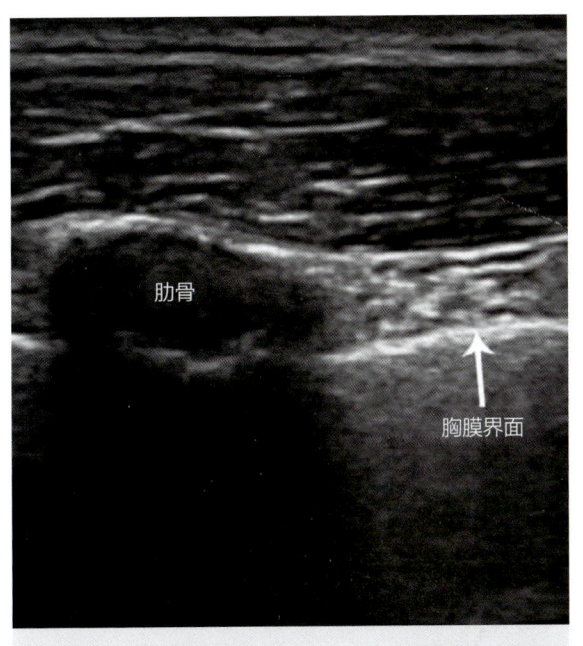

▲ 图 8-30　A. 胸骨旁心脏长轴切面探头位置；B. 胸骨旁心脏长轴切面显示心包低回声积液，以及后壁贴壁的等回声血栓

经许可转载，图 A 引自 Taylor RA, Moore CL. Echocardiography. In: Cosby KS, Kendall JL, eds. Practical Guide to Emergency Ultrasound. 2nd ed. Philadelphia, PA: Wolters Kluwer; 2013:56.

应评估直肠间隙中是否有游离液。少量液体可能是生理性的，若积液超过了子宫后壁一半以上应进一步评估。在妊娠后期，由于子宫处于妊娠期增大，这种直肠间隙可能很难看到，检查者需要将重点放在肝、肾间隙和脾周。

3. 气胸

超声是检测气胸一种非常敏感的方法[41-43]。患者取仰卧位进行此项检查，临床医生将高频线性探头放置在患者的前胸部（图 8-28）。检

▲ 图 8-32　气胸的经胸超声检查。探测深度浅，检查胸膜界面是否有正常的从左到右的运动

115

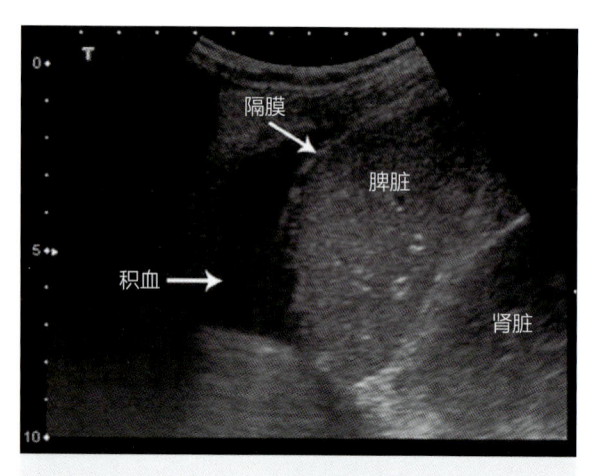

▲ 图 8-33　经胸超声显示血胸

（二）胎儿评估

在进行了快速的 eFAST 评估后并对解除母体生命的威胁后，超声科医师应使用超声对胎儿进行评估。该评估应着重于确定 IUP，估计胎龄，确定胎心波动情况且确定胎儿心率。

1. 胎盘早剥

胎盘早剥是造成胎儿创伤性失血最常见的原因，发生率为 5%～50%，而发生在相对较小的创伤后[44,45]。尽管超声可以识别出胎盘出血，但这一征象并不可靠，临床医生应继续进行胎心监护。

2. 子宫破裂

外伤性子宫破裂是罕见的，占所有产妇外伤的 0.6%，多发于妊娠后期[46]。超声检测子宫破裂已有相关报道，但没有足够的循证医学证据支持常规使用这一方式来排除子宫破裂。报道的超声表现，包括在进行 eFAST 是发现腹腔内游离液或部分胎儿组织，沿子宫肌壁进行检查时发现子宫壁不连续伴随胎膜穿过子宫壁外凸胎和羊水过少[47,48]。

3. 胎儿直接损伤

在 <1% 的钝性母体创伤中发生直接胎儿损伤，由于母体骨盆骨折会累及已入盆的胎头或未入盆的胎头，通常会导致胎儿头部外伤[49-51]。相反，因胎龄和子宫大小的不同，穿透性创伤后，胎儿比母亲更容易受到严重伤害[52]。除了评估胎心波动情况外，超声是评估钝性或穿透性创伤后胎儿直接损伤情况的可靠工具。

（三）分娩

37 周后，如果宫缩每 5min 1 次，持续 ≥1h 伴有突然的液体流出或持续的液体流出，有明显的阴道出血或胎动减少，患者将被转到医院进行评估是否已临产。对于 37 周前出现临产体征和症状的患者，评估早产是很重要的。8%～10% 会发生早产，且它们占美国围产期发病率和死亡率的 60%～75%。如果母亲不确定妊娠时间，超声测量 BPD 可迅速评估胎龄并告知临床医生。鉴别双胎妊娠也应使用床旁超声，因为多胎妊娠会增加产妇及胎儿并发症[53]。

当分娩开始时，宫颈缩短，然后扩张。传统上，使用无菌指诊来评估这些变化，但最近超声被认为是一种更安全、更准确的方法，特别是当指诊有禁忌时，如有未足月胎膜早破或前置胎盘[6]。超声技术用于宫颈评估，以及识别前置胎盘，已经在本章前面描述。

一旦确定了早产，应通过体格检查或超声来确定胎产式和胎先露。胎产式指的是胎儿在子宫内纵向或横向位置。胎先露指的是胎儿最接近骨盆的部分。剖腹产是大多数臀位分娩的患者的首选方法。

七、非产科因素腹痛

（一）阑尾炎

阑尾炎是妊娠中最常见的非产科因素外需急诊手术的，有 1/1500 的概率会发生阑尾炎，在妊娠中期和晚期更常见[54,55]。

在妊娠期间，阑尾炎的症状与正常妊娠相似，伴有下腹痛和呕吐。随着孕龄的增加子宫随之增大，阑尾会被推到异常位置，疼痛的位置也会发生变化。诊断不明导致手术延误和阑尾穿孔在妊娠中更为常见，胎儿死亡率高达 24%～36%[55,56]。

对妊娠期阑尾炎的初步评估应该从经腹超声开始，尽管超声科医师应该警惕阑尾的异常位置。在阑尾显示后，进行分次加压以评估其可受压性。在阑尾炎中，阑尾不可被压扁且长度＞6mm。阑尾壁开始水肿，呈现出标准切面（图 8-34）。随着病情进展，可观察到阑尾周围脓肿或局部游离气体。

超声诊断阑尾炎非常依赖操作者，即使在非妊娠患者中亦是如此。母亲肥胖或阑尾位于盲肠后常使人难以看清。妊娠晚期的超声检查尤为困难，超声诊断不确诊情况发生率高达88%，需要改变造影方式[56]。磁共振成像（MRI）是另一种理想的成像方式。然而，MRI 经常是不可用的，或等待结果的时间可能会延误诊断。在这种情况下，应该进行计算机断层扫描（CT）。

（二）胆囊炎

胆囊炎是妊娠中第二常见的非产科急症。它是由雌激素和孕激素水平升高引起的，它引起胆道系统平滑肌松弛和胆汁淤积。有胆囊症状的妊娠女性中高达20%会出现严重并发症[57]。

利用腹部探头，可以评估胆囊是否有胆结石、胆囊周围积液和胆囊壁增厚。胆囊结石通常呈高回声伴后方伪影（图 8-35）。它们在重力作用下，随着患者体位的变化而移动。胆囊周围积液显示为胆囊周围无回声或低回声液性区。典型的表现是在胆囊前壁和肝脏之间可见液体（图 8-36）。

胆囊壁厚应＜4mm，从外壁到内壁的横切面测量。胆囊壁的任何增加都可能指示急性胆囊炎（图 8-37）。然而，这是不敏感的指标，因为在其他情况下，如心力衰竭、腹水甚至正常的餐后收缩，胆囊壁也可能变厚。

胆总管（CBD）的直径也要测量，应该＜7mm，70岁以后每10年增加1mm。胆总管的宽度增加（图 8-38）是由于结石嵌在胆总管内，或者肝脏、胰腺肿块或囊肿引起的胆总管阻塞。

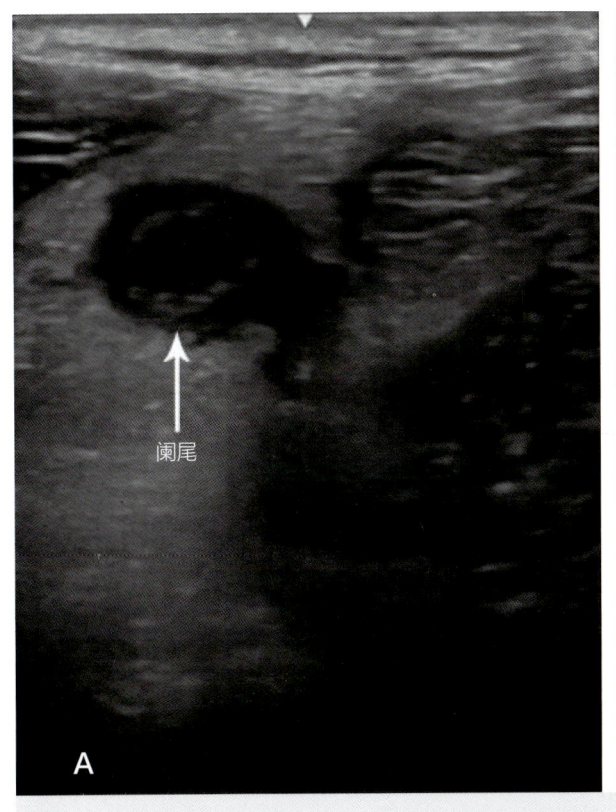

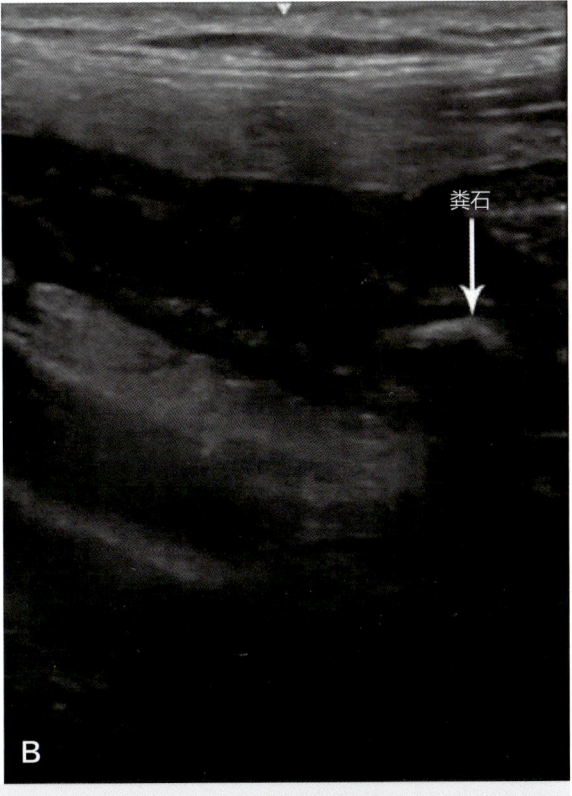

▲ 图 8-34 A. 阑尾炎横断面图像，阑尾肿大，水肿，不可压缩；B. 粪石纵切面

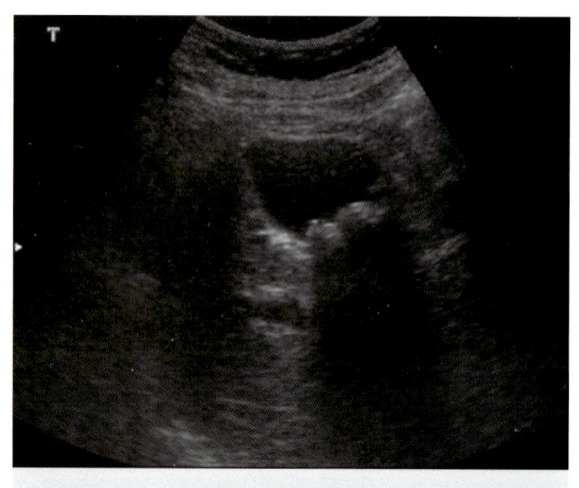

▲ 图 8-35　胆囊结石呈高回声，伴后方无回声声影

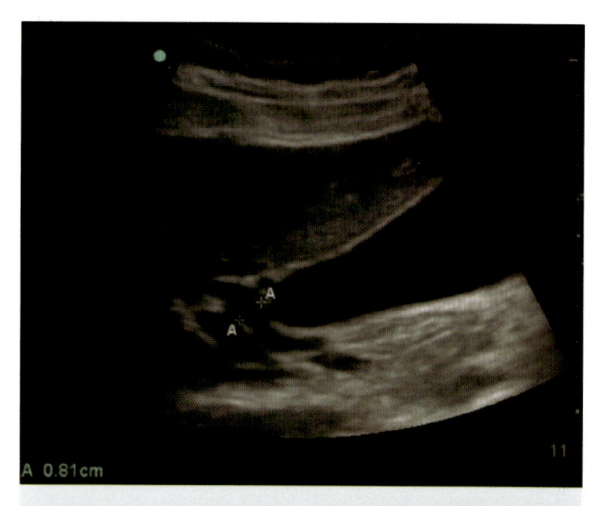

▲ 图 8-38　胆总管扩张（CBD），图中胆囊在扩张的胆总管的右侧，门静脉在扩张的胆总管的左下方

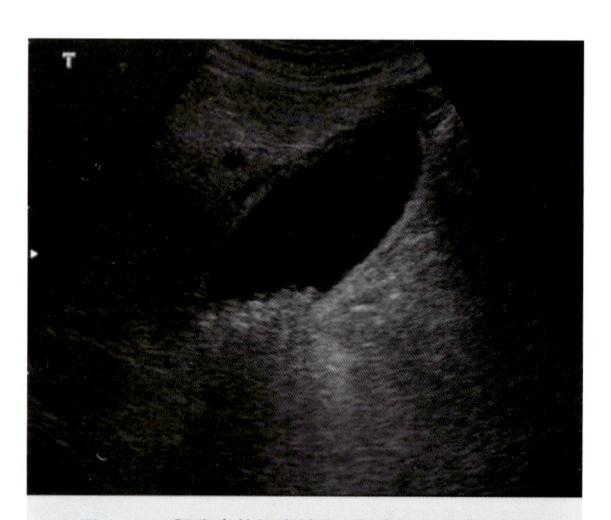

▲ 图 8-36　胆囊炎伴胆囊结石、胆囊外周积液及胆囊壁增厚

（三）肾结石

肾绞痛在妊娠期的发生率为1/500～1/200，被认为是妊娠期非产科因素最常见的住院因素[58,59]。妊娠期尿结石症与几种妊娠期不良预后相关，包括早产、胎膜早破和肾盂肾炎[60-62]。在妊娠期间，上尿路发生生理学和解剖学变化，从而促进结石形成。孕激素水平增加会导致输尿管平滑肌松弛，而妊娠子宫对输尿管的机械压迫会导致输尿管积水。这些综合作用产生输尿管扩张和尿潴留，促进结晶和结石的形成[63]。

超声仍是怀疑肾绞痛患者的一线影像学检查，通常避免妊娠期使用计算机断层扫描（CT）。然而，由于妊娠期变化会导致肾脏集合系统扩张，无论是否有肾结石，腰痛患者须鉴别生理性肾积水和阻塞性尿路结石。两者在肾积水的超声表现相同（图 8-39）。生理性肾积水最常发生在右侧，左侧肾积水通常对尿路结石有预测性[64]。临床医生必须结合病史、查体、尿液分析和超声检查结果来诊断输尿管痛。

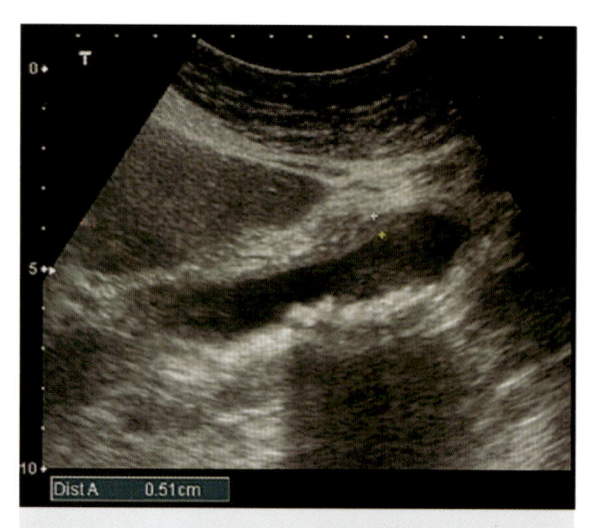

▲ 图 8-37　胆囊壁增厚

八、总结

鉴于胎儿无电离辐射的暴露，并且超声易

第 8 章 超声在产科急诊中的应用
Ultrasound in Obstetric Emergencies

于使用，因此超声是妊娠期间的理想成像方式。在妊娠中期出现阴道出血或腹痛的患者的主要目标是排除异位妊娠。只要患者未接受生育治疗，就可以通过此来快速确定 IUP。对于血流动力学不稳定的妊娠患者在没有确定 IUP 和 FAST 检查阳性的孕妇，怀疑异位妊娠破裂应尽快手术干预。在中、晚期妊娠出现阴道流血或疼痛的 ED 患者中，超声可以迅速排除前置胎盘，但不是评估胎盘早剥的灵敏方法。超声是非产科原因引起的腹痛（如可疑的胆囊炎、阑尾炎和肾结石）的首选影像学检查方法。

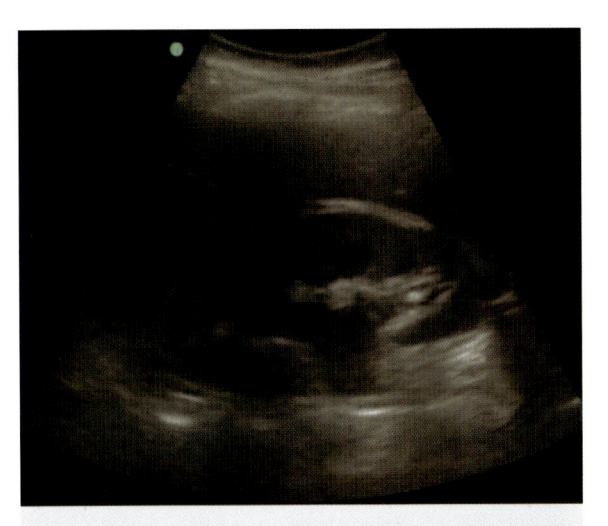

▲ 图 8-39 中度肾积水。肾髓质的无回声积液是下尿路梗阻的结果

本章要点

1. 需在进行经阴道超声前进行腹部超声检查，在观察生殖器官前观察盆腔情况。
2. 将超声设备设置为"OB"或"产科"检查模式，在横切面和矢状面对所有器官进行完整扫查。横切面方向指示标记指向患者右侧，矢状面方向标记指向患者头部。
3. 超声在早期妊娠中主要应用于排除异位妊娠。对于未接受生育治疗的患者，IUP 的诊断基本上排除了异位妊娠。
4. 对于血流动力学不稳定且有异位妊娠症状，同时妊娠试验阳性的患者，超声检查发现子宫空虚且 FAST 阳性提示应进行紧急手术干预。
5. 在大多数患者中，需在进行阴道检查前通过腹部超声排除前置胎盘。
6. 在妊娠创伤患者中，超声被用于评估产妇的损伤情况，并获得胎儿的基本信息。
7. 超声诊断胎盘早剥是不可靠的，胎心监护是排除胎盘早剥和评估胎儿健康的首选方式。

参考文献

[1] Donald I, Macvicar J, Brown TG. Investigation of abdominal masses by pulsed ultrasound. Lancet. 1958;1:1188-1195.

[2] Axelsen SM, Henriksen TB, Hedegaard M, Secher NJ. Characteristics of vaginal bleeding during pregnancy. Eur J Obstet Gynecol Reprod Biol. 1995;63:131-134.

[3] Batzofin JH, Fielding WL, Friedman EA. Effect of vaginal bleeding in early pregnancy on outcome. Obstet Gynecol. 1984;63:515-518.

[4] Sipila P, Hartikainen-Sorri AL, Oja H, Von Wendt L. Perinatal outcome of pregnancies complicated by vaginal bleeding. Br J Obstet Gynaecol. 1992;99:959-963.

[5] Yang J, Savitz DA, Dole N, et al. Predictors of vaginal bleeding during the first two trimesters of pregnancy. Paediatr Perinat Epidemiol. 2005;19:276-283.

[6] Berghella V, Tolosa JE, Kuhlman K, Weiner S, Bolognese RJ, Wapner RJ. Cervical ultrasonography compared with manual examination as a predictor of preterm delivery. Am J Obstet Gynecol. 1997;177:723-730.

[7] Bega G, Berghella V. Ultrasound Evaluation of the Cervix. Ultrasonography in Obstetrics and Gynecology. Philadelphia, PA: WB Saunders; 2008:699-708.

[8] Oppenheimer LW, Farine D, Ritchie JW, Lewinsky RM, Telford J, Fairbanks LA. What is a low-lying placenta? Am J Obstet Gynecol. 1991;165:1036-1038.

[9] Taipale P, Hiilesmaa V, Ylostalo P. Diagnosis of placenta previa by transvaginal sonographic screening at 12-16 weeks in a nonselected population. Obstet Gynecol. 1997;89:364-367.

[10] Parvey HR, Dubinsky TJ, Johnston DA, Maklad NF. The

[11] Hoover KW, Tao G, Kent CK. Trends in the diagnosis and treatment of ectopic pregnancy in the United States. Obstet Gynecol. 2010;115:495-502.

[12] Stulberg DB, Cain LR, Dahlquist I, Lauderdale DS. Ectopic pregnancy rates and racial disparities in the Medicaid population, 2004-2008. Fertil Steril. 2014;102:1671-1676.

[13] Barrenetxea G, Barinaga-Rementeria L, Lopez de Larruzea A, Agirregoikoa JA, Mandiola M, Carbonero K. Heterotopic pregnancy: two cases and a comparative review. Fertil Steril. 2007;87:417.e9-417.e15.

[14] Talbot K, Simpson R, Price N, Jackson SR. Heterotopic pregnancy. J Obstet Gynaecol. 2011;31:7-12.

[15] Reece EA, Petrie RH, Sirmans MF, Finster M, Todd WD. Combined intrauterine and extrauterine gestations: a review. Am J Obstet Gynecol. 1983;146:323-330.

[16] Clayton HB, Schieve LA, Peterson HB, Jamieson DJ, Reynolds MA, Wright VC. Ectopic pregnancy risk with assisted reproductive technology procedures. Obstet Gynecol. 2006;107:595-604.

[17] Barnhart KT. Clinical practice. Ectopic pregnancy. N Engl J Med. 2009;361:379-387.

[18] Tal J, Haddad S, Gordon N, Timor-Tritsch I. Heterotopic pregnancy after ovulation induction and assisted reproductive technologies: a literature review from 1971 to 1993. Fertil Steril. 1996;66:1-12.

[19] Stein JC, Wang R, Adler N, et al. Emergency physician ultrasonography for evaluating patients at risk for ectopic pregnancy: a meta-analysis. Ann Emerg Med. 2010;56:674-683.

[20] Kaplan BC, Dart RG, Moskos M, et al. Ectopic pregnancy: prospective study with improved diagnostic accuracy. Ann Emerg Med. 1996;28:10-17.

[21] Barnhart KT, Simhan H, Kamelle SA. Diagnostic accuracy of ultrasound above and below the beta-hCG discriminatory zone. Obstet Gynecol. 1999;94:583-587.

[22] Silva C, Sammel MD, Zhou L, Gracia C, Hummel AC, Barnhart K. Human chorionic gonadotropin profile for women with ectopic pregnancy. Obstet Gynecol. 2006;107:605-610.

[23] Dart RG, Kaplan B, Cox C. Transvaginal ultrasound in patients with low beta-human chorionic gonadotropin values: how often is the study diagnostic? Ann Emerg Med. 1997;30:135-140.

[24] Russell SA, Filly RA, Damato N. Sonographic diagnosis of ectopic pregnancy with endovaginal probes: what really has changed? J Ultrasound Med. 1993;12:145-151.

[25] Brown DL, Doubilet PM. Transvaginal sonography for diagnosing ectopic pregnancy: positivity criteria and performance characteristics. J Ultrasound Med. 1994;13:259-266.

[26] Bennett GL, Bromley B, Lieberman E, Benacerraf BR. Subchorionic hemorrhage in first-trimester pregnancies: prediction of pregnancy outcome with sonography. Radiology. 1996;200:803-806.

[27] Levi CS, Lyons EA, Zheng XH, Lindsay DJ, Holt SC. Endovaginal US: demonstration of cardiac activity in embryos of less than 5.0 mm in crown-rump length. Radiology. 1990;176:71-74.

[28] Whitecar MP, Turner S, Higby MK. Adnexal masses in pregnancy: a review of 130 cases undergoing surgical management. Am J Obstet Gynecol. 1999;181:19-24.

[29] Chiou SY, Lev-Toaff AS, Masuda E, Feld RI, Bergin D. Adnexal torsion: new clinical and imaging observations by sonography, computed tomography, and magnetic resonance imaging. J Ultrasound Med. 2007;26:1289-1301.

[30] Hasson J, Tsafrir Z, Azem F, et al. Comparison of adnexal torsion between pregnant and nonpregnant women. Am J Obstet Gynecol. 2010;202:536.e1-536.e6.

[31] Pena JE, Ufberg D, Cooney N, Denis AL. Usefulness of Doppler sonography in the diagnosis of ovarian torsion. Fertil Steril. 2000;73:1047-1050.

[32] Society for Maternal-Fetal Medicine. Electronic address pso, Gyamfi-Bannerman C. Society for Maternal-Fetal Medicine (SMFM) Consult Series #44: Management of bleeding in the late preterm period. Am J Obstet Gynecol. 2018;218:B2-B8.

[33] Gallagher P, Fagan CJ, Bedi DG, Winsett MZ, Reyes RN. Potential placenta previa: definition, frequency, and significance. AJR Am J Roentgenol. 1987;149:1013-1015.

[34] Timor-Tritsch IE, Yunis RA. Confirming the safety of transvaginal sonography in patients suspected of placenta previa. Obstet Gynecol. 1993;81:742-744.

[35] Jaffe MH, Schoen WC, Silver TM, Bowerman RA, Stuck KJ. Sonography of abruptio placentae. AJR Am J Roentgenol. 1981;137:1049-1054.

[36] Glantz C, Purnell L. Clinical utility of sonography in the diagnosis and treatment of placental abruption. J Ultrasound Med. 2002;21:837-840.

[37] Raptis CA, Mellnick VM, Raptis DA, et al. Imaging of trauma in the pregnant patient. Radiographics. 2014;34:748-763.

[38] Nyberg DA, Cyr DR, Mack LA, Wilson DA, Shuman

WP. Sonographic spectrum of placental abruption. AJR Am J Roentgenol. 1987;148:161-164.

[39] Varner MW. Maternal mortality in Iowa from 1952 to 1986. Surg Gynecol Obstet. 1989;168:555-562.

[40] Sugrue M, Kolkman KA. Trauma during pregnancy. Aust J Rural Health. 1999;7:82-84.

[41] Ding W, Shen Y, Yang J, He X, Zhang M. Diagnosis of pneumothorax by radiography and ultrasonography: a meta-analysis. Chest. 2011;140:859-866.

[42] Lichtenstein DA, Meziere G, Lascols N, et al. Ultrasound diagnosis of occult pneumothorax. Crit Care Med. 2005; 33:1231-1238.

[43] Staub LJ, Biscaro RRM, Kaszubowski E, Maurici R. Chest ultrasonography for the emergency diagnosis of traumatic pneumothorax and haemothorax: a systematic review and meta-analysis. Injury. 2018;49:457-466.

[44] Morris JA Jr, Rosenbower TJ, Jurkovich GJ, et al. Infant survival after cesarean section for trauma. Ann Surg. 1996;223:481-488; discussion 8-91.

[45] Goodwin TM, Breen MT. Pregnancy outcome and fetomaternal hemorrhage after noncatastrophic trauma. Am J Obstet Gynecol. 1990;162:665-671.

[46] Williams JK, McClain L, Rosemurgy AS, Colorado NM. Evaluation of blunt abdominal trauma in the third trimester of pregnancy: maternal and fetal considerations. Obstet Gynecol. 1990;75:33-37.

[47] Catanzarite VA, Mehalek KE, Wachtel T, Westbrook C. Sonographic diagnosis of traumatic and later recurrent uterine rupture. Am J Perinatol. 1996;13:177-180.

[48] Ward HR, van Deurzen DF, van Dongen PW. Gunshot uterine rupture: a case report. Eur J Obstet Gynecol Reprod Biol. 1998;80:279-281.

[49] Van Hook JW. Trauma in pregnancy. Clin Obstet Gynecol. 2002;45:414-424.

[50] Fries MH, Hankins GD. Motor vehicle accident associated with minimal maternal trauma but subsequent fetal demise. Ann Emerg Med. 1989;18:301-304.

[51] Palmer JD, Sparrow OC. Extradural haematoma following intrauterine trauma. Injury. 1994;25:671-673.

[52] Stone IK. Trauma in the obstetric patient. Obstet Gynecol Clin North Am. 1999;26:459-467, viii.

[53] Carroll MA, Yeomans ER. Vaginal delivery of twins. Clin Obstet Gynecol. 2006;49:154-166.

[54] Dasari P, Maurya DK. The consequences of missing appendicitis during pregnancy. BMJ Case Rep. 2011;2011.

[55] Challoner K, Incerpi M. Nontraumatic abdominal surgical emergencies in the pregnant patient. Emerg Med Clin North Am. 2003;21:971-985.

[56] Lehnert BE, Gross JA, Linnau KF, Moshiri M. Utility of ultrasound for evaluating the appendix during the second and third trimester of pregnancy. Emerg Radiol. 2012;19:293-299.

[57] Landers D, Carmona R, Crombleholme W, Lim R. Acute cholecystitis in pregnancy. Obstet Gynecol. 1987;69:131-133.

[58] Maikranz P, Coe FL, Parks JH, Lindheimer MD. Nephrolithiasis and gestation. Baillieres Clin Obstet Gynaecol. 1987;1:909-919.

[59] Strong DW, Murchison RJ, Lynch DF. The management of ureteral calculi during pregnancy. Surg Gynecol Obstet. 1978;146:604-608.

[60] Swartz MA, Lydon-Rochelle MT, Simon D, Wright JL, Porter MP. Admission for nephrolithiasis in pregnancy and risk of adverse birth outcomes. Obstet Gynecol. 2007;109:1099-1104.

[61] Rosenberg E, Sergienko R, Abu-Ghanem S, et al. Nephrolithiasis during pregnancy: characteristics, complications, and pregnancy outcome. World J Urol. 2011;29:743-747.

[62] Lewis DF, Robichaux AG 3rd, Jaekle RK, Marcum NG, Stedman CM. Urolithiasis in pregnancy. Diagnosis, management and pregnancy outcome. J Reprod Med. 2003; 48:28-32.

[63] Pedro RN, Das K, Buchholz N. Urolithiasis in pregnancy. Int J Surg. 2016;36:688-692.

[64] N'Gamba M, Lebdai S, Hasting C, et al. Acute renal colic during pregnancy: management and predictive factors. Can J Urol. 2015;22:7732-7738.

第二篇 产科紧急病例的 EMS 管理

EMS Management of Obstetric Emergencies

第 9 章　紧急分娩及院外分娩
第 10 章　产科出血的院前管理

第 9 章 紧急分娩及院外分娩
Active Labor and Out-of-Hospital Delivery

Kenneth J. Knowles Ⅱ 著
宫晓丽 译

一、院外紧急分娩

（一）概述

自 2004 年以来，美国的院外出生人数有所增加，从占所有出生人口的 0.87% 上升到 2017 年的 1.61%[1,2]。随着这一增长，美国的院外出生人数占所有发达国家首位[3]。大多数院外分娩都是计划中的在家分娩或在独立的分娩中心分娩，但仍有一部分计划外的院外分娩。从统计上看，在家中出生的新生儿其早期和整体新生儿死亡率都显著增加[4,5]。因此，不论计划内还是计划外，院前医务人员都应意识到其发生率的增加，并具备必要的设备、培训和技能来管理院前分娩。对"活跃期"患者的识别和适当管理会对母亲和新生儿的发病率和死亡率产生重大的影响。因此，所有院前医务人员都应该对这些技能进行必要的培训并掌握。

（二）孕产史

在评估患者时，应获取关键病史，以指导院前医务工作者及接诊的急诊科或产科部门进行直接适当的处理。院前医务工作者必须通过确定胎龄来评估妊娠的时间。许多患者知道胎龄，但如果不确定，院前医务工作者可以根据预产期（EDD）或末次月经期（LMP）的时间来推算。根据内格尔的规则使用 LMP 日期加上 9 个月零 7 天来计算 EDD。

Nagel 规则：EDD = LMP + 9 个月 7 天

如果患者不确定自己的 LMP、EDD 或胎龄，则医务工作者必须通过体格检查进行粗略的估计。如果宫底等于或高于脐水平，则可以估计胎龄≥ 20 周[7]。

院前医务工作者应确定既往的妊娠次数（孕次）和分娩次数（产次），以帮助判断孕妇是否适合转运或就地分娩。既往分娩过的患者更可能在分娩阶段迅速进展，增加院外分娩的机会。对于既往分娩过的孕妇，询问其分娩方式是经阴道顺产或剖宫产，后者即剖宫产后经阴道分娩（VBAC）主要的并发症为子宫破裂风险增加[8]。这种风险可能会增加对紧急剖宫产的需求，医务工作者需明确前次妊娠是否有并发症。最终确定患者的产前检查范围。

应获取与患者当前症状有关的信息，如宫缩的发生，以及每次宫缩的频率和持续时间。医务者应注意患者胎膜的状态，如果发生膜破裂，需注意羊水的颜色。羊水正常的颜色是透明或淡血色的。如果羊水浓稠且呈棕绿色，则怀疑是羊水中的胎粪[6]。同时，还应注意是否存在阴道出血，以及患者是否感到胎动。

（三）妊娠期高血压

在评估孕妇时，必须有完整的生命体征，尤其要注意血压。妊娠期高血压的定义是妊娠 20 周以后，收缩压≥ 140mmHg 或舒张压≥ 90mmHg[9]。当患者发展为蛋白尿或终末器官功能障碍时，会发生子痫前期[9]。院前医务工作者很难区分妊娠期高血压和子痫前期，但重要的是要认识到这些患者发生子痫的风险较高。而子痫则是子痫前期抽搐发作的发展[10]。认识到这一点至关重要，因为这种情况仍然是孕产妇发病和死亡的最常见原因之一[10]。子痫可发生在妊娠20周到产后4周[11]。

子痫的初始护理类似于正常的癫痫发作管理，包括预防孕妇缺氧和创伤[10]。如果没有镁，可使用苯二氮䓬类药物。治疗的目的是预防抽搐再次发作，而不是治疗当前的抽搐发作，在20~30min使用硫酸镁的初始负荷剂量为4~6g，静脉注射，后续应继续输注镁2g/h至少24h[10,11]。大多数急诊医疗服务（EMS）不会携带如此高的剂量，但不论是常规治疗方案或是医疗控制指导，都认为尽可能的开始镁治疗是适合的。治疗用镁只是一种温和的措施，治疗子痫的最终治疗方法是分娩。

（四）专业术语

为了创建一个标准和统一的语言，了解某些术语是很重要的。

1. 妊娠期

妊娠分为3个时期。第1~13周是早期妊娠。中期妊娠是第14~27周，晚期妊娠是第28~42周。

2. 胎膜破裂

胎膜的自发破裂通常伴有一阵透明或微带血性的羊水流出[6]。

3. 胎膜早破

在宫缩开始之前发生的胎膜破裂被称为分娩前胎膜破裂（PROM）。而临产前发生的则是胎膜早破[12]。

4. 未足月胎膜早破

未足月胎膜早破（PPROM）定义为发生在妊娠37周以前的PROM[12]。

5. 胎膜破裂时间延长

胎膜破裂时间长为胎膜破裂后18h仍未分娩。

6. 早产

发生在37周以前的分娩[11]。

7. 真临产和假临产

院前医务工作者应区别真临产和假临产，也称为Braxton Hicks宫缩。假产程为不引起宫颈变化的宫缩，通常不规则、短暂，仅在下腹部出现[6,13]。与假产程相反，真临产的宫缩会导致宫颈变化，且其频率、强度和持续时间逐渐增加[6]。

（五）分娩征兆和症状

许多分娩的早期症状可能是非特异性的，如月经样的痉挛、腰酸背痛、阴道或骨盆有压力的感觉、阴道排出黏液及轻度、不规则的宫缩[13]。尽管轻度和不规则的宫缩可能是出现在孕期的任何阶段的一种正常表现，但当宫缩变得更加规则且频率增加，强度和持续时间变长，真临产的可能性就更高[13]。由于宫颈黏液堵塞的排出，见红是相当可靠的真临产的表现[14]。出血通常是轻微的，由于是静脉血，其颜色为深红，并与宫颈堵塞的黏液混在一起[14]。

（六）产程

分娩全过程分为3个产程。第一产程自规律宫缩开始至宫颈开全为止[6]。第一产程分为潜伏期和活跃期。潜伏期为宫口缓慢扩张的阶段，活跃期为宫颈扩张3cm后快速扩张的阶段[14]。总的来说，第一产程的持续时间从初产妇的8h到经产妇的5h[14]。第二产程为宫颈开全至胎儿娩出。第三产程指胎儿娩出到胎盘娩出[6]。

二、院外分娩

（一）概述

院外分娩率逐渐增加，其中的大部分分娩都是计划中的在家分娩，但计划在家分娩的孕妇中，有12%最终需要在分娩前转到医院[15]。院前医疗提供者协助分娩可能是计划或非计划的院外分娩。个别的院前医疗提供者很可能较少经历这些事件,因此,定期培训和教育是提高舒适度,以及管理院外分娩能力的关键。

(二)设备和用品

尽管对于任何特殊的紧急医疗服务来说,院外分娩可能很少发生,但有必要携带一些用品来最大限度地提高成功和安全分娩的机会。市面上有各种各样的商用产科包且每个包都是相同材料的变体。重要用品的清单详列于表9-1。

表9-1 院外分娩所需的重要设备和用品

设备和用品
毛巾
无菌手套
脐带夹
无菌纱布垫或阴道用敷料
清洁纸巾
婴儿吸液器
无菌剪刀
装胎盘用的有盖容器或大的密封袋
包裹婴儿物品(太空毯、包被或其他)
新生儿头罩

经许可转载,引自 Frasure S. Emergency delivery. In: Tintinalli JE, Stapczynski JS, Ma OJ, Yealy DM, Meckler GD, Cline DM, eds. Tintinalli's Emergency Medicine: A Comprehensive Study Guide. New York, NY: McGraw-Hill Education; 2016:652-661; Bureau of Emergency Medical Services. State Emergency Medical Services Code Part 800: Emergency Medical Services. Albany, NY: New York State Department of Health; 2016; Massachusetts Ofce of Emergency Medical Services. AR-5-401: Administrative Requirement Manual. Department of Public Health. 2016. https://www.mass.gov/fles/documents/2016/12/pn/5-401.pdf; Ofce of Emergency Medical Services. OEMS Communications Statement 16-11: 2016 Connecticut EMS Minimum Equipment List. Hartford, CT: State of Connecticut Department of Public Health, 2016.

(三)评估

尽管所有患者都需要进行彻底检查,但是任何妊娠>20周且有分娩迹象的孕妇都需要考虑一些其他情况。孕妇生命体征包括血压、子宫收缩的频率、程度和持续时间[16]。并非所有EMS系统都会携带手持式多普勒超声,但如果可以的话可用它来评估胎儿的心率。正常胎儿的心率是120~160次/分[6]。

应该充分暴露患者,以评估是否有出血、分泌物、着冠、脐带脱垂、臀或四肢先露的表现[17]。这种检查是通过视觉进行的,以避免在现场进行数字化检查,尤其是对于有PROM的患者。数字化检查会缩短从膜破裂到分娩的潜伏期,并增加感染的机会[11]。数字化检查适合在现场使用的唯一情况是帮助管理臀位分娩时头部的分娩或治疗脱垂的脐带。

如果医务工作者认为孕妇即将分娩或胎儿已经着冠,应该在转运前进行分娩。通常,当胎头着冠或孕妇有向下用力的冲动时,说明分娩即将发生[14]。如果不是马上要分娩的孕妇,应以左侧卧位进行转运。在仰卧位,妊娠子宫可通过压迫下腔静脉减少静脉回流,从而导致产妇低血压和胎儿血液流动减少[6]。母亲左侧卧位有助于减轻压力,任何妊娠20周以上的孕妇都应这样做。

(四)准备

如果时间允许,患者应进行静脉输液和补液。在转运过程中,应持续监测孕妇的生命体征。如果可以,还应监测胎儿心率。

(五)分娩

院前医疗提供者必须能够管理正常分娩,并为可能出现的任何并发症做好准备。如果在开始转运之前即将分娩,院前医疗提供者应准备进行现场分娩。如果在转运途中即将分娩,则救护车应暂停,并直到分娩完成。在这两种情况下,一旦决定进行分娩,需打电话寻求支援。这将为分娩提供额外的帮助,并可以在分娩后同时照顾母亲和婴儿。

在第 21 章中将对正常分娩进行更详细的讨论。通常，这些步骤包括控制分头部的分娩，然后缓慢向下牵引以分娩前肩。分娩前肩后，施加轻微的向上牵引力以帮助分娩后肩[6]。在双肩成功分娩后，身体其余部分的分娩通常没有困难[18]。

婴儿分娩后应轻轻擦拭脸和嘴，如果婴儿活力好，则不再需要进行常规的口咽和鼻咽吸痰[18]。然而，如果羊水中有胎粪污染的证据且婴儿没有活力，应进行吸引清理呼吸道[18]。

接下来，应将脐带在插入脐带的末端远端 3cm 或更远处 2 次钳夹，然后用无菌剪刀剪开[6]。延迟脐带结扎时间为至少 1~3min，以帮助增加新生儿铁的储存量[6]。

在胎儿娩出后，胎盘通常会在 10~30min 娩出[6]。应允许胎盘自行分离，因为剧烈的牵拉可能导致诸如子宫内翻、胎盘破裂、脐带撕裂等并发症而导致严重的阴道出血[6]。胎盘分离的迹象包括阴道出血、脐带延长 5~10cm、子宫变硬并上升[14]。胎盘娩出后，在宫底水平按摩腹部以帮助促进子宫收缩[6]。院前医疗提供者应检查胎盘的完整性。如果胎盘不完整，医务工作者应意识到患者发生产后并发症（尤其是出血）的风险较高，并应在到达时通知住院医生[14]。胎盘应放在容器中并一同转运至医院。

（六）分娩并发症

并非所有分娩都是正常的，也有可能会引起并发症，院前医疗提供者必须准备好进行处理。其他章节中提供了特定并发症的详细说明。

1. **脐带绕颈**

脐带绕颈指的是脐带缠绕胎儿头部和脖子。在所有妊娠中脐带绕颈的发生率为 15%~34%，但通常与不良结局无关[19]。医务工作者应在胎头分娩后立即评估有无脐带绕颈，若有应立即去除。

2. **臀位分娩**

臀位分娩是最常见的并发症之一，占所有分娩的 4%[14]。臀先露的表现有 3 种类型，包括单臀先露、完全臀先露及不完全臀先露。单臀先露是最常见的臀位，臀位分娩的 50%~70% 处于此姿势[20]。单臀先露为髋部屈膝，膝盖伸直，脚与胎儿头部相邻[20]。完全臀先露指的是髋部和膝盖都屈曲。当 1~2 个髋部未完全屈曲时，就会发生不完全臀先露[20]。

臀先露与脐带脱垂、创伤、缺氧和胎儿窘迫等并发症相关[6]。臀先露的阴道分娩与围生期和新生儿的发病率和死亡率增加有关[6]。因此，除非即将分娩，否则应尽量避免院外臀位分娩，并将患者转移到合适的医院。

臀先露在早产儿中更为常见。幸运的是，由于身材小，许多处于臀位的早产儿会自发分娩[14]。臀位的分娩由于头被套在不完全扩张的子宫颈中而变得困难[6]。在单臀先露及完全臀先露的产妇中，臀部几乎与头部有着相似的有效扩张子宫颈的作用。因此，分娩通常可以自发进行[6]。在胎体娩出后，医务工作者应将食指和中指置于胎儿的上颌骨，在剩余的分娩过程中保持头部屈曲，这称为 Mauriceau 手法[6,14]。

3. **肩难产**

肩难产是一种临床诊断，占所有分娩的 0.2%~3%，发生在轻度向下牵引而没有成功分娩前肩的情况下[21]。当出现"乌龟征"，即胎头在宫缩间歇重新回缩至会阴，提示医生有肩难产的可能[21]。如果出现肩难产，应立即采取 McRoberts 手法，它在 40% 的情况下有效[18]。要进行 McRoberts 法，需将产妇置于极端的截石位，并将双腿向腹部弯曲，同时保持膝盖尽可能分开[6]。如果肩难产持续，助手应在耻骨联合上方施加向下的压力[6]。助手应注意不要施加宫底的压力，因为这会加重肩难产[6]。如果耻骨上加压和 McRoberts 法不成功，则应尝试后臂分娩[18]。如果这些操作均不成功，还有旋转手法可以尝试。包括 Rubin 法，即将压力加于前肩后面，以及 Wood 法，将压力施加于后肩前部，两种方法的目的都是为了释放被压紧的前肩[18]。处理肩难产的另一种方法是Gaskin法，产妇需四肢着地，并向婴儿的头部施加轻微的向下牵引力[6]。

4. 脐带脱垂

脐带脱垂是一种产科急症，由于脐带易受压，可能导致胎儿氧合受损。一旦识别出脐带脱垂，应即刻转运。脐带脱垂的发生率为0.16%～0.18%[22]。如果有脐带脱垂的证据，应抬高胎儿先露部，以减少对脐带的挤压[6]。重要的是，医务工作者必须使胎儿先露部保持抬高状态，直到通过剖宫产进行分娩为止[6]，而不应手动复位脱垂的脐带[6]。

三、新生儿护理

有关新生儿护理的完整指南不在本章范围之内。逻辑上来讲，重要的是意识到1名患者已经变成了2名单独的患者且有着不同的需求。可能的话，院前医疗提供者应安排第二辆救护车来协助转运。在理想情况下，应该在分娩前准备第二辆救护车，以便他们能够立即接管新生儿。

四、总结

院外分娩仅占总分娩的一小部分。此类事件的发生频率低但风险高，因此院前医疗提供者需要按步骤进行准备，教育和培训。每辆救护车应携带适当存放的产科工具包，其中包括处理院外分娩所需的所有材料，每个院前医疗服务提供者应熟悉该工具包的使用和内容物，也需要熟练进行适当的产科病史和体格检查。他们必须能够识别活跃期及即将分娩的征兆，以指导正确的转运和治疗决策。最后，院前医疗提供者必须能够识别和管理分娩的常见并发症。成功管理院外分娩的关键是定期培训和实践这些技能。

本章要点

1. 院外分娩的发生率相对较低，但在增加；如果需要，院前医疗提供者必须准备好应对这些患者。
2. 认识到分娩和即将分娩是一项重要技能，因为它将影响治疗和转运的决定。
3. 即将分娩的迹象包括着冠或者向下用力的冲动。如果怀疑即将分娩，院前医务人员应准备现场分娩。
4. 如果考虑分娩，需要进行视诊，但应避免进行数字检查，除非出现脐带脱垂或在臀先露中帮助头部分娩。
5. 每辆救护车都应携带产科工具包，内含处理院外分娩所需的物品。
6. 院前医务提供者必须能够识别和管理分娩的常见并发症，并知道何时进行现场分娩或转运。
7. 定期的培训和技能实践很重要，因为这种情况很少见，但可能会带来高风险。

参考文献

[1] MacDorman MF, Mathews T, Declercq E. Trends in out-of-hospital births in the United States, 1990-2012. 2014. https://www.cdc.gov/nchs/data/databriefs/db144.pdf.

[2] MacDorman MF, Declercq E. Trends and state variations in out-of-hospital births in the United States, 2004-2017. Birth. 2019;46(2):279–288. doi:10.1111/birt.12411.

[3] Grunebaum A, Chervenak F. Out-of-hospital births in the United States 2009-2014. J Perinat Med. 2016;44(7):845-849.

[4] Illuzzi J, Stapleton S, Rathbun L. Early and total neonatal mortality in relation to birth setting in the United States, 2006-2009. Am J Obstet Gynecol. 2015;212(2):250.

[5] Snowden JM, Tilden EL, Snyder J, Quigley B, Caughey AB, Cheng YW. Planned out-of-hospital birth and birth outcomes. N Engl J Med. 2015;373:2642-2653.

[6] Frasure S. Emergency delivery. In: Tintinalli JE, Stapczynski JS, Ma OJ, Yealy DM, Meckler GD, Cline DM, eds. Tintinalli's Emergency Medicine: A Comprehensive Study Guide. New York, NY: McGraw-Hill Education; 2016:652-661.

[7] Burns B. Resuscitation in pregnancy. In: Tintinalli JE,

[7] Stapczynski JS, Ma OJ, Yealy DM, Meckler GD, Cline DM, eds. Tintinalli's Emergency Medicine: A Comprehensive Study Guide. New York, NY: McGraw-Hill Education; 2016:168-173.

[8] Metz TD. Trial of labor after cesarean delivery: intrapartum management. UpToDate. 2018. https://www.uptodate.com/contents/trial-of-labor-after-cesarean-delivery-intrapartum-management.

[9] Magloire L, Funai EF. Gestational hypertension. UpToDate. 2018. https://www.uptodate.com/contents/gestational-hypertension.

[10] Norwitz ER. Eclampsia. UpToDate. 2017. https://www.uptodate.com/contents/eclampsia.

[11] Young J. Maternal emergencies after 20 weeks of pregnancy and in the postpartum period. In: Tintinalli JE, Stapczynski JS, Ma OJ, Yealy DM, Meckler GD, Cline DM, eds. Tintinalli's Emergency Medicine: A Comprehensive Study Guide. New York, NY: McGraw-Hill Education; 2016:644-652.

[12] Duff P. Preterm prelabor rupture of membranes: Clinical manifestations and diagnosis. UpToDate. 2018. https://www.uptodate.com/contents/preterm-prelabor-rupture-of-membranes-clinical-manifestations-and-diagnosis?search=preterm%20prelabor%20rupture%20of%20membranes&source=search_result&selectedTitle=2~118&usage_type=default&display_rank=2

[13] Lockwood C. Preterm labor: Clinical findings, diagnostic evaluation, and initial treatment. UpToDate. 2018. https://www.uptodate.com/contents/preterm-labor-clinical-findings-diagnostic-evaluation-and-initial-treatment?search=diagnosis%20of%20preterm%20labor&source=search_result&selectedTitle=1~150&usage_type=default&display_rank=1

[14] Desai S, Handerson S. Labor and delivery and their complications. In: Walls RM, Hockberger RS, Gausche-Hill M, eds. Rosen's Emergency Medicine: Concepts and Clinical Practice. Philadelphia, PA: Elsevier Inc.; 2014:2331-2350.

[15] Johnson K, Davis B. Outcomes of planned home births with certified professional midwives: large prospective study in North America. BMJ. 2005;330(7505):1416.

[16] Funai EF, Norwitz ER. Management of normal labor and delivery. UpToDate. 2018. https://www.uptodate.com/contents/management-of-normal-labor-and-delivery.

[17] Massachusetts Office of Emergency Medical Services. Emergency Medical Services Pre-hospital Statewide Treatment Protocols. Department of Public Health; 2018.

[18] Lew G, Pulia M. Emergency childbirth. In: Roberts J, eds. Roberts and Hedges' Clinical Procedures in Emergency Medicine. Philadelphia, PA: Elsevier; 2014:1155-1179.

[19] Schaffer L, Zimmermann R. Nuchal cord. UpToDate. 2017. http://enjoypregnancyclub.com/wp-content/uploads/2017/06/Nuchal%20cord.pdf.

[20] Hofmeyr G. Overview of breech presentation. UpToDate. 2017. https://www.uptodate.com/contents/overview-of-breech-presentation?search=Overview%20of%20issues%20related%20to%20breech%20presentation&source=search_result&selectedTitle=1~150&usage_type=default&display_rank=1

[21] Rodis JF. Shoulder dystocia: intrapartum diagnosis, management, and outcome. UpToDate. 2017. https://www.uptodate.com/contents/shoulder-dystocia-intrapartum-diagnosis-management-and-outcome.

[22] Bush M, Eddleman K, Belogolovkin V. Umbilical cord prolapse. UpToDate. 2017. https://www.uptodate.com/contents/umbilical-cord-prolapse.

第 10 章 产科出血的院前管理
Prehospital Management of Obstetric Bleeding

Gerald Beltran 著
刘 真 译

一、概述

大多数孕妇可以顺利妊娠至足月，期间有些孕妇可能合并一些并发症，如阴道出血。妊娠期随时可能发生阴道出血，程度不同，轻者仅表现为孕早期着床出血，严重时发生危及生命的产后出血。同时，孕早期的阴道出血可能与孕晚期并发症相关，如妊娠高血压、胎盘早剥、低体重儿、低 Apgar 评分、围产死亡、早产、胎膜早破及胎儿生长受限[1-3]。25% 孕妇可能发生孕早期阴道出血，其中约一半孕妇可能发生自然流产[4]。子宫蜕膜血管破裂、离散性宫颈及阴道病灶均可导致阴道出血。临床医生通常根据孕周及出血特点做出初步诊断，并通过实验室及影像学检查进一步明确诊断。

二、院前医护人员

由于院前医护人员掌握的信息大多数十分有限，因此，急诊医疗服务（emergency medical services，EMS）评估阴道出血的能力面临挑战。EMS 医护人员的首要任务是根据培训及能力水平稳定并迅速的转运阴道出血的患者。尽管一些院前医护人员可为失血性休克的患者进行复苏，但有些医护人员未接受过这些技能的培训，或未被授予证书及许可证。院前医护人员将根据国家和（或）EMS 医务主任，以及既定的治疗方案为患者提供不同的治疗。

三、背景

（一）解剖结构

妊娠期间会发生一些解剖结构上的变化，这些变化会影响对这些患者的评估和管理。整个孕期孕妇体重平均增加 11~16kg[5]。其中大部分是由液体（血容量和细胞外液体）、胎儿、子宫和乳腺组织构成。这部分体重在气道及外伤性损伤的诊断及管理方面为院前医护人员带来挑战。

（二）生理状态

妊娠期间会发生一些生理学变化。整个孕期血容量增加至 1500ml，比非孕期平均增加 48%[6]。孕期血容量的变化在多个方面发挥积极作用，如可减少分娩期出血，增加子宫血流为胎儿提供营养，还可以减少因孕妇仰卧静脉回流对胎儿的影响[7]。妊娠期生命体征是动态变化的，孕早期血压降低，随着孕周增大逐渐恢复正常，同时心率及心输出量孕晚期会明显增加。这些变化会影响院前医护人员对阴道出血患者病情的评估。

四、产科出血

产科出血可能给患者及家庭带来影响，同时可能严重影响母儿结局。根据出血病因、诊断及管理，将阴道出血分为孕早期出血及孕中晚期出血。

（一）临床特征

1. 病史

院前医护人员应获取完整的病史，从而进一步评估阴道出血情况，如末次月经、预产期、既往分娩次数及方式、阴道出血的特点、有无组织排出及孕期合并症等。应询问患者是否腹痛、腹痛类型、程度、部位及疼痛的频率。

2. 体格检查

可通过患者皮肤、毛细血管再充盈及精神状态等有价值信息判断患者的血流动力学状态。一些生命体征变化可提示血容量不足，如心动过速和低血压。当生命体征异常时，应快速评估病情并送往医院进一步明确治疗，体格检查包括腹部压痛的评估，盆腔影像学检查超出了院前医护人员的能力范围，且对于阴道出血的患者应避免此类检查。

（二）鉴别诊断

孕早期阴道出血的鉴别诊断包括异位妊娠、先兆流产、难免流产、完全流产、不全流产、稽留流产、阴道炎、创伤、肿瘤、疣、息肉、子宫肌瘤、子宫外翻、着床出血。孕中晚期阴道出血鉴别诊断包括自然流产、子宫破裂、前置胎盘、胎盘早剥、临产见红、前置血管。在许多 EMS 系统中，超声应用越来越普遍，借助超声可进一步评估妊娠状态及明确诊断[8]。

（三）治疗

应根据病史、体格检查的体征及症状，以及院前医护人员的类型，制订治疗方案对妊娠期阴道出血进行院前管理。借助 EMS 医疗主任执行的方案为患者管理提供相应的指导。

在低血压孕妇中，高年资急救医学技术人员（AEMT）和护理人员应根据院前治疗方案，开放 2 条静脉，并积极静脉补液。虽然对于危重患者最佳的静脉输液方案仍在探讨，但院前医护人员应遵循机构指南[10]。在一些 EMS 机构中，血液制品可由医护人员根据已建立的方案来纠正由失血引起的低血容量[11-14]。对于严重或无法控制阴道出血的患者，在治疗方案允许情况下，院前医护人员可考虑使用氨甲环酸（TXA）。研究显示，TXA 在产后出血中的应用前景良好[15,31]。

根据患者生命体征及治疗方案，可使用镇痛药，尤其是患者合并低氧血症或低血压。在大多数 EMS 机构中，院前医护人员无法使用静脉输注药物。为了补充传统麻醉药物，一些 EMS 机构使用对乙酰氨基酚、酮咯酸、甚至亚游离剂量的氯胺酮来镇痛；但氯胺酮和酮咯酸对孕妇人群禁忌[16,17]。对于有心动过速、低血压或低血容量休克迹象的患者，应快速评估并送至医院进行明确治疗。对于病情严重的患者，建议心电监护及密切监测生命体征变化（每5分钟 1 次）。

五、孕早期阴道出血

（一）异位妊娠

受精卵在子宫体腔以外着床称为异位妊娠。发生率为 1.5%～2.6%[18-20]。危险因素多种多样，多达 50% 的患者没有已知的危险因素[21]。与异位妊娠相关的危险因素包括盆腔炎、输卵管手术、异位妊娠病史、吸烟、年龄 > 35 岁和多个性伴侣等。

询问病史，一些患者可能主诉肩胛痛，是由腹腔血液刺激膈肌所致（Kehr 征），提示异位妊娠破裂可能。不到一半患者出现典型症状如腹痛、阴道出血及停经[22]。体格检查应确定腹部压痛的部位和严重程度，以及失血性休克有关的生命体征及阳性体征。院前医护人员应根据患者体征、症状、医护人员类型及规定的治疗方案，对异位妊娠患者进行管理及治疗（表 10-1）。

（二）自然流产

自然流产是另一个阴道出血鉴别诊断的病因，80%发生在妊娠12周之前[9]。体格检查的重点是评估生命体征和休克的体征，以及确定是否合并有任何形式的腹部压痛。自然流产的院前处理需要根据体征和症状、院前提供者的类型和既定的治疗方案选择（表10-1）。早期干预的重点应是对患者的心理支持，因为这可能是一个痛苦的经历。

表 10-1 孕早期阴道出血的病因及院前处理

异位妊娠	自然流产
2条静脉	1~2条静脉
考虑静脉补液	考虑静脉补液
考虑血液制品	考虑血液制品
镇痛药	镇痛药
快速评估	快速评估
快速转运	快速转运
心电监护	心电监护
密切监测生命体征	考虑监测生命体征
舒适体位	舒适体位
心理支持	心理支持
预防低体温	预防低体温

六、孕中晚期阴道出血

（一）胎盘早剥

胎盘早剥指在胎儿娩出前，胎盘从子宫壁剥离，发病率约为1%[23]。不一定伴随阴道出血。其临床表现呈多样性，如无不良结局的少量出血、大出血、胎死宫内、DIC、甚至孕产妇死亡。危险因素包括羊水过多、高龄或年轻产妇、高血压、创伤、血栓形成、宫内感染和纤维蛋白原异常[24-26]。

应详细询问病史，是否遭受外伤或使用非法药物（可卡因、甲基苯丙胺），典型症状包括阴道出血和腹痛，但也可无临床症状。阴道出血量与胎盘剥离程度不一定相符[27]。患者症状因胎盘剥离的部位及程度有所不同。

体格检查重点评估腹痛及活动性、持续性出血的临床症状。腹部触诊可明患者是否存子宫收缩。根据院前医护人员类型及制定的治疗方案进行管理（表10-2），若胎盘早剥继发于创伤，应考虑迅速转运至最近的有救治能力的创伤中心进行救治。

（二）前置胎盘

前置胎盘是指胎盘部分或全部覆盖于宫颈内口，可导致产前出血、血栓性静脉炎、产时出血、产后出血和早产[28]。随着剖宫产次数的增加，发生前置胎盘风险增加，单次剖宫产相对风险4.5，而4次剖宫产相对风险为44.9[29]，典型症状为无痛性阴道出血。

通过体格检查明确患者是否合并腹痛，同时可发现失血性休克的阳性体征。由于经阴道超声可能造成更加严重出血，因此院外尽量不做该项检查。院前医护人员应根据患者临床表现、具备的救治能力，以及治疗方案包括（氨甲环酸）对前置胎盘出血的孕妇进行管理[30,31]。对于凶险的阴道出血的患者应警惕发生失血性休克，迅速评估并转诊至有救治能力的医疗中心（表10-2）。

（三）子宫破裂

因子宫破裂导致的阴道出血十分少见，最常发生在分娩期或腹部外伤后，但也可以在没有明显病因的情况下自然发生。典型症状为腹痛、阴道出血、胎心率异常、母体血流动力学不稳定或由于腹腔内出血导致心力衰竭。

体格检查重点在于明确腹痛及发现失血性休克的体征，对于阴道出血汹涌且怀疑子宫破裂的患者，尤其是合并低血容量休克时，应迅速评估病情并转诊至有救治能力的医疗机构(表 10-2)。

(四)前置血管

前置血管指位于胎膜上的胎儿血管覆盖宫颈内口上方。前置血管一旦发生出血,情况十分危急,可导致胎儿或产妇发病率和死亡率,围产期死亡率高达 36%[32]。处理方法与其他孕中晚期阴道出血相同(表 10-2)。

(五)临产

临产常伴随阴道出血,可表现为少量见红或者当宫颈管扩张时,伴随少量可见的阴道出血。

七、医院/急诊医疗机构对接

EMS 应积极获取患者转诊过程中的情况,如生命体征、症状及施救措施等,使接诊机构能够更好地为患者做好下一步救治准备。入院后院前医护人员应向接诊医疗机构递交交接报告。

八、总结

EMS 医护人员在院外提供治疗及护理,因此评估和明确诊断妊娠患者阴道出血的能力有限。熟知妊娠期解剖和生理变化,鉴别诊断不同时期的阴道出血,院前医护人员可以更好地救治患者。应根据患者的体征、症状、急诊医师水平和标准治疗方案救治患者,稳定病情。应及时将血流动力学不稳定患者转诊至有救治能力的医疗机构。关注患者及家属心理护理,为其减轻痛苦。

表 10-2 孕、中晚期阴道出血病因及院前管理指南

前置胎盘	胎盘早剥	子宫破裂	前置血管
2 条静脉	2 条静脉	2 条静脉	2 条静脉
考虑静脉补液	考虑静脉补液	考虑静脉补液	考虑静脉补液
考虑血液制品	考虑血液制品	考虑血液制品	考虑血液制品
考虑氨甲环酸	考虑氨甲环酸	考虑氨甲环酸	考虑氨甲环酸
镇痛药	镇痛药	镇痛药	镇痛药
快速评估	快速评估	快速评估	快速评估
考虑快速转运	考虑快速转运	快速转运	考虑快速转运
心电监护	心电监护	心电监护	心电监护
考虑密切监测生命体征	考虑密切监测生命体征	必须密切监测生命体征	考虑密切监测生命体征
舒适体位	舒适体位	舒适体位	舒适体位
避免低体温	避免低体温	避免低体温	避免低体温

参考文献

[1] Arafa M, Abdel-Fataah M, Zeid HA, el-Khouly A. Outcomes of pregnancies complicated by early vaginal bleeding. East Mediterr Health J. 2000;6(2-3):457-464.

[2] Hosseini MS, Yaghoubipour S. Late pregnancy outcomes in women with vaginal bleeding in their first trimester. J Obstet Gynaecol India. 2013;63(5):311-315.

[3] Hasan R, Baird DD, Herring AH, Olshan AF, Jonsson Funk ML, Hartmann KE. Association between first-trimester vaginal bleeding and miscarriage. Obstet Gynecol. 2009;114(4):860-867.

[4] Deuthcman M, Tubay AT, Turok DK. First trimester bleeding. Am Fam Physician. 2009;79(11):985-992.

[5] Rasmussen KM, Yaktine AL, eds. Weight Gain During Pregnancy: Reexamining the Guidelines. Atlanta, GA: National Academics Press; 2009.

[6] Bhatia P, Chhabra S. Physiological and anatomical changes of pregnancy: implications for anaesthesia. Indian J Anaesth. 2018;62(9):651-657.

[7] Cunningham FB, Leveno KJ, Blood SL, Hauth JC, Rouse DJ, Spong CY. Williams Obstetrics, 23rd ed. New York, NY: McGraw-Hill; 2010.

[8] Committee on Practice Bulletins—Obstetrics. Practice bulletin number 178: Shoulder dystocia. Obstet Gynecol. 2017; 129(5):e123-e133.

[9] Al Wattar B, Murugesu N, Tobias A, Zamora J, Khan KS. Management of first-trimester miscarriage: a systematic review and network meta-analysis. Hum Reprod Update. 2019; 25(3):362-374.

[10] Semler MW, Self WH, Wanderer JP, et al. Balanced crystalloid versus saline in critically ill adults. N Engl J Med. 2018;378(9):829-839.

[11] Emsworld.com. Cypress creek EMS deploys blood products in the field. https://www.emsworld.com/article/12251041/cypress-creek-ems-deploys-blood-products-in-the-field. August 2016. Accessed November 15, 2018.

[12] Trembley AL, Witthuhn S, Cohen S, Conterator M. Implementing protocols to administer blood products in the prehospital setting. JEMS. 2016;41(5). https://www.jems.com/2016/04/30/implementing-protocols-to-administer-blood-products-in-the-prehospital-setting/. Accessed November 15, 2018.

[13] Holcomb JB, Donathan DP, Cotton BA, et al. Prehospital transfusion of plasma and red blood cells in trauma patients. Prehosp Emerg Care. 2015;19(1):1-9.

[14] EMS1.com. Texas EMS carrying blood on ambulance save a life. https://www.ems1.com/ems-management/articles/194865048-Texas-EMS-carrying-blood-on-ambulance-save-a-life/. 2017. Accessed February 11, 2019.

[15] Peitsidis P, Kadir RA. Antifibrinolytic therapy with tranexamic acid in pregnancy and postpartum. Database of Abstracts of Reviews and Effects (DARE): quality-assessed reviews. https://www.ncbi.nlm.nih.gov/pubmedhealth/PMH0031749/. 2011. Accessed February 16, 2019

[16] Wedmoe IS, Butler FK Jr. Battlefield analgesia in tactical combat casualty care. Wilderness Environ Med. 2017; 28(2S):S109-S116.

[17] Schauer SG, Mora AG, Maddry JK, Bebarta VS. Multicenter, prospective study of prehospital administration of analgesia in the U.S. Combat Theater of Afghanistan. Prehosp Emerg Care. 2017;21(6):744-749.

[18] Chang J, Elam-Evans LD, Berg CJ, et al. Pregnancy related surveillance – United States, 1991-1999. MMWR Surveill Summ 2003;52:1-8.

[19] Hoover KW, Tao G, Kent CK. Trends in the diagnosis and treatment of ectopic pregnancy in the United States. Obstet Gynecol. 2010;115:495-502.

[20] Trabert B, Holt VL, Yu O, van den Eeden SK, Scholes D. Population-based ectopic pregnancy trends. 1993-2007. Am J Prevent Med. 2011;40:556-560.

[21] Marion LL, Meeks GR. Ectopic pregnancy: history, incidence, epidemiology, and risk factors. Clinical Obstet Gynecol. 2006;107:399-413.

[22] Ramakrishnan K, Scheid DC. Ectopic pregnancy: forget the "classic presentation" if you want to catch it sooner. J Fam Pract. 2006;55:388-395.

[23] Ananth CV, Berkowitz GS, Savitz DA, Lapinski RH. Placental abruption and adverse perinatal outcomes. JAMA. 1999; 282:1646-1651.

[24] Ananth CV, Keyes KM, Hamilton A, et al. An international contrast of rates of placental abruption: an age-period-cohort analysis. PLoS One. 2015;10(5):e0125246.

[25] Downes KL, Grantz KL, Shenassa ED. Maternal, labor, delivery, and perinatal outcomes associated with placental abruption: a systematic review. Am J Perinatol. 2015; 34(10):935-957.

[26] Hasegawa J, Nakamura M, Hamada S, et al. Capable of identifying risk factors for placental abruption. J Matern Fetal Neonat Med. 2014;27:52-56.

[27] Tikkanen M. Etiology, clinical manifestations, and prediction of placental abruption. Acta Obstet Gynecol Scand. 2010;89:732-740.

[28] Crane JM, Van den Hof MC, Dodds L, Armson BA, Liston R. Maternal complication with placenta previa. Am J Perinatol. 2000;17:101-105.

[29] Ananth CV, Wilcox AJ, Savitz DA, Bowes WA Jr, Luther ER. Effect of maternal age and parity on the risk of uteroplacental bleeding disorders in pregnancy. Obstet Gynecol. 1996;88:511-516.

[30] Mauritz AA, Dominguez JE, Guinn NR, Gilner J, Habib AS. Blood-conservation strategies in a blood-refusal parturient with placenta previa and placenta percreta. A A

Case Rep. 2016;6(5):111-113.
[31] Ahmadzia HK, Phillips JM, Katler QS, James AH. Tranexamic acid for prevention and treatment of postpartum hemorrhage: an update on management and clinical outcomes. Obstet Gynecol Surv. 2018;73(10):587-594.
[32] Oyelese Y, Catanzarite V, Prefumo F, et al. Vasa Previa: the impact of prenatal diagnosis on outcomes. Obstet Gynecol. 2004;103(5 Part 1):937-942 .

第三篇　孕早期（＜20周）
Early Pregnancy（＜20 Weeks）

第 11 章　妊娠期恶心呕吐

第 12 章　孕早期阴道出血

第 13 章　异位妊娠

第 14 章　妊娠滋养细胞疾病

第 11 章 妊娠期恶心呕吐
Nausea and Vomiting of Pregnancy

Stacey Chamberlain, Amina Basha 著
孟新璐 译

一、概述

妊娠期恶心呕吐（nausea and vomiting of pregnancy, NVP）是急诊科医生经常遇到的主诉，尤其是对于孕早期的女性。高达 85% 的孕妇会出现这些症状，其中 0.3%～2% 的患者会出现更严重的妊娠剧吐（hyperemesis gravidarum, HG）。目前 HG 没有一个公认的定义，但它被认为是一种排除性诊断，主要基于无法由其他疾病解释的持续性恶心呕吐、急性饥饿指标阳性（如酮症）、体重减轻 5% 以上或需要住院治疗[1,2]。尽管 NVP 与妊娠丢失风险降低有关，但 HG 是孕早期住院最常见的原因，并且与母体并发症及不良妊娠结局风险增加密切相关，如贫血、子痫前期、子痫、静脉血栓栓塞、早产及剖宫产分娩等[3,4]。重度未经治疗的 HG 可导致韦尼克脑病、脑桥中央髓鞘溶解、食管破裂、气胸及肝肾功能损害[5]。急诊科（emergency department, ED）对这些患者的管理重点在于评估导致这些症状的其他原因，并提供适当的治疗模式。

二、病理生理学

妊娠期恶心呕吐的发病机制被认为是多因素的，涉及遗传、内分泌和胃肠因素，但具体机制尚未明确。多项研究证实人绒毛膜促性腺激素（hCG）与 NVP 有关，但其他研究发现 hCG 水平与 HG 间并无明显相关性[6]。理论上讲，hCG 的不同异构体可以解释 hCG 水平与症状严重程度之间的差异[6]。众所周知，雌激素会影响恶心与呕吐。由于 NVP 在雌激素水平升高时更为常见，雌激素可能是导致 NVP 的原因之一。目前，尚无数据支持心理因素导致 NVP 或 HG 的理论[1,7]。

三、流行病学及危险因素

NVP 的症状通常于孕 4 周出现，并于孕 20 周后缓解。然而，高达 20% 的孕妇可能会在整个妊娠期间持续存在这些症状[8]。妊娠前或孕 9 周后开始的恶心和呕吐可考虑其他诊断。HG 被认为是 NVP 谱系疾病中一种较为严重的形式。

HG 的危险因素包括低龄、低收入、初产、亚裔或非洲裔、女性胎儿、HG 史、甲状腺或甲状旁腺功能障碍，以及 1 型糖尿病[9]。过低和过高的身体质量指数均会增加 HG 的风险[10,11]。此外，过敏和孕前饮食限制与 HG 延长有关[5]。胎盘质量增加的女性（如晚期葡萄胎或多胎妊娠）发生 HG 的风险增加。尽管历史上妊娠滋养细胞疾病（gestational trophoblastic disease, GTD）与较高的 HG 发生率有关，但目前多在 HG 症状出现前早期发现 GTD[12]。

幽门螺杆菌（Helicobacter pylori, HP）与 HG 有关[13]。因此，发现有幽门螺杆菌感染的

HG 患者应给予非致畸性的抗幽门螺杆菌治疗，作为 HG 临床管理措施的一部分，特别是在难治性病例中。

四、临床表现

对于症状与体征的评估应侧重于评估患者的水合状态。妊娠专用恶心呕吐量化（pregnancy-unique quantification of emesis and nausea, PUQE）指数，一种已被证实可反映疾病严重程度的指数，以及相关的临床决策工具（PUQE-24 和改良的 PUQE）是确定疾病严重程度和预后的有效辅助手段（表 11-1）[8]。这些工具可根据恶心的症状，呕吐与干呕的频率生成风险评分；中度至重度评分（≥7）提示除评估黏膜干燥、皮肤弹性降低、排尿减少和低血压等传统症状与体征外，还应进一步评估患者的水电解质状态。通常情况下，患者不会出现腹痛；如果存在，则需进一步评估患者症状的其他病因。

五、鉴别诊断

非妊娠相关呕吐的潜在病因有很多（表 11-2）。由于 NVP 均始于孕 9 周前，症状出现的时间有助于进行鉴别诊断。患者在孕 9 周后开始恶心呕吐或出现腹痛表现提示应进一步调查非妊娠相关病因。NVP 患者无发热和头痛。

尽管急性阑尾炎在孕期很罕见，但妊娠患者的预后较差，因此应在正确的临床背景下考虑此诊断[14]。急性胰腺炎也很少见，且多出现于孕晚期，因此症状发作较晚并伴随疼痛提示需进一步评估[15]。食管裂孔疝和膈肌撕裂延迟诊断，可导致危及生命的心肺功能损害；与其他情况一样，腹痛、顽固性症状和迟发性 HG 也需要进一步检查[16,17]。

孕前存在的疾病，如糖尿病和 Addison 病等，在孕期可能会出现病情加重。患有这些疾病的孕妇应与非妊娠患者进行相似的评估，以排除糖尿病酮症酸中毒或肾上腺危象。大麻是妊娠期间最常使用的非法药物，而且其用量仍

表 11-1 改良的妊娠专用恶心呕吐量表

圈出自妊娠开始最符合你情况的答案				
1. 平均每天有多长时间感到恶心？				
从不 (1)	≤1h (2)	2～3h (3)	4～6h (4)	>6h (5)
2. 平均每天呕吐几次？				
≥7 次 (5)	5～6 次 (4)	3～4 次 (3)	1～2 次 (2)	从不 (1)
3. 平均每天干呕几次？				
从不 (1)	1～2 次 (2)	3～4 次 (3)	5～6 次 (4)	≥7 次 (5)

总分（问题 1、2、3 的得分总和）：轻度 NVP，≤6；中度 NVP，7～12；重度 NVP，≥13

NVP. 妊娠期恶心呕吐

经转载许可，引自 Lacasse A, Rey E, Ferreira E, Morin C, Bérard A. Validity of a modified Pregnancy-Unique Quantification of Emesis and Nausea (PUQE) scoring index to assess severity of nausea and vomiting of pregnancy. Am J Obstet Gynecol. 2008;198(1):71.e1-e7.

表 11-2　妊娠期恶心呕吐的鉴别诊断

胃肠道疾病
胃肠炎
胃轻瘫
失弛缓症
胆道疾病
肝炎
肠梗阻
消化道溃疡
胰腺炎
阑尾炎
泌尿生殖道疾病
肾盂肾炎
尿毒症
卵巢扭转
肾结石
子宫肌瘤变性
代谢性疾病
糖尿病酮症酸中毒
卟啉症
Addison 病
甲状腺功能亢进症
甲状旁腺功能亢进症
神经系统疾病
假性脑瘤
前庭病变
偏头痛
中枢神经系统肿瘤
淋巴细胞性垂体炎
其他疾病
药物毒性或不耐受
心理疾病
妊娠相关疾病
妊娠期急性脂肪肝
子痫前期

经转载许可，引自 Goodwin TM. Hyperemesis gravidarum. Obstet Gynecolog Clin Norm Am. 2008;35:401-417; viii.

在增加[18]。频繁使用大麻会导致大麻剧吐综合征；因此，医生应该询问孕妇大麻的使用情况，若其顽固性恶心症状可通过热水浴缓解，则高度怀疑使用大麻。

对呕吐的评估还必须考虑高危妊娠相关疾病，包括 GTD、妊娠期肝病、子痫前期和 HELLP 综合征（hemolysis, elevated liver function and low platelet count syndrome，以溶血、肝酶升高、血小板减少为特点）。完整的病史、体格检查和系统回顾应考虑这些情况。早期发现 GTD 使得较少患者进展到出现 NVP 和 HG 的症状。在 HG 患者中，GTD 的患病率并不高于对照组，因此在无其他相关症状（如阴道出血等）的情况下，不建议常规超声检查[19]。

大多数与妊娠相关的肝脏疾病，包括妊娠期肝内胆汁淤积、妊娠期急性脂肪肝、子痫前期和 HELLP 综合征，都表现在孕晚期，可能与瘙痒、黄疸、腹痛、头痛、水肿、高血压及蛋白尿等其他症状和体征有关[20]。

六、诊断检测

诊断检测的重点在于排除 NVP 的其他原因，并评估患者的水电解质状态。目前，尚无诊断或评估其严重程度的生物学标志物[2]。常见的检测包括全血细胞计数（complete blood count, CBC）以评估贫血状况；电解质和肾功能检查以评估长期呕吐导致的并发症（低钾血症、低钠血症、急性肾衰竭）；尿常规检查用于排除感染并评估水合状态。尽管酮尿是 HG 的典型特征之一，但它对诊断的帮助并不像之前认为的那样大。一项 Meta 分析显示，酮尿的严重程度与 HG 的严重程度无关[2]。

许多 HG 患者血清甲状腺素（thyroxine, T_4）水平异常增高，而促甲状腺激素（thyroid-stimulating hormone, TSH）水平偏低。然而，这种妊娠期短暂的甲状腺功能亢进很少有症状，无法从治疗中获益，也不会导致不良妊娠结局[21, 51]。因此，不建议对 HG 患者进行常规甲状腺功能筛查。不建议常规肝功能检查和脂肪酶检查。在一些没有腹痛的 HG 患者中发现血清脂肪酶升高，因此不应仅用于诊断 HG 患者的急性胰腺炎[22]。

根除幽门螺杆菌是否有助于缓解 HG 症状目前尚不清楚。因此，不建议对幽门螺杆菌进行常规检测，因为许多感染幽门螺杆菌的患者没有症状。对于难治性患者可考虑相关检测与治疗[13]。在影像学方面，对于无阴道出血或其他相关症状的 HG 患者，不建议常规超声检查[19]。

七、治疗

虽然有许多治疗 NVP 的方法，但没有足够有力的证据支持任何一种干预措施[23]。美国妇产科学院（American College of Obstetricians and Gynecologists, ACOG）推荐了一套治疗流程，从改变饮食开始，然后是草药治疗，最后是药物治疗（图 11-1）[24]。

（一）补液和电解质

对于 HG 患者，通常需要进行静脉补液。使用乳酸林格液与 0.9% 氯化钠溶液（生理盐水）进行补液没有区别，但使用生理盐水是标准做法[25]。含有葡萄糖的溶液应谨慎使用，因为大量病例报告显示，HG 患者在长时间呕吐后会发生韦尼克脑病。含有葡萄糖的溶液会使已经缺乏维生素 B_1 的孕妇体内的维生素 B_1 进一步代谢[26]。推荐的静脉注射生理盐水剂量为 1L，持续 1~2h。接下来每升生理盐水分别静脉注射 > 4h、6h、8h。任何用于维持治疗的额外液体每升注射时间均应 > 8h[26]。

对于低钾血症，每升生理盐水可给予 3g（20mmol）氯化钾。接受静脉补液的孕妇，总量 ≤ 6g（40mmol）氯化钾[26, 27]。如果孕妇呕吐 > 3 周，建议在静脉补液的同时静脉注射维生素 B_1，以降低韦尼克脑病的风险。将 100mg 维生素 B_1 配入 100ml 生理盐水中，30~60min 内静脉注入；随后每天注入 100mg，持续 2~3 天[24, 27]。对于低钠血症，应谨慎使用 0.9% 氯化钠溶液，以免过快纠正，从而避免脑内渗透性脱髓鞘[6]。

（二）药物治疗

1. **维生素 B_6（吡哆醇）单独或与多西拉敏联合使用** ACOG 建议首先采用口服吡哆醇（维生素 B_6）或联合口服多西拉敏治疗 NVP。吡哆醇单药口服的推荐剂量为 10~25mg，每日最多 4 次[24]。当联用多西拉敏时，可每日口服含 12.5mg 吡哆醇的片剂 3~4 次或使用含吡哆醇 10mg 与多西拉敏 10mg 的复合制剂。治疗开始时，每晚 1 片复合制剂，随后早上增加 1 片，最终增至早 2 片、晚 2 片。另一种可选用的复合制剂含吡哆醇 20mg 与多西拉敏 20mg。剂量自每晚 1 片开始，早上可增加 1 片，每日最多 2 片[24]。对这种复合制剂的研究比妊娠期使用的其他任何药物都要深入，该药物无造成先天畸形的风险[28]。

2. **抗组胺药** 如果多西拉敏无效，医生可改用另一种抗组胺药，如茶苯海明或苯海拉明[29]。抗组胺药的作用原理是抑制胃部的 H_1 受体并间接降低对前庭区呕吐中枢的刺激。药物的不良反应，包括嗜睡、口干、头晕和便秘[8]。尽管抗组胺药并未增加出生缺陷，但一项研究发现，与对照组相比，服用抗组胺药的 HG 患者不良妊娠结局的风险更高，尤其是早产[30, 31]。

3. **多巴胺拮抗药** 当维生素 B_6 与多西拉敏联用无效时，抗组胺药可用多巴胺拮抗药替代，如普鲁氯嗪、异丙嗪或氯丙嗪[24]。多巴胺拮抗药可作用于中枢神经系统的 D_2 受体以抑制诱发恶心和呕吐的化学感受器[32]。氯丙嗪增加小鼠唇裂的发生率，但氯丙嗪或其他吩噻嗪药物对人体没有影响[26]。

如果症状持续存在，ACOG 建议根据患

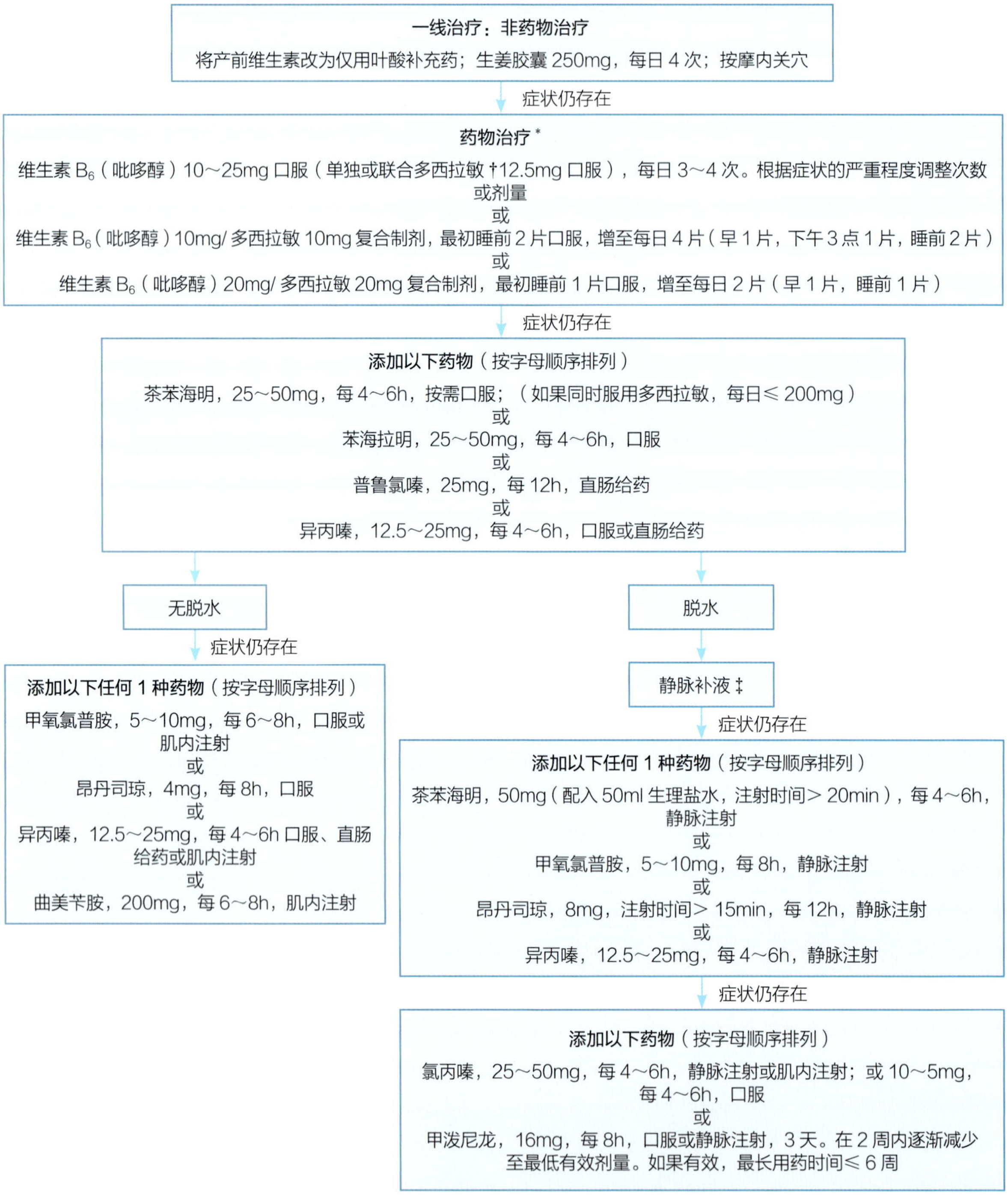

```
┌─────────────────────────────────────────────────────────────┐
│                 一线治疗：非药物治疗                          │
│  将产前维生素改为仅用叶酸补充药；生姜胶囊 250mg，每日 4 次；  │
│                    按摩内关穴                                │
└─────────────────────────────────────────────────────────────┘
                         ↓ 症状仍存在
┌─────────────────────────────────────────────────────────────┐
│                       药物治疗*                              │
│  维生素 B₆（吡哆醇）10~25mg 口服（单独或联合多西拉敏†12.5mg    │
│  口服），每日 3~4 次。根据症状的严重程度调整次数或剂量         │
│                          或                                  │
│  维生素 B₆（吡哆醇）10mg/多西拉敏 10mg 复合制剂，最初睡前 2 片  │
│  口服，增至每日 4 片（早 1 片，下午 3 点 1 片，睡前 2 片）     │
│                          或                                  │
│  维生素 B₆（吡哆醇）20mg/多西拉敏 20mg 复合制剂，最初睡前 1 片  │
│  口服，增至每日 2 片（早 1 片，睡前 1 片）                     │
└─────────────────────────────────────────────────────────────┘
                         ↓ 症状仍存在
┌─────────────────────────────────────────────────────────────┐
│            添加以下药物（按字母顺序排列）                     │
│  茶苯海明，25~50mg，每 4~6h，按需口服；（如果同时服用多西拉敏， │
│  每日 ≤ 200mg）                                              │
│                          或                                  │
│  苯海拉明，25~50mg，每 4~6h，口服                             │
│                          或                                  │
│  普鲁氯嗪，25mg，每 12h，直肠给药                             │
│                          或                                  │
│  异丙嗪，12.5~25mg，每 4~6h，口服或直肠给药                   │
└─────────────────────────────────────────────────────────────┘
         ↓                                    ↓
    ┌────────┐                          ┌────────┐
    │  无脱水 │                          │  脱水   │
    └────────┘                          └────────┘
    ↓ 症状仍存在                              ↓
┌──────────────────────────┐         ┌──────────────┐
│ 添加以下任何 1 种药物      │         │   静脉补液‡   │
│ （按字母顺序排列）         │         └──────────────┘
│ 甲氧氯普胺，5~10mg，       │              ↓ 症状仍存在
│ 每 6~8h，口服或肌内注射    │  ┌─────────────────────────────────┐
│         或                │  │ 添加以下任何 1 种药物（按字母顺序排列） │
│ 昂丹司琼，4mg，每 8h，口服 │  │ 茶苯海明，50mg（配入 50ml 生理盐水，  │
│         或                │  │ 注射时间 > 20min），每 4~6h，静脉注射 │
│ 异丙嗪，12.5~25mg，       │  │         或                          │
│ 每 4~6h 口服、直肠        │  │ 甲氧氯普胺，5~10mg，每 8h，静脉注射  │
│ 给药或肌内注射            │  │         或                          │
│         或                │  │ 昂丹司琼，8mg，注射时间 > 15min，    │
│ 曲美苄胺，200mg，         │  │ 每 12h，静脉注射                    │
│ 每 6~8h，肌内注射         │  │         或                          │
└──────────────────────────┘  │ 异丙嗪，12.5~25mg，每 4~6h，静脉注射 │
                              └─────────────────────────────────┘
                                       ↓ 症状仍存在
                              ┌─────────────────────────────────┐
                              │ 添加以下药物（按字母顺序排列）      │
                              │ 氯丙嗪，25~50mg，每 4~6h，静脉注射  │
                              │ 或肌内注射；或 10~5mg，每 4~6h，口服│
                              │         或                        │
                              │ 甲泼尼龙，16mg，每 8h，口服或静脉   │
                              │ 注射，3 天。在 2 周内逐渐减少至最低 │
                              │ 有效剂量。如果有效，最长用药时间≤6周│
                              └─────────────────────────────────┘
```

▲ 图 11-1 该流程假定已排除了导致恶心呕吐的其他原因

任一步骤中，如果发现患者脱水或持续体重下降，应考虑肠内营养

*. 一些止吐药物美国食品药品管理局只批准用于非妊娠患者，但超说明书使用很常见。产科医护人员应与患者进行相关说明及讨论。如果同时使用多种止吐药物，应多加注意。一些药物的联合使用（见正文）可能会增加不良反应的风险

†. 在美国，多西拉敏是一些非处方镇静催眠药的有效成分；25mg 片剂的一半可用于提供 12.5mg 剂量的多西拉敏

‡. 建议任何需要静脉补液及呕吐 > 3 周的孕妇静脉注射维生素 B₁（首日 100mg，维持剂量 100mg，持续 2~3 天），以预防罕见但严重的母体并发症——韦尼克脑病［经转载许可，引自 ACOG Practice Bulletin No. 189: nausea and vomiting of pregnancy. Obstetr Gynecol. 2018;131（1）:e15-e30. 最初修改自 Levichek Z, Atanackovic G, Oepkes D, et al. Nausea and vomiting of pregnancy. Evidence-based treatment algorithm. Can Fam Physician. 2002; 48:267-268, 277.］

者是否脱水进行风险分层。如果有难治性呕吐的症状并伴有脱水,治疗集中于静脉给药,包括茶苯海明、甲氧氯普胺、昂丹司琼或异丙嗪[24]。

4. 5-羟色胺3型受体拮抗药 昂丹司琼已被证实比维生素 B_6 和多西拉敏更有效;然而,关于药物的安全性仍存在争议[24, 33]。尽管有证据表明该药不会增加流产、死产或新生儿出生缺陷的发生率,但有研究发现,孕早期使用昂丹司琼会使先天性心脏病(主要是间隔缺损)的风险轻度增加[34, 35]。此外,关于在孕早期暴露于昂丹司琼的新生儿腭裂发生风险增加还是降低这一问题也存在争议[35-37]。因此,整体共识认为昂丹司琼不应用于一线治疗,但如果维生素 B_6/多西拉敏治疗 NVP 无效,昂丹司琼也可用于 NVP 及 HG 患者的替代治疗[8, 24, 35, 37]。剂量为昂丹司琼 4mg,每 8h 一次口服;或 8mg,每 12h 一次静脉注射,注射时间 > 15min[24]。昂丹司琼是一种 5-羟色胺 3 型受体(5-hydroxytryptamine type 3 receptor, 5-HT$_3$)拮抗药,可抑制中枢化学感受器,缓解恶心呕吐症状。药物不良反应包括便秘、头痛和头晕[24]。对于有 QT 间期延长风险的患者应谨慎用药,昂丹司琼可能会进一步延长 QT 间期,进而导致尖端扭转型室性心动过速[24]。

甲氧氯普胺在治疗恶心呕吐方面与异丙嗪和昂丹司琼一样有效[38]。甲氧氯普胺的不良反应比昂丹司琼多,但比异丙嗪少[32, 38, 39]。它是一种促胃肠动力药,有助于加快胃排空。用药剂量为甲氧氯普胺 10mg,每 8h 一次口服或静脉注射。甲氧氯普胺常与苯海拉明合用以消除急性肌张力障碍的不良反应。由于长期用药可导致迟发性运动障碍,美国食品药品管理局(Food and Drug Administration, FDA)对甲氧氯普胺用药 > 12 周发布了一个黑盒警告[6]。

5. 难治性病例 当饮食和药物治疗无效时,可口服或静脉注射类固醇药物。具体作用机制尚不清楚,但类固醇可能对脑干的化学感受器触发区产生止吐作用。另一种假说是,当孕早期下丘脑-垂体-肾上腺轴无法对增加的皮质醇需求做出反应时,类固醇可以纠正 HG 患者相对的肾上腺功能不全[6]。推荐的治疗方法是甲泼尼龙 16mg,每 8h,口服或静脉注射,持续 2~3 天,随后 2 周逐渐减量。关于类固醇药物的安全性数据显示,在孕早期暴露的婴儿中,重大畸形和唇裂的发生率略有增加[24]。因此,建议在排除导致呕吐的所有原因,治疗 > 4 周呕吐仍持续并出现脱水时使用类固醇药物[27]。当口服或静脉注射药物无效时,可选用经皮给药的可乐定,该药已被证实在治疗重度 HG 患者时比安慰剂有效[40]。

对于治疗无效的有顽固性症状的孕妇,可能需要肠外或肠内营养,特别是在她们无法维持体重时。可以使用鼻胃管、经皮内镜下胃造口术(percutaneous endoscopic gastrostomy, PEG)或空肠造口术。并发症包括不适和造瘘管滑脱移位。

不能耐受肠内营养的孕妇可以考虑静脉补液或肠外营养,但经外周静脉穿刺的中心静脉导管(peripherally inserted central catheter, PICC)和完全肠外营养(total parenteral nutrition, TPN)均有较高的感染及血栓栓塞风险[41]。对于难治性 HG 患者,这些是最后的治疗手段。

(三)处理

需要根据患者疾病的严重程度、医疗资源、患者依从性,以及患者获得门诊资源的能力来个性化决定其住院还是出院。当患者存在电解质异常,特别是难治性低钾血症或低钠血症;或难治性呕吐需要持续补液时,应考虑住院治疗。一项针对 ED 患者的研究发现,出院时医生未向患者提供 ACOG 推荐一线药物的新处方,并且 ED 复诊率很高[42]。ED 医生应考虑使用不适用于其他原因导致恶心和呕吐的止吐药物。因此,应尽一切努力最大限度地对出院患者进行门诊治疗,以避免复诊。

八、门诊治疗

（一）饮食

孕前限制饮食（包括无乳糖饮食和素食）与 HG 延长有关[5]。对于 NVP 患者，建议每 1～2h 少吃多餐，避免饱腹。此外，摄入更多蛋白质而不是碳水化合物，摄入更多液体而不是固体，也可能通过改善与 NVP 相关的胃节律紊乱而缓解恶心症状[6]。研究发现，NVP 患者摄入的蛋白质、维生素 B_{12}、镁和锌比正常孕妇要少。应建议 NVP 患者尝试保持饮食均衡[43]。

（二）维生素

ACOG 建议在妊娠前 1 个月服用维生素，这可以降低 NVP 的发生率和严重程度[24]。对于那些患有 NVP 的孕妇来说，将孕早期的含铁维生素改为叶酸补充药可以改善症状[24, 44]。患者可以服用维生素 B_6，每日最大剂量为 200mg。其他的维生素补充药对 NVP 患者无益[24]。

（三）中药疗法

有多种中药用于治疗 NVP，其中生姜的应用与研究最为广泛[45]。患者可服用非处方药、胶囊或片剂，通常每天用量为 1～1.5g。生姜在减少恶心与呕吐方面可能比安慰剂更有效，并且与维生素 B_6 同样有效[46]。其他的自然疗法包括薄荷或柠檬芳香疗法（表 11-3）[47]。

表 11-3　NVP 患者的饮食与非药物治疗

- 将产前维生素改为仅用叶酸
- 少食多餐
- 避免辛辣、油腻、有强烈气味的食物
- 生姜
- 考虑：以蛋白质为主的膳食，薄荷、柠檬芳香疗法，指压疗法

（四）替代疗法

心理治疗、针灸、指压疗法和催眠是 NVP 的替代疗法。虽然缺乏高质量的证据，但在这些方法中，按摩手腕内关穴（位于前臂内侧，手腕下方三指，两肌腱之间）疗效最为显著[23, 24, 46, 48-50]。

（五）药物治疗

门诊 NVP 患者的一线治疗与住院患者相似，单独使用维生素 B_6 或与多西拉敏联用。口服药物可添加茶苯海明、苯海拉明、普鲁氯嗪或异丙嗪[24]。如果上述治疗无效，ACOG 推荐使用甲氧氯普胺、昂丹司琼、异丙嗪或曲美苄胺，顺序不限[24]。应与患者充分讨论每种药物的风险和收益。

九、总结

NVP 是急诊医生经常遇到的情况。NVP 最严重的形式是 HG，可导致不良母胎结局。诊断检测的重点在于评估患者的水电解质状态，并在适当的临床背景下排除可能导致恶心呕吐的其他原因。

急诊处理的重点在于补液、补充电解质，以及呕吐治疗。NVP 的一线治疗是单独口服维生素 B_6 或与多西拉敏联用。如果需要静脉用药，可选用抗组胺药（茶苯海明或苯海拉明）、多巴胺拮抗药（普鲁氯嗪、异丙嗪、氯丙嗪、甲氧氯普胺），或 5-HT_3 拮抗药（昂丹司琼）。每种药物的风险及益处因人而异。尽管通常情况下昂丹司琼较其他止吐药物不良反应小，但需要注意妊娠 10 周前用药可能导致 QT 间期延长及胎儿心脏间隔缺损风险增加。对出院患者的管理应包括非药物治疗（将产前维生素改为仅用叶酸、调整饮食、使用生姜等草药）和口服药物治疗。

> **本章要点**
> 1. NVP 发生于妊娠 9 周后或伴有腹痛症状时,应考虑其他原因。
> 2. 重度未经治疗的 HG 可导致韦尼克脑病。对于呕吐＞3 周的患者,建议静脉注射维生素 B_1,尤其是在静脉注射任何含葡萄糖溶液之前。
> 3. 评估 HG 时,不建议常规肝功能、脂肪酶、甲状腺功能和超声检查。
> 4. NVP 的一线药物治疗是单独口服维生素 B_6 或与多西拉敏联用。
> 5. 如果需要静脉注射止吐药物,可选用茶苯海明、甲氧氯普胺、异丙嗪或昂丹司琼。

参考文献

[1] Niebyl JR. Nausea and vomiting in pregnancy. N Engl J Med. 2010;363:1544-1550. doi:10.1056/NEJMcp1003896.

[2] Niemeijer MN, Grooten IJ, Vos N, et al. Diagnostic markers for hyperemesis gravidarum: a systematic review and metaanalysis. Am J Obstet Gynecol. 2014;211(2):150.e1-e15. doi:10.1016/j.ajog.2014.02.012.

[3] Hinkle SN, Mumford SL, Grantz KL, et al. Association of nausea and vomiting during pregnancy with pregnancy loss: a secondary analysis of a randomized clinical trial. JAMA Intern Med. 2016;176(11):1621-1627. doi:10.1001/jamainternmed.2016.5641.

[4] Fiaschi L, Nelson-Piercy C, Gibson J, et al. Adverse maternal and birth outcomes in women admitted to hospital for hyperemesis gravidarum: a population-based cohort study. Paediatr Perinat Epidemiol. 2018;32(1):40-51. doi:10.1111/ppe.12416.

[5] Mullin PM, Ching C, Schoenberg F, et al. Risk factors, treatments, and outcomes associated with prolonged hyperemesis gravidarum. J Matern Fetal Neonatal Med. 2012; 25:632-636.

[6] Lee NM, Saha S. Nausea and vomiting of pregnancy. Gastroenterol Clin North Am. 2011;40(2):309-vii. doi:10.1016/j.gtc.2011.03.009.

[7] Magtira A, Schoenberg FP, MacGibbon K, Tabsh K, Fejzo MS. Psychiatric factors do not affect recurrence risk of hyperemesis gravidarum. J Obstet Gynaecol Res. 2015;41(4):512-516. doi:10.1111/jog.12592.

[8] Castillo MJ, Phillippi JC. Hyperemesis gravidarum: a holistic overview and approach to clinical assessment and management. J Perinat Neonatal Nurs. 2015;29(1):12-22. doi:10.1097/ JPN.0000000000000075.

[9] Fiaschi L, Nelson-Piercy C, Tata LJ. Hospital admission for hyperemesis gravidarum: a nationwide study of occurrence, reoccurrence and risk factors among 8.2 million pregnancies. Hum Reprod. 2016;31(8):1675-1684. doi:10.1093/humrep/dew128.

[10] Vikanes A, Grjibovski AM, Vangen S, Gunnes N, Samuelsen SO, Magnus P. Maternal body composition, smoking, and hyperemesis gravidarum. Ann Epidemiol. 2010;20(8):592-598. doi:10.1016/j.annepidem.2010.05.009.

[11] Fejzo MS, Ingles SA, Wilson M, et al. High prevalence of severe nausea and vomiting of pregnancy and hyperemesis gravidarum among relatives of affected individuals. Eur J Obstet Gynecol Reprod Biol. 2008;141(1):13-17. doi:10.1016/j.ejogrb.2008.07.003.

[12] Berkowitz RS, Goldstein DP. Molar pregnancy. N Engl J Med. 2009;360:1639-1645.

[13] Ng QX, Venkatanarayanan N, De Deyn MLZQ, Ho CYX, Mo Y, Yeo WS. A meta-analysis of the association between Helicobacter pylori (H. pylori) infection and hyperemesis gravidarum. Helicobacter. 2018;23(1). doi:10.1111/hel.12455.

[14] Abbasi N, Patenaude V, Abenhaim HA. Management and outcomes of acute appendicitis in pregnancy-population-based study of over 7000 cases. BJOG. 2014; 121(12):1509-1514. doi:10.1111/1471-0528.12736.

[15] Ducarme G, Maire F, Chatel P, Luton D, Hammel P. Acute pancreatitis during pregnancy: a review. J Perinatol. 2014;34(2):87-94. doi:10.1038/jp.2013.161.

[16] Schwentner L, Wulff C, Kreienberg R, Herr D. Exacerbation of a maternal hiatus hernia in early pregnancy presenting with symptoms of hyperemesis gravidarum: case report and review of the literature. Arch Gynecol Obstet. 2011; 283(3):409-414. doi:10.1007/s00404-010-1719-3.

[17] Chen X, Yang X, Cheng W. Diaphragmatic tear in pregnancy induced by intractable vomiting: a case report and review of the literature. J Matern Fetal Neonatal Med. 2012;25(9):1822-1824. doi:10.3109/14767058.2011.640371.

[18] Volkow ND, Compton WM, Wargo EM. The risks of

marijuana use during pregnancy. JAMA. 2017; 317(2):129-130. doi:10.1001/jama.2016.18612.

[19] Morgan SR, Long L, Johns J, Angwin C, Maitra S, Ross JA. Are early pregnancy complications more common in women with hyperemesis gravidarum? J Obstet Gynaecol. 2017;37(3):355-357. doi:10.1080/01443615.2016.1256955.

[20] Geenes V, Williamson C. Liver disease in pregnancy. Best Pract Res Clin Obstet Gynaecol. 2015;29;5:612-624. doi:10.1016/j.bpobgyn.2015.04.003.

[21] American College of Obstetricians and Gynecologists. Practice Bulletin No. 148: thyroid disease in pregnancy. Obstet Gynecol. 2015;125(4):996-1005. doi:10.1097/01.AOG.0000462945.27539.93.

[22] Johnson A, Cluskey B, Hooshvar N, et al. Significantly elevated serum lipase in pregnancy with nausea and vomiting: acute pancreatitis or hyperemesis gravidarum? Case Rep Obstet Gynecol. 2015;2015:359239. doi:10.1155/2015/359239.

[23] Matthews A, Haas DM, O'Mathuna DP, et al. Interventions for nausea and vomiting in early pregnancy. Cochrane Database Systematic Rev. 2015;9:CD007575. doi:10.1002/14651858.

[24] Committee on Practice Bulletins-Obstetrics. ACOG Practice Bulletin No. 189: nausea and vomiting of pregnancy. Obstet Gynecol. 2018;131(1):e15-e30.

[25] Tan PC, Norazilah MJ, Omar SZ. Dextrose saline compared with normal saline rehydration of hyperemesis gravidarum: a randomized controlled trial. Obstet Gynecol. 2013;121:291-298. doi:10.1097/AOG.0b013e31827c5e99.

[26] Bottomley C, Bourne, T. Management strategies for hyperemesis. Best Pract Res Clin Obstet Gynaecol. 2009;23(4):549-564. doi:10.1016/j.bpobgyn. 2008.12.012.

[27] Wegrzyniak LJ, Lindsey J, Repke J, et al. Treatment of hyperemesis gravidarum. Rev Obstet Gynecol. 2012; 5(2):78-84. doi:10.3909/riog0176.

[28] Nuangchamnong N, Niebyl J. Doxylamine succinate–pyridoxine hydrochloride (Diclegis) for the management of nausea and vomiting in pregnancy: an overview. Int J Womens Health. 2014;6:401-409. doi:10.2147/IJWH.S46653.

[29] Ebrahimi N, Maltepe C, Einarson A. Optimal management of nausea and vomiting of pregnancy. Int J Womens Health. 2010;2:241-248. doi:10.2147/IJWH.S6794.

[30] Gilboa S, Ailes EC, Rai RP, Anderson JA, Honein MA. Antihistamines and birth defects: a systematic review of the literature. Expert Opin Drug Saf. 2014;13.12:1667-1698. doi:10.1517/14740338.2014.970164.

[31] Fejzo MS, Magtira A, Schoenberg FP, et al. Antihistamines and other prognostic factors for adverse outcome in hyperemesis gravidarum. Eur J Obstet Gynecol Reprod Biol. 2013;170(1):71-76. doi:10.1016/j.ejogrb.2013.04.017.

[32] Tan PC, Khine PP, Vallikkannu N, Omar SZ. Promethazine compared with metoclopramide for hyperemesis gravidarum: a randomized controlled trial. Obstet Gynecol. 2010;115:975-981. doi:10.1097/AOG.0b013e3181d99290.

[33] Oliveira LG, Capp SM, You WB, Riffenburgh RH, Carstairs SD. Ondansetron compared with doxylamine and pyridoxine for treatment of nausea in pregnancy: a randomized controlled trial. Obstet Gynecol. 2014;124(4):735-742. doi:10.1097/AOG.0000000000000479.

[34] Danielsson B, Wikner BN, Kallen B. Use of ondansetron during pregnancy and congenital malformations in the infant. Reprod Toxicol. 2014;50:134-137. doi:10.1016/j.reprotox.2014.10.017.

[35] Carstairs SD. Ondansetron use in pregnancy and birth defects: a systematic review. Obstet Gynecol. 2016;27(5):878-883. doi:10.1097/AOG.0000000000001388.

[36] Anderka M, Mitchell AA, Louik C, et al. Medications used to treat nausea and vomiting of pregnancy and the risk of selected birth defects. Birth Defects Res A Clin Mol Teratol. 2012;94(1):22-30. doi:10.1002/bdra.22865.

[37] Pasternak B, Svanstrom H, Hviid A. Ondansetron in pregnancy and risk of adverse outcomes. N Engl J Med. 2013; 368:814-823. doi:10.1056/NEJMoa1211035.

[38] Abas MN, Tan PC, Azmi N, Omar SZ. Ondansetron compared with metoclopramide for hyperemesis gravidarum: a randomized controlled trial. Obstet Gynecol. 2014;123:1272-1279. doi:10.1097/AOG.0000000000000242.

[39] Barrett TW, DiPersio DM, Jenkins CA, et al. A randomized, placebo-controlled trial of ondansetron, metoclopramide, and promethazine in adults. Am J Emerg Med. 2011; 29(3):247-255. doi:10.1016/j.ajem.2009.09.028.

[40] Maina A, Arrotta M, Cicogna L, et al. Transdermal clonidine in the treatment of severe hyperemesis. A pilot randomised control trial: CLONEMESI. BJOG. 2014; 121:1556-1562. doi:10.1111/1471-0528.12757.

[41] Holmgren C, Aagaard-Tillery KM, Silver RM, Porter TF, Varner M. Hyperemesis in pregnancy: an evalua-

tion of treatment strategies with maternal and neonatal outcomes. Am J Obstet Gynecol. 2008;198(1):56.e1-e4. doi:10.1016/j.ajog.2007.06.004.

[42] Sharp BR, Sharp KM, Patterson B, Dooley-Hash S. Treatment of nausea and vomiting in pregnancy: factors associated with ED revisits. West J Emerg Med. 2016; 17(5):585-590. doi:10.5811/westjem.2016.6.29847.

[43] Latva-Pukkla U, Isolauri E, Laitinen K. Dietary and clinical impacts of nausea and vomiting during pregnancy. J Hum Nutr Diet. 2010;23:69-77. doi:10.1111/j.1365-277X.2009.01019.

[44] Gill SK, Maltepe C, Koren G. The effectiveness of discontinuing iron-containing prenatal multivitamins on reducing the severity of nausea and vomiting of pregnancy. J Obstet Gynaecol. 2009;29(1):13-16. doi:10.1080/01443610802628528.

[45] Haji Seid Javadi E, Salehi F, Mashrabi O. Comparing the effectiveness of vitamin b6 and ginger in treatment of pregnancy-induced nausea and vomiting. Obstet Gyn Int. 2013; 10:1-4. doi:10.1155/2013/927834.

[46] Festin M. Nausea and vomiting in early pregnancy. BMJ Clin Evid. 2009;2009:1405.

[47] Yavari kia P, Safajou F, Shahnazi M, Nazemiyeh H. The effect of lemon inhalation aromatherapy on nausea and vomiting of pregnancy: a double-blinded, randomized, controlled clinical trial. Iran Red Crescent Med J. 2014; 16(3): e14360. doi:10.5812/ircmj.14360.

[48] Adlan AS, Chooi KY, Adenan NA. Acupressure as adjuvant treatment for the inpatient management of nausea and vomiting in early pregnancy: double‐blind randomized controlled trial. J Obstet Gynaecol Res. 2017; 43; 4:662-668. doi:10.1111/jog.13269.

[49] McCormack DD. Hypnosis for hyperemesis gravidarum. J Obstet Gynaecol. 2010;30:647-653. doi:10.3109/01443615.2010.509825.

[50] Boelig RC, Barton SJ, Saccone G, et al. Interventions for treating hyperemesis gravidarum: a Cochrane systematic review and meta-analysis. J Matern Fetal Neonatal Med. 2018;31(18):2492-2505. doi:10.1080/14767058.2017.1342805.

[51] Malek NZH, Kalok A, Hanafiah Z, Shah SA, Ismail NAM. Association of transient hyperthyroidism and severity of hyperemesis gravidarum. Horm Mol Biol Clin Investig. 2017 Mar 23;30(3).

第 12 章 孕早期阴道出血
Vaginal Bleeding in the First Trimester of Pregnancy

Brittany Hannon, Karen J. Jubanyik 著
李佳欣 译

一、概述

背景和重要性

在急诊就诊的女性中，阴道出血是常见的症状。评估育龄期患者阴道出血的第一步是确定他们是否妊娠。患者的病史不一定能判定他们是否妊娠。一项研究表明，报告妊娠的患者中只有 63% 是正确的。此外，有 7% 报告绝对不可能妊娠的患者被发现妊娠，这部分患者中有 10% 报告了正常的末次月经（LMP）[1]。因此，所有具有生育能力的患者在阴道出血时均应进行妊娠试验，无论患者是否自己报告了妊娠状态或 LMP。

阴道出血患者一旦被确认妊娠，有限的几个可能的诊断需要考虑。异位妊娠是最严重且威胁生命的诊断，但自然流产是最常见的。估计 25% 的孕早期并发阴道流血，其中 50% 会终止于自然流产[2]。已发现出血时间、出血的严重程度、疼痛性出血的表现，以及自然流产的风险之间存在相关性。经历了持续超过 2 天的严重大出血的患者与持续 1~2 天无痛性阴道出血的患者相比，更可能自然流产[3]。

二、诊断要点

（一）鉴别诊断

孕早期阴道出血的鉴别诊断范围包含了从良性到威胁生命的病因。知道每种可能的诊断的标志性特征，将确保不会漏掉更危险的病因。

（二）着床出血

开始出血时间接近或在患者预定月经期后的出血通常是着床时的出血。这是孕早期阴道出血常见的良性原因。随着胚胎的发育及植入子宫内膜组织，刺激和炎症会导致宫腔内子宫内膜出血，然后通过宫颈口。此过程通常发生在妊娠第 5~6 周。出血程度可从浅粉红色的白带到类似于月经期出血。但是，着床出血的持续时间应通常在自愈前 ≤1~2 天。因为着床出血可能变严重，患者可能将其误认为是月经，而没有意识到自己已经妊娠。

（三）绒毛膜下血肿

胎盘可能会脱离其最初着床的位置，在子宫和绒毛膜之间形成一个空隙。血液将在这个空隙中聚集并凝结，形成所谓的绒毛膜下血肿。此过程很常见，是孕早期活体胚胎超声检查中最常见的异常表现。身体通常会吸收较小的血肿，但是较大的血肿可能会通过宫颈，导致阴道流血。妊娠的结局取决于血肿的大小和胎儿的胎龄[4]。绒毛膜下血肿可能将胎盘推离距其附着的子宫内膜更远的位置。因此，随着血肿的增大，自然流产的比率增加。在孕早期发现绒毛膜下血肿的预后较差[5]。图 12-1 显示了一个在活体胚胎中的绒毛膜下血肿。

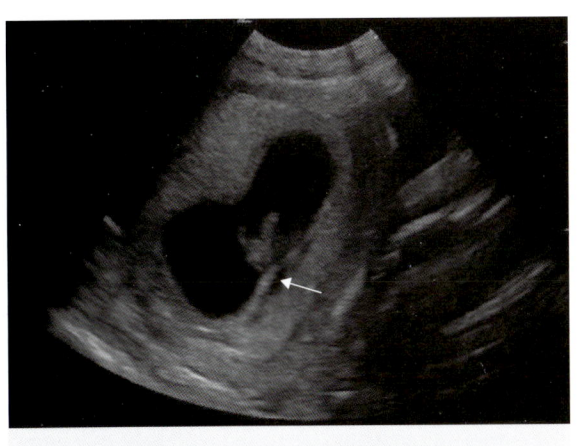

▲ 图 12-1　存在活胚胎中的绒毛膜下血肿
血肿沿着胎囊和子宫壁之间的胎囊外侧形成（图片由耶鲁大学急诊科、急诊超声科和耶鲁纽黑文医院提供）

表 12-1　自然流产的危险因素

危险因素	细节
高龄	年龄＞35 岁
既往不良的孕产史	既往自然流产史 既往妊娠相关合并症
妊娠并发症	糖尿病 囊性纤维化 系统性红斑狼疮
化学物质暴露	烟草 酒精 违禁药品（如可卡因、海洛因） 麻醉气体 砷 苯胺 苯 甲醛 铅
感染性病原微生物暴露	弓形虫 水痘带状疱疹病毒 梅毒螺旋体 风疹病毒 沙眼衣原体 巨细胞病毒 沙门菌 弧菌 疟原虫

（四）自然流产

自然流产是一个通用术语，用于指代所有在妊娠第 20 周之前的自然流产。表 12-1 概述了与自然流产的危险因素。当评估孕妇阴道出血时，临床医生应区分各种类型的自然流产。先兆流产是指所有孕 3 个月前的阴道出血，但没有组织堵塞宫颈口或宫颈扩张。这些患者大多数会继续妊娠状态。一旦在孕早期出血时发生宫颈扩张，即被称为难免流产。即使已出现胎儿心率，妊娠也会失败。当患者出现宫颈扩张并排出一些组织物但不是全部时，即发生不全流产。在这段时间内，患者可能会有大量的出血和严重的腹部绞痛，预示着身体在试图排除妊娠。

这些患者可能会严重出血，可能需要复苏。一旦患者所有的妊娠产物都排出，并且宫颈口关闭，即可诊断为完全流产。患者的腹部绞痛将减轻，阴道出血开始逐渐变少。临床医生应区分不完全流产和完全流产，因为如果患者无法自行排出剩余的妊娠组织，前者可能需要进行刮宫术（D&C）。完全流产可以通过药物处理而不需要手术干预。图 12-2 显示了自然流产的过程，妊娠组织位于宫颈处。

在极少数情况下，患者可能会稽留流产，胎儿死亡发生在孕早期，但没有组织排出。孕

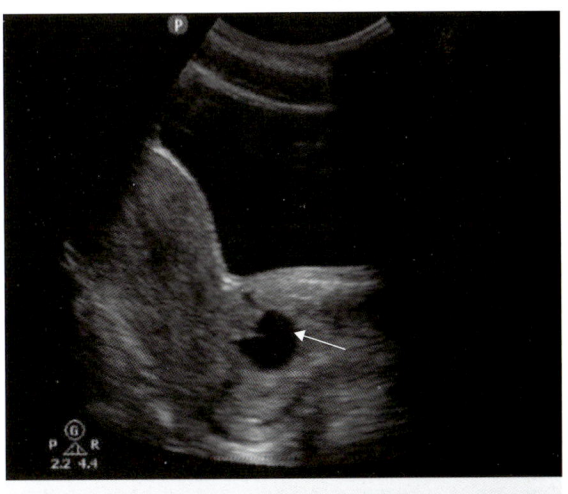

▲ 图 12-2　进行中的自然流产
子宫外侧可见胎囊通过宫颈，即将完全流产（图片由耶鲁大学急诊科、急诊超声科和耶鲁纽黑文医院提供）

中期，如果患者在胎儿死亡 4 周内没有自发性妊娠组织排出，则认为是稽留流产。由于现在的医学技术可以进行家庭妊娠试验和超声检查，

稽留流产的情况很少见。另一个罕见的诊断是流产感染，发生在胎儿或胎盘被感染时。感染的病因通常是性传播感染（STI），但可能源于任何进入宫腔的细菌。症状通常是自然流产的表现（腹部绞痛和阴道流血），并伴有盆腔炎（如发热、白细胞增多和脓性白带）。感染很快就会变成败血症和弥散性血管内凝血（DIC），威胁着孕妇的生命。及时的诊断，尽早开始静脉注射（IV）广谱抗生素，并及时解除妊娠状态对降低孕产妇死亡率至关重要。

（五）妊娠滋养细胞疾病

妊娠滋养细胞疾病（GTD），也称为葡萄胎妊娠，是一种滋养细胞的异常增殖。GTD是一种罕见且不寻常的表现，在亚洲人后裔中患病率上升。其他危险因素包括既往的葡萄胎妊娠史和患者育龄期过早（＜15岁）或过晚（＞35岁）。

GTD有两种表现形式，包括完全性葡萄胎和部分性葡萄胎。完全性葡萄胎是父系染色体重复的结果（两组染色体均来自精子），并且没有胎儿组织存在。存在的组织完全是胎盘。部分性葡萄胎是染色体三倍体的结果，至少具有一组源自母系和父系的染色体。从而，存在胎儿组织，偶尔胎儿可以存活。患者通常会出现类似于流产的阴道流血，而没有正常妊娠组织排出，可以排出水肿的绒毛组织，外观呈"葡萄样"。诊断的检查手段包括超声成像和定量β人绒毛膜促性腺激素（β-HCG）测试。超声检查可见由大量的叶黄素引起的卵巢囊性增大形成囊肿，并可能在宫腔内发现类似"暴风雪外观"的肿物。此术语是指在许多较亮的区域中散布着频繁的透光区域的图像（图12-3）。患者的β-hCG水平将大大高于相应的孕周水平，通常＞100 000 mU/ml。罕见地，这个症状可以合并子痫前期和甲状腺功能亢进症。通过对宫腔排出的妊娠物行组织学评估正式诊断GTD。大多数病例是良性的，但在极少数情况下，可以发展为恶性肿瘤或绒毛膜癌。恶性病例在妊娠组织排出宫腔后，β-HCG水平升高或持续升高。因此，应监测β-HCG的水平以确保其降低，为了防止遗漏持续性或转移性疾病。葡萄胎妊娠后的β-HCG可能需要几个月的时间降至无法检测的水平。

（六）异位妊娠

异位妊娠在所有妊娠中的发生率在1%～2%，是指妊娠囊着床在子宫外的任何地方，最常见于输卵管。一般患者表现为下腹部疼痛局限于单侧和阴道出血。如果输卵管破裂，延迟诊断可能会危及生命。因此，及时诊断很重要。第13章详细介绍了异位妊娠。

（七）非产科相关出血

在评估孕妇阴道流血时，临床医生应考虑非妊娠相关的出血病因，如宫颈息肉、宫颈糜烂、宫颈癌、阴道癌或阴道裂伤。因此，建议医生在进行骨盆检查时，不仅评估宫颈口，还需评估宫颈本身，以及阴道壁和阴唇。由于会增加患者出血的风险，在急诊室的孕妇，不应去摘除宫颈息肉/病变或进行活检。孕妇的血液供应增加可以支持胎儿发育，因此，不可控的出血风险会增加。淋病奈瑟球菌、衣原体或其他病原微生物感染会使宫颈组织更脆弱，导

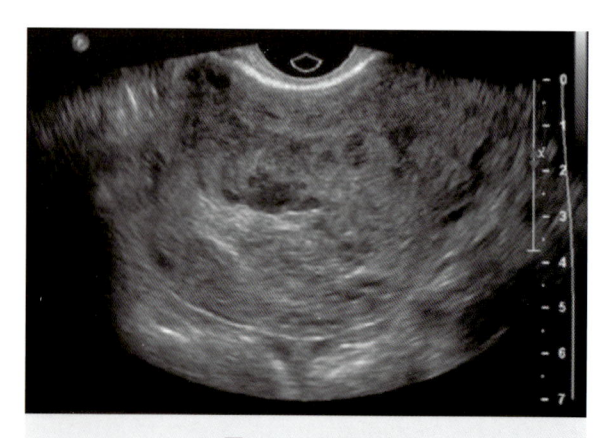

▲ 图12-3 葡萄胎妊娠
胎囊不可见，而是带有"暴风雪外观"经常出现在较明亮的区域中的透亮区域（由耶鲁急诊科、急诊超声科和耶鲁纽黑文医院）

致阴道流血。因此，临床医生应考虑鉴别诊断中的宫颈炎，因为通常情况下它可能是无症状的。此外，患者主诉阴道出血的可能不是阴道出血。相反，可能是从泌尿系或胃肠道出血。血尿可能是由膀胱炎、肾盂肾炎和输尿管结石。输尿管结石在妊娠患者中比非妊娠患者更常见。应送检尿液进行检查，以及应重视无症状菌尿的患者。早产风险增加与未治疗的尿路感染有关[5]。胃肠道出血可能是由外生或内生的痔疮或肛裂引起的，是孕妇有孕便秘导致的常见问题。如果考虑这一诊断，做外部和内部直肠检查可能有助于确定诊断或排除相关疾病引起的出血。

三、临床特点

（一）病史

评估患者阴道出血原因的第一步是确定患者是否妊娠。因此，所有具有生育能力的阴道出血患者都应该进行妊娠试验。一旦确定妊娠，下一步就是确定妊娠所在的位置，是宫内妊娠（IUP）还是宫外妊娠。如果患者病情平稳，则可以使用比较系统的方式，从完整询问病史开始。

病史的询问首先确定患者的 LMP。出血的描述可以增加有价值的信息。月经周期的规律性、持续时间和严重程度可能为出血的病因提供线索。例如，月经周期规律但仅持续 1~2 天可能代表着床出血。提供者应询问当前的阴道流血情况，如出血量（更换棉垫/棉塞的频率）、出血和血块或内膜组织排出持续的时间，以帮助建立特定的诊断。描述疼痛的类型（如果有）、严重程度、开始时间、持续时间和位置都是需要关注的。孕妇单侧较低位置的腹痛（有或无阴道出血）应重视异位妊娠的诊断。

医生应获取完整的产科病史。妊娠次数、既往妊娠丢失、选择性终止妊娠、异位妊娠、早产和足月分娩的次数都是完整病史记录的一部分。任何与既往妊娠或外科手术有关的大出血病史都是重要的。完整的妇科病史可以识别非妊娠相关的阴道出血的病因。宫颈疾病或感染可伴有出血。某些避孕方法的不良反应也会引起患者阴道出血。特殊情况下会出现在宫内节育器（IUD）避孕失败的情况下。如果宫内节育器的尾丝易于观察，是很安全的，建议取出 IUD。

获得完整的病史，评估可能导致患者自然流产的合并症。包括获取患者所有的用药清单以确定他们是否接触了与自然流产有关的物质。医生也应询问非药品物质，如烟草、酒精和非法药物。采集手术史时，应注意既往的子宫或盆腔手术史。这些手术的粘连会增加患者异位妊娠的风险。最后，进行全面的系统性回顾将有助于避免临床医生遗漏任何与妊娠无关的病因，应包括排尿困难、阴道异味、脓性白带、阴道病变、肋腹痛和直肠痛。

（二）体格检查

体格检查应包括完整的生命体征。在急诊室医生应注意所有患者的血压和心率。此外，获取患者体温有助于评估盆腔感染或流产感染。在腹部检查时，寻找腹部创伤的迹象，如瘀斑或擦伤。触诊腹部压痛，确保评估腹痛的部位以定位疼痛的起源。触诊腹部时，检查有腹膜刺激征，可能表明腹腔内出血。建议对有腹膜刺激征的患者在床旁进行超声检查以评估腹腔内是否有游离液体及是否可能存在异位妊娠破裂。检查肋骨角（CVA）压痛可以帮助鉴别肾盂肾炎或肾结石病。

内镜检查有助于确定出血量、出血部位，以及是否存在血块或组织物。内镜检查的其他发现包括是否有阴道异味、脓性白带、宫颈病变或阴道壁裂伤。所有内镜检查之后应进行双合诊检查。应当轻柔地检查宫颈口，因为强行检查宫颈口是否闭合会导致创伤性宫颈扩张。开放的宫颈口引起难免或不全流产。触诊附件，检查有无压痛或肿块。单侧附件压痛和（或）

肿块应考虑宫外孕。双侧附件区压痛和宫颈举摆痛可能表明盆腔感染。可以进行外部的直肠检查确定是否有可能直肠的外部痔疮或肛裂出血误认为是阴道出血。如果在盆腔内或直肠外检查没有发现明显的出血来源，可以进行直肠内检查，以及粪便潜血测试以排除胃肠道出血。

一项关于孕早期阴道出血患者盆腔检查的实用性研究的结论，在容易进行超声检查和β-hCG检测的环境中对患者进行骨盆检查是没有额外好处的。但是，该评论指出，如果超声检查和β-hCG测试尚不可用，必须进行骨盆检查[7]。临床医生应记住，可能存在患者阴道出血的非妊娠相关病因，如果没有进行骨盆检查的直接观察，可能会漏掉这些病因。

四、诊断检查

（一）实验室检查

建议患者到达急诊室后进行尿液妊娠试验。尿液妊娠试验可在数分钟内出结果，并且β-HCG水平＞25 mU/ml时的检测准确率为99%，通常在患者第一次的月经未来潮时发现[8]。较低的β-hCG水平会产生假阴性结果。因此，一旦怀疑妊娠的可能性高，应该进行血清定量β-HCG检测，以防出现尿液妊娠试验结果假阴性。

建议孕早期阴道流血的孕妇就诊急诊科时有全血细胞计数（CBC）、尿液分析、血型筛查和血清定量β-hCG水平。如果容易获得孕酮水平，则有助于预测妊娠结局。

β-hCG水平是滋养细胞活性的量度，因为该激素是由滋养细胞产生，并且正常的IUP和异位妊娠都会分泌。单一的β-hCG水平不能排除异位妊娠。但是，β-hCG水平通常会更低，并且异位妊娠上升不快。单一的β-hCG水平不能以正常值诊断，给定胎龄的参考值具有较大的参考范围。此实验值的作用是检测是否翻倍上升，研究验证了"β-hCG倍增时间"，描述了正常宫内妊娠患者的β-hCG水平是每48h增加1倍。具体来说，β-hCG水平应每2天增加66%[9]。β-hCG水平仅用于妊娠第10周前，因为第10周会达到峰值，在100 000 mU/ml处，然后下降[9,10]。β-hCG水平的平稳或下降都表明可能自然流产。高水平的β-hCG可能考虑GTD、多胎妊娠或卵巢肿瘤；β-hCG的变化趋势不能排除异位妊娠，所有孕妇患者阴道出血和（或）腹痛都需要进行超声检查以确定妊娠的位置。

尿液分析不仅在妊娠期间阴道出血发作期间进行，也需要在整个妊娠期间定期检测，因为可能会有无症状菌尿与肾盂肾炎。肾盂肾炎会增加早产和低出生体重儿的风险。孕期出现阴道出血的女性实际上可能是血尿。然而，即使盆腔检查显示患者出血源于阴道，也常规建议进行尿液分析，7.3%的无症状孕妇有明显的菌尿[6]。阳性试验应采用适当的抗生素治疗[11]。

CBC可以评估失血情况，但这些实验室值应向患者解释注意观察，因为少量的出血在初次结果中可能不会立即反映出来。结果应该与其妊娠前的值进行比较，以防止将慢性贫血与急性贫血混淆。此外，许多患者在妊娠期间贫血是由于血容量增加导致血液稀释，而轻度下降可能与妊娠时血液中的生理变化有关，而不是急性失血。但是，通常直到妊娠后期才能看到这种情况。因此，尽管CBC是评估失血的有用的工具，但也请谨慎解释。

孕妇阴道出血时查血型筛查有2个原因。首先，如果发生这种情况，可以进行血型抗体筛查，这些出血患者的血流动力学不稳定，需要输血。其次，15%的阴道出血孕妇是Rh阴性，应接受一定剂量的Rh免疫球蛋白（Rhogam），以防止Rh异体免疫。当Rh阴性孕妇血液与Rh阳性胎儿血液混合时，母亲的免疫力系统会将胎儿血液视为异物，并产生针对D抗原的抗体。在未来的妊娠期间，这些抗体会导致胎儿红细胞溶血、胎儿水肿和新生儿溶血症。也认为Rh免疫球蛋白在自然流产中的使用效果很好，但由于缺乏数据，在先兆流产或异位妊娠中仍存有争议。但是，急诊科医生和妇产科医生最常见的做法是在所有与妊娠阴道出血有关的患者均给予 Rh 免疫球蛋白。

排卵后孕酮开始升高，并在整个妊娠期间持续升高。在评估孕早期阴道出血的孕妇时，使用单个孕激素水平有可能区分可行和不可行的妊娠，而单 β-hCG 水平没有这个作用。血清孕酮水平＜ 10ng /ml 和 20ng /ml 可考虑不可行的妊娠，敏感性分别为 79.3％和 95.1％[12]。不幸的是，该测试由于获得结果不及时，而无法用于急诊评估。

（二）影像学检查

结合血清定量 β-HCG 水平进行超声检测，发现正常妊娠期间的 β-HCG 水平与特定超声影像存在相关性。孕早期和宫外孕期间的详细超声检查结果分别在第 8 章和第 13 章中进行了介绍。超声检查显示妊娠的早期迹象是子宫蜕膜反应。但是，此发现是非特异性的，也可以在 IUP 中看到，无效的 IUP 和异位妊娠。超声检查中 IUP 的后续发现是在妊娠 30～33 天，β-HCG 水平达到 500～1000mU /ml 时，超声可以观察到妊娠囊，并且通常分为 2 个层，称为"双蜕膜囊征"。妊娠第 34～38 天，当 β-HCG 水平达到 1000～7500mU/ml 时，妊娠囊内可见卵黄囊。第 39～43 天，当 β-HCG 水平达到 5000～23 000mU/ml 时，最后一次孕早期的超声是检查胎心活动。胚胎将出现在卵黄囊附近的妊娠囊内，并且反映心脏的活动[13]。如果在第 8 周时胎囊内未见到胚胎，则考虑是异常妊娠。急诊设置超声成像的主要作用是确认是否为 IUP，从而基本上排除异位妊娠。孕早期阴道流血的患者，既往没有确诊 IUP，将需要超声检查以确认妊娠的位置。在孕早期阴道出血的患者中，其中已经确认了 IUP 的，超声检查可能有助于确定妊娠的预后。

五、治疗

（一）血流动力学稳定

治疗阴道出血患者的优先事项是评估他们的血流动力学状况，即低血容量的迹象。因为孕期血容量增加，这些患者会比较早的恢复，并且生命体征可能直到大量失血时才能反映急性的血流动力学变化。急诊科医生常见的陷阱是低估失血量。尽管这些患者失血量很大，仍可以维持正常的生命体征，然后突然毫无预警的失代偿。因此，即使是生命体征正常，这些患者也应凭经验开放静脉通路。任何血流动力学不稳定的患者应使用晶体液体复苏。如果患者对静脉输液没有足够的反应，则应使用特定类型的血液。建议患有以下疾病的患者转移到手术室管理不可控的出血。

对出血失控的患者进行骨盆检查时发现妊娠组织已经开始通过宫颈口，则采取人工取出妊娠组织的方式是有利的；如果能见到妊娠组织，可以用环形镊子轻轻牵引将其取出。临床医生需要谨慎的施加牵引力，以防止妊娠组织与子宫壁分离时，子宫内膜撕裂引起创面出血。如果成功取出妊娠组织，可能会减少出血，以及减轻由于子宫收缩并发血管收缩时引起的腹部疼痛。如果妊娠组织不能成功移除，为了控制出血，不稳定的患者将需要紧急手术处理。床旁超声可用于评估有无妊娠组织剩余。

最后，所有阴道出血的 Rh 阴性患者都需要注射 Rh 免疫球蛋白。对于妊娠＜ 12 周的患者，剂量为 50μg。胎龄不明的患者应接受 300μg。许多医院只有 300μg 的剂量，以防止意外需要加药的治疗。

（二）终止妊娠治疗选择

对于妊娠无法存活的稳定患者有 3 种主要治疗方案，包括期待治疗、药物或外科手术。期待治疗包括让妊娠组织自然的从子宫排出。药物治疗是加快妊娠组织从体内排出的速率。

最常见的药物是米索前列醇600~800μg，口服或阴道给药。一些患者可能需要第2次用药。如果患者在服药期间有阴道出血，则服药的成功率更高[14]。通常，在2次给药失败后，需要向患者提供手术治疗。手术治疗是通过D & C或负压吸引刮宫术（D&S）。

比较治疗方案时，外科手术治疗的患者妊娠组织残留的可能性较低，且阴道出血的平均时间较短。手术、药物和期待治疗后残留的比例分别为10%、20%和36%；平均阴道出血持续时间分别为8天、11天和12天[15]。应尽可能对患者进行治疗风险和收益方面的宣教，以便她可以做出明智的决定。但是，期待治疗和药物治疗在大量出血、严重腹痛和败血症的时候不宜使用，而在这些情况下建议手术治疗[16]。许多因素包括是否需要干预、疼痛程度和出血量、症状持续时间、对胎儿的担忧，以及是否提供人文关怀都会影响患者的治疗选择[16]。为使患者获得最佳的心理康复，与临床医生共同制定治疗决策，无论何时在治疗上均是推荐的。

1. 先兆流产

有先兆流产的患者应接受密切的门诊随访监测。没有数据支持卧床休息可以改善先兆流产的预后。正常妊娠可以耐受正常活动。如果妊娠会自然流产，它将不受活动限制。了解此概念能防止患者产生不良的心理影响，觉得流产是她们的错误[17]。

2. 流产感染

流产感染需要及时治疗以防止孕产妇死亡。应静脉使用广谱抗生素，并进行血液培养和生殖道培养。紧急情况需要安排进手术室清宫。其他实验室测试，如凝血检测[凝血酶原时间（PT）/国际标准化比值（INR）、部分凝血酶原时间（PTT）、D-二聚体、血小板、纤维蛋白原和外周涂片评估DIC，这在宫腔妊娠组织未及时排空时会发生。

一个常见的临床错误是在流产感染的早期没有及时静脉使用抗生素，因为流产感染是一种罕见的症状，经常被忽略。患者可能没有明显的感染症状，最初可能认为是单纯的自然流产。因此，急诊科医生在临床上有必须高度怀疑态度，并在评估妊娠患者时要考虑这一诊断。

3. 妊娠滋养细胞疾病

通过清宫可以彻底治疗GTD。在大多数情况下，清宫不是急诊手术，除非同时存在子痫前期。GTD通常合并子痫前期和甲状腺功能亢进症。因此，检查血压、尿蛋白、促甲状腺激素（TSH）和游离甲状腺素（T_4）的水平有助于评估这些患者。如果存在甲状腺功能亢进症，应开始药物治疗。在手术治疗之后，产科医生应在门诊随访患者β-HCG水平的动态变化以确保没有绒毛膜癌。

4. 处置

多数孕妇在孕早期有阴道流血，在急诊进行了评估并安全出院。有些罕见情况出院是不安全的，如血容量不足、需要输血的严重贫血、有严重出血或感染征象。如果患者血流动力学稳定，骨盆检查没有明显出血，并且无病毒感染，可以安全地出院回家。急诊科医生必须确保出院的患者有产科随访。如果患者已经产检，她们可以由自己的医生随访。需向没有产科医生的患者提供值班产科医生的联系方式，以便进行后续预约。理想情况下，急诊科医生应联系值班的产科医生或由产科医生跟进。

应该给患者出院指导，包括有关的护理信息和严格的预防措施。相关的护理信息包括只要他们感觉良好，即可给予继续指导正常的活动。告知患者卧床休息或活动限制不会改变妊娠的结局。告知那些有先兆流产的患者，自然流产是无法避免的，不良的结局不是她们的错误。如果可以的话，向患者提供联系信息，以提供他们出院后的咨询和支持服务，并提供严格的预防措施。出现发热、出血增加、腹痛加重或贫血的临床症状，如头晕、胸痛、呼吸急促、头痛、乏力，应立即就诊急诊科。

六、总结

孕早期阴道出血是急诊医生常见的并发症。有生育能力的女性应该进行妊娠试验，应当考虑是否有异位妊娠，直到该诊断被排除。在急诊室进行准确的评估包括完整的询问病史、进行体格检查（包括盆腔检查）、CBC、血型检测和抗体筛查、定量的 β-hCG，以及多数需要的超声检查。虽然患者的病史可能为诊断提供线索，但仍建议进行验证性检测。阴道出血但宫颈口闭合且有胎心搏动的患者大多数都有很好的妊娠结局。不全流产的患者可能会发生大出血，应密切监测。发热并不是自然流产的正常表现，这些患者应按照流产感染治疗，需要接受广谱抗生素治疗和手术清宫。最后，人文关怀的支持对这些患者至关重要，因为流产常常伴随着悲伤的心情。给予资源和支持服务来帮助患者应对这些情绪是有利的。

本章要点

1. 对所有急诊就诊阴道出血且有生育能力的患者进行妊娠试验，无论患者是否主诉为妊娠状态。
2. 异位妊娠是孕早期阴道出血最严重的病因，并且必须对所有出现阴道流血的孕妇进行排除。
3. 最基本的检查包括尿液妊娠试验，如果尿液阳性，则进行尿液分析、血清定量 β-HCG、CBC，以及血型检测和抗体筛查。如果尚未确认患者是否为 IUP，则应进行超声检查。
4. 血容量恢复快，即使在血流动力学稳定的患者中也可以恢复，因为由于妊娠期生理性的改变，它们也会毫无征兆的发生失代偿。
5. 但患者出现发热或脓性分泌物时应高度怀疑患者盆腔感染，并且为了降低孕产妇死亡率，需在疾病早期开始静脉使用广谱抗生素。
6. 应考虑患者的情绪状态，因为流产经常会产生悲伤的情绪；如果有的话应准备提供更多的资源和支持服务。

参考文献

[1] Ramoska EA, Sacchetti AD, Nepp M. Reliability of patient history in determining the possibility of pregnancy. Ann Emerg Med. 1989;18:48-50.

[2] Deutchman M, Tubay AT, Turok D. First trimester bleeding. Am Fam Physician. 2009;79(11): 982-992.

[3] Hasan R, Baird DD, Herring AH, Olshan AF, Jonsson Funk ML, Hartmann KE. Association between first-trimester vaginal bleeding and miscarriage. Obstet Gynecol. 2009;114(4):860-867.

[4] Tuuli MG, Norman SM, Odibo AO, Macones GA, Cahill AG. Perinatal outcomes in women with subchorionic hematoma: a systematic review and meta-analysis. Obstet Gynecol. 2011;117:1205.

[5] Leite J, Ross P, Rossi AC, Jeanty P. Prognosis of very large first trimester hematomas. J Ultrasound Med. 2006;25(11):1441-1445.

[6] Gilbert NM, O'Brien VP, Hultgren S, Macones G, Lewis WG, Lewis AL. Urinary tract infection as a preventable cause of pregnancy complications: opportunities, challenges, and a global call to action. Glob Adv Health Med. 2013;2(5):59-69.

[7] Isoardi K. Review article: the use of pelvic examination within the emergency department in the assessment of early pregnancy bleeding. Emerg Med Australas. 2009; 21:440-448.

[8] Ehrenkranz JR. Home and point-of-care pregnancy tests: a review of the technology. Epidemiology. 2002;13(Suppl 3):S15-S18.

[9] Kadar N, Romero R. Observations on the log human chorionic gonadotropin-time relationship in early pregnancy and its practical implications. Am J Obstet Gynecol. 1987; 157:73-78.

[10] Barnhart KT, Sammel MD, Rinaudo PF, Zhou L, Hummel AC, Guo W. Symptomatic patients with an early viable intrauterine pregnancy: HCG curves redefined. Obstet Gynecol. 2004;104:50-55.

[11] Sujatha R, Nawani M. Prevalence of asymptomatic bacteriuria and its antibacterial susceptibility pattern among pregnant women attending the antenatal clinic at Kanpur, India. J Clin Diagn Res. 2014;8(4).

[12] Abdelazim IA, Belal MM, Makhlouf HH. Relation between single serum progesterone assay and viability of the first trimester pregnancy. J Turk Ger Gynecol Assoc. 2013; 14(2):68-71.

[13] Cacciatore B, Tittinen A, Stenman U, Ylöstalo P. Normal early pregnancy: Serum HCG levels and vaginal ultrasound findings. Br J Obstet Gynaecol. 1990;97:899-903.

[14] Shankar M, Economides DL, Sabin CA, et al. Outpatient medical management of missed miscarriage using misoprostol. J Obstet Gynaecol. 2007;27(3):283-286.

[15] Trinder J, Brocklenhurst R, Porter R, Read M, Vyas S, Smith L. Management of miscarriage: expectant, medical, or surgical? Results of randomized controlled trial (miscarriage treatment (MIST) trial). Br Med J. 2005; 332(7552):1235-1240.

[16] Smith LF, Frost J, Levitas R, Bradley H, Garcia J. Women's experiences of three early miscarriage management options a qualitative study. Br J Gen Pract. 2006; 56(524):198-205.

[17] McCall CA, Grimes DA, Lyerly AD. "Therapeutic" bed rest in pregnancy: unethical and unsupported by data. Obstet Gynecol. 2013;121(6):1305-1308.

第 13 章 异位妊娠
Ectopic Pregnancy

Pavitra Kotini-Shah, Komal Paladugu 著

王 楠 李泽丽 译

一、概述

异位妊娠（ectopic pregnancy, EP）是高危妊娠，是指受精卵在子宫内膜以外着床。在美国，它在所有妊娠中的发病率为 2%，在妊娠相关的死亡中占 9%[1]。在孕早期伴阴道流血、下腹痛或两者均有的去急诊的患者中，有 18% 被诊断为异位妊娠[1,2]。根据美国疾病控制和预防中心（CDC）的数据，异位妊娠的数量已从 1970 年诊断的 17 800 例（在所有妊娠女性中占 0.5%）升至 1992 年（国家监测数据更新的最后一年）的 108 800 例（在所有妊娠女性中占 2%）[3]。异位妊娠发病率的增高与盆腔炎性疾病、妇科侵入性操作、不育治疗，以及早期检测手段的提高有关[2]。

二、背景

虽然异位妊娠的发病率逐年升高，但它的死亡率却大大下降，200 年前它在妊娠相关的死亡中占比超过 60%，然而现在只有 8%~9%，在所有死因中占比也 < 1%[4]。异位妊娠死亡的最常见原因是出血、麻醉并发症和感染。异位妊娠的临床表现差异很大，患者既可能血流动力学稳定，也可以发生失血性休克。异位妊娠的干扰因素包括最初被误诊为宫内孕、盆腔炎、性疾病、胃肠道功能紊乱或是精神疾病，延误诊治可能会对患者产生巨大的影响。

在过去，异位妊娠主要通过住院治疗，但随着免疫分析方法对人绒毛膜促性腺激素 β 亚单位（human chorionic gonadotrophin-β, β-hCG）敏感性的提高，经阴道超声的可及性，检测 < 3mm 妊娠囊的能力，以及诊断性腹腔镜的应用已经使得其在破裂之前就被早期诊断，这些进步也减少了 80% 的死亡率[4]。反之，死亡率的降低也影响了异位妊娠患者的管理，现在可以通过多次门诊来进行管理。

三、病理生理学

卵母细胞和精子通常在输卵管壶腹部相遇并受精形成受精卵，接着分裂形成桑葚胚，进一步分化形成滋养层细胞、内细胞团，同时向着子宫底移动，在受孕 6~7 天后植入。输卵管上皮纤毛能协助输卵管推动受精卵到子宫着床部位，雌孕激素对上皮纤毛的生长和运动具有拮抗作用，雌激素能够促进上皮纤毛细胞的生长分化，而孕激素则引起他们的脱落萎缩[5]。

异位妊娠最常发生在输卵管壶腹部（70%），其次为峡部（11%~12%）、伞部（11%~12%）、间质部（3%）（图 13-1）[6,7]。总体而言，90%~95% 的异位妊娠发生在输卵管（由壶腹部、峡部、伞部和间质部组成），其他罕见的部位包括剖宫产瘢痕处、腹腔、卵巢、宫颈及残角子宫。通过低水平 β-HCG 和腹腔内积血早期诊断（< 6 周）的异位妊娠最常发生在输卵管壶腹部、峡部和伞部[6]。

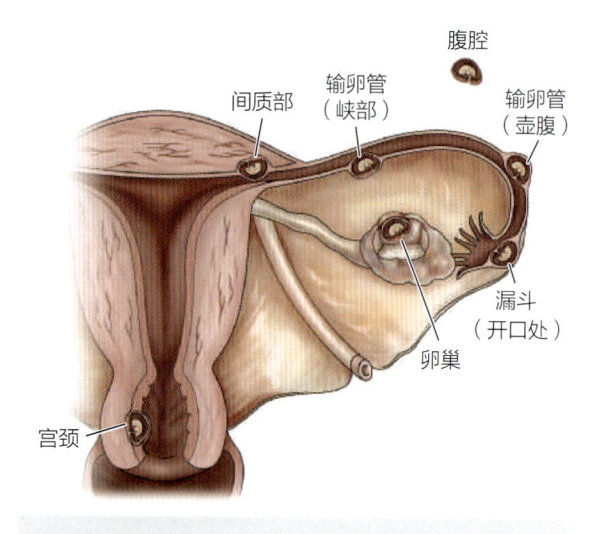

▲ 图 13-1　异位妊娠可能的发生部位

经许可转载，引自 Auckland A. Sonographic assessment of the ectopic pregnancy. In: Stephenson SR, Dmitrieva J, eds. Diagnostic Medical Sonography: Obstetrics and Gynecology. Philadelphia, PA: Wolters Kluwer; 2018:375.

四、危险因素

急诊科医生应该识别异位妊娠的既往高危因素并评估临床高危因素。在受精卵通过输卵管的过程中，能影响纤毛运动和平滑肌收缩的情况均可能使女性更容易发生异位妊娠[5]。增加其发生风险的 4 个主要因素：①输卵管炎症或手术史导致的输卵管上皮异常；②异位妊娠史；③外部因素，如使用宫内节育器；④辅助生殖技术[5-9]。表 13-1 列出了许多引起输卵管粘连的危险因素，这些因素阻止了受精卵向宫腔的移动。其他的高危因素包括非高加索人、T 形子宫、子宫肌瘤、使用仅含孕激素的宫内节育器。使用宫内节育器对预防妊娠非常有效，然而，如果妊娠，有 53% 的概率发展成异位妊娠[10]，尤其会增加卵巢或腹腔妊娠的风险[6]。

研究表明，使用口服避孕药、提前择期终止妊娠、流产及剖宫术史不会增加异位妊娠的发生风险[8]。既往异位妊娠史会增加其复发的风险，并且既往异位妊娠次数越多，风险越大[11]，对既往发生过 1 次异位妊娠的女性来说，其复发的风险增加 3 倍；既往 2 次或更多则增加 16

表 13-1　易患异位妊娠的危险因素

高危因素	比值比（OR），CI
输卵管手术史	21，9.3%～47%
绝育手术	9.3，4.9%～18%
既往异位妊娠史	8.3，6%～11.5%
宫内接触到己烯雌酚	5.6，2.4%～13%
正使用宫内节育器	5，1.1%～2.8%
盆腔炎史	3.4，2.4%～5.0%
不孕＞2 年	2.7，1.8%～4.2%
高龄	
＞40 岁	2.9，1.4%～6.1%
35—39 岁	1.4，1%～2%
吸烟	
≥20 支 / 天	3.9，2.6%～5.9 %
10～19 支 / 天	3.1，2.2%～4.3 %
1～9 支 / 天	1.7，1.2%～2.4 %
既往吸烟史	1.5，1.1%～2.0%

经许可转载，引自 Barash JH, Buchanan EM, Hillson C. Diagnosis and management of ectopic pregnancy. Am Fam Physician. 2014;90（1）:34-40; Lozeau A, Potter B. Diagnosis and management of ectopic pregnancy. Am Fam Physician. 2005;72（9）:1707-1714.

倍[8,11]。并且，经过治疗的女性中 30% 会发生受孕困难，既往患过异位妊娠的女性受孕率为 77%[9]。既往不孕史并使用辅助生殖技术的女性有发生宫内合并宫外妊娠的风险[12]，宫内合并宫外妊娠在自然受孕中非常罕见，概率为 1/30 000～1/4000，然而在体外受精技术辅助的妊娠中，发生率可高达 1%[12,13]。

五、临床表现

（一）病史

异位妊娠的常见症状包括下腹痛和阴道流

血，然而有这些典型症状的女性不超过50%，并且，实际上这些特异症状更指向于自然流产[14]。异位妊娠的许多症状与孕早期相似，如乳房发胀、闭经、恶心、呕吐和疲劳。因此，任意育龄期女性都应该注意评估妊娠情况，尤其是晕厥时，应高度警惕异位妊娠。妊娠试验阳性、腹痛和阴道流血发生异位妊娠的阳性似然比为15%[14]，也可出现腹胀和异常子宫出血，因为异位妊娠时子宫内膜难以维持稳定。

育龄期女性出现腹部症状时一定要问她的末次月经情况，包括时间、平素月经规律和特点，还要问前次妊娠情况、有无并发症、有无异位妊娠的高危因素、腹痛性质、有无阴道流血或出血点、有无晕厥发作。妊娠时肩颈部的放射痛可能意味着异位妊娠破裂，因为血液可以刺激膈肌和膈神经(由C_3~C_5神经根分支参与组成)。此外，患者也可能出现恶心、呕吐、虚弱或头晕的症状，腹痛可以是间歇性痉挛痛[4]。由于异位妊娠的漏诊或误诊可能带来非常不好的后果，无论患者是否使用了避孕手段，所有有性生活的育龄期女性出现腹部、阴道或泌尿系症状时均需要做妊娠试验。通过患者的初步表现评估，高达40%的异位妊娠患者会延误诊断[14]。

异位妊娠的少见类型，如间质部妊娠或是宫颈妊娠，发生大出血的时间晚一些（妊娠8~10周）。因此，除了常见的典型症状之外，所有可能妊娠的女性的妊娠情况都需要认真评估。

（二）体格检查

患者的体格检查应该总是从生命体征开始，从而评估有无血流动力学的损害，如低血压、心动过速或休克。异位妊娠破裂时常表现为心动过缓，这是由于腹腔内积血引起左心室机械感受器兴奋迷走神经导致的[15]。这些晚期表现需要妇科医师紧急评估并进行手术。查体可能会发现局限性的单侧下腹压痛、侧腹痛、背痛、伴反跳痛、肌紧张、弥漫压痛的腹膜炎、宫颈举摆痛或是附件区胀痛/包块[14]。宫颈举摆痛或是附件区胀痛/包块或腹膜炎阴性不能除外异位妊娠。总体而言，仅通过体格检查诊断异位妊娠是不够的，还需要进一步的影像学和实验室检查辅助诊断。现代经阴道超声技术结合β-hCG水平的测定已经提高了急诊科医生通过查体进行诊断的能力。

六、鉴别诊断

在评估异位妊娠相关的症状和体征时，有必要对盆腔痛、下腹痛和阴道出血进行鉴别（表13-2和表13-3）。

七、诊断方法

如果尿妊娠试验阳性，需要做进一步的实验室检查，包括血β-hCG水平定量，血常规及配血试验。用血常规来评估失血是必要的，配血试验可以知道血型和RhD抗体是否阳性。尿妊娠试验通常在β-hCG ≥ 50mU/ml、错过第一个月经周期7~10天后可以检测到。为了提高试验的准确性，尤其是在孕早期，最好采集浓度最高的尿液，如晨尿。尿妊娠试验是一种免疫层析法，出现假阴性的可能原因，包括错过月经周期后过早进行检测、喝咖啡或是过量的水使尿液稀释。确诊异位妊娠可以通过超声和腹腔镜检查。

（一）激素测定

β-hCG是胎盘响应妊娠后胎盘释放的一种激素，能够维持孕早期黄体，黄体能够分泌孕酮促进子宫内膜分泌并形成足够的血管以供胎儿生长。

血清妊娠试验非常准确，β-hCG低至5mU/ml也能测定出，这项定量方法在妊娠＜12周时最重要，因为β-HCG几乎每2天翻1倍，直到妊娠9~10周，之后则进入平台期，随后下降。因此，用它来评估孕早期以后的情况通常作用

表 13-2 妊娠女性常见疾病的鉴别诊断

妊娠类型	停经	下腹痛/痉挛	阴道流血	恶心	呕吐	晕厥	血块排出	UPreg/β-hCG	超声
异位妊娠	×	×	×	×	×	×		+	宫内无妊娠囊
	查体：宫颈外口闭，可见出血，没有宫颈举摆痛或附件区压痛，±单侧附件区压痛 ± 腹膜炎								
先兆流产	×	×	×	×	×			+	可见妊娠囊/卵黄囊 ± 胎心音
	查体：宫颈外口闭，可见出血，没有宫颈举摆痛或附件区压痛，双下腹 ± 下腹部压痛								
不全流产	×	×	可见妊娠组织，可见出血	×	×		×	+	可见妊娠囊/卵黄囊 ± 胎心音
	查体：宫颈外口扩张，可见出血，没有宫颈举摆痛或附件区压痛，双下腹 ± 下腹部压痛								
难免流产	×	×	×	×	×		×	+	可见妊娠囊/卵黄囊 ± 胎心音
	查体：宫颈外口扩张，可见出血，可见妊娠组织，没有宫颈举摆痛或附件区压痛，双下腹 ± 下腹部压痛								
稽留流产	×	×	×	×	×		×	+	胎儿死亡时间和日期不对应
	查体：宫颈外口闭，± 出血，没有宫颈举摆痛或附件区压痛，双下腹 ± 下腹部压痛								
宫内外同时妊娠	×	×	×	×	×		×	+	可见宫内妊娠囊/卵黄囊 ± 胎心音 ± 附件区包块 ± 盆腔游离液体
	查体：宫颈外口闭/扩张，± 出血，没有宫颈举摆痛，± 单侧附件区压痛，双下腹 ± 下腹部压痛，± 腹膜炎								

β-HCG,β 人绒毛膜促性腺激素

表 13-3 非妊娠女性的鉴别诊断

系 统	鉴别诊断	表 现
妇科	性传播感染 盆腔炎性疾病 输卵管卵巢脓肿	阴道瘙痒、刺激、异味、排尿困难、分泌物异常、发热、盆腔痛 体格检查：白带、附件区压痛/胀痛 实验室检查：细菌性阴道病、滴虫、淋病奈瑟球菌/衣原体、酵母菌 尿常规 ± 白细胞 ± 经阴道超声可见输卵管卵巢脓肿
	子宫内膜异位症	痛经程度重、性交痛、月经过多、排便疼痛 体格检查：± 盆腔压痛、阴道流血 实验室检查：急诊时不需要额外检查 腹腔镜诊断
	月经紊乱	月经紊乱/近期生理性应激（史） 体格检查：± 阴道流血 实验室检查：急诊时不需要额外检查
	子宫肌瘤	月经严重紊乱、盆腔痛 体格检查：大量阴道流血、子宫底不规则/饱满（取决于肌瘤大小、位置） 实验室检查：贫血 超声发现子宫肌瘤
	囊肿破裂	突发剧烈腹痛，通常为单侧；液体可以弥漫性遍及腹腔 体格检查：单侧下腹压痛、单侧附件区压痛、± 反跳痛 实验室检查：贫血 经阴道超声可见囊肿破裂、游离液体
	卵巢扭转	突发剧烈腹痛，通常为单侧 体格检查：单侧下腹压痛，单侧附件区压痛 实验室检查：经阴道/多普勒超声提示卵巢缺乏血供
泌尿系	肾结石	突发侧腹部、腹股沟区、腹部疼痛 体格检查：± 肋脊角压痛、单侧腹部压痛 实验室检查： 尿常规 ± 血尿 超声可见肾积水，CT 可见肾结石
	尿路感染 肾盂肾炎	排尿困难、耻骨弓上部不适、尿频、侧腹痛、发热、寒战、恶心、呕吐 体格检查：耻骨上压痛、肋脊角压痛、发热 实验室检查： ± 白细胞升高 尿常规 可见白细胞酯酶、亚硝酸盐、白细胞、白细胞管型
胃肠道	阑尾炎	食欲缺乏、转移性右下腹痛、恶心、呕吐、发热 体格检查：脐周压痛、McBurney 征、Rovsing 征 实验室检查： ± 白细胞升高 CT 提示阑尾炎、阑尾结石、阑尾渗液
	克罗恩病 溃疡性结肠炎	炎症性肠病家族史/个人史、血便或排便疼痛、腹痛、恶心、呕吐、体重减轻、发热 体格检查：腹部压痛、直肠瘘、肛裂 实验室检查： ± 白细胞升高，潜血试验阳性，ESR/CRP 升高
	憩室炎	左下腹痛、发热、腹泻、老年人多见、有憩室或便秘史 体格检查：左下腹压痛 实验室检查： 白细胞升高 CT 提示憩室周围脂肪渗出/炎性渗出

（续　表）

系　统	鉴别诊断	表　现
	腹股沟疝	腹股沟区疼痛、便秘或提重物史、可触及肿块 体格检查：腹股沟区可触及肿块 能回纳/不能回纳/绞窄/嵌顿 实验室检查： ± 白细胞升高，乳酸升高，CT可见疝
	便秘 粪便嵌顿	既往排便不规律或排便习惯改变 体格检查：粪便嵌顿 实验室检查： 取决于患者病史和查体，可能不需要额外检查
表皮	水痘带状疱疹	下腹部/腹股沟区疼痛 体格检查：皮肤水疱状皮损 实验室检查：无须额外检查

CRP.C 反应蛋白；CT. 计算机断层扫描；ESR. 红细胞沉降率

不大。β-hCG 水平存在个体差异，因此，β-hCG 的趋势比单一值更重要。β-hCG 水平还没有可以用作经阴道或经腹超声评估异位妊娠的临界值。

为了提高宫内早孕活胎诊断的准确性，β-hCG 的区分值已经确立，这是在认为超声检测宫内妊娠，或未见宫内妊娠囊推断为异位妊娠的敏感性接近 100% 的值。经阴道超声的 β-hCG 区分值为 > 1500mU/ml，经腹超声的区分值为 > 5000～6000mU/ml[16]。β-hCG 在 6000～6500mU/ml 时通常对应着妊娠 5～6 周。

尽管异位妊娠和宫内妊娠的 β-hCG 水平范围可以重叠，但异位妊娠的 β-hCG 水平通常低一些[7]。当患者的 β-hCG 水平低于区分值时，应考虑以下几种可能：①末次月经/受孕时间不准确；②异位妊娠；③宫内早孕；④先兆流产。70% 的异位妊娠 β-hCG 水平上升较缓慢，且与自然流产相比，其下降也较缓慢[17]。在做非诊断性超声检查时，要注意进行鉴别诊断，以分辨出具有最高异位妊娠风险需要即刻诊治的患者和适合门诊随访 β-hCG 水平的患者。

（二）超声检查

超声是妊娠女性判断宫内妊娠或除外异位妊娠的主要影像学检查。明确诊断宫内妊娠的最低标准是宫内可见有卵黄囊的妊娠囊。胎芽不能区分宫内还是宫外妊娠，但是有助于确定妊娠物的生命力。妊娠 6 周时，宫内妊娠活胎的胎心搏动范围应在 120～170 次/分（接近母亲心率的 2 倍）。

急诊科医师进行的超声检查能提供及时且可能挽救生命的信息。当超声未见宫内妊娠时，一定要注意有无异位妊娠，其超声结果有 3 类：①明确的异位妊娠；②高度怀疑异位妊娠；③结果不明确。最能确诊为异位妊娠的表现是经阴道/经腹超声探及附件区有卵黄囊和（或）胚芽的妊娠囊，然而这种情况很少见。更常见的是，超声探及卵巢旁的低回声包块，或直肠子宫陷凹可见游离液体。超声检查中可能会误导结果的骨盆结构包括输卵管旁囊肿、黄体囊肿、肠管、输卵管积水或子宫腺肌瘤[11]。当超声高度怀疑但不能确诊异位妊娠时，可以通过腹腔镜诊断。异位妊娠的超声表现见图 13-2 和表 13-4。

应先做经腹超声，因为它能很好地了解骨盆解剖，且与经阴道超声相比侵入性更小[23,24]。此外，在资源有限的区域，它更容易实现且能在床旁检查[23]。众所周知急诊科医师会进行创伤重点超声评估（FAST），这是急诊科的新住院医师最常用的超声检查[25]。

经腹超声患者应采取仰卧位并使膀胱充盈，充盈的膀胱能够充当声窗以使子宫更好成像。应该使用 2～6 MHz 的探头分别从横向和纵向

第 13 章 异位妊娠
Ectopic Pregnancy

扫查子宫的横截面和纵向图。将探头置于耻骨联合，前端朝向头侧，然后朝向尾侧直至充盈的膀胱完全显露。探头应缓慢扇形扫查腹部，以了解骨盆结构并判断是否有游离液体[26]。子宫和子宫内膜线可在膀胱深处看见，在矢状位最易探及[24, 26]。

经腹超声发现宫内妊娠的 β-HCG 区分值比经阴道超声高，为 6000～6500mU/ml，在 β-HCG > 6500mU/ml 且未见宫内妊娠囊时，超声预测异位妊娠的敏感性为 100%，特异性为 96%[27]。经腹超声可以探及道格拉斯窝和结肠旁沟的腹腔积液。怀疑异位妊娠的患者经腹超声探及肝肾隐窝游离液时意味着需要手术干预[28,29]。此外，它还有助于检测被大的盆腔肿物（如子宫肌瘤）掩盖的异位妊娠囊[30]。如果经腹超声未见发现或需要其他信息，需要做经阴道超声[24]。

经阴道超声是孕早期的确诊检查，且被认为是金标准。它需要使用 6～10 MHz 的腔内探头，并将探头插入前穹窿。高频探头可以使成像分辨率更高，这在孕早期尤其有用[24]。应取膀胱截石位且在膀胱空虚的状态下扫查，因为膀胱中的尿液会引起伪影并掩盖关键结构。由于对经阴道超声的熟悉程度有限、急诊室里常缺乏可用的腔内探头和需要严格灭菌，经阴道超声通常需要超声科医生完成。

经阴道超声 β-hCG 的区分值较低，为 1500mU/ml。但是，不同机构的临界值可能不同，有些可能高一些。通过这种方式，超声在 4 周时可见妊娠囊，4.5 周时可见卵黄囊，5～6 周时可见胎芽[7]。而经腹超声则均需再大 1 周才能探及上述结构。

经阴道超声诊断异位妊娠的总体敏感性为 91%，特异性为 100%[31]。初诊时经阴道超声的准确性为 74%，特异性为 100%[22]。这些结

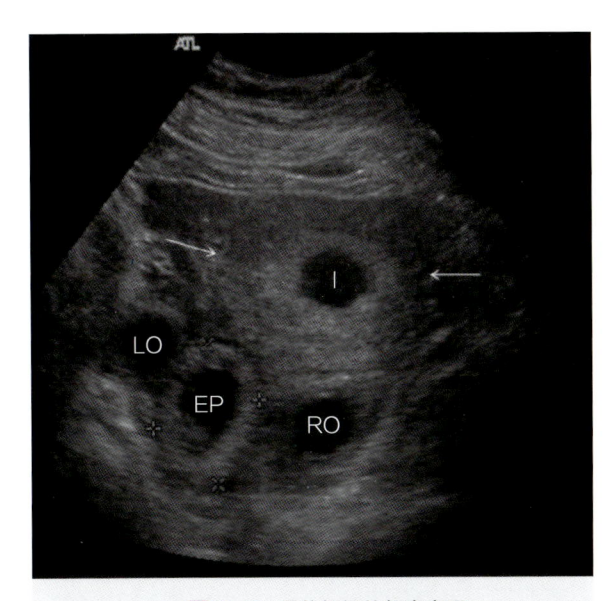

▲ 图 13-2 异位妊娠的超声表现
EP. 输卵管异位妊娠；I. 宫内妊娠囊；LO. 左卵巢；RO. 右卵巢
白箭所指为子宫（经许可转载，引自 Auckland A. Sonographic assessment of the ectopic pregnancy. In: Stephenson SR, Dmitrieva J, eds. Diagnostic Medical Sonography: Obstetrics and Gynecology. Philadelphia, PA: Wolters Kluwer; 2018:379.）

表 13-4 异位妊娠的超声特点

超声特点	出现频率	超声结果
附件肿块	最常见，可见于 89%～100% 的输卵管妊娠[18]	• 异位妊娠：可见卵黄囊或胎芽 • 诊断性表现：宫外可见卵黄囊，胎芽伴胎心搏动
输卵管环	95% 的异位妊娠在输卵管[19]	• "Bagel 征"或"Blob 征"：宫外妊娠囊伴高回声环 • "火象环"：彩色多普勒超声可见被血管包绕的宫外妊娠囊[20] • 当发现性质不明的包块怀疑是异位妊娠时最有用
假孕囊	只见于 10% 的异位妊娠[21]	液体集中于子宫内膜腔
道格拉斯窝（直肠子宫陷凹）或肝肾隐窝可见游离液体	常见	提示异位妊娠破裂晚期

163

果可能会因超声设备/技术、操作者经验、体重指数（BMI）的增加或其他子宫疾病的存在（如肌瘤）存在很大差异。

如果妊娠试验阳性但宫内未见妊娠囊（也称为空子宫），可能是在妊娠囊可见之前的早孕。如果患者有阴道流血且宫内未见妊娠组织，可能是完全流产。但是，如果患者没有阴道流血，β-hCG ＞ 1500mU/ml，且未见宫内妊娠组织，几乎可以确定是异位妊娠。如果超声下宫内外均未见妊娠组织，则被定义为未知部位妊娠，其发生率为 25%～50%，其中 7%～20% 最后会诊断为异位妊娠[32]。这些患者需要密切随访并经妇产科医师会诊或转诊以连续监测 2 天 β-hCG 水平和重复超声检查。

八、治疗

一旦确诊或高度怀疑异位妊娠，其治疗取决于患者的血流动力学情况和个人意愿。如果患者血流动力学稳定，能够密切随诊，且了解保守治疗失败的潜在风险包括输卵管破裂或需手术治疗，则可以考虑使用甲氨蝶呤。

甲氨蝶呤最适于血流动力学稳定且 β-hCG ＜ 5000mU/ml、超声未及胎心活动且异位妊娠囊直径 ＜ 3.5cm 的患者[33,34]。禁忌证包括可见宫内妊娠、血肌酐升高、肝功异常，以及由贫血、血小板减少或白细胞减少所提示的骨髓抑制。

甲氨蝶呤是一种叶酸拮抗药，可通过抑制 DNA 的合成、修复和细胞复制来靶向抑制快速分裂的滋养层细胞[2]，这和很多化疗药物类似，也抑制其他快速增殖的细胞，如呼吸道、口腔和肠道黏膜细胞。任何有活动性肺脏或胃肠道疾病的患者应禁用此药，因为它会靶向抑制这些区域的上皮细胞。此外，甲氨蝶呤通过肝脏和肾脏代谢，因此在肝脏或肾脏功能不全的患者中应谨慎使用。血液系统异常的患者也应避免使用，因为它会加重骨髓抑制。另一个相对禁忌证是异位妊娠伴有胎心搏动或 β-hCG ＞ 5000mU/ml，这种情况下失败率较高，为 14.3%[33-35]。常见的不良反应包括恶心、呕吐、腹泻、腹痛、阴道流血和口腔炎。罕见的不良反应包括转氨酶升高、脱发和肺炎。腹痛可能是甲氨蝶呤的治疗不良反应，但是任何腹腔内积血、输卵管破裂或急性贫血相关的症状和体征，都应该按照异位妊娠破裂血流动力学不稳定来进行立即评估和处理。

甲氨蝶呤给药有多种方案，包括单次、2 次和多次给药。多次给药虽然能降低失败率，但也会增加不良反应[36]。使用单次和 2 次给药方案的研究表明，它们的成功率和不良反应相近，并且 β-hCG 水平较高时 2 次给药方案可能成功率更高。使用甲氨蝶呤治疗需要连续监测 β-hCG 降至正常水平[36,37]。

应建议正接受甲氨蝶呤治疗的患者不吃含叶酸的食物、避免日晒以预防甲氨蝶呤引起的皮炎、避免经阴道超声检查、双合诊和性生活。也应避免非甾体抗炎药（NSAID）、麻醉药和酒精，因为它们可能掩盖输卵管破裂的症状。应告知患者甲氨蝶呤的潜在致畸作用，根据使用甲氨蝶呤 116 天后还能检测到甲氨蝶呤的报道表明，在最后一次给药后的 1 个排卵周期至 3 个月内，它的作用可能不同[38]。如果 β-hCG 水平没有下降 15%，则可能需要在治疗后 4～7 天重复给药或手术治疗[39]。

总体而言，选择药物治疗的患者需要妇产科医师密切随访，并全面告知风险和收益。出院指导包括连续监测 β-hCG 水平并随访，腹痛加重、大出血、头晕或有异位妊娠破裂可能时应返诊。

符合甲氨蝶呤治疗标准的患者也可以进行手术治疗。当患者有药物治疗禁忌证时，需考虑手术治疗。当患者血流动力学稳定时，医师可以考虑腹腔镜输卵管开窗取胚术（移除异位妊娠囊，保留输卵管）或输卵管切除术（切除输卵管）。

病情不稳定的患者，如怀疑异位妊娠破裂，持续性盆腔痛，血流动力学不稳定或腹腔内积血的患者应手术治疗，以明确和控制出血点。基础复苏包括呼吸和循环，应首先建立2条静脉通道，连接监护仪，送检实验室检查，包括血常规、生化、配血试验、β-hCG 定量，以及凝血酶原时间/国际标准化比率（PT/INR）。如果需要大量或紧急输血，接诊者不应等待配血试验结果，而应该紧急输 O 型阴性血，并在有交叉匹配的血可用时改用匹配的血。同时，应通过床旁经腹超声来评估异位妊娠破裂产生的腹腔内游离液体。如果患者是 Rh 阴性血，需要用 Rho（D）免疫球蛋白预防同种免疫、胎儿水肿和新生儿溶血性贫血。在自发性流产或没有破裂的异位妊娠中，如果妊娠＜12 周，则最小剂量为 50μg；如果妊娠＞12 周，则最小剂量为 300μg[40]。

（一）处置

可疑异位妊娠的患者出院时应考虑医院能力、患者的血流动力学稳定情况、超声检查结果、高危因素，以及能否密切随访并了解出院指导。如果高度怀疑异位妊娠且没有正式的超声检查，应考虑咨询急诊妇产科医师。如果超声未提示异位妊娠且 β-hCG 水平低于区分值，则认为是未知部位妊娠，建议充分告知患者，在接下来的 1~2 天里需要密切随访以连续监测 β-hCG 水平并进行重复超声检查。和患者共同做决定以确保患者充分了解出院指导和需要返诊的情况是最重要的。

（二）美国急诊医师学会临床指南

评估异位妊娠的方法有很多，包括不同的 β-HCG 区分值水平及超声临界值。美国急诊医师学会临床指南涵盖了一些关键问题和不确定因素，以供急诊科医师在孕早期的诊断和管理中使用（表 13-5）。

表 13-5 美国急诊医师学会临床策略

问题	证据等级
对于表现为腹痛和（或）阴道流血且 β-hCG 水平低于区分值的临床情况稳定的孕妇，急诊科医师是否应该进行盆腔超声检查？	B 级： 对任何有症状的孕妇（无论 β-hCG 水平）都进行盆腔超声检查 对有症状来急诊的孕早期患者进行全面超声诊断，并按 β-hCG 水平对结果进行分层。β-hCG＜1500mU/ml 的患者，超声对宫内妊娠的敏感性为 33%，特异性为 96%。研究表明，初次就诊时对最终诊断为异位妊娠且 β-hCG＜1000mU/ml 的患者进行全面超声检查，其敏感性为 86%~92%。一项Ⅲ类研究显示，全面的床旁超声检查提示异位妊娠时，36% 的患者最终会诊断为异位妊娠
在经阴道超声结果不明确的患者中，β-hCG 在预测异位妊娠中的诊断性作用是什么？	B 级： 超声结果不明确时不能用 β-hCG 水平除外异位妊娠的诊断 许多研究表明正常宫内妊娠、异位妊娠、胎儿死亡的 β-hCG 水平可以差异很大，这使其在超声检查不确定时作用复杂化 C 级： 所有超声结果不明确的患者应进行专科咨询或密切门诊随访 孕早期超声的不确定率在 20%~30%，这取决于临床环境、患者人数、超声机器、操作人员及诊断标准。急诊检查需要卵黄囊+胎芽 放射学检查要求孕囊存在双蜕膜征
哪些先兆流产/完全流产/异位妊娠/轻微腹部创伤的 Rh 阴性患者，在孕早期需要抗 D 免疫球蛋白？	B 级： 所有证实流产的孕妇中均使用 50μg 以预防同种免疫，但在先兆流产/异位妊娠中证据等级不够 C 级： 轻微腹部创伤时使用抗 D 免疫球蛋白

引自 Brown MD, Byyny R, Diercks DB, et al. Clinical policy: critical issues in the initial evaluation and management of patients presenting to the emergency department in early pregnancy. Ann Emerg Med. 2017;69（2）:241-250.e20.

九、总结

所有可能妊娠的女性主诉为腹痛或阴道流血，尤其是晕厥时应考虑鉴别异位妊娠。除了生命体征和查体，定量检测 β-hCG 水平和超声检查对早期诊断也是必要的。异位妊娠的 β-hCG 水平通常较低且上升较缓慢。如果超声未见宫内妊娠，一定要注意有无异位妊娠。超声检查不确定时一定要为患者提供专科咨询或密切随访。异位妊娠的治疗依据患者的血流动力学情况和个人意愿，包括采用甲氨蝶呤的保守治疗和手术治疗。诊断和治疗的差异取决于临床情况和可用资源。对任何有症状的孕早期患者，接诊者均须高度警惕异位妊娠可能，以避免延误诊断，降低发病率和死亡率。

> **本章要点**
> 1. 任意育龄期女性晕厥时需考虑异位妊娠。
> 2. 异位妊娠破裂腹腔内积血时有可能表现为心动过缓。
> 3. β-hCG 区分值是指正常宫内妊娠时，超过此水平超声可明确探及宫内妊娠囊：β-hCG 经阴道超声的区分值为 > 1500mU/ml，经腹超声为 > 6500mU/ml。
> 4. 确诊宫内妊娠是宫内可见伴有卵黄囊的妊娠囊。
> 5. 经阴道超声检查在妊娠 4.5 周时可见妊娠囊，5.5 周时可见卵黄囊，6 周时可见胎芽，而经腹超声则均需再大 1 周才能探及上述结构。
> 6. 甲氨蝶呤治疗最适于血流动力学稳定且 β-hCG < 5000mU/ml、超声未及胎心搏动且异位妊娠囊直径 < 3.5cm 的患者。
> 7. 出院时妇产科医师需明确告知未知部位妊娠或正接受治疗病情稳定的异位妊娠患者，应警惕的症状、体征和需要返诊的情况，并提供咨询。

参考文献

[1] Barash JH, Buchanan EM, Hillson C. Diagnosis and management of ectopic pregnancy. Am Fam Physician. 2014;90(1):34-40. doi:10.4103/0974-1208.126312.

[2] Marion LL, Meeks GR. Ectopic pregnancy: history, incidence, epidemiology, and risk factors. Clin Obstet Gynecol. 2012;55(2):376-386. doi:10.1097/GRF.0b013e3182516d7b.

[3] Centers for Disease Control and Prevention (CDC). Ectopic pregnancy—United States, 1990-1992. MMWR Morb Mortal Wkly Rep. 1995;273(7):533. doi:10.1001/jama.1995.03520310027023.

[4] Alkatout I, Honemeyer U, Strauss A, et al. Clinical diagnosis and treatment of ectopic pregnancy. Obstet Gynecol Surv. 2013;68(8):571-581. doi:10.1097/OGX.0b013e31829cdbeb.

[5] Lyons RA, Saridogan E, Djahanbakhch O. The reproductive significance of human Fallopian tube cilia. Hum Reprod Update. 2006;12(4):363-372. doi:10.1093/humupd/dml012.

[6] Bouyer J, Coste J, Fernandez H, Pouly JL, Job-Spira N. Sites of ectopic pregnancy: a 10 year population-based study of 1800 cases. Hum Reprod. 2002;17(12):3224-3230. doi:10.1093/HUMREP/17.12.3224.

[7] Tintinalli JE, Stapczynski JS, Ma OJ, Yealy DM, Meckler GD, Cline D. Tintinalli's Emergency Medicine: A Comprehensive Study Guide. 8th ed. 2016:628-636. Chapter 98.

[8] Barnhart KT, Sammel MD, Gracia CR, Chittams J, Hummel AC, Shaunik A. Risk factors for ectopic pregnancy in women with symptomatic first-trimester pregnancies. Fertil Steril. 2006;86(1):36-43. doi:10.1016/j.fertnstert.2005.12.023.

[9] Lozeau A, Potter B. Diagnosis and management of ectopic pregnancy. Am Fam Physician. 2005;72(9):1707-1714.

[10] Backman T, Rauramo I, Huhtala S, Koskenvuo M. Pregnancy during the use of levonorgestrel intrauterine system. Am J Obstet Gynecol. 2004;190(1):50-54. doi:10.1016/j.ajog.2003.07.021.

[11] Sivalingam VN, Duncan WC, Kirk E, Shephard LA,

[11] Horne AW. Diagnosis and management of ectopic pregnancy. J Fam Plann Reprod Health Care 2011;37(4):231-240. doi:10.1136/jfprhc-2011-0073.

[12] Maymon R, Shulman A. Controversies and problems in the current management of tubal pregnancy. Hum Reprod Update. 1996;2:541-551. doi:10.1093/humupd/2.6.541.

[13] Barrenetxea G, Barinaga-Rementeria L, Lopez de Larruzea A, Agirregoikoa JA, Mandiola M, Carbonero K. Heterotopic pregnancy: two cases and a comparative review. Fertil Steril. 2007;87(2). doi:10.1016/j.fertnstert.2006.05.085.

[14] Crochet JR, Bastian LA, Chireau MV. Does this woman have an ectopic pregnancy? The rational clinical examination systematic review. JAMA. 2013;309(16):1722-1729. doi:10.1001/jama.2013.3914.

[15] Thomas I, Dixon J. Bradycardia in acute haemorrhage. BMJ. 2004;328(7437):451-453. doi:10.1136/bmj.328.7437.451.

[16] Kadar N, DeVore G, Romero R. Discriminatory hCG zone: its use in the sonographic evaluation for ectopic pregnancy. Obstet Gynecol. 1981;58:156-161.

[17] Pitkin RM. Commentary on "Discriminatory hCG zone: its use in the sonographic evaluation for ectopic pregnancy." Kadar N, DeVore G, Romero R. Discriminatory hCG zone: its use in the sonographic evaluation for ectopic pregnancy. Obstet Gynecol 1981;58:156-61. Obstet Gynecol. 2003;102(4):672. doi:10.1016/S0029-7844(03)00060-7.

[18] Dialani V, Levine D. Ectopic pregnancy: a review. Ultrasound Q. 2004;20(3):105-117. doi:10.1097/00013644-200409000-00005.

[19] Lin EP, Bhatt S, Dogra VS. Diagnostic clues to ectopic pregnancy. RadioGraphics. 2008;28(6):1661-1671. doi:10.1148/rg.286085506.

[20] Durfee SM, Frates MC. Sonographic spectrum of the corpus luteum in early pregnancy: gray-scale, color, and pulsed Doppler appearance. J Clin Ultrasound. 1999;27:55-59.

[21] Doubilet PM, Benson CB, Frates MC, Ginsburg E. Sonographically guided minimally invasive treatment of unusual ectopic pregnancies. J Ultrasound Med. 2004;23(3):359-370. doi:10.7863/jum.2004.23.3.359.

[22] Kirk E. Ultrasound in the diagnosis of ectopic pregnancy. Clin Obstet Gynecol. 2012;55(2):395-401. doi:10.1097/GRF.0b013e31824e35fe.

[23] Tabbut M, Harper D, Gramer D, Jones R. High-frequency linear transducer improves detection of an intrauterine pregnancy in first-trimester ultrasonography. Am J Emerg Med. 2016;34(2):288-291. doi:10.1016/j.ajem.2015.11.001.

[24] Hsu S, Euerle BD. Ultrasound in pregnancy. Emerg Med Clin North Am. 2012;30(4):849-867. doi:10.1016/j.emc.2012.08.001.

[25] Dean AJ, Breyer MJ, Ku BS, Mills AM, Pines JM. Emergency ultrasound usage among recent emergency medicine residency graduates of a convenience sample of 14 residencies. J Emerg Med. 2010;38(2):214-221. doi:10.1016/j.jemermed.2007.12.028.

[26] Sohoni A, Bosley J, Miss JC. Bedside ultrasonography for obstetric and gynecologic emergencies. Crit Care Clin. 2014;30(2):207-226. doi:10.1016/j.ccc.2013.10.002.

[27] Barnhart K, Mennuti MT, Benjamin I, Jacobson S, Goodman D, Coutifaris C. Prompt diagnosis of ectopic pregnancy in an emergency department setting. Obstet Gynecol. 1994;84(6):1010-1015. http://eutils.ncbi.nlm.nih.gov/entrez/eutils/elink.fcgi?dbfrom=pubmed&id=7970455&retmode=ref&cmd=prlinks%0Apapers2://publication/uuid/19037CB6-6DB9-41BF-AC64-A22D5BB96D74.

[28] Moore C, Todd WM, O'Brien E, Lin H. Free fluid in Morison's pouch on bedside ultrasound predicts need for operative intervention in suspected ectopic pregnancy. Acad Emerg Med. 2007;14(8):755-758. doi:10.1197/j.aem.2007.04.010.

[29] Rodgerson JD, Heegaard WG, Plummer D, Hicks J, Clinton J, Sterner S. Emergency department right upper quadrant ultrasound is associated with a reduced time to diagnosis and treatment of ruptured ectopic pregnancies. Acad Emerg Med. 2001;8(4):331-336. doi:10.1111/j.1553-2712.2001.tb02110.x.

[30] Zinn HL, Cohen HL, Zinn DL. Ultrasonographic diagnosis of ectopic pregnancy: importance of transabdominal imaging. J Ultrasound Med. 1997;16(9):603-607. doi:10.7863/jum.1997.16.9.603.

[31] Condous G, Okaro E, Khalid A, et al. The accuracy of transvaginal ultrasonography for the diagnosis of ectopic pregnancy prior to surgery. Hum Reprod. 2005;20(5):1404-1409. doi:10.1093/humrep/deh770.

[32] Kirk E, Papageorghiou AT, Condous G, Tan L, Bora S, Bourne T. The diagnostic effectiveness of an initial transvaginal scan in detecting ectopic pregnancy. Hum Reprod. 2007;22(11):2824-2828. doi:10.1093/humrep/dem283.

[33] Menon S, Colins J, Barnhart KT. Establishing a human chorionic gonadotropin cutoff to guide methotrexate

[34] Lipscomb GH, Bran D, McCord ML, et al. Analysis of three hundred fifteen ectopic pregnancies treated with single-dose methotrexate. Am J Obstet Gynecol. 1998;178(6):1354-1358. doi:10.1016/ S0002-9378(98)70343-6.

[35] Cohen A, Zakar L, Gil Y, et al. Methotrexate success rates in progressing ectopic pregnancies: a reappraisal. Obstet Gynecol Surv. 2015;70(2):88-89. doi:10.1097/01.ogx.0000461900.09229.32.

[36] Barnhart KT. Clinical practice. Ectopic pregnancy. N Engl J Med. 2009;361(4):379-387. doi:10.1056/ NEJMcp0810384.

[37] Jurkovic D, Wilkinson H. Diagnosis and management of ectopic pregnancy. BMJ. 2011;342.

[38] Svirsky R, Rozovski U, Vaknin Z, Pansky M, Schneider D, Halperin R. The safety of conception occurring shortly after methotrexate treatment of an ectopic pregnancy. Reprod Toxicol. 2009;27(1):85- 87. doi:10.1016/j.reprotox. 2008.11.055.

[39] Stovall TG, Ling FW. Single-dose methotrexate: an expanded clinical trial. Am J Obstet Gynecol. 1993;168(6):1759-1765. doi:10.1016/0002-9378(93) 90687-E.

[40] Fung KFK, Eason E. No. 133-prevention of Rh alloimmunization. J Obstet Gynaecol Can. 2018;40(1):e1-e10. doi:10.1016/j.jogc.2017.11.007.

treatment of ectopic pregnancy: a systematic review. Fertil Steril. 2007;87(3):481-484. doi:10.1016/j.fertnstert.2006.10.007.

第 14 章 妊娠滋养细胞疾病
Gestational Trophoblastic Disease

Timothy DeKoninck, Britta Hakkila, Stacey L.Poznanski 著
张馨媛　程子怡 译

一、概述

(一) 背景

妊娠滋养细胞疾病（GTD）是一组受精异常的源自胎盘滋养细胞组织的疾病[1]。GTD可以分为非恶性（葡萄胎）和恶性［包括侵袭性葡萄胎、绒毛膜癌胎盘部位滋养细胞肿瘤（PSTT）和上皮样滋养细胞肿瘤（ETT）］。以上有恶变潜力的统称为妊娠滋养细胞瘤（GTN）[2]（图 14-1）。尽管这种疾病早在希波克拉底时期就有过记载，但 1895 年才发现其与妊娠的相关性[2]。60 年前，大多数患有这类恶性疾病的女性会因此去世。然而，在近 20 年对 GTD 的理解、诊断和管理取得了显著进步[1,3]。随着人们对这类疾病认知度的提高，人绒毛膜促性腺激素（hCG）作为生物标志物的使用，治疗方法的进步及护理协调性的提高，保留生育功能的同时这种疾病的痊愈率提高了 98%[2]。葡萄胎和 GTN 均有一致的临床表现，且近年来死亡率有所提升，因此了解病理生理、症状和紧急处理对减少这些患者的发病率和死亡率至关重要。

GTD 的最常见形式是葡萄胎（hydatidiform mole，HM），占病例的 80%。根据大体形态、组织病理学特征和染色体核型，它可进一步分

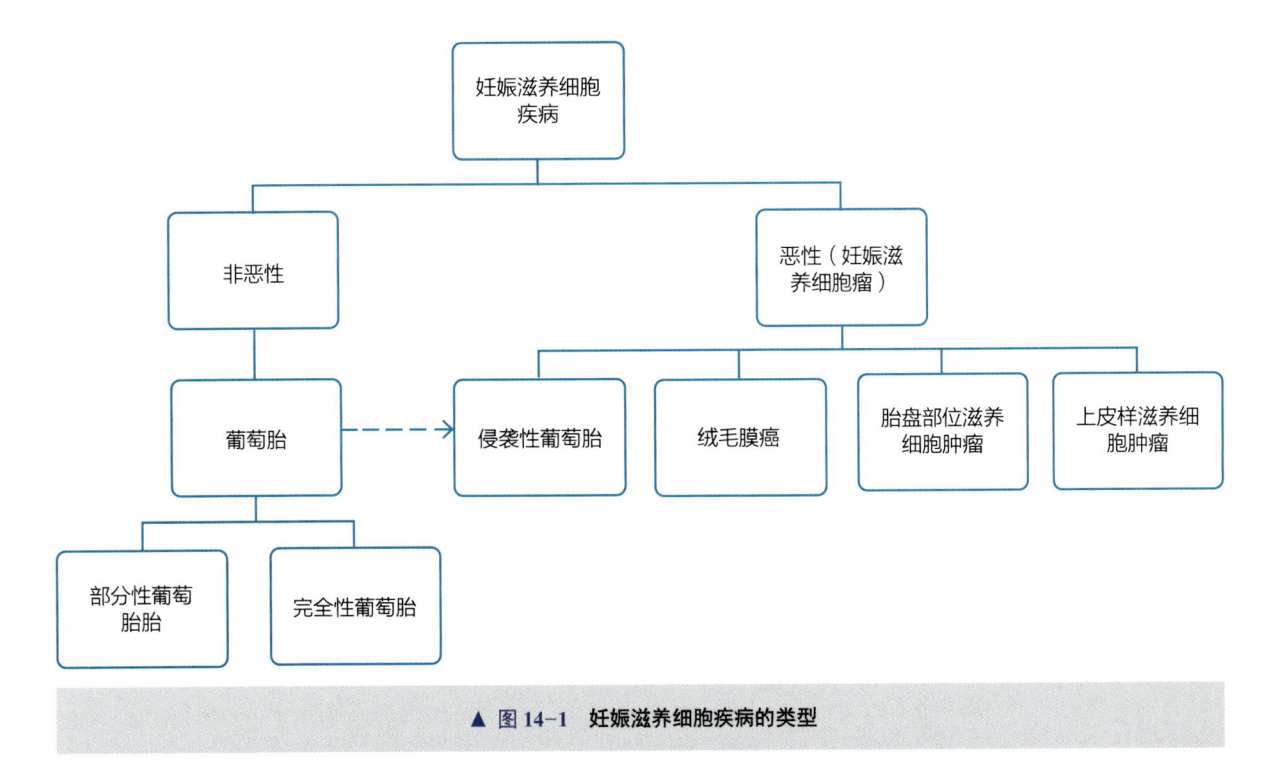

▲ 图 14-1　妊娠滋养细胞疾病的类型

为完全或部分性葡萄胎[1,4]。尽管 GTN 可以继发于任何妊娠,其最常继发于完全性葡萄胎(50%),25%发生在异位妊娠或自然流产后,而其余 25%发生在正常妊娠后[5,6]。极少数与妊娠无关[7]。GTN 定义为:①胎块或绒毛排出后 hCG 水平不降或升高[5];②组织学诊断为一种恶性 GTD;③胎块或绒毛排出后发现转移病灶(表 14-1)[8]。完全性葡萄胎患者中,GTN 的发生率为 15%~20%,而部分性葡萄胎患者中只有 2%会发展为 GTN。侵袭性葡萄胎占 GTD 的 15%,绒毛膜癌占 5%。PSTT 及更罕见的 ETT,仅占 0.2%~2%,但死亡率极高[1]。

(二)预后

在目前的临床实践中,保留生育力的 GTN 的总治愈率很高[2,9]。大多数恶性类型化疗。非转移性疾病仅通过化疗即可治愈近 100%[5]。根据世界卫生组织(WHO)和国际妇产科联合会(FIGO)的预后评分,转移性疾病可分为低风险或高风险(表 14-2)。低危转移性疾病的治愈率接近 100%,而高危转移性疾病的治愈率为 75%~90%[9]。

(三)流行病学和危险因素

GTD 的发生率在地理区域,社会经济地位和种族之间存在很大差异[1]。与荷尔蒙因素有联系,包括口服避孕药的使用[2]与饮食,例如饮食摄入的胡萝卜素与动物脂肪减少使发病率增加[2]。由于未知的原因,亚洲的发病率似乎比北美、南美和欧洲高 3 倍(1/400~1/120 vs. 1/1500~1/500),尽管发病率正在下降,尤其是在亚洲人口中[1,2,4]。在东亚,社会经济地位较低的女性中,发生葡萄胎的概率比中东、北美和巴西高 10 倍。

种族是一个确定的危险因素。当对完全性葡萄胎与部分性葡萄胎进行分析,研究表明,亚洲女性患完全性葡萄胎的风险较高,但部分性葡萄胎发生风险较小,黑种人女性患完全性葡萄胎的风险略微较低,与高加索人相比,西班牙裔女性完全或部分性葡萄胎患病率较低[10]。

孕产妇的年龄 < 20 岁和 > 40 岁与葡萄胎妊娠的发生率增加及 GTN 发生有关。一种解释是,老年女性的卵子比年轻女性的卵子更容易发生异常受精[2]。最新数据显示,尽管青少年发生并发症的风险更大,如出血和子宫体积增大,但他们发生低危 GTD,疾病阶段或对初始化疗的耐药性发生率并未增加[11]。

过去认为,既往葡萄胎妊娠被认为是一个重要的危险因素,研究表明,既往发生葡萄胎妊娠的女性[12]第 2 次患葡萄胎妊娠的概率为 0.6%~2.6%[12],第 3 次发生葡萄胎妊娠的风险最高为 15%~20%[2]。然而,最近的研究表明,与一般人群相比既往葡萄胎妊娠,以及 GTN 的再次患该类疾病的风险仅有小幅增加[13,14]。值得注意的是,先前接受过 GTD 化疗的患者与一般人群相比,发生死产的风险略高[13]。

表 14-1 妊娠滋养细胞肿瘤

GTN 可以通过以下方式定义
胎块或绒毛排出后 hCG 呈平台状态或上升 • 平台状态=<10%的变化,至少 4 次测量,并持续 3 周或更长时间(第 1 天、7 天、14 天、21 天) • 上升=在 2 周或更长时间(第 1 天、7 天、14 天)中至少进行了 3 次测量,并持续上升(幅度为 10%或更高)
任一 GTD 恶性形式的组织学诊断证据
胎块或绒毛排出后发现转移病灶

GTD. 妊娠滋养细胞疾病;GTN. 妊娠滋养细胞肿瘤;hCG. 人绒毛膜促性腺激素
经许可转载,引自 Ngan HYS, Seckl MJ, Berkowitz RS, et al. Update on the diagnosis and management of gestational trophoblastic disease.Int J Gynecol Obstet.2018; 143(suppl 2): 79-85. https://obgyn.onlinelibrary.wiley.com/doi/pdf/10.10022/ijgo.12615.

表 14-2　GTN 的 FIGO 解剖学分期和改良的 WHO/FIGO 预后评分系统

FIGO 解剖学分期指南	
Ⅰ期	病变局限于子宫体
Ⅱ期	病变扩散，但仍局限于生殖器（附件或阴道）
Ⅲ期	病变扩展到肺部，有或无生殖道受累
Ⅳ期	所有其他转移

评　分	0	1	2	4
年龄（岁）	＜ 40	≥ 40	–	–
前次妊娠	葡萄胎	流产	足月产	–
距前次妊娠的时间（个月）	＜ 4	4～6	7～12	＞ 12
治疗前 hCG（mU/ml）	＜ 1000	1000～10 000	10 000～100 000	＞ 100 000
最大肿瘤大小（包括子宫）（厘米）	–	3～4	≥ 5	–
转移部位	肺	脾、肾	胃肠道	肝、脑
转移数目	–	1～4	5～8	＞ 8
先前失败化疗	–	–	单药	2 种或以上药物

患者的阶段用罗马数字表示，并用冒号与风险因子总和（用阿拉伯数字表示）分开（如阶段Ⅲ：9）
FIGO. 国际妇产科联合会；　GTN. 妊娠滋养细胞肿瘤；hCG. 人绒毛膜促性腺激素；WHO. 世界卫生组织
经许可转载，引自 Ngan HYS, Seckl MJ, Berkowitz RS, et al. Update on the diagnosis and management of gestational trophoblastic disease. Int J Gynecol Obstet. 2018;143（suppl 2）:79-85. https://obgyn.onlinelibrary.wiley.com/doi/pdf/10.1002/ijgo.12615.

尽管 GTN 是少数可被治愈的妇科恶性肿瘤，但 GTD 整体而言也有发病率和死亡率。如果发生疾病未能被及时诊断和治疗，可能快速致命。由于 GTD 可能会出现模糊的症状，这些症状最初可能与其他几种疾病相似，因此急诊科医师需要对 GTD 极高的识别能力，以便做出准确的诊断。

二、病理生理学

胎盘是胎儿和母亲之间的连接，并通过健康的滋养细胞组织进入子宫内膜而发育而来。通常，这是受到严格控制的；然而，在 GTD 中，调节这种侵入性行为的机制失败（类似于恶性肿瘤），并导致滋养层细胞大量繁殖，可能具有极强的侵袭性，血管侵入性和转移性[2]。尽管 GTD 的病因学尚不清楚[8]，尽管所有类型的 GTD 均来自胎盘，但葡萄胎和绒毛膜癌均来自绒毛滋养层，而 PSTT 和 ETT 则来自绒毛外（间质）滋养层[15]。

三、葡萄胎

HM 是 GTD 的最常见和唯一良性类型[1,16]。葡萄胎可能是部分性的或完全性的，具体取决于胎儿组织是否存在。有关其他特征的比较，请参见表 14-3。70% 的葡萄胎妊娠是完全性葡萄胎，而 30% 的是部分性葡萄胎[8]。部分葡萄胎妊娠很少与可存活的胎儿相关，并且胎儿并发症如胎儿异常和贫血，以及母体并发症如 20

周前的子痫前期[17]。极少葡萄胎妊娠并存于正常双胎妊娠[18]。这些患者（发生率在 1/100 000～1/20 000）发生产科并发症与不良围产期结局风险高，但如有条件继续妊娠，有 40% 的人会分娩正常胎儿[5,18,19]。

当精子使空卵子受精（不包含母核染色体的卵子）产生的是完全性葡萄胎。然后精子的遗传物质复制，形成 46 XX 父源性核型，其中所有染色体都来自父系[2]。当 2 个精子同时受精 1 个空卵子时，可能会出现另一种更少见的完全性葡萄胎。46 XX、46 XY 或理论上为 46 YY 的核型[20]。另一方面，部分性葡萄胎大多都是三倍体。发生于看似正常的单倍体卵同时被 2 个单倍体精子或 1 个双倍体精子受精[2]。核型可能为 69 XXX、69 XXY 或 69 XYY[20]。先天性畸形常与先天畸形有关，在发现部分性葡萄胎的胎儿同时会发现如并趾和唇裂[21]。

从组织学上讲，完全性葡萄胎显示滋养细胞增殖并形成水疱状物，特征为缺乏胎儿组织[5]。这有别于可以直视到胎儿组织与胎儿细胞的部分性葡萄胎，这两种葡萄胎的绒毛水肿伴有滋养细胞弥漫性增生和广泛性肿胀，导致特征性的"葡萄状"表现[21,22]。部分性葡萄胎的绒毛大小不一，并有更多的局灶性肿胀和轻度异型性。这些与胎儿组织并存，可能会被误诊为稽留流产或不全流产，只有在病理检查后才能正确识别[23]。

四、妊娠滋养细胞肿瘤

（一）侵袭性葡萄胎

侵袭性葡萄胎，也称为恶性绒毛膜腺瘤[24]，在葡萄胎妊娠中占 10%～15%[25]，在其他类型的妊娠中很少发生，占总 GTD 的 5%～15%[1,16]。侵袭性葡萄胎的特征为水肿的增殖的绒毛滋养层组织持续侵袭性地穿透到子宫肌层，引起局部组织破坏[8]。这种局部侵袭，以及葡萄胎妊娠囊泡的转移能力说明肿瘤的恶性能力。但这种组织破坏很少导致穿孔、腹腔内出血和失血性休克[7,8]。

表 14-3 GTD 的特点

GTD 类型	病理特征	临床表现
部分性葡萄胎	三倍体（69, XXX 或 69, XXY 或 69, XYY） 胎儿异常表现变异和局灶性绒毛水肿	清宫前诊断：稽留流产 通常 hCG > 100 000mU/ml 子宫体积小于相应的孕周；黄素化囊肿少见；并发症少见；葡萄胎妊娠后 GTN 发生率 2.5%～7.5%
完全性葡萄胎	46, XX（通常）；46, XY 缺胎儿组织缺失 绒毛弥漫性水肿	清宫前诊断：葡萄胎妊娠通常 hCG > 100 000 mU/ml；子宫体积比相应孕周对应的体积大 50%；25%～30% 合并黄素化囊肿 医疗并发症发生率 10%～25% 葡萄胎妊娠后出现 GTN 15%～20%
侵袭性葡萄胎	浸润肌层 绒毛水肿	15% 有转移 - 肺、阴道 最常在临床上的诊断，非病理诊断
绒毛膜癌	出血、坏死 绒毛缺失	经血管播散至远处 - 肺 / 脑 / 肝 恶性疾病
PSTT/ETT	绒毛缺失 PSTT：肌层浸润伴血管淋巴管浸润 ETT：孤立性肿块伴坏死和出血	极为罕见 hCG 水平更低而且不具有可靠性 主要是手术治疗

ETT. 上皮样滋养细胞肿瘤；GTD. 妊娠滋养细胞疾病；GTN. 妊娠滋养细胞瘤；hCG. 人绒毛膜促性腺激素；PSTT. 胎盘部位滋养细胞肿瘤

经许可转载，引自 Lurain JR. Gestational trophoblastic disease I: epidemiology, pathology, clinical presentation and diagnosis of gestational trophoblastic disease, and management of hydatidiform mole. Am J Obstet Gynecol. 2010;203（6）:531-539.

葡萄胎妊娠清宫后 hCG 水平持续升高应怀疑 GTN。侵袭性葡萄胎往往无症状[5]。但可能出现反复的阴道流血和超声显示的血管肌层病变。这种情况子宫切除术后做组织病理检查的可以确诊。由于存在并发症的风险，如反复阴道出血、子宫穿孔、出血和感染，因此侵袭性葡萄胎可以经验性化疗[8]。其常对化学疗法非常敏感，治愈率很高。

（二）绒毛膜癌

绒毛膜癌占 GTD 的 1%～2%，在组织学上由异常的合胞体滋养细胞和细胞滋养细胞组成，不存在绒毛，将其归类为单纯的上皮恶性肿瘤[5,8,16]也可能存在坏死和出血[5]。为恶性程度最高的 GTN 并倾向于局部侵入子宫，以及发生血行转移。转移扩散最常见于肺部，但其他常见的转移部位是胃肠道（肝、脾、肠），肾脏和大脑[5]。50% 的绒毛膜上皮癌在葡萄胎妊娠后发生，而 25% 的绒毛膜癌在正常妊娠后发生[23]。

（三）胎盘部位滋养细胞肿瘤

PSTT 是 GTN 的一种极其罕见的种类，仅有文献报道约 100 例[8]。这些肿瘤最常在非葡萄胎妊娠后发生，偶尔在葡萄胎妊娠清宫后发生[1]。在组织学上，其特征是浸润子宫肌层和血管，由单核滋养层细胞（胎盘母体一侧的细胞）和少量的合体滋养层细胞组成[5]。恶性细胞核膜不规则且染色体核深染[5]。和绒毛膜癌类似，缺失绒毛[5]，且倾向于侵袭局部组织，同时可能远处转移，在转移性疾病中死亡率为 15%～20%[8]。有多种不同的表现，如呈棕褐色或黄色坏死区域范围为 5cm 子宫肌层肿块、子宫巨大息肉、侵入周围的腹盆腔组织[5]。PSTT 对化疗不敏感且大多数可以通过子宫切除术彻底治疗[8]。

PSTT 的初始症状与其他 GTD 相同，最常见的症状是阴道出血和 hCG 水平升高，但 hCG 水平通常未达到其他 GTD 中所见的高水平。

（四）上皮样滋养细胞肿瘤

ETT 是 GTN 中最稀有的种类，其临床表现与 PSTT 非常相似，但组织学上有所不同。总的来说，它表现为出血的单个实心肿块，通常存在子宫下段或子宫颈内膜中，宫底或偶在阔韧带中可见[5]。组织学上 ETT 表现为具有周围坏死和透明样基质的中间滋养层细胞区域[5]。ETT 的侵袭性不如 PSTT，尽管常见的临床特征是 hCG 生成水平低和对化疗的不敏感[8]。和 PSTT 相同，通常通过子宫切除术治疗局部疾病。

五、临床表现

病史和体格检查

常见的表现不再是经典

由于 hCG 监测的敏感性和可用性的提高，以及孕早期超声检查的应用，葡萄胎妊娠的临床情况在过去的 30 年中发生了变化[26-28]。这导致对 GTD 的在孕早期诊断[27]。1965—1975 年，诊断完全葡萄胎的中位时间为 16 周；1988—1993 年，诊断中位时间缩短为 12 周[27]；1994—2013 年，完全性葡萄胎的诊断在 9 周以内明确[27]；2015 年，诊断孕周进一步缩短。部分性葡萄胎的诊断较晚，在孕中期（平均 18.8 周），较于完全性葡萄胎在宫腔镜和刮宫术前更容易被误诊[8,27,29]。

早期诊断后，典型症状出现在孕中期，如呕吐、子宫异常增大、贫血、子痫前期、甲状腺功能亢进和肺滋养细胞栓塞引起的呼吸困难[5,27]。近年来典型症状少见。所以诊断可能更具挑战性，导致临床上经常漏诊葡萄胎妊娠，并且被误诊为自然流产的妊娠可能在刮宫术之后才诊断[5]。部分性葡萄胎现在缺少明显的症状诊断依据，在一项研究中，仅 15% 的部分性葡萄胎的患者出现阴道出血，3.6% 的患者出现子宫增大，4%的患者出现呕吐，只有27%的患者在刮宫术前被诊断为部分葡萄胎妊娠，同时在排出前成功诊断出的完全性葡萄胎有76%[27]。这反映了其他研究，其中92%的病例中排空前对部分葡萄胎的临床诊断是漏诊或误诊为不完全流产[27]，因为误诊可能会导致无法进行诊断GTN所需的葡萄胎妊娠后监测[27]。

所有形式的GTD都可能表现出早期妊娠的典型症状，但重要但困难的是将这些可能威胁生命的疾病与正常妊娠，流产或异位妊娠区分开。HM最常见的症状是不规则阴道流血，发生在84%的完全葡萄胎妊娠，可能从小的点灶状出血到威胁生命的大出血[4,8]。Rh阴性女性葡萄胎妊娠后推荐使用抗D免疫球蛋白（RhoGam）[3]。恶心和呕吐是妊娠的常见症状，70%～80%的孕妇在妊娠期间都会有这种症状[30]。GTD血hCG的水平升高增加恶心和呕吐的可能性[30]。

在50%的完全葡萄胎妊娠中发现子宫大于相应孕周大小[31]，但孕早期不明显。部分性葡萄胎子宫小于相应孕周应有大小。其他临床表现包括卵巢过度刺激继发的卵巢黄素化囊肿[4,28]和典型的来自阴道的"葡萄状"水肿绒毛小囊泡，这些可以在中期妊娠的完全性葡萄胎中发现（图14-2）[1,20]。

同样，与孕中期相比，孕早期组织病理学特征和超声检查特征都不太明显[27]。组织体积、绒毛大小、空化百分比和周围绒毛滋养层增生在孕早期不典型[26]。由于病理学的精进和超声检查技术的改善，因水肿绒毛而引起的经典超声"落雪症"不再像从前那样受到重视[1,26]。相反，缺少胎儿组织、出现囊泡状胎盘、变形的妊娠囊可能是早期葡萄胎妊娠的超声提示[5]。

六、鉴别诊断

对于患有闭经、腹部或盆腔疼痛、hCG升高和阴道出血的任一症状的育龄女性，有经验的医生应考虑GTD、早孕、自然流产、异位妊娠和非妊娠性肿瘤[1]。尽管两种检查各有局限性，但超声检查和hCG是区分以上疾病的第一步。

如果在卵囊中可见卵黄囊则是正常宫内孕（IUP）可能性大；但是，应始终获得定量的hCG水平以便与超声结果相匹配（表14-4）。尽管尚无确定的hCG值可预测HM，但当超声检查发现与hCG值相对较高相关的稽留流产或流产不全时，考虑这一诊断很重要[27]。在一项研究中，清宫前的hCG为71 000 mU/ml，而完全性葡萄胎则为164 579 mU/ml[27]。

孕早期出血是急诊科（ED）最常见的主要症状之一[32]。阴道出血是GTD的常见症状，因此将GTD与先兆流产或自发性流产区别开来可能非常困难。自发性流产占妊娠的10%～20%，通常发生在妊娠12周之前[32]。通过使用前列腺素类似物（或联合抗孕激素）药物而非手术流产已变得越来越普遍。药物流产时，病理学检查并不常用，并且在没有组织学诊断的情况下漏诊GTD的可能性更高[32]。

任何出现盆腔痛或绞痛，阴道流血和多出血性休克的患者均应怀疑异位妊娠。异位妊娠通常通过超声与早孕和GTD相区别。异位妊娠可通过在生殖道的任何部位植入而发生，其中输卵管最为常见[23]。危险因素包括生殖道畸形和感染，但没有这些危险因素的情况下仍可

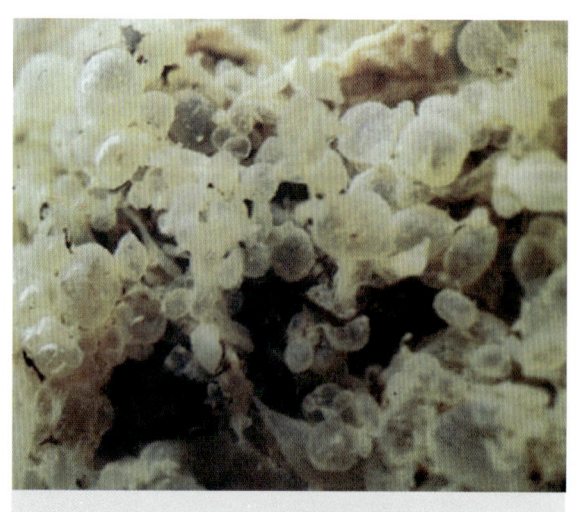

▲ 图14-2 葡萄胎状囊泡

发生异位妊娠。异位妊娠破裂的情况下发生疼痛可能更大。在妊娠试验阳性的情况下未显示 IUP 的超声应怀疑异位妊娠的。

女性生殖道肿瘤中有几种与 GTD 不同的肿瘤。这些非妊娠肿瘤包括卵巢肿瘤，如卵巢癌、生殖细胞肿瘤、性索间质肿瘤；子宫肿瘤，如平滑肌瘤、平滑肌肉瘤、腺癌和子宫肉瘤[33]；以上肿瘤中的任何一种都可能表现出与 GTD 相似的症状，如腹痛和阴道异常出血，但是卵巢生殖细胞瘤是唯一会分泌 hCG 类似物的肿瘤[34]。

七、紧急情况

随着 GTD 的诊断现在前 3 个月越来越多，孕晚期诊断的越来越少。缺乏产前保健的患者是风险最高的患者。然而，误诊为自然流产或早期可行的妊娠也使患者有发生并发症的风险。出血性休克、子痫前期、甲状腺危象和广泛转移引起的症状都是 GTD 的潜在表现，医生需要高度的怀疑和扎实的知识基础才能识别和治疗这种可能威胁生命的疾病。

（一）失血性休克

如果急诊室确实存在 GTN 紧急情况，通常是由于原发或转移部位的出血，以及随后的失血性休克引起的[6]。高危 GTN 患者通常会因出血并发症而需要外科手术治疗，阴道转移引起的大量阴道出血是最常见的并发症之一[6]。这些病变血管非常脆弱，应在体格检查时注意。一份报道描述了 2 名在早孕流产后几个月内间歇性阴道出血的患者[6]。两者均具有高 hCG 水平，骨盆检查可见病灶，最终被诊断为转移性 GTN 并因阴道转移灶出血需要输血和化疗。另一例病例报告描述了 1 名 22 岁女性，其因子宫破裂继发出血性休克，随后证明是侵袭性葡萄胎引起的局部组织破坏导致随后的腹腔内出血[6]。这些案例不仅突显了 GTD 在出血性休克的鉴别诊断中的重要性，而且还强调了所有

表 14-4 hCG 水平与临床相关性

hCG 水平（mU/ml）	临床相关性
1~2	超敏血清妊娠试验阈值
5~10	血清妊娠试验阈值
20~50	尿液妊娠试验阈值
20 000	葡萄胎妊娠后 4 周出现的水平可预示是否需要化疗
< 1000	FIGO 得分 0
1000	识别妊娠囊[64]
1000~10 000	FIGO 得分 1
10 800	可看到胎心[64]
27 300~233 000	正常 8~11 周妊娠
10 000~100 000	FIGO 得分 2
> 100 000	应伴有甲状腺功能监测，FIGO 评分 3
> 500 000	由于"钩子"效应，可能会导致化验结果中的 hCG 水平虚假降低

FIGO. 国际妇产科联合会；hCG. 人绒毛膜促性腺激素

女性患者都必须有良好的孕产史作为 GTD 的早期诊断，可预防此类疾病[35,36]。

（二）子痫前期

葡萄胎妊娠与高龄育龄女性相关[17,37,38]。子痫前期在 20 周之前很少见，病因包括葡萄胎妊娠和黄体反应亢进，这是一种良性疾病，这两种情况均与 hCG 水平过高的呕吐和甲状腺毒症的相似并发症有关[39]。像 GTD 的其他经典表现一样，早发子痫前期的发生率在历史上较高，而现在葡萄胎妊娠的早期诊断中继发的发生率较低[40]。

症状类似于子痫前期或子痫合并正常妊娠，如高血压、蛋白尿、头痛、视力障碍、水肿、肝功能异常和血小板减少，但发生在妊娠早期。对于子痫前期和妊娠试验阳性且无产前检查的人，或既往孕期体检正常的妊娠，应考虑对

GTD 的评估，因为部分葡萄胎可能会被漏诊。共存双胞胎与活产相关的部分性葡萄胎（罕见病）中，高达 25% 会合并子痫前期[17]。

（三）甲状腺毒症

hCG 和促甲状腺激素（TSH）存在结构相似性，从而使 hCG 直接作用于 TSH 受体[22]。在正常妊娠期间，hCG 水平升高会导致血清 TSH 水平下降，三碘甲状腺素（T_3）和甲状腺素（T_4）与甲状腺素结合的球蛋白水平升高[22]。通常无症状，偶尔甲状腺水平和症状可能需要抗甲状腺治疗[4]，甲状腺功能检测有可能随着 hCG 下降而正常化[41]。

通常需要极高水平的 hCG 才能对甲状腺功能产生影响，因为对于 TSH 受体的 hCG 效力比 TSH 的效力低约 4000 倍[41]。然而，葡萄胎产生的 hCG 的促甲状腺活性比正常人高。hCG 的极高水平、较高的效力和葡萄胎妊娠的持续时间均对 GTD 甲亢的临床体征和症状的发展和程度具有影响。它发生在 5% 的 GTD 患者中，并且通常在 hCG 水平 > 200 000 mU/ml 的情况下发生，且持续数周[22]。临床表现可能从无症状到甲状腺功能亢进的典型症状（体重减轻、发汗、不耐热、心悸和甲状腺肿大），再到严重的甲状腺毒症，这取决于滋养细胞疾病的严重程度[4]。由于 GTD 持续时间较短，因此通常不伴有典型的 Graves 眼病、Graves 病症状黏液性水肿和杵状指[42]。

严重的甲状腺毒症可导致危及生命的甲状腺危象，其死亡率为 10%~30%[22]。尽管对甲状腺危象的定义尚无共识，但已建立评分系统来帮助确定甲状腺危象可能出现的症状包括发热（高达 41.1℃或 106°F）、心动过速、高血压、恶心、呕吐和腹泻的胃肠道症状，以及各种意识改变（激动、谵妄、神经系统症状、昏迷）[22,42,43]。尽管罕见，但仍有甲状腺危象的病例报道，其可诊断为晚期 GTD。保持高度警惕是早期识别这种并发症的关键，对于降低发病率和死亡率也至关重要[4,41,42]。

（四）妊娠滋养细胞肿瘤

发生葡萄胎妊娠后 GTN 的患者通常最初无症状，通常可通过 hCG 监测进行诊断（表 14-1）。但是，只有 50% 的 GTN 是葡萄胎妊娠后的，其余的通常发生在非葡萄胎妊娠后，此时通常未监测 hCG 水平。因此，女性患者的孕产史尤为重要。葡萄胎妊娠后 GTN 发生的危险因素包括 40 岁以上、既往有 GTD 病史、子宫大于相应孕周、黄素化囊肿较大（> 6 cm）和 hCG 水平 > 100 000 mU/ml[7]。临床未诊断的 GTN 的表现可能从异常的阴道出血到转移的症状，如肺部或神经系统症状而有所不同[5]。转移性扩散主要是通过血源性途径[8]，并且由于这些肿瘤血管丰富，因此可能会发生转移性出血[23]。不幸的是，尽管较早诊断为葡萄胎妊娠，但发生葡萄胎妊娠后 GTN 的风险并未改变[27]。

八、诊断注意事项

尽管有 50% 的患者患有 GTD 但无症状[40,44]，hCG 水平升高的患者高度怀疑这种疾病及其转移，应对其指导进行身体检查和检查。该检查不仅包括骨盆检查，还应详细评估受转移影响的器官系统，如中枢神经系统（CNS）、肺和肝脏。

体格检查

异常的出血是 80%~90% 的患者的独立症状[40]。完整的骨盆检查应首先包括对阴道和生殖器的常规检查。检查可能会发现继 hCG 水平升高后的大出血、转移性病变或阴蒂肿大，以及其他变态的体征[40,45,46]。肿瘤病变通常是血管丰富，通常表现为单个紫色或黑色结节阴道前壁或阴道穹隆和尿道内的病变[40,47]。这些病变在肉眼检查时可以看到，但在检查过程中可能还需要用窥器仔细检查，以使阴道壁充分可视化。外部病变的存在不一定决定预后，但检查时应小心，因为在活检或阴道穿刺时它们可能会意外出血[44,47,48]。可能需要进行双合诊。在该疾病晚期，hCG 刺激后常常继发子宫增大或双侧附件明显增大[44]。但单侧肿块通常由于其他病因所致。

呼吸困难、咳嗽、咯血和胸痛可能表明转移扩散到肺系统[40]。在这类患者的肺部检查中，应检查因存在肿瘤或积液引起的肺大泡而引起呼吸音减弱。有腹部相关的患者可能会因子宫穿孔、出血或转移扩散至腹壁和器官而出现严重的腹痛[40]。腹部的身体检查应包括针对肝转移的评估、评估渗出至腹膜的腹水量、评估腹膜炎的防护措施、预防腹腔内出血，以及深部触诊以寻找腹部肿块。中枢神经系统的评估应包括对研究精神状态变化和头痛的系统检查。患者还可能表现出明显颅内压升高的症状，包括头痛、癫痫发作或偏瘫[40]。

九、诊断

（一）人绒毛膜促性腺激素

对于所有怀疑患有妊娠滋养细胞疾病的女性，都应检测血清 hCG。尽管所有类型的 GTD 产生的 hCG 量均高于正常妊娠，但不同类型的 GTD 中的浓度却有所不同，从水泡状葡萄胎（最少）发展到胎盘滋养细胞肿瘤（最多）[42,49]。hCG 升高通常是 GTD 患者最敏感的检测指标，进行准确的测量对于有效管理至关重要[2]。但是，未能意识到该实验室测试的局限性可能导致假阴性结果，延迟诊断，以及增加患者发病率和死亡率。

"钩效应"描述了一种干扰现象，当高浓度的抗原干扰免疫测定结果时，会导致错误的较低或阴性的检测结果。由于 hCG 水平明显升高，这种现象会在 GTD 中发生。常用的尿液检测旨在检测早孕，因此在低 hCG 值下最有效，通常比正常阈值低 20～50 mU/ml，而血清检测在 hCG 为 5～10 mU/ml 时呈阳性（或超敏感试验为 1～2 mU/ml）[50]。大多数试验的高阈值被设置为妊娠 8～11 周的水平，hCG 的范围为 27 300～233 000 mU/ml[50]。hCG 水平显著升高（＞500 000 mU/ml），例如在葡萄胎中，由于钩效应，可能导致 hCG 的检测结果出现假低或假阴性。

"钩效应"的名称源自最初增加的检测信号然后随着浓度的增加而减少，绘制在图表上时会产生"钩"形。当抗体被过量的 hCG 分子饱和时，就会发生钩效应。结果中断了 hCG 分子在结合的捕获抗体和游离示踪抗体之间的正常夹心。追踪抗体，通常会与附着在捕获分子上的 hCG 分子结合，被迅速用试剂材料冲洗掉，导致妊娠试验为假阴性。如果怀疑存在 GTD 或临床怀疑有 hCG 水平升高的其他情况，急诊科医师需要联系实验室将样品稀释到 1:1000 进行测试，以克服过量 hCG 的影响[50]。

葡萄胎后监测 hCG 可确保及早发现妊娠滋养细胞肿瘤并尽早开始化疗，同时确保患者病情得到缓解[21]。对于非葡萄胎妊娠和流产患者，hCG 水平应在 2～4 周恢复为零[7]。在 HM 患者中，在排出水泡状胎块后 8～12 周，血清 hCG 水平应降至正常水平。FIGO 妇科肿瘤学委员会根据 hCG 水平变化对葡萄胎后 GTN 的定义达成共识（表 14-1）[3,5]。因此，为监测 GTN 的发展，葡萄胎治疗后至少 6 个月必须跟踪 hCG 水平，并且使用可以检测到所有形式的 hCG 且不同于常规的妊娠试验的检测方法[5,8]。葡萄胎后 4 周仍存在 hCG 水平＞20 000 mU/ml 是需要化疗的预测指标[51]。

hCG 还可用于监测疾病对化疗的反应，hCG 的降低比连续胸部 X 线更为敏感[52]。同样，监测脑脊液（CSF）中 hCG 的水平可能有助于评估中枢神经系统的受累程度[9]。脑脊液 hCG 与血清 hCG 之比＞1:60 表示需要进一步检查和成像。

（二）甲状腺功能测定

hCG 水平＞100 000 mU/ml 时，应同时监

测甲状腺功能，这是由于 TSH 受体的交叉反应所致[41]。由于手术时会增加甲状腺风暴的风险，所以对于可能需要手术治疗 GTD 的患者尤其需要监测甲状腺功能；通常，任何诊断出患有 GTD 的患者都应在其初始检查中进行甲状腺功能检查。

（三）其他检查

由于 GTN 可能转移到肝和肾，因此有必要对肾和肝功能进行仔细评估，以进行正确的分期和分类。患者可能出现月经过多及腹腔内出血的迹象。完整的血细胞计数和血型筛查或交叉匹配有助于解决任何持续的出血，因为妊娠滋养细胞肿瘤通常容易侵蚀血管且容易引起出血[44]。应特别注意 GTD 的青少年患者，因为她们容易出现阴道出血和贫血[11]。

十、影像学检查

（一）超声检查

超声检查通常是 GTD 的最初影像学检查[53]。超声检查可以是经阴道的，可以提供更好的空间分辨率和对子宫病变的形态和浸润进行更详细的评估，也可以是腹部的，可以在有出血的情况下通过创伤超声重点评估（FAST）快速评估腹腔内的游离液体。由于阴道转移灶可能会增加出血风险，因此在进行阴道超声检查时必须格外小心。

尽管超声检查是评估的重要组成部分，但研究表明仍有较高的假阳性和假阴性率，在常规临床实践中只有 40%～60% 的比例成功检测出葡萄胎[2]。对于部分 HM（敏感性为 18%～49%）[54] 及少见的双胞胎并存的情况尤其如此，由于胎儿组织的存在，因此很难将其与正常妊娠区分开。因此，无论超声结果如何，所有孕检产品均应进行组织学检查以确定明确的诊断结果[2]。

超声检查通常可用于区分部分葡萄胎（图 14-3）和完全性葡萄胎[55]。由于完全性葡萄胎绒毛膜呈弥散性水溶膨胀形态，超声通常会在胎盘体内显示出多个回声透明的孔，从而形成特征性的"葡萄簇样"外观（图 14-4）[40]。这种现象通常在妊娠 13 周后出现[56]。与 GTD 相关的经典"暴风雪"超声影像是在质量和图像清晰度较低的超声机器上显示孕中期子宫腔充满了异质肿块的结果[2]。看到这种影像的概率较低，因为技术质量的提高且通常在早期就已诊断。大多数早期完全性葡萄胎表现为复杂的、回声性的宫腔内肿块，其中包含多个没有相关的胎儿发育的小囊性区域[1, 21, 26]。也可能见到黄素化卵巢囊肿[2]。部分性葡萄胎的患者通常会表现出直径增大的胎囊，以及胎盘内的局灶性囊性间隙[57]。

可以用多普勒功能评估 GTD 高度血管化的肿瘤。持续性瘤形成被认为是局部的子宫肌层病变，表现为血管过度增生，常为高回声或低回声，甚至表现为复杂或多囊性肿块[44]。由于异常的子宫肌层血管化和增加的子宫动脉多普勒指数均与浸润型疾病及甲氨蝶呤耐药性相关，因此多普勒检查被证明在浸润型疾病中的评估中有意义[44, 48]。

（二）胸部 X 线检查

胸部 X 线片是 FIGO 肺转移分期建议的一部分，并作为确定和计数肺转移数的初始筛查工具（图 14-5）[5]。在紧急情况下，有必要建立一个基线并作为进一步治疗及护理的参考，不过应注意的是，在胸部计算机断层扫描（CT）中看到有肺转移迹象的患者中，多达 41% 的患者的胸部 X 线片正常[44]。

（三）其他影像学检查

其他影像学检查通常用于评估 GTD 的转移扩散。腹部超声可用于评估肝转移，而 CT 扫描成像可用于评估肝、肺或脑转移。CT 也可用

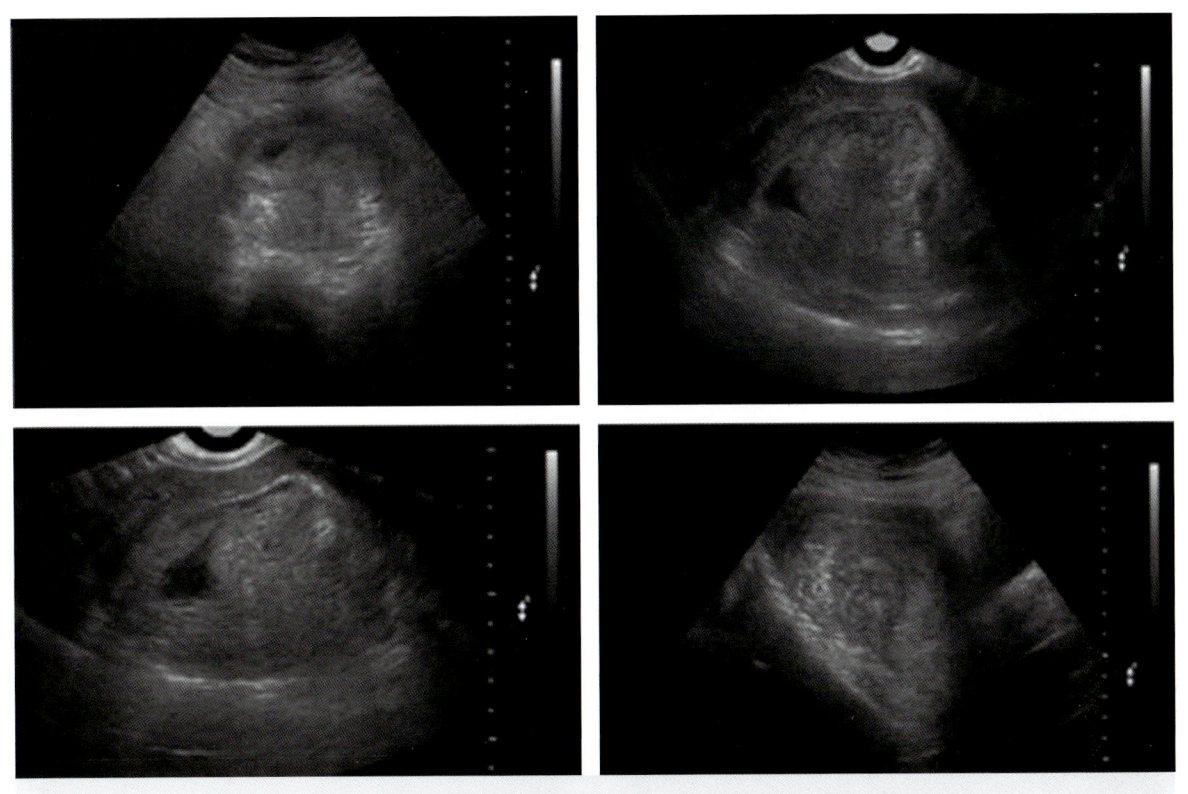

▲ 图 14-3 床旁超声检查显示部分性葡萄胎妊娠伴有空无回声囊，宫腔内暴风雨样团块

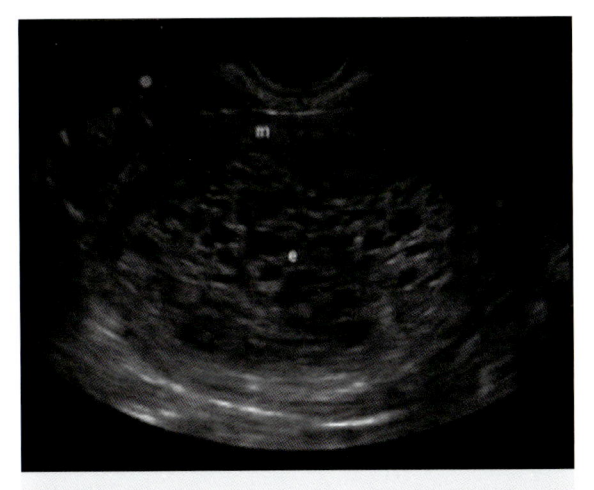

▲ 图 14-4 超声显示多个囊泡子宫内膜结构与完全性葡萄胎一致

1 名 26 岁的孕妇在妊娠 10 周时出现阴道不规则出血，血清人绒毛膜促性腺激素为 120 000 mU/ml

于进一步评估原发肿瘤（图 14-6）。胸部 CT 扫描是检测肺微转移的一种更灵敏的方式，但是，它的实用性受到怀疑，因为微转移似乎不会影响患者的死亡率[58]。当怀疑脑转移时，可以使用磁共振成像。

十一、治疗

（一）葡萄胎

对于急诊科医师，一旦做出诊断，应着重于稳定出现的并发症并咨询有经验的妇科医生以进行最终治疗。对于希望保留生育能力的患者，负压吸引和刮除术是优先选择的治疗方法。在极少数情况下，如果与正常双胎妊娠并存，且遗传和超声检查结果正常，没有并发症，在严密监测下可以继续妊娠，患者应做相关咨询[5,40]。所有 Rh 阴性患者均建议使用抗 D 免疫球蛋白（RhoGam）。

密切而可靠的随访对成功管理葡萄胎至关重要。随访监测 hCG 可以早期诊断葡萄胎后妊娠滋养细胞肿瘤。因此，建议进行避孕（最好是口服避孕）6 个月[5,40]。如果在 hCG 水平正常后的监测期间发生妊娠，则不必终止妊娠，因为在 hCG 恢复正常后很少发生 GTN[5]。在某些特殊情况下，如葡萄胎后 GTN 发生风险高或随访不可靠时可能需要进行预防性化疗[40]。

179

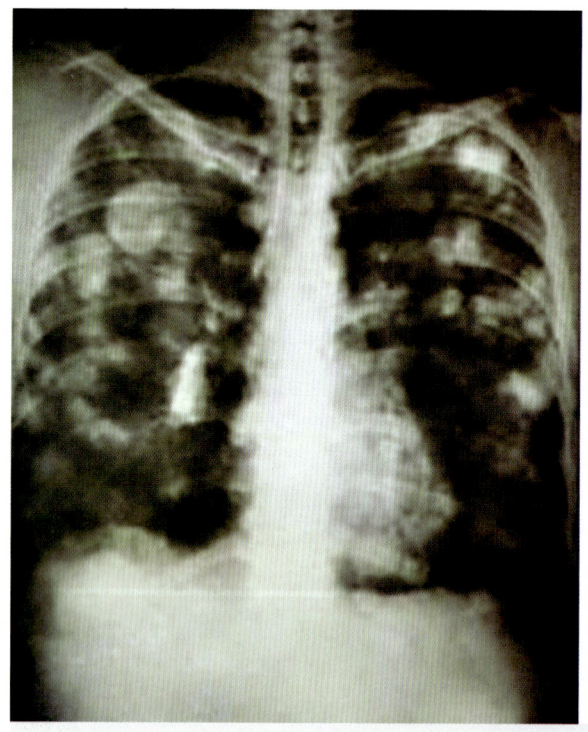

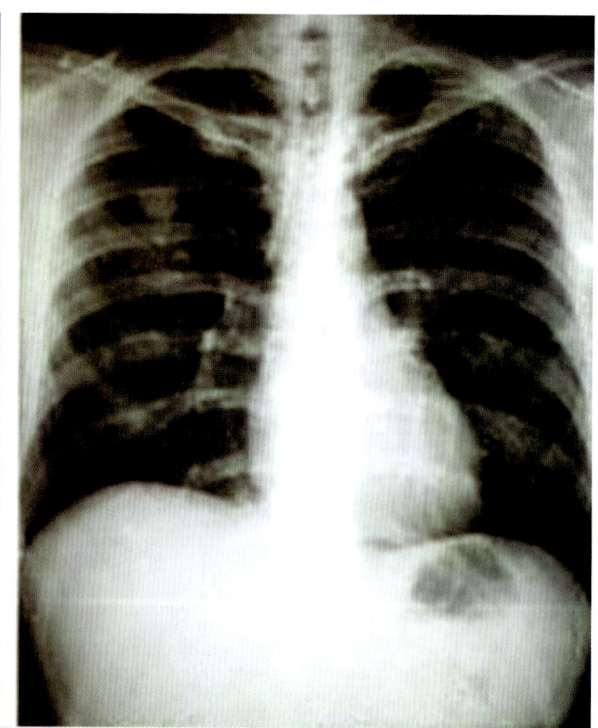

▲ 图 14-5 胸部 X 线显示多个肺转移

1 名 27 岁的 G3P2 的患者在治疗流产后 8 个月出现了伴有不规则的阴道出血和咯血。血清人绒毛膜促性腺激素（hCG）为 710 000 mU/ml。经过 5 个疗程的依托泊苷、甲氨蝶呤、放线菌素 D、环磷酰胺、长春新碱，hCG 降至不可检测的水平，胸部 X 线检查正常

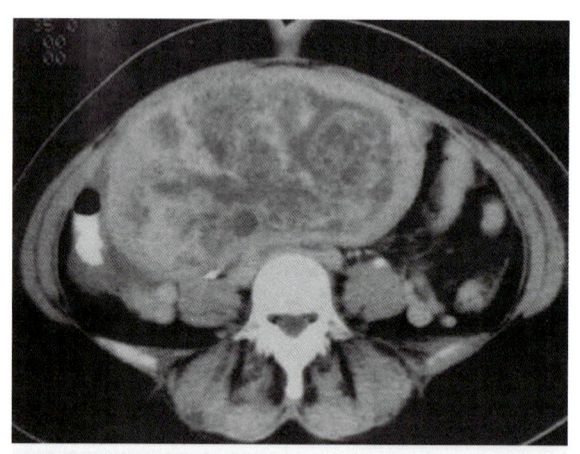

▲ 14-6 复发性妊娠滋养细胞疾病

在这种对比增强的 CT 检查中可以看到具有特征性断层扫描特征的大子宫肿块不均匀增强

（二）急症

1. 失血性休克

尽管抢救失血性休克是急诊科医师的一项核心技能，但失血是妇科来源时则不是常规的管理方法，延误治疗会导致较高的发病率和死亡率。GTD 是妇科大出血的最常见病因之一，可以多种方式出现，包括转移性病变引起的阴道出血、子宫破裂引起的腹腔出血，以及其他转移性来源引起的出血。对于任何怀疑 GTD 的不稳定患者或子宫＞ 16 周妊娠的患者，应尽早了解血型并进行交叉配血[40]。除输血外，早期治疗策略包括缩宫药物的使用或阴道填塞压迫止血。二线治疗包括子宫动脉栓塞、子宫切除仍是最后的选择[7,59]。即使在子宫切除后，葡萄胎妊娠后 GTN 的发生风险仍保持在 3%～5%，因此仍需要进行 hCG 监测[40]。

2. 子痫前期

葡萄胎妊娠并发子痫前期的患者的管理应该与正常妊娠并发子痫前期的管理相似，例如控制血压并评估和监测疾病的进展［溶血、肝酶升高、血小板计数降低（HELLP 综合征）、子痫］（见第 16 章）。如果没有存活的胎儿，那

么确切的治疗方法是终止妊娠。如果并存正常的双胎妊娠或部分性葡萄胎，则可在严密监测下期待治疗，并根据风险共同决策[17,39]。

3. 甲状腺毒症

甲状腺毒症的紧急处理主要围绕4个方面，包括甲状腺本身、甲状腺激素的外周作用、任何系统性失代偿和沉淀效应[42]。尽早进行妇科咨询对处理沉淀效应至为重要，在这种情况下对葡萄胎妊娠进行清宫；在对葡萄胎妊娠进行清宫后，甲亢的临床特征通常会消失。但是，在进行此项操作时，患者必须通过管理其他3个要素来保持稳定状态[42]。

循环中的甲状腺激素的总量可以通过丙硫氧嘧啶（PTU）或甲巯咪唑的合成阻滞和锂或碘的释放阻滞来减少（记住 PTU 给药后 1h 开始给碘）[42]。甲状腺激素的外周作用可以通过使用 β 受体拮抗药，如普萘洛尔、拉贝洛尔、艾司洛尔，以及可以通过 PTU、拉贝洛尔或糖皮质激素减少 T_4 到 T_3 的转化来减弱这种作用[42]。此外，在甲状腺毒症患者急需手术时，可以进行术前治疗性血浆置换，这可以去除甲亢患者体内过多的激素[60]。系统性失代偿的管理可能很复杂，因为文献中已经报道了甲状腺毒症的各种并发症，包括高热、脱水、营养不良、心力衰竭、心律失常、横纹肌溶解、脑卒中，以及罕见的重症性肝炎和多器官功能衰竭[22,42]。在对这些患者进行复苏时应考虑以下几点：①避免使用水杨酸盐作为退热药，因为它可以取代甲状腺结合蛋白中的甲状腺激素；②注意补充葡萄糖和硫胺素，因为高代谢状态下通常会营养缺乏；③对于对液体复苏无反应的患者，应使用皮质类固醇和升压药[42]。有关甲状腺毒症的主要治疗方案请参见表 14-5。

十二、妊娠滋养细胞肿瘤

（一）疾病分期

为了更好地定义日后疾病的分期标准，FIGO 系统结合了以前基于肿瘤和转移位置的解剖分期系统和一个包含 WHO 定义的危险因素

表 14-5 葡萄胎妊娠合并甲状腺毒症的治疗

紧急情况	特殊症状	治疗	
甲状腺功能障碍	甲状腺毒症	PTU + 碘（1h 后），甲巯咪唑	
激素外周效应	心动过速	药物 普萘洛尔 拉贝洛尔 艾司洛尔 糖皮质激素 血浆置换 血浆灌注	药物作用 减轻心动过速 减少 $T_4 \sim T_3$ 的转化 去除循环中的激素
系统失代偿	高热 脱水 营养不良 心力衰竭 心律失常 横纹肌溶解 重症性肝炎 多器官衰竭	避免水杨酸类药物 补充葡萄糖和硫胺素 类固醇药物 升压药	
突发事件		清宫去除葡萄胎妊娠 避免米索前列醇和缩宫素类药物	

PTU. 丙硫氧嘧啶；T_3. 三碘甲状腺素；T_4. 甲状腺素

的改良评分系统[9,61]。该评分系统（表14-2）提供了用于将患者分为低风险 GTN 和高风险 GTN 的值，风险评分≤6分为低风险，风险评分≥7分被认为是高风险。高危因素包括年龄＞40岁、离早孕间隔较长、预处理期间 hCG 水平较高、出现脑或肝转移，以及肿瘤较大或转移数目较多。治疗一般采用化疗，最佳方案由分期和评分决定[5]。急诊科医生在对患者进行治疗时，应了解最常用的化疗药物及其可能的不良反应（表14-6）。

（二）低风险患者的管理

FIGO 评分≤6分的患者可采用单剂化疗，甲氨蝶呤或放线菌素 D（ActD）[5,9]，有学者提出如果患者的 hCG 浓度＜100 000 mU/ml [62]，则对治疗的反应更好[62]，治疗可以包括每周注射一次甲氨蝶呤，每2周注射一次放线菌素 D，或者用其他剂量的甲氨蝶呤加或不加叶酸抢救。

表 14-6　用于治疗 GTD 的常用药物及不良反应

药　物	不良反应
甲氨蝶呤（含或不含亚叶酸）	骨髓抑制 肾脏损害 肝毒性 肺炎 胃肠道毒性 继发性恶性肿瘤 肿瘤溶解综合征 机会性感染
放线菌素 D（放线菌素）	外渗导致软组织严重损伤
环磷酰胺（Cytoxan®）	呕吐严重
氯丁酸	严重骨髓抑制
长春新碱（Oncovin®）	局部刺激性和蜂窝织炎
依托泊苷（VP-16）	骨髓抑制
顺铂	肾毒性 耳毒性（在儿童中更为明显） 过敏反应 骨髓抑制 恶心呕吐
异环磷酰胺（Ifex®）	骨髓抑制 中枢神经系统毒性 出血性膀胱炎（可通过美司钠减轻） 肾毒性
博来霉素	肺毒性（肺纤维化） 特异反应（低血压、精神错乱、发热、寒战和喘息）
氟尿嘧啶（5-FU）	骨髓抑制 心脏毒性（心绞痛、心肌梗死/局部缺血、心律失常和心力衰竭） 胃肠道毒性（腹泻） 手足综合征（足底红斑、感觉异常） 高氨性脑病 神经毒性
紫杉醇（Taxol®）	超敏反应 骨髓抑制

无论治疗方案如何，都应监测 hCG 水平，持续治疗，直到 hCG 恢复到正常水平，达到正常化后再进行 2～3 个周期治疗，从而减少复发的机会[5,44]。总的完全缓解率接近 100%[5]。

（三）高危患者的管理

高危 GTN 患者，即 FIGO 评分 ≥ 7 分的患者，无论是否有辅助手术或放疗，应使用多种化疗药物进行治疗[9]。最常用的是 EMA-CO（依托泊苷、甲氨蝶呤、放线菌素 D、环磷酰胺、长春新碱），尽管目前对于哪种组合更有效还没有一致意见[5]。治疗效果由后续 hCG 水平监测情况。

FIGO 评分 ≥ 12 分的患者，以及肝脏、脑部或广泛转移的患者，在接受标准一线多药化疗方案治疗表现不佳时，可能需要替代方案来限制发病率和死亡率[5]。对于单独耐药的患者，切除孤立的脑部或肺部结节或进行子宫切除术可以提高生存率[5]。还可以进行辅助手术（包括开腹手术）以控制转移瘤的出血，如果不能通过子宫动脉栓塞术控制，也可以行子宫切除术[5]。

与绒毛膜癌相比，PSTT 和 ETT 的化疗敏感性均较低，预后较差，最显著的不良预后因素是发病时间距前次妊娠 > 48 个月[5]。在大多数情况下，子宫切除术是主要的治疗方式；然而，如果病变局限并希望保留生育能力，可考虑采用子宫刮除术、宫腔镜切除术和化疗等保守治疗。如果病变是弥漫性的，则不宜保留生育能力的保守治疗[5]。

有研究估计 GTN 的死亡病例也就是 GTN 患者的 5 年总死亡率为 2%，不包括 PSTT 和 ETT。高危患者 5 年死亡率为 12%。FIGO 评分 ≥ 13 分的患者 5 年死亡率为 38.4%，占整个队列死亡人数的 52%。8 名患者在开始治疗 4 周后死亡，其中 6 名患者在发现时就出现 FIGO 评分 ≥ 13 分，其中 5 名患者有脑和（或）肝转移[63]。

在 GTN 治疗后至少 12 个月内，多次监测 hCG 并采取可靠的避孕措施是监测复发的关键。如果治疗成功，尽管可能需要心理社会和妊娠咨询，但对未来的生育、妊娠或后代没有不良影响[5]。

十三、总结

妊娠滋养细胞疾病虽然相对罕见，但由于早期发现会大大降低发病率和死亡率，因此需在临床上需要高度关注。所有女性都应询问生育史，因为其表现各不相同，在最近有过分娩或流产史的患者中也可能出现妊娠试验阳性。GTD 的诊断，特别是葡萄胎妊娠，在头 3 个月更为普遍，这使得经典的表现相对罕见，诊断也更具挑战性。最常见的表现是阴道流血、恶心、呕吐或骨盆疼痛。但是，患者也可能出现四肢的表现，尤其是那些没有进行产前检查的患者或者最近被误诊为正常妊娠或自然流产的患者。孕周 < 20 周出现子痫前期的患者也应考虑 GTD，呕吐、出血性休克和甲状腺毒症都可能出现在急诊，这些都提示 GTD 的可能。

基本检查至少应包括血清 hCG 定量和超声检查（图 14-7）。包括最近流产的女性，她们应该在流产后 3～4 周进行 hCG 监测，以确保该值恢复正常，因为超声检查无法可靠地确认葡萄胎妊娠，并且自然流产后可能不会进行妊娠物的组织学检查[2]。如果强烈怀疑 GTD 且初始结果为阴性，则可能需要订购稀释的样品来测定 hCG 水平。大多数孕早期完全葡萄胎表现为复杂的宫内回声肿块，其中包含多个小囊性区域而没有相关的胎儿组织，而部分性葡萄胎通常会出现异常的胎囊，以及胎盘内的局灶性囊性空间。正常超声不能排除 GTD 并且应结合 hCG 水平[64]。

GTN 应与可疑转移的患者（最常见的是肺、肝和脑）进行区别，患者可能会有高度可疑的病史和（或）不典型的症状，在这些情况下，可能会进行更多的检查，包括血液检查和胸部 X 线或 CT 扫描等。一旦被诊断，将根据 FIGO 评分系统对 GTN 患者进行分类和分期，包括有无转移、低风险 GTN 患者的 FIGO 评分 ≤ 6、高风险 GTN 患者的 FIGO 评分 ≥ 7。

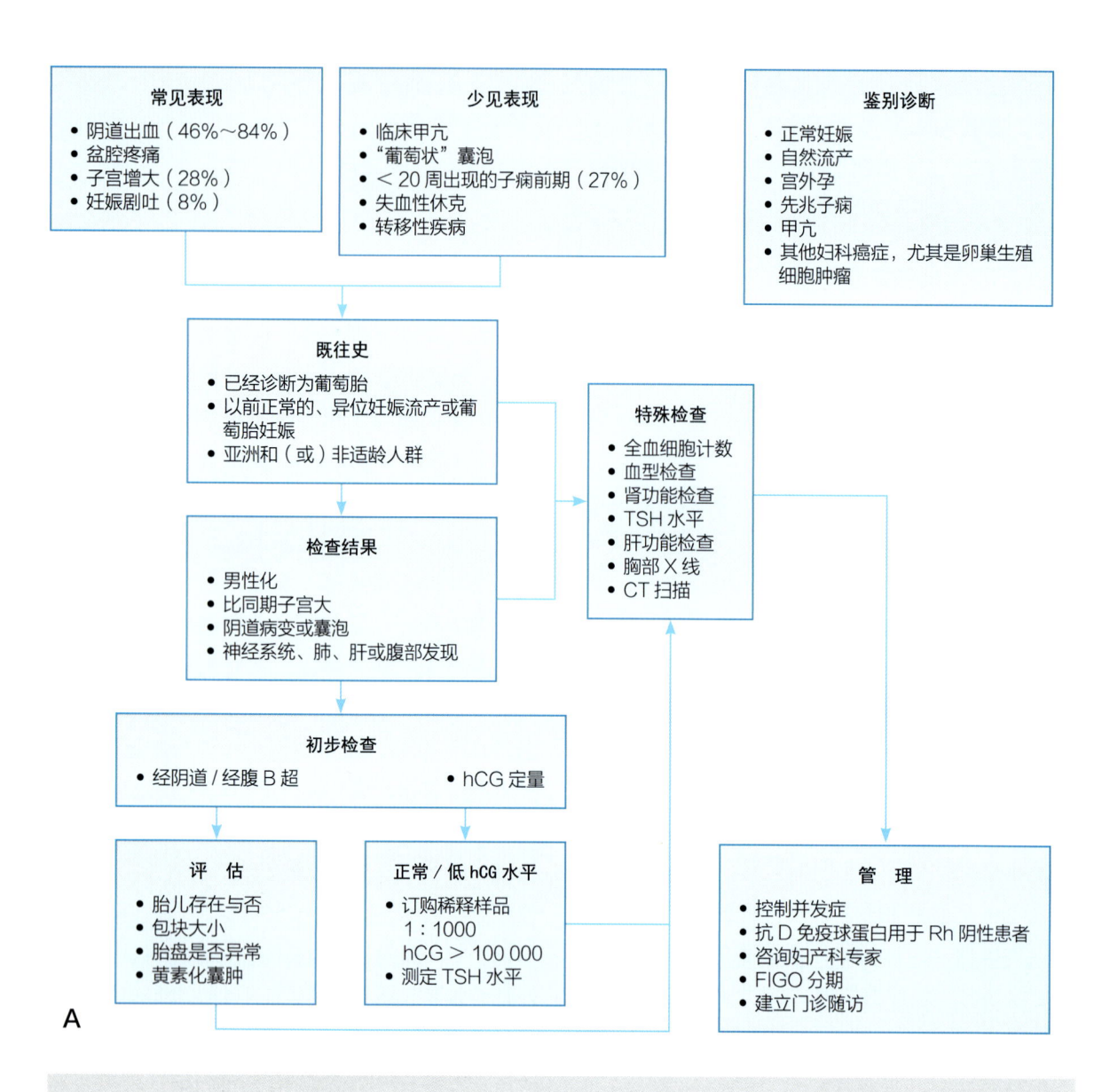

产科急诊学
Manual of Obstetric Emergencies

常见表现
- 阴道出血（46%~84%）
- 盆腔疼痛
- 子宫增大（28%）
- 妊娠剧吐（8%）

少见表现
- 临床甲亢
- "葡萄状"囊泡
- <20 周出现的子痫前期（27%）
- 失血性休克
- 转移性疾病

鉴别诊断
- 正常妊娠
- 自然流产
- 宫外孕
- 先兆子痫
- 甲亢
- 其他妇科癌症，尤其是卵巢生殖细胞肿瘤

既往史
- 已经诊断为葡萄胎
- 以前正常的、异位妊娠流产或葡萄胎妊娠
- 亚洲和（或）非适龄人群

检查结果
- 男性化
- 比同期子宫大
- 阴道病变或囊泡
- 神经系统、肺、肝或腹部发现

特殊检查
- 全血细胞计数
- 血型检查
- 肾功能检查
- TSH 水平
- 肝功能检查
- 胸部 X 线
- CT 扫描

初步检查
- 经阴道 / 经腹 B 超
- hCG 定量

评估
- 胎儿存在与否
- 包块大小
- 胎盘是否异常
- 黄素化囊肿

正常 / 低 hCG 水平
- 订购稀释样品 1∶1000 hCG > 100 000
- 测定 TSH 水平

管理
- 控制并发症
- 抗 D 免疫球蛋白用于 Rh 阴性患者
- 咨询妇产科专家
- FIGO 分期
- 建立门诊随访

A

▲ 图 14-7 妊娠滋养细胞疾病管理算法

第 14 章 妊娠滋养细胞疾病
GESTATIONAL TROPHOBLASTIC DISEASE

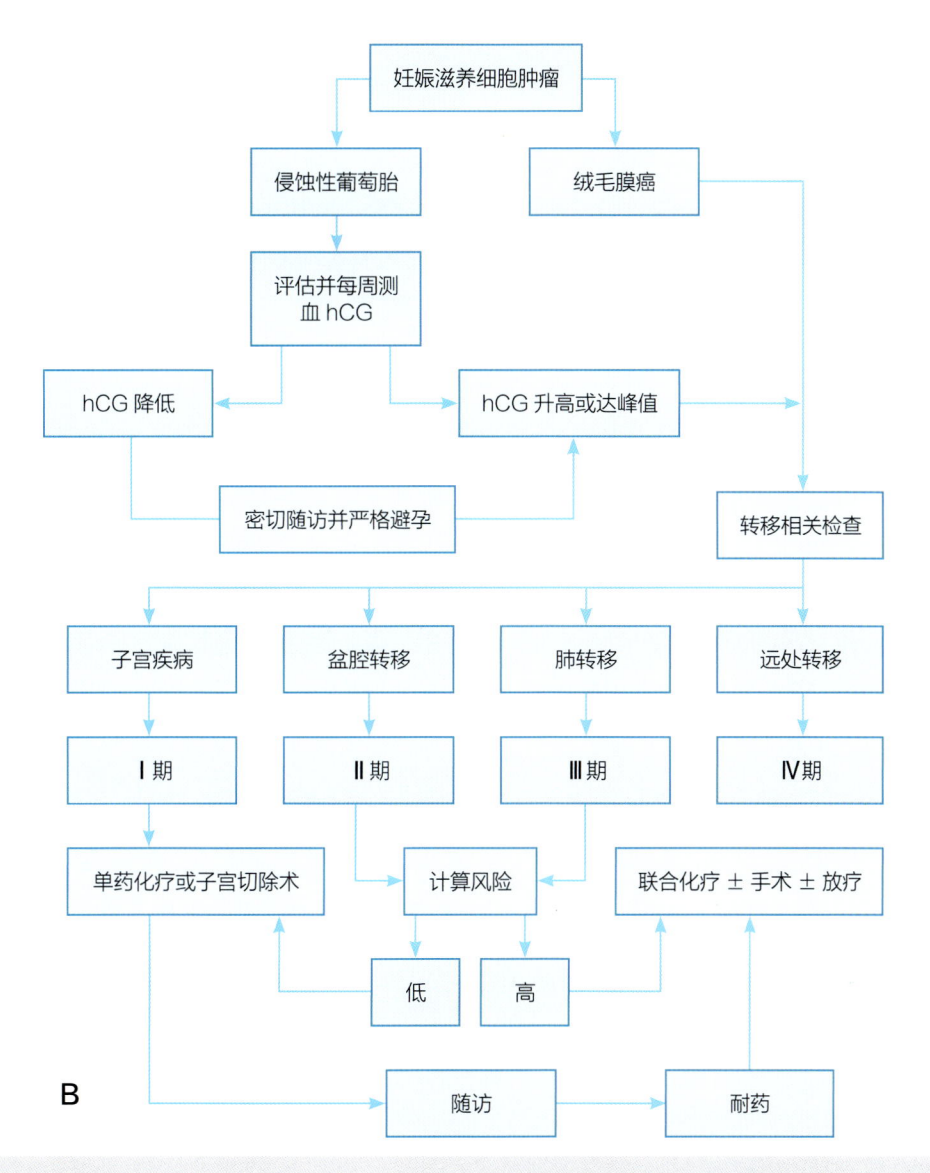

▲ 图 14-7（续） 妊娠滋养细胞疾病管理算法
FIGO. 国际妇产科联合会；hCG. 人绒毛膜促性腺激素；TSH. 促甲状腺激素

本章要点

1. 在过去的几十年中，在保留生育力的情况下，GTD 的结局已从近 100% 病死率改善到近 100% 治愈。
2. 妊娠滋养细胞疾病是一系列疾病，涵盖 5 种主要的临床病理形式，包括葡萄胎（完全和部分）、侵蚀性葡萄胎、绒毛膜癌、胎盘部位滋养细胞肿瘤、上皮样滋养细胞肿瘤，其中，侵蚀性葡萄胎、绒毛膜癌、胎盘部位滋养细胞肿瘤、上皮样滋养细胞肿瘤是一组恶性形式，统称为妊娠滋养细胞肿瘤。
3. 当 hCG 水平由于抗体饱和而极高（500 000mU/ml 以上）时，可能会导致尿液妊娠试验假阴性，这种现象被称为"钩效应"，在阴道流血和骨盆疼痛的检查中应考虑到此种情况，以防止 GTD 的延迟诊断。
4. 呕吐、出血性休克、先兆子痫和甲状腺毒症都是可能的临床表现，当患者有这些症状出现时应考虑到 GTD 的可能。
5. 近期流产或终止妊娠的女性应在产后 3～4 周进行 hCG 监测，以确保该值恢复正常，因为超声检查无法可靠地确认葡萄胎疾病，并且自然流产后可能也不会进行胎儿组织学检查。

185

6. 正常的超声检查不能排除 GTD 的诊断，当怀疑 GTD 时应同时进行 hCG 定量检测。
7. 对于患有葡萄胎的 Rh 阴性女性，建议使用抗 D 免疫球蛋白（RhoGam）。
8. 对于低风险 GTN，推荐采用单药化疗（甲氨蝶呤为第一线）。不建议那些希望保留生育能力的患者手术。
9. 高风险 GTN 需要联合化疗，而全子宫切除术是局限在子宫内的胎盘部位滋养细胞肿瘤和上皮样滋养细胞肿瘤的治疗选择。

参考文献

[1] Brown J, Naumann RW, Seckl MJ, Schink J. 15 years of progress in gestational trophoblastic disease: scoring, standardization, and salvage. Gynecol Oncol. 2017; 144:200-207.

[2] Seckal MJ, Sebire NJ, Berkowitz RS. Gestational trophoblastic disease. Lancet. 2010;376:717-729.

[3] Bolze P-A, Attia J, Massardier J, et al. Formalised consensus of the European organisation for treatment of trophoblastic diseases on management of gestational trophoblastic diseases. Eur J Cancer. 2015;51:1725-1731.

[4] Virmani S, Srinivas SB, Bhat R, Rao R, Kudva R. Transient thyrotoxicosis in molar pregnancy. J Clin Diagn Res. 2017;11(7):QD01–QD02.

[5] Ngan HYS, Seckl MJ, Berkowitz RS, et al. Update on the diagnosis and management of gestational trophoblastic disease. Int J Gynecol Obstet. 2018;143(suppl 2):79-85. https://obgyn.onlinelibrary.wiley .com/doi/pdf/10.1002/ijgo.12615..

[6] Himanshu P, Pariseema D, Meeta M, Anjana C. Haemorrhagic emergencies in gestational trophoblastic neoplasia and their management: report of three cases. Gujarat Med J. 2014;69:102-104.

[7] Bruner DI, Pritchard AM, Clarke J. Uterine rupture due to invasive metastatic gestational trophoblastic neoplasm. West J Emerg Med. 2013;14(5):444-447.

[8] Barber EL, Soper JT. Gestational trophoblastic disease. In: DiSaia P, Creasman W, Mannell R, et al. eds. Clinical Gynecologic Oncology. 9th ed. Philadelphia, PA: Elsevier; 2018:163-189.

[9] Lurain, JR. Gestational trophoblastic disease II: classification and management of gestational trophoblastic neoplasia. Am J Obstet Gynecol. 2011;204:11-18.

[10] Gockley AA, Joseph NT, Melamed A, et al. Effect of race/ethnicity on clinical presentation and risk of gestational trophoblastic neoplasia in patients with complete and partial molar pregnancy at a tertiary care referral center. Am J Obstet Gynecol. 2015;215(3):334.e1-e6.

[11] Rauh-Hain JA, Growdon WB, Braga A, Goldstein DP, Berkowitz RS. Gestational trophoblastic neoplasia in adolescents. J Reprod Med. 2012;57(5-6):237-242.

[12] Masterson L, Chan S, Bluhm B. Molar pregnancy in the emergency department. West J Emerg Med. 2009;10:295-296.

[13] Vargas R, Barroilhet LM, Esselen K, et al. Subsequent pregnancy outcomes after complete and partial molar pregnancy, recurrent molar pregnancy, and gestational trophoblastic neoplasia: an update from the New England Trophoblastic Disease Center. J Reprod Med. 2014;59(5-6):188-194.

[14] Eagles N, Sebire NJ, Short D, Savage PM, Seckl MJ, Fisher RA. Risk of recurrent molar pregnancies following complete and partial hydatidiform moles. Human Reprod. 2015;30(9):2055-2063.

[15] Seckl MJ, Sebire NJ, Fisher RA, Golfier F, Massuger L, Sessa C; ESMO Guidelines Working Group. Gestational trophoblastic disease: ESMO clinical practice guidelines for diagnosis, treatment, and follow-up. Ann Oncol. 2013;24(6):vi39-vi50.

[16] Chhabra S, Quireshi A. Gestational trophoblastic neoplasms with special reference to invasive mole. J Obstet Gynecol India. 2007;57:124-127.

[17] Prasannan-Nair C, Reynolds SF, Budden G. Partial molar pregnancy with severe pre-eclampsia at 19 weeks' gestation. J Obstet Gynecol. 2006;26(8):817.

[18] Braga A, Obeica B, Werner H, et al. A twin pregnancy with a hydatidiform mole and a coexisting live fetus: prenatal diagnosis, treatment, and follow-up. J Ultrason. 2017;17:299-305.

[19] Linh LH, Maesta I, Braga A, et al. Multiple pregnancies with complete mole and coexisting normal fetus in North and South America: a retrospective multicenter cohort and literature review. Gynecol Oncol. 2017;145:88-95.

[20] Banerjee D, Barsode SD, Basu P. Management of gestational trophoblastic diseases—an update. Rev Recent Clin Trials. 2015;10:255-262.

[21] Berkowitz RS, Goldstein DP. Clinical practice. Molar

pregnancy. N Engl J Med. 2009;360(16):1639-1645.

[22] Kofinas JD, Kruczek A, Sample J Eglinton GS. Thyroid storm-induced multi-organ failure in the setting of gestational trophoblastic disease. J Emerg Med. 2015; 48(1):35-38.

[23] Coletta JM, Hou JY, D'Alton ME. Gestational trophoblastic disease. In: Copel J, Dalton M, Feltovich H, et al. eds. Obstetric Imaging: Fetal Diagnosis and Care. 2nd ed. Philadelphia, PA: Elsevier; 2018:449-452.

[24] Singh A, Ratnani R. Heterogenous presentation of chorioadenoma destruens. J Obstet Gynaecol India. 2012; 62(suppl 1):71-74.

[25] El-agwany AS, Abdeldayem TM. Invasive mole of the uterus: a description of two cases managed by hysterectomy. Egyptian J Radiol Nuclear Med. 2015;46(4):1267-1270.

[26] Benson CB, Genest DR, Bernstein MR, Soto-Wright V, Goldstein DP, Berkowitz RS. Sonographic appearance of first trimester complete hydatidiform moles. Ultrasound Obstet Gynecol. 2000;16:188-191.

[27] Sun SY, Melamed A, Goldstein DP, et al. Changing presentation of complete hydatidiform mole at the New England trophoblastic disease center over the past three decades: does early diagnosis alter risk for gestational trophoblastic neoplasia? Gynecol Oncol. 2015;138:46-49.

[28] Soto-Wright V, Bernstein M, Goldstein DP, Berkowitz RS. The changing clinical presentation of complete molar pregnancy. Obstet Gynecol. 1995;86(5):775-779.

[29] Sun SY, Melamed A, Joseph N, et al. Clinical presentation of complete hydatidiform mole and partial hydatidiform mole at a regional trophoblastic disease center in the United States over the past two decades. Int J Gynecol Cancer. 2016;26(2):367-370.

[30] Lee N, Saha S. Nausea and vomiting of pregnancy. Gastroenterol Clin North Am. 2011;40(2):309-334.

[31] Lima L, Parente R, Maesta I, et al. Clinical and radiological correlations in patients with gestational trophoblastic disease. Radiol Bras. 2016;49(4):241-250.

[32] Saraswat L, Ashok PW, Mathur M. Medical management of miscarriage. Obstet Gynaecol. 2014;16:79-85.

[33] Weiderpass E, Labreche F. Malignant tumors of the female reproductive system. Saf Health Work. 2012; 3(3):166-180.

[34] Bouquet de Joliniere J, Ben Ali N, Fadhlaoui A, et al. Two case reports of a malignant germ cell tumor of ovary and a granulosa cell tumor: interest of tumoral immunochemistry in the identification and management. Front Oncol. 2014;4:97.

[35] Erb RE, Gibler WB. Massive hemoperitoneum following rupture of hepatic metastases from unsuspected choriocarcinoma. Am J Emerg Med. 1989;7(2):196-198.

[36] Mates SM, Yetsko RA. Metastatic gestational choriocarcinoma: two cases. Ann Emerg Med. 1988;17(5):168-170.

[37] Pejic D, Savic S, Popovic M, et al. Gestational trophoblastic disease with multisystemic complications. Signa Vitae. 2015;10:79-80.

[38] Cavaliere A, Ermito S, Dinatale A, Pedata R. Management of molar pregnancy. J Prenat Med. 2009;3(1):15-17.

[39] Sargin MA, Tug N, Tosun OA, Yassa M, Bostanci E. Theca lutein cysts and early onset severe preeclampsia. Pan Afr Med J. 2016;24:141.

[40] Lurain JR. Gestational trophoblastic disease I: epidemiology, pathology, clinical presentation and diagnosis of gestational trophoblastic disease, and management of hydatidiform mole. Am J Obstet Gynecol. 2010;203(6):531-539.

[41] Walkington L, Webster J, Hancock BW, Everard J, Coleman RE. Hyperthyroidism and human chorionic gonadotrophin production in gestational trophoblastic disease. Br J Cancer. 2011;104(11):1665-1669.

[42] Moskovitz JB, Bond MC. Molar pregnancy induced thyroid storm. J Emerg Med. 2010;38(5):e71-e76.

[43] Burch HB, Wartofsky L. Life-threatening thyrotoxicosis: thyroid storm. Endocrinol Metab Clin North Am. 1993; 22:263-277.

[44] Biscaro A, Braga A, Berkowitz RS. Diagnosis, classification and treatment of gestational trophoblastic neoplasia. Rev Bras Ginecol Obstet. 2015;37(1):42-51.

[45] Rodríguez-Gutiérrez R, Villarreal-Pérez JZ, Morales-Martinez FA, et al. Ovarian and adrenal androgens and their link to high human chorionic gonadotropin levels: a prospective controlled study. Int J Endocrinol. 2014;2014:191247.

[46] Goldstein D, Berkowitz R. Current management of gestational trophoblastic neoplasia. Hematol Oncol Clin North Am. 2012;26:111-131.

[47] Berry E, Hagopian GS, Lurain JR. Vaginal metastases in gestational trophoblastic neoplasia. J Reprod Med. 2008;53(7):487-492.

[48] Berkowitz RS, Goldstein DP. Current management of gestational trophoblastic diseases. Gynecol Oncol. 2009;112(3):654-662.

[49] Yayla CA, Ozkaya E, Yenidede I, et al. Predictive value of some hematological parameters for non-invasive and invasive mole pregnancies. J Matern Fetal Neonatal Med.

2018;31(3):271-277.

[50] Cormano J, Mackay G, Holscheider C. Gestational trophoblastic disease diagnosis delayed by the hook effect. Obstet Gynecol. 2015;126:811-814.

[51] Tse KY, Chan KL, Tam KF, et al. An update on gestational trophoblastic disease. Obstet Gynaecol Reprod Med. 2012;22:7-15.

[52] Lewis JL. Diagnosis and management of gestational trophoblastic disease. Cancer. 1993;71:1639-1647.

[53] Tie W, Tajnert K, Plavsic SK. Ultrasound imaging of gestational trophoblastic disease. Donald School J Ultrasound Obstet Gynecol. 2013;7(1):105-112.

[54] Kirk E, Papageorghiou AT, Condous G, Bottomley C, Bourne T. The accuracy of first trimester ultrasound in the diagnosis of hydatidiform mole. Ultrasound Obstet Gynecol. 2007;29:70-75. doi:10.1002/uog.3875.

[55] Lin LH, Bernardes LS, Hase EA, Fushida K, Francisco RPV. Is Doppler ultrasound useful for evaluating gestational trophoblastic disease? Clinics. 2015;70(12):810-815.

[56] Dhanda S, Ramani S, Thakur M. Gestational trophoblastic disease: a multimodal imaging approach with impact on diagnosis and management. Radiol Res Pract. 2014;2014:842751.

[57] Kani K, Lee J, Dighe M, Moshiri M, Kolokythas O, Dubinsky T. Gestational trophoblastic disease: multimodality imaging assessment with special emphasis on spectrum of abnormalities and value of imaging in staging and management of disease. Current Probl Diagn Radiol. 2012;41(1):1-10.

[58] Allen SD, Lim AK, Seckl MJ, Blunt DM, Mitchell AW. Radiology of gestational trophoblastic neoplasia. Clin Radiol. 2006;61(4):301-313.

[59] Hongaskul K, Songjamrat A, Rookkapan S. Transarterial embolization for the treatment of massive bleeding in gynecologic and obstetric emergencies: a single center experience. Emerg Radiol. 2014;21:333-339.

[60] Ezer A, Caliskan K, Parlakgumus A, et al. Preoperative therapeutic plasma exchange in patients with thyrotoxicosis. J Clin Apher. 2009;24(3):111-114.

[61] Ngan HY, Bender H, Benedet JL, Jones H, Montruccoli GC, Pecorelli S; FIGO Committee on Gynecologic Oncology. Gestational trophoblastic neoplasia, FIGO staging and classification. Int J Gynecol Obstet. 2003;83:175-177.

[62] Taylor F, Grew T, Everard J, et al. The outcome of patients with low risk gestational trophoblastic neoplasia treated with single agent intramuscular methotrexate and oral folinic acid. Eur J Cancer. 2013;49(15):3184-3190.

[63] Bolze PA, Riedl C, Massardier J, et al. Mortality rate of gestational trophoblastic neoplasia with a FIGO score of ≥ 13. Am J Obstet Gynecol. 2016;214(3):390.e1-e8.

[64] Bree RL, Edwards M, Bohm-Velez M, Beyler S, Roberts J, Mendelson EB. Transvaginal sonography in the evaluation of normal early pregnancy: correlation with HCG level. AJR Am J Roentgenol. 1989;153(1):75-79.

第四篇　孕晚期（>20周）

Later Pregnancy（> 20 Weeks）

第 15 章　急产的准备

第 16 章　妊娠期高血压疾病

第 17 章　围产期心肌病

第 18 章　早产

第 19 章　胎膜早破

第 20 章　胎盘异常

第 15 章 急产的准备
Preparation for Precipitous Delivery

Alison Schroth Hayward，Tess Wiskel **著**
任　珂 **译**

一、概述

紧急医疗服务提供者必须时刻做好为孕妇分娩的准备。每个医疗机构都可能接收急产患者，且急诊科医生可能因为没有时间请求协助，而成为现场唯一一位在场的医生。《急诊疾病及分娩处理准则》特别强调，急产作为一种紧急医疗事件，在转诊或在紧急情况解决之前，必须尽可能进行治疗和稳定病情。急产指分娩总产程＜ 3h。在美国每年的发生率约 3%[1]。急诊机构面临的每次分娩都可能是急产[2]。

二、危险因素

在初产妇中，急产与早产和母亲年龄偏小有关；而在经产妇中，急产与妊娠期高血压疾病有关。同时，急产与可卡因的滥用也有相关性[1,3]。

三、临床特征

（一）病史

对临产孕妇的评估包括采集相关病史和检查产前记录。病史分为 3 个部分，包括临产的诊断、常规产科病史、相关的内科和外科病史。

- 临产的诊断，是指询问宫缩的发作时间、频率和强度以评估患者是否临产；询问阴道流液情况评估是否胎膜破裂；同时应注意宫颈黏液栓、血性分泌物或阴道出血相关情况。也应注意胎动、宫内感染相关体征和症状（包括发热、畏寒）及阴道分泌物情况。

- 常规产科病史包括患者的产次、前次分娩的孕周、方式和并发症、预产期、年龄、产检情况及相关并发症。

- 相关的内科和外科病史，是指应询问患者的医疗状况、手术史、过敏史、目前的药物治疗和有无使用妊娠禁忌药物[4]。

（二）体格检查

在对任何孕妇进行初次评估时都需要记录生命体征，包括记录胎心情况。应在宫缩前、宫缩中、宫缩后监测胎心率，并通过听诊、超声或电子胎心监护仪进行监测。孕 20 周后，正常的胎心率为 120～160 次 / 分[4]。同时体格检查应包括腹部查体，了解宫高、子宫压痛、宫缩强度、宫缩频率和确定胎位（横产式、纵产式或斜位），以帮助决定分娩方式。腹部检查和 4 步触诊可以帮助确定胎先露和胎方位。腹部检查和 4 步触诊要求孕妇平卧位，以评估宫高、腹围、耻骨联合和骨盆入口情况。如果在子宫底部能摸到胎儿光滑、圆润和坚硬的部分，则提示臀先露。一般情况下 4 步触诊起着重要作用，但是在急产时，它的作用可能是有限的[5]。此时超声是一个理想的诊断工具。

1. 窥器检查

在体格检查之后应进行窥器检查。首先视

诊以明确是否有疱疹病毒感染引起的病变，然后窥镜暴露阴道评估羊水池、宫颈扩张和消失情况。不应使用润滑剂以免影响胎膜早破 pH 测定。为了确定是否胎膜破裂，应评估阴道后穹窿是否有羊水池，或使用 pH 试纸检测羊水的 pH（＞7.0）与阴道分泌物的酸性 pH（4.5～5.0）进行比较。羊水也会形成羊齿状结晶。可以将液体滴在载玻片上，待其干燥，在显微镜下观察，即可以确定晶体的形状（图 15-1）。如果有阴道出血，除非经阴道超声检查已除外前置胎盘，否则应禁止窥器检查和指诊。如可疑前置胎盘，应避免窥器检查和指诊。盆腔检查也可以帮助确定胎先露，即胎儿最接近子宫颈管的部分。胎先露可以是胎头（头位）、胎儿下半身（臀位）或胎肩（横位）[4-6]。

2. 阴道检查

如果没有禁忌证（如前置胎盘或胎膜早破），应进行无菌指诊以确定宫颈扩张和消失情况。佩戴无菌手套后，用食指和中指检查宫颈边缘的距离可以判断宫口开大程度（0～10cm），10cm 表示完全扩张。宫颈缩短是指宫颈变短、长度缩小，范围为 0%～100%。阴道检查还可以触及宫颈的硬度，范围从软到硬。同时也应确定胎先露相对于坐骨棘的位置。这个范围为 -5cm～5cm，即相对于坐骨棘的高度，0 表示胎头在坐骨棘水平，5 表示胎头即将着冠[5,7]。

（三）诊断试验

分娩中的产妇应行血细胞计数、血型筛查、凝血相关化验。此外，对于没有进行产检的产妇，应考虑进行梅毒、乙型肝炎病毒和人类免疫缺陷病毒检测[5]。

1. 活跃期的判断

临产是指宫缩同时伴有宫颈缩短和宫口开大，活跃期是指宫缩下宫口开大≥3cm。临产过程中宫颈逐渐缩短变薄。

分娩可分为 3 个产程：①第一产程：逐渐增强的子宫收缩使宫颈缩短、宫口开大到 10cm；②第二产程：从宫口开大 10cm 到胎儿娩出；③第三产程：从胎儿娩出到胎盘娩出[7]。

第一产程又分为潜伏期和活跃期，潜伏期指宫口开大至 3～5cm 的阶段，此阶段相对缓慢；活跃期指宫颈开大至 10cm 的阶段，此阶段相对快速。在分娩的第二产程，宫缩的频率已经从每 10 分钟 1 次增加到每分钟 1 次。初产妇第二产程一般为 50min，经产妇一般为 20min，不过个体差异较大[5]。

2. 超声检查

床旁经腹超声联合体格检查和 4 步触诊可以确定胎先露。胎心率也可以通过超声来确定，M 型超声优于脉冲多普勒，因为脉冲多普勒有较高的热指数，对胎儿有潜在的风险。这些理论上的风险可能会影响孕早期器官发育。除非必要情况应尽量减少超声频率，不过目前并没有明确证据表明使用超声对妊娠有不良影响[8]。

3. 临产产妇分诊

1986 年，美国国会颁布了《急诊疾病及分娩处理准则》（EMTALA），表明无论经济条件如何，所有孕妇都有权利获得紧急医疗服务[9]。同所有急诊患者一样，EMTALA 要求医疗机构

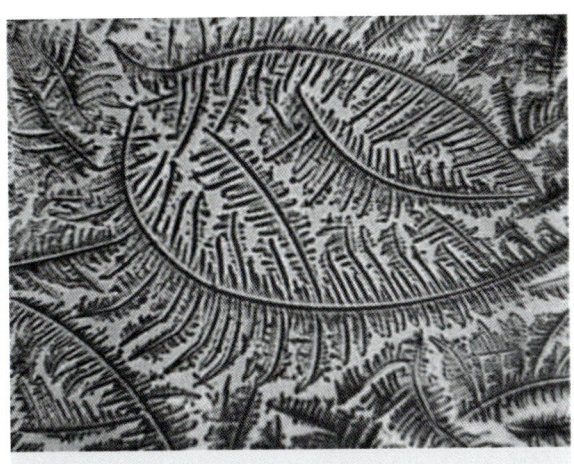

▲ 图 15-1 羊水结晶

经许可转载，引自 Evans RJ, Evans MK, Brown YMR, Orshan SA, eds. Canadian Maternity, Newborn, and Women's Health Nursing: Comprehensive Care Across the Lifespan. Philadelphia, PA: Wolters Kluwer; 2015; 317-352.

对就诊孕妇和胎儿进行诊疗，而不考虑其保险状况和支付能力。

EMTALA 将分娩定义为从潜伏期开始，直到胎儿和胎盘娩出，以及胎盘娩出后达到稳定的一个过程。这就定义了分娩的每个阶段都是一种紧急状况，可能无法稳定转诊。但是，专业医务人员也可以经过一段时间的观察，明确患者是否"假临产"，从产科角度来看，这些产妇较为稳定和安全，可进行转诊。然而，如果患者已经临产，应被划为病情不稳定，只有当转诊利大于弊时，才可以进行转诊。如果"在分娩前没有足够的时间安全转诊到另一家医院或转诊可能对产妇或未出生婴儿的健康或安全构成威胁"，则认为转诊是不安全的[10]。

如果医院没有产科或儿科，并且转诊的好处大于风险，那么不论患者是否病情稳定均应转诊。但是，考虑到在救护车上转运和分娩的风险，宫颈完全展平或已经着冠的产妇都应该在急诊科分娩[2]。这相当于活跃期的开始[7]。

相关产科分流指标可以帮助临产孕妇分流和安全转移，这其中有一些已经得到验证，比如女性保健、产科和新生儿护理协会的母胎分流指南（图15-2）[11]。它根据生命体征和其他高危孕产妇及胎儿的特征分为 5 个级别。这些分诊工具可以在医院内部和医院系统之间使用，以制订适当的分诊流程，给临产或有相关诉求的产妇提供医疗服务[12]。

在过去 10 年中，许多农村基层地区缺乏医院产检，导致院外分娩、在没有产科的医院分娩及早产率的增加[13]。因此紧急医疗服务人员需要培养处理急产的能力，并在出现意外并发症时制订备用护理和转诊计划。

（四）治疗

1. 分娩过程中产妇管理

应采集孕妇的初始生命体征、心电监护指标，同时开放静脉，并根据需要补充氧气。在急诊室时，母亲应该控制饮水量，并根据需要通过静脉输液保持入量。如果可以，应通过监护仪监测宫缩，或者可以通过将手掌放在宫底，评估宫缩的强度和时间。患者应保持在一个舒适的体位，最常见的是侧卧位[5]。可以使用碘伏溶液清洗会阴，如果没有也可以使用肥皂水。

镇痛

对于急产患者，可能没有机会施行分娩镇痛（包括腰麻和硬膜外麻醉）。但是美国妇产科医师学会（ACOG）支持对无禁忌证产妇提供分娩镇痛。可以使用注射阿片类药物，然而，此类药物镇痛效果差，而且还可导致产妇不良反应，包括恶心、呕吐和嗜睡。每种阿片类药物均无太大差别[14]。此外，阿片类药物可以通过胎盘屏障对胎儿产生不良影响。特别是哌替啶在新生儿中半衰期长达 72h。因此如果使用阿片类药物镇痛，必须评估新生儿呼吸抑制情况。非阿片类镇痛药物包括非甾体抗炎药、对乙酰氨基酚、抗组胺药、抗痉挛药和镇静药等，这些药物镇痛效果更差。相比之下，N_2O 被用于分娩镇痛虽然不如脊髓镇痛有效，但它起效快、代谢快，在母体和新生儿中可迅速消除。局部麻醉药可在缝合伤口时用于阴部神经阻滞和软组织浸润麻醉修复伤口。全身麻醉很少使用，但如果需要紧急剖宫产，可考虑全麻。

产科镇痛不会提高产妇发病率和死亡率，很少因此发生产妇死亡、呼吸停止和严重神经损伤。更常见的不良反应是低血压、瘙痒、硬膜外穿刺后头痛、恶心和呕吐。可能发生新生儿不良影响，包括新生儿呼吸抑制、肌张力下降和喂养困难。所有阿片类药物都通过胎盘，但静脉给药影响更大。在出生之前使用阿片类药物会影响胎儿的心率，导致变异性降低、减速和心动过缓，这些都与镇痛药物注射速度有关。值得注意的是，如果不给予分娩镇痛也可能出现不良事件，包括呼吸性碱中毒和儿茶酚胺释放增加，镇痛的好处和风险需要权衡。ACOG 建议在没有医学禁忌证的情况下，产妇的意愿是分娩镇痛的重要指征[6,15]。

第 15 章 急产的准备
Preparation for Precipitous Delivery

母胎分流指南（MFTI）

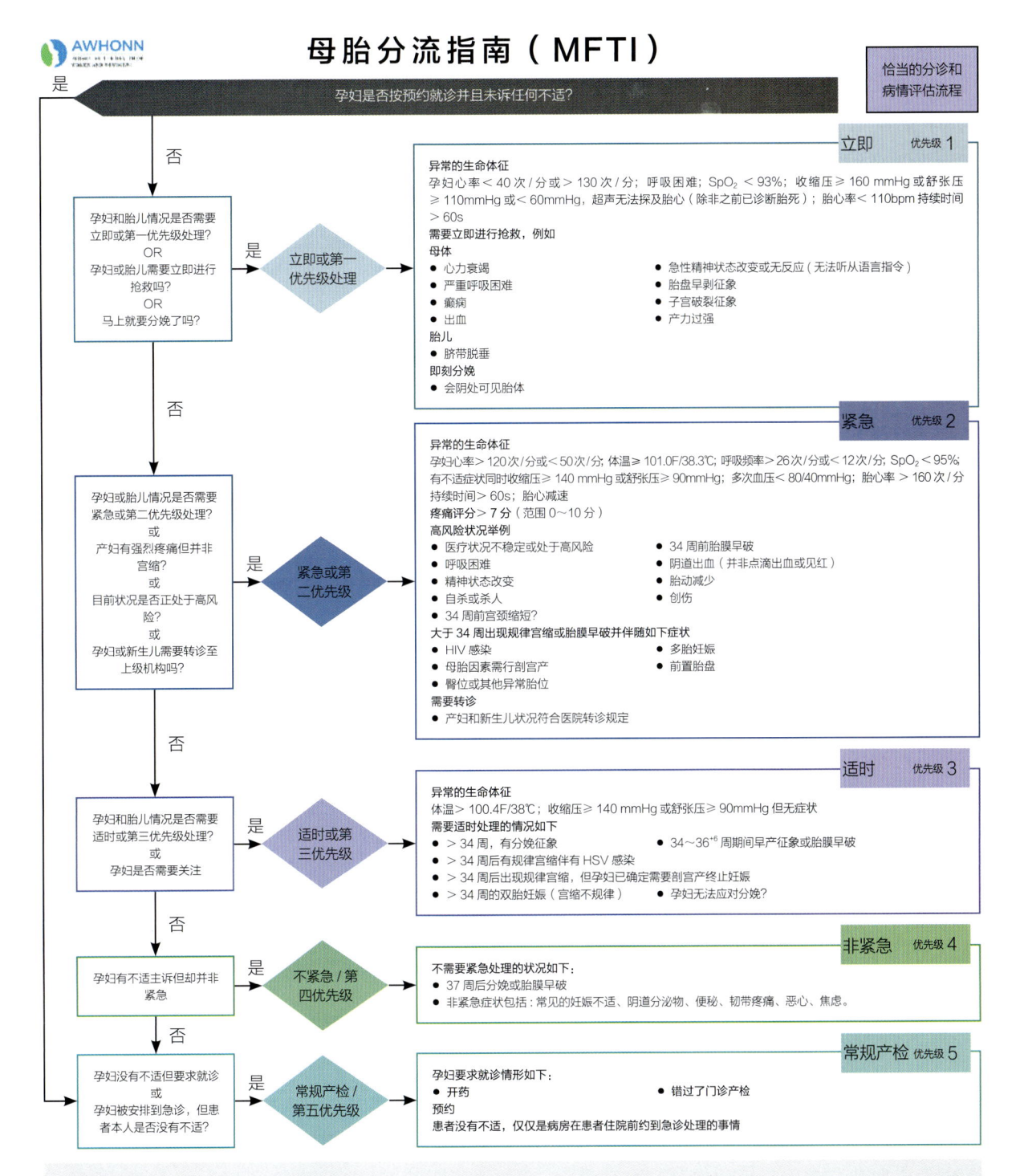

恰当的分诊和病情评估流程

孕妇是否按预约就诊并且未诉任何不适？
- 是 →（直接通过）
- 否 ↓

立即（优先级 1）

孕妇和胎儿情况是否需要立即或第一优先级处理？OR 孕妇或胎儿需要立即进行抢救吗？OR 马上就要分娩了吗？→ 是 → 立即或第一优先级

异常的生命体征
孕妇心率 < 40 次 / 分或 > 130 次 / 分；呼吸困难；SpO₂ < 93%；收缩压 ≥ 160 mmHg 或舒张压 ≥ 110mmHg 或 < 60mmHg，超声无法探及胎心（除非之前已诊断胎死）；胎心率 < 110bpm 持续时间 > 60s

需要立即进行抢救，例如
母体
- 心力衰竭
- 严重呼吸困难
- 癫痫
- 出血
- 急性精神状态改变或无反应（无法听从语言指令）
- 胎盘早剥征象
- 子宫破裂征象
- 产力过强

胎儿
- 脐带脱垂

即刻分娩
- 会阴处可见胎体

↓ 否

紧急（优先级 2）

孕妇或胎儿情况是否需要紧急或第二优先级处理？或 产妇有强烈疼痛但并非宫缩？或 目前状况是否正处于高风险？或 孕妇或新生儿需要转诊至上级机构吗？→ 是 → 紧急或第二优先级

异常的生命体征
孕妇心率 > 120 次 / 分或 < 50 次 / 分；体温 ≥ 101.0F/38.3℃；呼吸频率 > 26 次 / 分或 < 12 次 / 分；SpO₂ < 95% 有不适症状同时收缩压 ≥ 140 mmHg 或舒张压 ≥ 90mmHg；多次血压 < 80/40mmHg；胎心率 > 160 次 / 分持续时间 > 60s；胎心减速
疼痛评分 > 7 分（范围 0 ~ 10 分）

高风险状况举例
- 医疗状况不稳定或处于高风险
- 呼吸困难
- 精神状态改变
- 自杀或杀人
- 34 周前宫颈缩短？
- 34 周前胎膜早破
- 阴道出血（并非点滴出血或见红）
- 胎动减少
- 创伤

大于 34 周出现规律宫缩或胎膜早破并伴随以下症状
- HIV 感染
- 母胎因素需行剖宫产
- 臀位或其他异常胎位
- 多胎妊娠
- 前置胎盘

需要转诊
- 产妇和新生儿状况符合医院转诊规定

↓ 否

适时（优先级 3）

孕妇和胎儿情况是否需要适时或第三优先级处理？或 孕妇是否需要关注？→ 是 → 适时或第三优先级

异常的生命体征
体温 > 100.4F/38℃；收缩压 ≥ 140 mmHg 或舒张压 ≥ 90mmHg 但无症状

需要适时处理的情况如下
- > 34 周，有分娩征象
- > 34 周后有规律宫缩伴有 HSV 感染
- > 34 周后出现规律宫缩，但孕妇已确定需要剖宫产终止妊娠
- > 34 周的双胎妊娠（宫缩不规律）
- 34 ~ 36⁺⁶ 周期间早产征象或胎膜早破
- 孕妇无法应对分娩？

↓ 否

非紧急（优先级 4）

孕妇有不适主诉但却并非紧急 → 是 → 不紧急 / 第四优先级

不需要紧急处理的状况如下：
- 37 周后分娩或胎膜早破
- 非紧急症状包括：常见的妊娠不适、阴道分泌物、便秘、韧带疼痛、恶心、焦虑。

↓ 否

常规产检（优先级 5）

孕妇没有不适但要求就诊 或 孕妇被安排到急诊，但患者本人是否没有不适？→ 是 → 常规产检 / 第五优先级

孕妇要求就诊情形如下：
- 开药
- 预约
- 错过了门诊产检

患者没有不适，仅仅是病房在患者住院前到急诊处理的事情

▲ 图 15-2 女性保健、产科和新生儿护理协会的母胎分流指南

经许可转载，引自 Ruhl C, Scheich B, Onokpise B, Bingham D; Association of Women's Health, Obstetric and Neonatal Nurses. Content validity testing of the maternal fetal triage index. J bstet Gynecol Neonatal Nurs. 2015;44（6）:701-709.）
版权归 ©2015AWHONN（女性保健、产科和新生儿护理协会）所有，爱思唯尔出版，保留所有权利
1. 高危和危重产科护理，2013 年；2. 创伤可能是直接针对腹部的攻击，也可能不是，如机动车辆事故、跌倒和暴力造成的创伤；3. 经过《分娩准则（第二版）》允许使用
MFTI 仅包含典型情形，并非所有可能情形。MFTI 可以指导临床工作，但无法取代临床诊断。MFTI 更侧重于生命体征。医疗机构应根据当地人口特征和地理情况（如海拔等）制定适合当地人群的流程
©2015 女性保健、产科和新生儿护理协会。如需使用 MFTI 或将 MFTI 运用到电子病历中，请联系 permission@awhonn.org

2. 分娩过程中胎儿管理

宫缩后应立即检查胎心率，第一产程每 30min 1 次，第二产程每 15min 1 次。也可以使用持续胎心监护仪在固定时间间隔进行监护[5]。同时需要专业人员进行胎心监护解读。

3. 医疗设备

理想情况下，每个急诊室均需要预先配备一个产包。产包应该包含急产和新生儿复苏所需的医疗设备，同时应放置在一个容易获取的位置，并根据需要进行检查和更新。除药物之外，产包也应包括其余必备物品，并且应根据其特殊的储存要求单独存放（表 15-1 和表 15-2）[4,16]。

4. 药物配置

在为急产做准备时，应提前配备分娩或分娩相关并发症可能需要的药物。其中一些药物，如止痛药，是常用且容易获取的。然而，其他药物可能需要从药房获得，因此应该提前准备。分娩可能用到的药物可分为 3 类，包括促进宫缩药物、降压药和预防癫痫药物。具体类型、剂量、作用机制，以及产程和分娩中药物指征的说明详见表 15-3。镇痛药（包括局麻药，如利多卡因）可用于损伤组织修复缝合过程；阿片类药物可用于分娩镇痛。止吐药可用于治疗分娩期间的急性呕吐，甲氧氯普胺是首选药物，必要时也可加用其他止吐药，如昂丹司琼和异丙嗪。此外，如有产妇出血，可能需要血液制品[4,17]。

5. 人员配备

在没有其余人员协助的情况下，紧急医疗服务人员主要负责管理产程和分娩。分娩时，护理人员应在场护理母亲和婴儿。如果需要，有儿科或托儿所护理经验的护士在场最好。如有其他人员（包括技术人员或急诊人员）在场，可以帮助处理需要额外人力协助的并发症，如肩难产。他们还可以帮忙提供可能需要用到的设备和药品。

如有必要，可增设 1 名急诊人员进行新生儿护理和复苏，同时也可呼叫产科医生、儿科医生和新生儿专家。如果有出现呼吸困难可能，应呼叫麻醉科医师，特别是孕妇存在生理性困难气道或需要麻醉以开放新生儿气道时。在需要剖宫产的情况下，如果没有产科医生，也可以求助外科医生，尽管通常不在他们的行医范围之内。

如果可能的话，应给予产妇私人空间，如果没有私人空间，可以根据需要使用床帘。房间最好是温暖的（如创伤室），同时首选可以摆

表 15-1 急产所需医疗设备

无菌手套和手术衣
手术巾
4cm×4cm 无菌纱布
碘伏或清洗液
剪刀
止血钳或脐带钳
持针器
缝针：3-0 镀铬缝针和 2-0 薇乔线
胎盘盆

表 15-2 新生儿复苏所需医疗设备

新生儿保暖
保暖所需毯子、毛巾或塑料薄膜
吸耳球
新生儿气管插管（2.5 号和 3 号套管）
新生儿喉镜（0 号或 1 号）
0 号喉罩
CO_2 监测仪和检测器
呼吸球囊
氧源
心电和血氧监护仪
处理脐带工具

表 15-3 分娩所需药物

药　物	剂　量	机制和适应证
宫缩药		
缩宫素	胎盘娩出后 10U，肌内注射 10～40U，静脉输注	加强宫缩 产后出血
米索前列醇	600～1000μg，口服/直肠用药/舌下含服	合成前列腺素 E_1，加强宫缩 产后出血
甲基麦角新碱	0.2mg，肌内注射/静脉输注 每 2～4h 重复 1 次	增加宫缩强度、频率和幅度 缩短第三产程 减少出血
卡前列素	250μg，肌内注射 每 15～90min 重复 1 次，最大剂量 2000μg	前列腺素 F_2 衍生物 加强宫缩 难治性产后出血
降压药		
拉贝洛尔	20mg，静脉输注 每 10min 重复 1 次 最大单次剂量 80mg 总剂量≤ 300mg	α、$β_1$、$β_2$ 受体拮抗药 妊娠高血压急症（收缩压/舒张压≥ 160/110mmHg）
肼屈嗪	5～10mg，静脉输注/肌内注射，每 20～40min 重复 1 次，静脉输注最大剂量 20mg，肌内注射最大剂量 30mg	直接扩张动脉 妊娠高血压急症（收缩压/舒张压≥ 160/110mmHg）
预防癫痫药物		
硫酸镁	初始 4～5g，臀部肌内注射或 4～6g，静脉注射，后续 1～2g/h 维持滴注 24h 总量≤ 40g	抑制运功神经末梢释放乙酰胆碱；松弛平滑肌 注意肌腱反射和心电图 子痫或重度子痫前期

成截石位的床。

6. 母体并发症

如果宫颈已经展平、阴道已经扩张，并且会阴放松可以承受胎儿分娩，那么产妇并发症发生率很小。如果没有达到这些生理条件，胎儿无法娩出，那么强烈的宫缩可导致胎盘早剥、子宫破裂和软产道广泛撕裂。急产时肩难产的风险也会增加。强烈宫缩也更容易导致产后宫缩乏力，并引起产后出血[1,18]。

7. 胎儿并发症

分娩时强直宫缩会阻止子宫血液流向胎儿，导致胎儿缺氧。在分娩过程中，无法松弛的产道会导致压力过大引起胎儿创伤，包括颅内创伤和臂丛神经麻痹。急产也可能导致胎粪吸入和阿普加评分降低。最后，分娩的速度过快会增加新生儿坠落伤和持续性创伤的风险，而且由于意外分娩，可能会缺乏可用的新生儿复苏资源[1]。

8. 预防急产

任何类型的镇痛都不可能显著改变宫缩频率和强度。传统的宫缩抑制药包括硫酸镁和特布他林也曾无法治疗急产[1]。

四、总结

在急诊室的分娩一般都是急产，急诊医生需要做好处理产妇和胎儿的准备，或者在利大于弊的情况下可以安排转诊。准备分娩用品和新生儿复苏用品，以及动员可用的产科和其他人员，对顺利分娩至关重要。强烈建议预先准备分娩和新生儿复苏所需的急救物资，急产虽不常见，但是潜在的高风险事件。

> **本章要点**
> 1. 对急诊医师来说，识别分娩各个阶段是至关重要的，母胎分流指南也可以协助分诊临产孕妇。
> 2. 孕产妇和胎儿的评估包括病史采集及体格检查，病史采集包括临产时间、产检情况、妊娠现状；体格检查包括窥器检查、阴道检查（没有前置胎盘或胎膜早破等禁忌证时）。
> 3. 提前为分娩和新生儿复苏准备所有必要的用品和人员。
> 4. 做好药物准备以缓解分娩疼痛或处理并发症（如子痫前期、子痫、子宫收缩乏力、产后出血）。

参考文献

[1] Cunningham FG, Leveno KJ, Bloom SL, et al. Abnormal labor. In: Williams Obstetrics. 24th ed. New York, NY: McGraw-Hill Education; 2013.

[2] Silver DW, Sabatino F. Precipitous and difficult deliveries. Emerg Med Clin North Am. 2012;30(4):961-975.

[3] Suzuki S. Clinical significance of precipitous labor. J Clin Med Res. 2015;7(3):150-153.

[4] Frasure SE. Emergency delivery. In: Tintinalli JE, Stapczynski JS, Ma OJ, Yealy DM, Meckler GD, Cline DM, eds. Tintinalli's Emergency Medicine: A Comprehensive Study Guide. 8th ed. New York, NY: McGraw-Hill Education; 2016.

[5] Cunningham FG, Leveno KJ, Bloom SL, et al. Normal labor. In: Williams Obstetrics. 25th ed. New York, NY: McGraw-Hill Education; 2018.

[6] Marshall B, Marshall K. Obstetric and gynecologic emergencies and sexual assault. In: Stone CK, Humphries RL, eds. CURRENT Diagnosis & Treatment: Emergency Medicine. 8th ed. New York, NY: McGraw-Hill Education; 2017.

[7] Mercado J, Brea I, Mendez B, Quinones H, Rodriguez D. Critical obstetric and gynecologic procedures in the emergency department. Emerg Med Clin North Am. 2013;31(1):207-236.

[8] Cunningham FG, Leveno KJ, Bloom SL, et al. Fetal imaging. In: Williams Obstetrics. 25th ed. New York, NY: McGraw-Hill Education; 2018.

[9] Centers for Medicare and Medicaid Services. Emergency Medical Treatment & Labor Act (EMTALA). 2012. https://www.cms.gov/Regulations-and-Guidance/Legislation/EMTALA/. Accessed April 11, 2018.

[10] Social Security Administration. Examination and treatment for emergency medical conditions and women in labor. 2012. https://www.ssa.gov/OP_Home/ssact/title18/1867.htm. Accessed April 10, 2018.

[11] Ruhl C, Scheich B, Onokpise B, Bingham D. Content validity testing of the maternal fetal triage index. J Obstet Gynecol Neonatal Nurs. 2015;44(6):701-709.

[12] American College of Obstetricians and Gynecologists' Committee on Obstetric Practice. Committee Opinion No. 667: hospital-based triage of obstetric patients. Obstet Gynecol. 2016;128(1):e16-e19.

[13] Kozhimannil KB, Hung P, Henning-Smith C, Casey MM, Prasad S. Association between loss of hospital-based obstetric services and birth outcomes in rural counties in the united states. JAMA. 2018;319(12):1239-1247.

[14] Ullman R, Smith LA, Burns E, Mori R, Dowswell T. Parenteral opioids for maternal pain relief in labour. Cochrane Database Syst Rev. 2010(9):Cd007396.

[15] Practice Bulletin No. 177: obstetric analgesia and anesthesia. Obstet Gynecol. 2017;129(4):e73-e89.

[16] Gupta AG, Adler MD. Management of an unexpected delivery in the emergency department. Clin Pediatr Emerg Med. 2016;17(2):89-98.

[17] Lexicomp. 2018. https://online.lexi.com. Accessed April 15, 2018.

[18] Sheiner E, Levy A, Mazor M. Precipitate labor: higher rates of maternal complications. Eur J Obstet Gynecol Reprod Biol. 2004;116(1):43-47.

第 16 章 妊娠期高血压疾病
Hypertensive Disorders in Pregnancy

Ramu Kharel, Megan C. Henn, Michelle D. Lall　著
陈　扬　译

一、概述

全世界孕产妇死亡的主要原因是出血、高血压和感染[1]。在美国，妊娠期高血压疾病在增多，与妊娠相关的高血压的患病率增速显著高于慢性高血压[2]。高血压是妊娠期最常见的医学并发症，占所有妊娠的 5%～10%[3]。用于确定妊娠高血压分类的指标，包括孕周、出现高血压的病程，以及特定的实验室检查异常。妊娠期间发生 4 种类型的高血压疾病，包括慢性高血压、妊娠期高血压、子痫前期/子痫，以及 HELLP 综合征（以溶血、肝酶升高、血小板减少为特点）（表 16-1）。至关重要的是急诊科医务人员必须能够识别和管理妊娠期高血压疾病，以减少相关的母胎发病率和死亡率。

二、妊娠期慢性高血压

（一）背景

美国心脏病学会（ACC/AHA）指南将 1 级高血压定义为血压 130～139/80～89mmHg，将 2 级高血压定义为任何血压≥ 140/90mmHg，并在至少 2 个不同场合进行 2 次或以上的准确测量。高血压前期（一种旧定义）已被"升高的血压"所代替，指血压范围＜ 120～129/80mmHg[4]。在美国大部分高血压患者为原发性高血压。6%～8% 的高血压患者具有可识别的继发性原因，如肾脏实质疾病（多囊肾、肾小球疾病、间质性疾病）；肾血管疾病（肾动脉狭窄、纤维肌性发育不良）；内分泌失调（肾上腺皮质类固醇或盐皮质激素过多、嗜铬细胞瘤、甲状腺功能亢进或甲状腺功能减退、生长激素过多、甲状旁腺功能亢进）；主动脉缩窄；口服避孕药诱发的高血压[5]。这些罕见的高血压原因值得考虑，因为它们会对母婴健康产生重大影响，而且大多数病因可以治疗且可以治愈[5]。

（二）流行病学

慢性高血压会随着年龄的增长而增加，并且在非洲裔美国人中发病率更高。白种人女性的患病率是 0.6%～4.6%，非裔美国女性的患病率是 2%～22.3%[6]。妊娠期的慢性高血压定义为妊娠 20 周前 2 次测量血压≥ 130/80mmHg，或血压增高持续至产后 12 周后[4,7]。合并慢性高血压的孕妇发生胎盘早剥、子痫前期、胎儿低出生体重、剖宫产分娩、早产和胎死宫内的风险增加[7]。慢性高血压的母胎风险通常与妊娠后半期的并发症相关，包括子痫前期、子痫和 HELLP 综合征。这些急性过程可以在慢性高血压基础上出现，并且高达 20% 的慢性高血压患者妊娠期会并发子痫前期[6]。在重度高血压中，孕产妇死亡率与充血性心力衰竭（CHF）和高血压相关的卒中有关。

表 16-1 妊娠期高血压疾病

疾病类型	血压测量	临床表现	实验室特点	治疗
慢性高血压	1级： 血压≥130～139/80～89mmHg 2级： 血压≥140/90 （妊娠20周前或产后12周后2次异常）	高血压急症时的症状；孕产妇死亡原因为卒中和充血性心力衰竭	没有实验室异常，但必须获得CBC、CMP、LFT、UA、24h尿肌酐清除率和尿蛋白量	血压＜140/90mmHg：改良生活方式 血压≥160/100mmHg，可选择拉贝洛尔、α甲基多巴、可乐定、硝苯地平、氢氯噻嗪和肼屈嗪
妊娠期高血压	血压≥140/90mmHg且无尿蛋白（妊娠20周后或产后早期出现）	无尿蛋白或实验室异常风险因素：子痫前期病史、初产、年龄、高血压家族史、肥胖、多胎	没有异常，但必须完善与慢性高血压相同的实验室检查以了解基线水平	可选择拉贝洛尔、α甲基多巴、可乐定、硝苯地平、氢氯噻嗪和肼屈嗪
无严重表现的子痫前期	血压≥140/90mmHg（妊娠20周或产后早期出现），有尿蛋白	有尿蛋白，无其他系统的体征或症状	仅有尿蛋白，24h尿蛋白量＞0.3g；没有其他实验室异常	门诊管理且经常随访；可以选择拉贝洛尔、α甲基多巴、可乐定、硝苯地平、氢氯噻嗪和肼屈嗪
有严重表现的子痫前期	血压≥160/110mmHg（妊娠20周后或产后早期出现）	重度高血压及以下任何一项：视觉/精神异常、肺水肿、水肿或发绀、右上腹痛、上腹痛、肝功能异常、血小板减少、少尿、24h尿蛋白量＞5g或2次随机尿蛋白≥+++	肝功能异常、血小板减少、肌酐升高、蛋白/肌酐增加、24h尿蛋白≥5g或2次随机尿蛋白≥+++	一线药：静脉注射拉贝洛尔、肼屈嗪、立即口服硝苯地平；静点硫酸镁预防子痫 替代药物：尼卡地平、艾司洛尔、硝普钠
子痫	与轻度子痫前期相同（偶有发生于血压正常或无尿蛋白孕妇）	子痫前期患者新发抽搐、昏迷或脑病	子痫前期患者有以下任何实验室异常：肝功能异常、血小板减少、肌酐升高、蛋白/肌酐升高、24h尿蛋白≥5g或2次随机尿蛋白≥+++	静脉滴注硫酸镁预防抽搐发作 降压方案同上
HELLP综合征	没有血压标准	定义为溶血、肝酶升高和血小板减少	外周血涂片有破碎细胞、血小板＜100×10³、总胆红素＞1.2mg/dl、BUN/肌酐正常或升高、凝血功能异常、LDH升高	静脉滴注硫酸镁预防抽搐发作；血压控制方案与子痫前期相似，取决于高血压的水平；纠正凝血功能；为稳定病情入院治疗

BUN. 血尿素氮；CBC. 全血细胞计数；CMP. 生化全项；LDH. 乳酸脱氢酶；LFT. 肝功能检查；UA. 尿液分析

（三）治疗目标

对于未妊娠的慢性高血压患者，治疗目标是血压＜130/80mmHg，但是对于妊娠期的慢性高血压患者，1级高血压（＜140/90mmHg）可以通过改变生活方式来治疗，监测血压，除非出现肾病[4,7]。舒张压＞110mmHg与胎盘早剥和宫内生长受限的风险增加有关。收缩压＞160mmHg会增加产妇脑出血的风险。因此，对舒张压＞110mmHg或收缩压＞160mmHg的患者应立即降压治疗。

（四）诊断注意事项

妊娠期慢性高血压的诊断检查包括全血细胞计数（CBC）、生化全项（CMP，全项包括肾功能和肝酶）、尿液分析（UA），以及24h尿肌酐清除率和尿蛋白定量，以了解基线水平，该水平可用于在孕晚期评估子痫前期或HELLP综合征的发生。

（五）治疗

治疗慢性高血压的药物包括拉贝洛尔、α甲基多巴、可乐定和硝苯地平[8]（表16-2）。拉贝洛尔被认为是一线选择。血管紧张素转换酶抑制药（ACEI）和血管紧张素受体拮抗药（ARB）在妊娠期间均禁用，因为它们在孕早期和孕晚期会损害胎儿肾脏。肼屈嗪和氢氯噻嗪可作为难治病例现有治疗外的辅助药物。如果在妊娠20周之前出现高血压急症或亚急症，可使用肼屈嗪、拉贝洛尔和硝苯地平[8]（表16-3）。

三、妊娠期高血压

妊娠期高血压是妊娠期间最常见的高血压原因。健康未生育女性的妊娠期高血压率为6%～17%，多胎孕妇为2%～4%[3]。妊娠期高血压的定义为单纯性高血压，妊娠20周后或产后早期血压≥140/90mmHg，且无尿蛋白。妊娠期高血压的危险因素包括子痫前期病史、初产、年龄＜20岁或＞40岁、高血压家族史、肥胖症和多胎妊娠[9]。妊娠期高血压的治疗与慢性高血压相同。拉贝洛尔是一线药物，可根据需要添加α甲基多巴或硝苯地平以更严格地控制血压。肼屈嗪可用于高血压急症。在没有子痫前期表现的情况下，妊娠期高血压的母胎并发症与妊娠期慢性高血压的母胎并发症相似。胎盘早剥和胎儿生长受限与舒张压＞110mmHg有关。必须对所有妊娠期高血压患者进行子痫前期评估，并完善基线水平实验室检查，包括CMP、CBC、UA和24h尿液化验。子痫前期很少见于孕晚期前，因此，在孕早期或孕中期出现重度高血压或子痫前期时，必须考虑妊娠滋养细胞疾病和葡萄胎。

表16-2 妊娠期高血压治疗选择（非紧急情况）

药物	剂量	适应证	不良反应/禁忌证
拉贝洛尔	200～1200mg，每日2～3次，口服	一线药物，针对现有的高血压	一般：头痛、头晕、体位性低血压 严重：CHF、心脏传导阻滞、心动过缓、肝毒性、支气管痉挛 禁忌证：2度或3度心脏传导阻滞、心动过缓、失代偿性心力衰竭
α甲基多巴	0.5～3.0g，每日2次	一线药物，针对现有的高血压	一般：镇静、头痛、无力 严重：溶血性贫血、心肌炎、血小板减少症、肝坏死 禁忌证：肝病
硝苯地平	10～30mg/d，口服缓释剂型	二线药物，针对现有的高血压	一般：头痛、头晕、潮红、可能会影响产力 严重：CHF、MI、严重低血压、Stevens-Johnson综合征 禁忌证：肝功能不全时需谨慎
氢氯噻嗪	12.5～25mg/d	作为现有治疗的辅助	一般：电解质失衡、容量减少、肌肉痉挛严重：严重的低钾血症、心律失常、胆汁淤积性黄疸 禁忌证：无尿、对磺胺类药物过敏
肼屈嗪	50～300mg，每日2～4次，口服	作为现有治疗的辅助	一般：头痛、心动过速、心悸、呕吐、腹泻 严重：MI、低血压、药物性狼疮、中性粒细胞减少症 禁忌证：冠状动脉疾病、二尖瓣风湿性心脏病、肥厚型心肌病
可乐定	0.1～0.6mg，每日2次，口服	二线药物，替代选择	一般：头痛、低血压、疲劳、噩梦 严重：低血压、晕厥、心动过缓 禁忌证：避免突然停药 关于胎儿安全的数据有限

CHF. 充血性心力衰竭；MI. 心肌梗死

四、子痫前期/子痫

（一）背景

子痫前期（也称为伴有尿蛋白的妊娠高血压）指妊娠 20 周后或产后 4 周内出现高血压且伴新发尿蛋白或尿蛋白量突然增加。子痫前期发生在 4% 的孕中、晚期[6]，占妊娠期高血压疾病的 50%[10]。子痫前期的原因尚不清楚，但据认为是与胎盘灌注不良导致炎症反应引起广泛的母体内皮损伤有关。蜕膜动脉的急性动脉粥样硬化和血栓形成被认为可导致胎盘灌注不良[7]。

（二）风险因素

子痫前期的危险因素包括初产妇、年龄 < 18 岁或 > 35 岁、子痫前期病史、糖尿病、肾病、结缔组织疾病、三倍体、多胎妊娠、子痫前期家族史、黑种人、体重指数（BMI）≥ 30kg/m²，以及妊娠间隔 < 2 年或 > 10 年。子痫前期最重要的危险因素是初产，因为 2/3 的病例都发生在初产妇中[6]。多胎妊娠发生子痫前期的风险为 30%，糖尿病孕妇为 30%，慢性高血压孕妇为 20%[5]。子痫前期是孕产妇和围产期病率的主要原因，并且使围产期死亡率增加 20 倍[5]。

（三）病理生理学

子痫前期可单独发生或并发于慢性高血压基础上。子痫前期的临床病情可从轻度子痫前期到严重的子痫。异常指标可能包括微量至大量蛋白尿、轻度至重度高血压、血小板功能障碍、肝损害和肺水肿。子痫前期还可能由于全身性内皮损伤而表现出多器官功能障碍，包括中枢神经系统（CNS）、肝、肺、肾和血液系统。有证据表明，有子痫前期妊娠史的女性在以后的生活中患慢性高血压的风险增加[10]。在子痫前期背景上新发作的抽搐称为子痫，极少情况下，子痫也发生于血压正常或无蛋白尿患者。

（四）分类

没有严重表现的子痫前期定义为在妊娠 20 周后血压 ≥ 140/90mmHg，24h 尿蛋白定量 > 0.3g，无其他系统的症状和体征。有严重表现的子痫前期定义为 2 次间隔至少 6h 收缩压 ≥ 160mmHg 或舒张压 > 110mmHg，伴有视觉或精神异常、肺水肿或发绀、右上腹痛、上腹痛、肝功能异常（LFT）、血小板减少症、少尿（24h 尿量 < 500ml）、24h 尿蛋白 ≥ 5g 或至少间隔 4h，2 次随机尿蛋白 ≥ +++。子痫定义为新发抽搐，昏迷或脑病。

没有严重表现的子痫前期不是急症，可以在门诊进行治疗，并由产科医生进行频繁的随访和严密的胎儿监护。相反，具有严重表现的子痫前期是急症。确诊为重度高血压的 30～60min 用一线药物降压治疗可以降低孕妇卒中的风险[11]。收缩压水平是预测母体脑损伤最重要的指标，而非舒张压或平均动脉压（MAP）[11]。治疗的目标是使血压降到 140～150/90～100mmHg（图 16-1）。

（五）治疗

重度子痫前期的一线治疗药物是静脉用（Ⅳ）拉贝洛尔、肼屈嗪和口服速效硝苯地平。如果没有静脉通路，也可以口服拉贝洛尔。治疗对一线药物耐药的高血压，必须结合母胎医学咨询考虑使用尼卡地平、艾司洛尔或硝普钠（极少数情况下）等替代药物（表 16-3 和图 16-1）。

子痫的治疗包括在 20～30min 静脉输注 4～6g 硫酸镁，然后按 2g/h 速度给药 24h，并由产科医生进行紧急分娩[12]。硫酸镁不是降压药，因此，在使用硫酸镁之前，应先使用上述降压药降低显著升高的血压。推荐将硫酸镁用于重度子痫前期患者预防抽搐，但它不是抗惊厥药。苯二氮䓬类药物也可用于治疗子痫急性发作。尽管所有这些药物都有其自身的不良反应，但它们不需要连续的心脏监测，而只需频

表 16-3 子痫前期重度高血压的降压药物

药　物	剂　量	作用机制	适应证	胎儿不良反应
拉贝洛尔	静脉注射 20mg；然后每 10min 静脉注射 40～80mg（最多 300mg）（静脉滴注，1～2mg/min）	选择性 α 受体拮抗药和非选择性 β 受体拮抗药	血压≥ 160/110mmHg 时的一线药物	新生儿心动过缓、呼吸抑制和低血糖
肼屈嗪	立即静脉注射 5mg 或 10mg，若血压仍超过阈值，则每 20min 静脉注射 10mg；如果总剂量达 20mg 时仍无疗效，则考虑其他药物	动脉血管扩张药	血压≥ 160/110mmHg	继发于母亲低血压的胎儿窘迫
硝苯地平	口服 10mg；然后每 20min 口服 20mg×2 次，3 次给药后考虑其他药物	钙通道阻滞药	血压≥ 160/110mmHg	继发于母亲低血压和心动过速的胎儿窘迫

高血压 + 妊娠 —→ 否 —→ 其他诊断
妊娠 20 周后或产后 4 周内？
↓
是

轻度
- BP ≥ 140/90mmHg
- 24 小时尿蛋白量＞ 0.3g

治疗
- 门诊随访，频繁胎儿检测
- 开始口服药物
  □ 拉贝洛尔，硝苯地平

重度
- SBP ≥ 160/90mmHg 或 DBP＞ 110mmHg
- 和：视觉或精神状态异常，肺水肿，右上腹痛，上腹痛，肝功能异常，血小板减少，少尿，24h 尿蛋白≥ 5g

治疗
- 诊断后 30～60min 内给一线药物
- 开始静脉用药
  □ 拉贝洛尔，肼屈嗪（或口服硝苯地平）
  □ 目标 BP：140～150/90～100mmHg

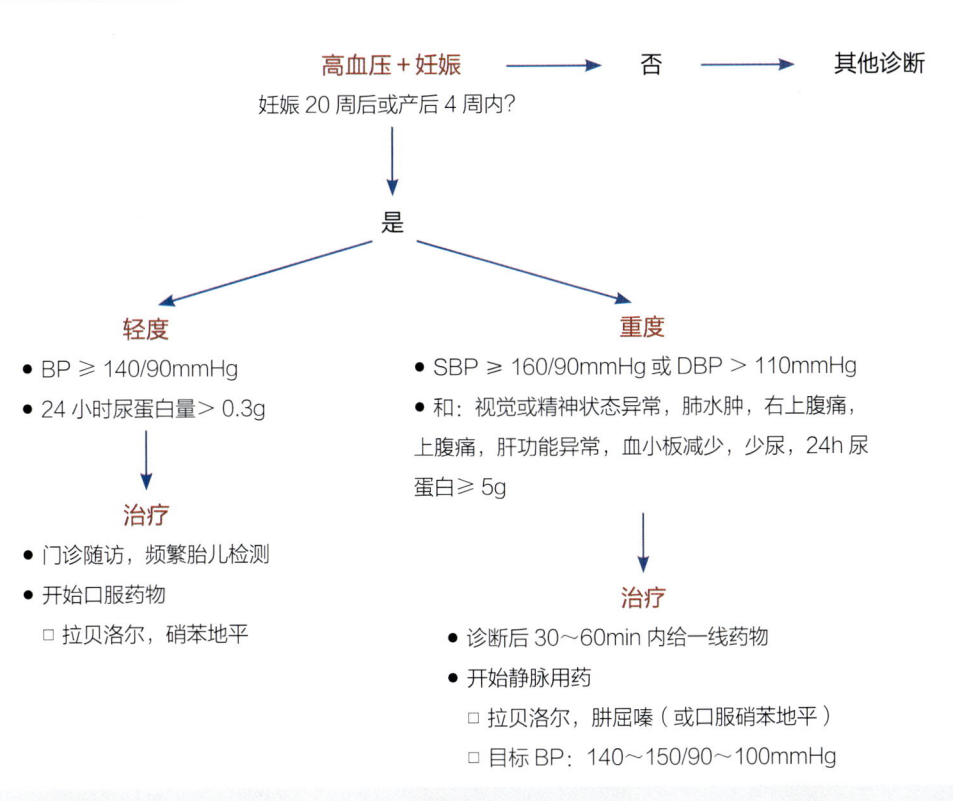

▲ 图 16-1 子痫前期的流程
BP. 血压；DBP. 舒张压；SBP. 收缩压

繁监测血压。对于苯二氮䓬类药物，建议监测血氧饱和度。终止妊娠是对严重子痫和预期危及生命的并发症的主要和确定性治疗方法[10]。

由于严重类型的子痫前期通常在足月妊娠之前发展，此时引产通常会导致早产，低出生体重儿和相关的新生儿并发症。不确定胎心图、生物生理评分低、羊水过少和胎儿生长受限是其他相关的胎儿并发症[10]。一项系统评价发现，由于子痫前期而在妊娠 34 周前分娩的产妇的围产期结局要比 34 周后的分娩差得多。因此，当没有重度子痫前期或胎儿健康受损的证据时，应密切母胎监测，并尽可能延迟分娩。终止妊娠仍然是最佳的治疗方法，如果需要，应给予皮质类固醇以确保胎儿肺成熟，并给予镁胎儿脑保护[13]（表 16-4）。在孕 34～37 周，产科医生和（或）母胎医学专家将基于子痫前期和早产的风险和不良后果与孕妇一起做出共同的治疗决策[14]。

（六）预防

未显示使慢性高血压患者血压正常可降低并发子痫前期的风险。实际上，低剂量的阿司匹林是唯一被证明可以预防或降低子痫前期风险的方法。一项系统的研究发现，在孕早期后给予子痫前期高风险的孕妇口服小剂量阿司匹林可将子痫前期的风险降低10%～24%[15]。硫酸镁可预防子痫，但对其进行监测很重要，镁中毒可表现为膝腱反射减弱和呼吸频率减慢[12]（表16-4）。

五、HELLP综合征

（一）背景

HELLP综合征是一种罕见但危及生命的疾病，占所有妊娠的0.5%～0.9%[16]。HELLP综合征的诊断需要外周血涂片出现溶血表现，间接胆红素水平升高或血清结合珠蛋白水平降低，伴肝酶明显升高，血小板计数<100 000/mm^3。必须排除引起溶血和血小板减少的其他原因，因为妊娠的急性脂肪肝（AFLP）、血栓性血小板减少性紫癜（TTP）和溶血尿毒综合征（HUS）也可能导致这些实验室检查异常[16]。HELLP综合征的发生率在白种人或欧洲后裔女性中较高。HELLP综合征增加了未来妊娠发生早产、胎儿宫内生长受限和胎盘早剥的风险。最重要的是，与HELLP综合征相关的孕产妇和胎儿死亡率增加。

（二）诊断注意事项

HELLP综合征的诊断评估包括具有外周涂片的CBC、凝血功能、CMP、珠蛋白水平、纤维蛋白原水平、D-二聚体、乳酸脱氢酶（LDH）水平，以及血型和筛查。在外周涂片上可以看到破碎细胞，肝功能不全和溶血导致LFT和总胆红素升高（>1.2mg/dl），急性肾衰竭导致BUN/肌酐升高，凝血功能异常表现为部分凝血活酶时间（PTT）异常而凝血酶原时间（PT）正常，以及溶血性贫血表现为LDH升高[7]。

（三）治疗

治疗方法与重度子痫前期或子痫相似，包括控制血压、静脉注射硫酸镁、纠正凝血功能和住院治疗稳定病情。HELLP综合征患者需要高危产科设备。终止妊娠是唯一最佳的治疗。

六、总结

妊娠期高血压疾病可分为4类，包括慢性高血压、妊娠期高血压、子痫前期/子痫和HELLP综合征。其中，高血压急症/亚急症、重度子痫前期/子痫和HELLP综合征是真正的紧急情况，必须被急诊科医师认知。所有这些

表16-4 妊娠高血压急症的辅助药物

药　物	剂　量	适应证
硫酸镁	静脉注射：4～6g静脉负荷剂量，然后2g/h维持（持续至少24h） <32周的胎儿脑保护：6g静脉负荷剂量，然后2g/h维持（长达12h）；仅在近期分娩时采用	用于重度子痫前期患者预防子痫和治疗子痫 <32周时胎儿脑保护
皮质类固醇	肌内注射：12mg倍他米松，24h后重复给药，每周仅重复一次	用于重度子痫前期，孕26～34周促胎儿肺成熟
小剂量阿司匹林	口服：60～150mg	有子痫前期史或子痫前期风险增加的孕妇，在妊娠3个月后开始预防用药

疾病的初始药物治疗是相同的。静脉注射拉贝洛尔，静脉注射肼屈嗪和口服硝苯地平都是用于治疗与这些疾病有关的高血压的一线药物。此外，发生重度子痫前期 / 子痫和 HELLP 综合征时，必须静脉应用硫酸镁以预防和治疗抽搐。这些疾病的唯一确切治疗方法是终止妊娠。如果无法控制重度子痫前期 / 子痫，则必须紧急终止妊娠以避免产妇发病和死亡。如果患者早于妊娠 34 周且病情稳定，轻度子痫前期患者可以通过密切监测血压和实验室检查来期待治疗。如果即将分娩，应考虑使用皮质类固醇促胎儿肺成熟，使用硫酸镁胎儿脑保护。对于高血压或有 HELLP 综合征表现的孕妇，必须考虑继发和可治疗的高血压病因，以及其他导致溶血和肝功能不全的原因。所有这些患者必须及时由高危产科医生会诊。

> **本章要点**
> 1. 高血压疾病是妊娠期最常见的医学并发症，占所有妊娠的 5%～10%。
> 2. 重度子痫前期的一线治疗包括静脉注射拉贝洛尔，静脉注射肼屈嗪和口服硝苯地平。
> 3. 收缩压水平是预测母体脑损伤最重要的指标，而非舒张压或平均动脉压。
> 4. 子痫或重度子痫前期必须静脉使用硫酸镁以阻止和预防抽搐发作。
> 5. 必须对可疑 HELLP 综合征的患者进行系统的实验室检查，还必须评估其他能引起溶血和肝酶升高的原因（包括 AFLP、TTP 和 HUS）。
> 6. 难治子痫前期、重度子痫前期、子痫和 HELLP 综合征患者必须及时产科会诊。

参考文献

[1] World Health Organization. Global Health Observatory (GHO) data. Maternal and reproductive health. 2018. http://www.who.int/gho/maternal_health/en/. Accessed January 15, 2018.

[2] Division of Reproductive Health, National Center for Chronic Disease Prevention and Health Promotion; Centers for Disease Control and Prevention. Data on pregnancy complications in the United States. 2017. https://www.cdc.gov/reproductivehealth/maternalinfanthealth/pregnancy-complications-data.htm. Accessed January 15, 2018.

[3] Gibbs RS, Karlan GY, Haney AF, et al, eds. Danforth's Obstetrics and Gynecology. 9th ed. Philadelphia, PA: Lippincott Williams & Wilkins; 2008.

[4] Whelton PK, Carey RM, Aronow WS, et al. Prevention, detection, evaluation, and management of high blood pressure in adults: synopsis of the 2017 American College of Cardiology/American Heart Association Hypertension Guideline. Ann Intern Med. 2018;168(5):351-358.

[5] Cohen WR, ed. Cherry and Merkatz's complications of pregnancy. 5th ed. Philadelphia, PA: Lippincott Williams & Wilkins; 2000.

[6] Resnik R, Creasy R, Iams J, Lockwood C, Moore T, Greene M, eds. Creasy and Resnik's Maternal-Fetal Medicine: Principles and Practice. 7th ed. Philadelphia, PA: Elsevier Saunders; 2014.

[7] Tintinalli JE, Stapczynski JS, Ma OJ, Yealy DM, Meckler GD, Cline DM, eds. Tintinalli's Emergency Medicine: A Comprehensive Study Guide. 8th ed. New York, NY: McGraw-Hill; 2016.

[8] Brown CM, Garovic VD. Drug treatment of hypertension in pregnancy. Drugs. 2014;74(3):283-296.

[9] Ordas MA, Gomez RA, Benito HM, et al. Gestational hypertension: risk factors, clinical and laboratory findings. J Hypertens. 2010;28:e538.

[10] Craici I, Wagner S, Garovic VD. Preeclampsia and future cardiovascular risk: formal risk factor or failed stress test? Ther Adv Cardiovasc Dis. 2008;2(4):249-259.

[11] El-Sayed YY, Borders AE. Committee Opinion No. 692: emergent therapy for acute-onset, severe hypertension during pregnancy and the postpartum period. Obstet Gynecol. 2017;129(4):e90-e95.

[12] Euser AG, Cipolla MJ. Magnesium sulfate treatment for the prevention of eclampsia: A brief review. Stroke. 2009;40(4):1169-1175.

[13] Roberts D, Brown J, Medley N, Dalziel SR. Antenatal corticosteroids for accelerating fetal lung maturation for women at risk for preterm birth. Cochrane Database Syst Rev. 2017;21(3):CD004454.

[14] Guida JPS, Surita FG, Parpinelli MA, Costa ML. Preterm preeclampsia and timing of delivery: a systematic literature review. Rev Bras Ginecol Obstet. 2017;39(11):622-631.

[15] Henderson JT, Whitlock EP, O'Conner E, Senger CA, Thompson JH, Rowland MG. Low-dose aspirin for the prevention of morbidity and mortality from preeclampsia: a systemic evidence review for the U.S. Preventive Services Task Force. Ann Intern Med. 2014;160(10):695-703.

[16] Haram K, Svendsen E, Abildgaard U. The HELLP syndrome: clinical issues and management. A review. BMC Pregnancy Childbirth. 2009;9:8. https://bmcpregnancy-childbirth.biomedcentral.com/ articles/10. 1186/1471-2393-9-8. Accessed April 28, 2014.

第 17 章 围产期心肌病
Peripartum Cardiomyopathy

Alisa Anderson, Eric J. Lee, Rebecca Barron 著
顾珣可 译

一、概述

围产期心肌病（PPCM）是一个难以确诊的疾病，其临床表现与正常妊娠的体征和症状相似。它是心力衰竭的一种罕见病因，在急诊室（ED）的考虑尤为重要，因为漏诊或延迟诊断有可能导致严重的发病率和死亡率。总体发病率因地理位置而异，据报道，在美国，发病率为 1/4000～1/1000[1,2]。其病理生理学被认为有别于其他心肌病，但仍知之甚少[1]。治疗为心力衰竭的标准药物治疗，不包括妊娠或哺乳期间禁用的药物[1]。需要进一步研究阐明心力衰竭的病因，以开发潜在的靶向治疗方法。对这个临床实体的认识是有挑战性的，但却是为患者提供最佳治疗的关键。

背景

PPCM 被定义为在妊娠最后 1 个月或产后 5 个月内没有已知的冠状动脉疾病、无可逆原因、出现的超声心动图显示左心室射血分数（EF）＜45% 的新出现的收缩性心肌病[2]。收缩性心肌病的可逆病因包括感染、原发性高血压、瓣膜性心脏病、毒素或药物介导及缺血。虽然 PPCM 被定义为在妊娠最后 1 个月和产后 5 个月，但目前也有诊断超过了这个时间框。根据诊断标准，临床可以怀疑 PPCM，但在最初的 ED 中无法确定诊断。

二、病理生理学

该病的发病机制尚不清楚。最初的共识是 PPCM 是扩张型心肌病的一种特发性变体，但现在它被认为是一种独特的疾病[3]。鉴于有关 PPCM 的流行病学数据，包括非裔美国人和在特定地理区域中，PPCM 的患病率很高，这很可能是遗传、免疫和环境因素共同作用的结果。其他病理生理学理论正在研究中。它们包括血管生成因子的失衡、功能失调的催乳素片段介导的促凋亡作用、过度的炎症反应、感染性心肌炎、母体自身免疫反应，以及对妊娠高动力状态的过度心脏重塑。

（一）感染因素

妊娠会导致相对免疫低下状态。关于 PPCM 的发展，一个合理的假设是体液和细胞免疫功能下降易导致心肌炎。根据小型回顾性研究，感染被确定为一种潜在的致病机制。在诊断为 PPCM 的患者中，心脏活检显示病毒感染的组织学证据。在一项对 26 名 PPCM 患者的研究中，1/3 的患者对各种病毒呈阳性，尽管在这组患者的活检中只有 2/3 的人有心肌炎的证据[4]。在其他进行心肌活检的研究中，观察到不同的心肌炎发病率[5]。一项研究发现 18 名患者中有 14 人患有病毒性心肌炎[6]。另一个发现心肌炎的证据＜10%[7]。总的来说，在诊断为

PPCM 的患者中,心肌炎的证据为 0%～100%[5]。PPCM 病毒株的分子检测显示 30% 的病毒基因组与组织学炎症有关[4]。有趣的是,另一项研究发现 30% 的健康孕妇在分子检测中有病毒基因组[5]。在 PPCM 的发展过程中,潜在的或激发的病毒过程的作用尚不清楚,目前的证据有着复杂的结论[2,3]。

(二) 遗传易感性

这种疾病可能存在遗传基础。病例报告详述了同一家庭多个个体被诊断为 PPCM 的发病率。病毒性心肌炎的发生有遗传易感性,但目前尚不清楚病毒感染和随后的心肌炎是否是疾病的发病机制[2]。尽管迄今为止还没有发现单分子遗传关联,但最近的一项研究表明,与特发性扩张型心肌病一样,某些基因变异在患有 PPCM 的女性中更为常见,甚至可以预测疾病的严重程度[8]。

(三) 催乳素

催乳素是一种具有多种生物学功能的内源性激素,其分泌过多是 PPCM 发病机制的另一个研究领域[9]。理论上,心脏蛋白 STAT-3 的缺乏会导致催乳素分解成一种具有抗血管生成和促凋亡特性的异构体。在小鼠中,敲除 STAT-3 基因导致 PPCM 的发病率增加。用催乳素分泌抑制药溴隐亭治疗 STAT-3 缺陷小鼠可预防 PPCM[3]。有病例报道讨论了溴隐亭成功治疗 PPCM[10-13]。在一项对新发 PPCM 女性随机接受标准护理心力衰竭治疗或溴隐亭治疗的研究中 (SHFT),溴隐亭的使用与降低发病率和死亡率有关[14]。另一项回顾性队列研究发现,在有 PPCM 疾病史的妊娠女性中,使用溴隐亭治疗可改善预后[15]。到目前为止,还没有大规模的随机对照试验来验证溴隐亭在这种情况下的应用,它仍然是一个活跃的研究领域。

(四) 炎症过程失调

炎症过程失调是 PPCM 的另一个理论上的病理生理学病因[3]。妊娠期间心脏负荷的增加可能导致促炎性细胞因子的释放,从而导致左心衰竭。众所周知,细胞因子对心血管系统有直接影响,包括促进氧化应激、心脏结构、心肌细胞功能、内皮损伤和激活心肌细胞凋亡途径。炎性细胞因子已被证明导致肌力和心脏收缩力的降低。妊娠期心血管需求增加导致这些介质水平持续升高,可能导致某些个体的左心室重构和功能障碍。与其他提出的疾病机制类似,细胞因子的作用尚不清楚。

(五) 免疫介导

异常的免疫反应是另一种可能的病因。免疫系统在妊娠期间会发生改变,并全面降低。在诊断为 PPCM 的患者中发现了自身抗体。一项研究发现 > 50% 的 PPCM 患者有自身抗体[16]。已经发现了多种抗体,其靶点包括肌球蛋白重链和轻链、心肌肌动蛋白、$β_1$ 肾上腺素受体和其他心脏组织特异性蛋白[5]。一个可能的机制是胎儿细胞进入母体循环,沉积在心脏组织中,并引发自身免疫反应[2]。目前尚不清楚在 PPCM 患者中发现的抗体是否会导致疾病,但如果与之相关,它可能提供潜在的靶向治疗。

三、临床表现

PPCM 表现为心力衰竭的典型体征和症状(表 17-1)。不过需要注意的是,这些心力衰竭症状可能与正常妊娠的预期症状重叠[17]。因此,这会导致诊断上的挑战和漏诊。结合详细的病史和体格检查,若有临床怀疑,应立即进行进一步检查。

(一) 病史

常见的症状包括呼吸急促、端坐呼吸、阵发性夜间呼吸困难和周围水肿[2]。由于妊娠的生理变化,特别是相对贫血、血容量和分布的变化、代谢需求的增加和解剖变化(如妊娠子宫对呼吸力学的物理影响)、呼吸急促、潮气量和功能余气量的变化通常可以被视为正常。端坐呼吸是妊娠的常见主诉，尤其是在孕晚期，患者的体位会影响呼吸功能。外周水肿是妊娠期发生的另一个正常和常见的体征，由于妊娠子宫的直接压迫导致血管改变和静脉回流减少。持续性呼吸困难、非劳力性呼吸困难和呼吸急促不属于妊娠生理变化的范围。上述症状在孕晚期可能是正常的，但也与心肌病最常见的发展时间相吻合，这进一步混淆PPCM的临床表现。

表 17-1 围产期心肌病的临床特征

症　状	体　征
• 呼吸困难 • 阵发性夜间呼吸困难 • 端坐呼吸 • 咳嗽 • 水肿 • 乏力 • 胸痛 • 腹部疼痛（右上腹）	• 体重增加过多 • 可凹性水肿 • 呼吸急促 • 心动过速 • 颈静脉怒张 • 焦虑表现 • 奔马律 • P2 亢进 • 二尖瓣关闭不全杂音 • 双肺基底部啰音 • 腹水 • 肝大 • 肝颈静脉回流征

经许可转载，引自 Satpathy HK, Frey D, Satpathy R, et al. Peripartum cardiomyopathy. Postgrad Med. 2008;120（1）:28-32.

回顾性研究显示典型的PPCM表现通常出现在妊娠最后1个月，目前其诊断时间窗已被扩展至产后5个月[5]。在产后时间窗里诊断可能更容易。产后，母亲的生理学应该逐渐恢复到一个基线状态，在这种状态下，呼吸急促、端坐呼吸、阵发性夜间呼吸困难和周围水肿是不常见的。任何心力衰竭的迹象或症状都不应轻易归因于正常妊娠，而应进行调查，以便及时识别和诊断。

（二）体格检查

在评估疑似PPCM患者时，相关的体检结果与其他形式心力衰竭患者的检查结果相似。心动过速、颈静脉怒张、啰音和周围水肿是最常见的体检结果。第三心音和心尖冲动移位可能出现，但对PPCM不敏感。更严重的表现将表现为呼吸窘迫和肢端灌注不良[18]。

四、鉴别诊断

对在妊娠最后1个月到产后5个月出现心力衰竭症状的患者，应考虑PPCM。诊断是排除性的，必须考虑其他原因，包括肺栓塞、心肌炎、冠状动脉疾病和子痫等。

五、诊断注意事项

在急诊室评估孕妇或产后患者时，可能有一些微妙的线索来区分正常的妊娠生理变化和病理变化。然而，在急诊室进行PPCM的诊断具有挑战性，因为没有具体的证实性试验可以证明诊断。以下临床标准可以帮助指导临床医生的评估和诊断。

• 发病时间很重要。一般认为，PPCM是指先前健康的女性在妊娠最后1个月内或产后5个月内发生心力衰竭[19]。

• 心力衰竭不能有其他可识别的原因。其他原因可能包括妊娠时血流动力学改变而加剧的先天性疾病、任何会对右心造成压力的阻塞性疾病或病毒感染。

• 必须证实左心室收缩功能不全，这通常通过超声心动图进行评估。EF＜45%是该疾病过程的诊断标准[19]。

（一）心电图

所有胸痛、呼吸急促、疲劳或周围水肿的患者，应进行心电图检查。心电图检查发现PPCM异常者占大多数。心电图最常见的异常是窦性心动过速＞100bpm、ST-T波异常、左心室肥厚、QRS或QTc延长[20]，QRS延长最能预测左心室扩张的严重程度和预后不良[20]。

（二）实验室检查

最初的实验室检查应包括评估心功能不全和排除其他诊断的项目。对于任何怀疑患有 PPCM 的患者，实验室检查应包括血常规、电解质、血尿素氮和肌酐、肌钙蛋白、脑钠肽（BNP）、D-二聚体、肝功能检查和促甲状腺激素（TSH）。

（三）影像学检查

胸部 X 线片有助于评估呼吸急促的原因。急诊室中床旁超声（POCUS）是一种有用的检查方法，它可以减少电离辐射的暴露。当在床边评估患者时，超声成像很容易显示肺水肿、胸腔积液或实变。POCUS 也可用于评估心脏功能。胸骨旁长心切面可评估整体收缩功能。胸骨旁短或心尖四腔切面可以显示右心劳损的迹象，这可能是肺栓塞的迹象。最终，这些患者需要一个全面的超声心动图来测量 EF。

一旦入院，如果诊断仍不清楚，可采用其他方法进一步明确。如果超声心动图正常，有些患者可能会接受心脏磁共振成像（MRI）帮助诊断。心脏磁共振成像可以分析整体左心室功能，也可以识别炎症，这是一个替代诊断的指标。很少情况下，患者可能会接受心导管术来评估冠状动脉的灌注缺陷，但这会使患者暴露在电离辐射下，所以除非高度怀疑缺血，否则尽量避免。此外，很少行心肌活检，因为没有 PPCM 的特异性组织学诊断依据，因此通常不建议将其作为诊断步骤[21]。

六、治疗

PPCM 的临床处理与其他病因引起的心力衰竭类似，但需要注意的是，要注意某些药物对胎儿或哺乳期新生儿的影响（图 17-1）。药物的选择取决于症状的严重程度，治疗的目标包括优化容积状态，解决因心输出量减少而产生的有害神经内分泌反应，以及防止因 EF 降低而产生的常见并发症。一般来说，由于缺乏有关对胎儿和母乳喂养的新生儿的影响的数据，所有药物都应尽可能从低剂量开始，并谨慎地提高剂量。

（一）稳定患者的管理

当患者病情稳定时，管理重点放在减轻症状和防止疾病进展上。低钠饮食和轻度活动已被证明是有益的。血管紧张素转换酶抑制药传统上被认为是治疗心力衰竭的主要方法，因为它们能有效地减少后负荷，但由于胎儿毒性，在妊娠期间被禁用。降低后负荷也可以通过联

围产期心肌病的治疗

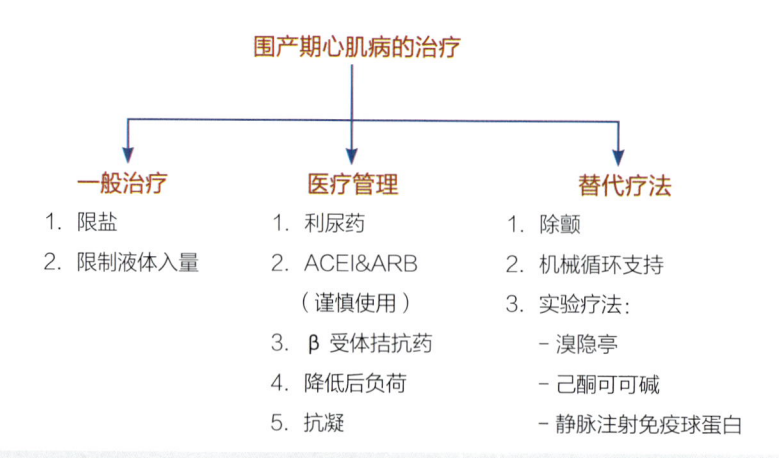

一般治疗	医疗管理	替代疗法

1. 限盐
2. 限制液体入量
	1. 利尿药
	2. ACEI&ARB（谨慎使用）
	3. β 受体拮抗药
	4. 降低后负荷
	5. 抗凝
		1. 除颤
		2. 机械循环支持
		3. 实验疗法：
		  - 溴隐亭
		  - 己酮可可碱
		  - 静脉注射免疫球蛋白

▲ 图 17-1　围产期心肌病的处理

ACEI. 血管紧张素转换酶抑制药；ARB. 血管紧张素受体阻断药（引自 Balliga RR, Abraham WT. Color Atlas and Synopsis of Heart Failure. New York, NY: McGraw-Hill Education; 2019.）

合使用肼屈嗪和硝酸盐来实现。血管紧张素受体阻断药在妊娠期和哺乳期的母亲都应避免使用。螺内酯传统上被认为是一种有益的拮抗药，可以对抗心力衰竭时的盐皮质激素反应，从而导致心脏重构。然而，这种药物在妊娠和哺乳期母亲中都是禁用的。

长期治疗稳定的PPCM患者还应包括β受体拮抗药，因为它已被证明可以降低死亡率。孕期应用β₁选择性拮抗药可预防对子宫张力的不良影响。因此，美托洛尔和卡维地洛是妊娠期的首选药物。所有β受体拮抗药药物都有进入胎盘循环并导致胎儿心动过缓的风险，因此在使用β受体拮抗药及剂量变化时都应密切监测胎儿。PPCM患者通常在心功能恢复后至少6个月服用β受体拮抗药。

如果有任何容量过载或肺充血的临床症状，可以使用利尿药。这些药物降低了肺血管系统的预负荷和压力。但这些药物也可以减少胎盘血流量，因此应该谨慎使用。妊娠期利尿药的首选是口服噻嗪类药物，如果反应不理想，可随后使用襻利尿药。

临床管理还必须考虑预防PPCM可能引起的常见并发症。妊娠是一种高凝状态，EF < 35%的患者有发生左心室血栓的风险。因此，建议对这些患者进行抗凝治疗[22]。低分子肝素是妊娠期的首选治疗方法，但在分娩后可转为华法林。EF低的患者也有发生室性心律失常的风险，有数据显示放置心脏起搏器的益处。最初可以放置临时起搏器。之后在6个月内重新评估，如果心脏功能仍然偏低，那么可以植入一个永久性的起搏器[23]。

（二）不稳定患者的管理

在急性失代偿患者中，可考虑不同的治疗方法来解决潜在的病理生理学问题（图17-2）。在初步评估中，目标是优化气道、呼吸和循环。体格检查有助于确定患者是否需要立即、简单的干预措施，如补充氧气，或者在呼吸窘迫时进行正压通气。在考虑无创通气与气管插管时与其他患者遵循同样的原则。硝酸盐应用于血管扩张以减少负荷可以使用正性肌力药，包括地高辛、多巴酚丁胺和米力农。在严重高血压的患者中，多巴酚丁胺被认为是正性肌力的首选。由于所有升压药都会减少胎儿的胎儿循环，因此应经常重新评估其需求，并应在可耐受的情况下减少其剂量。

对于无法进行最佳医疗管理的患者，可以考虑其他方式。机械性心血管支持可能需要以主动脉内球囊反搏或体外膜氧合的形式。另一个选择是左心室辅助装置，如果心室恢复缓慢。所有这些干预措施通常被认为是康复或心脏移植的桥梁。产后6个月生理学变化可恢复功能，因此心脏移植通常是一个延迟的决定，但对于

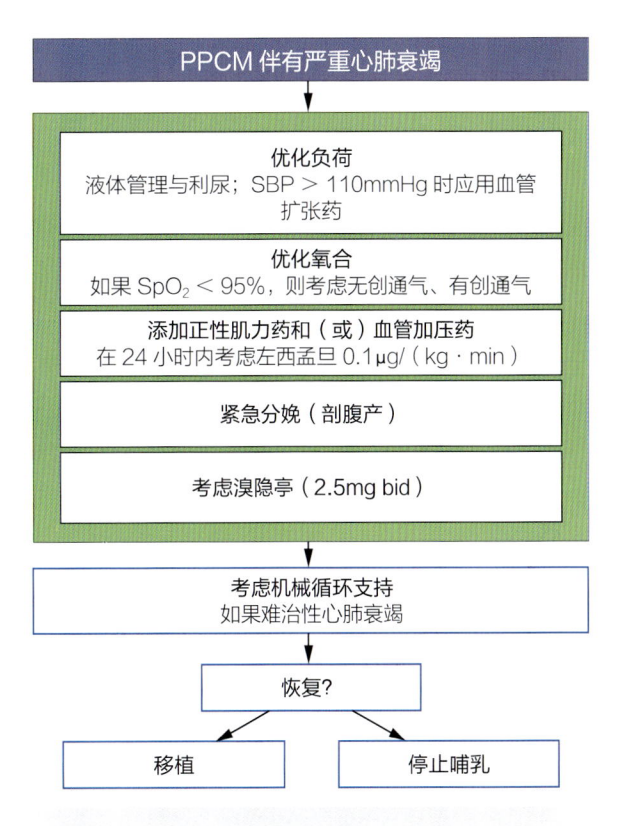

```
┌─────────────────────────────────────┐
│      PPCM 伴有严重心肺衰竭           │
└─────────────────┬───────────────────┘
                  ↓
┌─────────────────────────────────────┐
│ 优化负荷                             │
│ 液体管理与利尿；SBP > 110mmHg 时应用血管扩张药 │
├─────────────────────────────────────┤
│ 优化氧合                             │
│ 如果 SpO₂ < 95%，则考虑无创通气、有创通气 │
├─────────────────────────────────────┤
│ 添加正性肌力药和（或）血管加压药     │
│ 在24小时内考虑左西孟旦 0.1μg/(kg·min) │
├─────────────────────────────────────┤
│ 紧急分娩（剖腹产）                   │
├─────────────────────────────────────┤
│ 考虑溴隐亭（2.5mg bid）              │
└─────────────────┬───────────────────┘
                  ↓
┌─────────────────────────────────────┐
│ 考虑机械循环支持                     │
│ 如果难治性心肺衰竭                   │
└─────────────────┬───────────────────┘
                  ↓
              ┌──恢复？──┐
              ↓         ↓
          ┌─────┐   ┌──────┐
          │ 移植 │   │停止哺乳│
          └─────┘   └──────┘
```

▲ 图 17-2 伴有心肺衰竭的围产期心肌病（PPCM）的处理

SBP. 收缩压；bid. 每日 2 次（经许可转载，引自 Jackson AM, Dalzell JR, Walker NL, Coats CJ, Jhund PS, Petrie MC. Peripartum cardiomyopathy: diagnosis and management. Heart. 2018;104:779-786.）

那些不能脱离肌力或机械支持的患者可能是必要的。

近年来还研究了其他的研究性治疗方法。有证据表明，催乳素会使 PPCM 恶化。在小型研究中，溴隐亭除了标准治疗外，与长期左心室 EF 的更大恢复有关。也有针对炎症的治疗方法，因为炎症可能会导致 PPCM。对己酮可可碱［一种抗肿瘤坏死因子（TNF）-α 的药物］的研究表明，对炎症标志物水平较高的患者有益。静脉注射免疫球蛋白有理论上的好处，尽管在 PPCM 中还没有专门研究这方面的大型试验。它对其他形式的扩张型心肌病有不同的益处，目前还没有常规使用。

（三）分娩决策

妊娠女性在分娩时需要仔细考虑。如果病情稳定，没有医源性早产的指征。局部麻醉阴道分娩是血流动力学的最佳选择。第二产程可能是最劳累的时候，心脏承受的压力会很大，如果可能的话，可以胎头吸引帮助分娩。如果患者血流动力学受损或有胎儿窘迫的迹象，则应进行剖宫产。分娩过程中有许多方面会使母体血流动力学恶化，包括全身麻醉、仰卧位、失血和静脉输液。分娩后，收缩的子宫有明显的自体输血，可能导致负荷显著增加[22]。由于这些增加的血流动力学应激因素，女性在整个分娩过程中都应仔细监测。

（四）哺乳方面的考量

由于催乳素对 PPCM 患者的心脏功能有潜在的负面影响，严重心室功能不全的女性最好不要母乳喂养。接受溴隐亭治疗的患者，可能会对母乳喂养产生负面影响。此外，许多治疗心力衰竭的药物都存在于母乳中。

（五）产后管理

在左心室 EF 持续降低的情况下应考虑避孕，因为随后的妊娠会对心脏功能造成破坏。应避免含有雌激素的产品增加静脉血栓栓塞的风险，尤其是在 EF 降低的情况下。在左心室功能恢复后，避孕和心力衰竭药物治疗至少持续 6 个月。

七、处置

当评估急诊室有心力衰竭症状的患者，并怀疑 PPCM 时，应该积极收入院。与其他心力衰竭患者类似，需要考虑的重要客观指标是动态血氧饱和度水平、维持灌注及药物管理。如果有任何心源性休克的迹象，这些患者将需要更高级别的护理（如重症监护室）。

新发患者并没有接受传统的心力衰竭治疗，所以他们需要入院治疗以优化医疗条件。在一次急诊就诊中评估这些患者时，很难确定心力衰竭的进展率。由于所有这些原因，大多数妊娠或产后心力衰竭患者都会入院。如果与产科医生讨论她们可以出院回家时，他们将需要密切追踪和严格的复诊计划。

八、预后

PPCM 死亡率差异很大，据报道高达 50%，尽管最近人们认为该死亡率低于此。诊断时的左心室 EF 是预后的最强预测因子。50% 被诊断 PPCM 的女性在分娩后 6 个月内恢复了全部功能[24]。由于妊娠期间心脏负荷增加，心脏受到任何损伤都会使患者面临 PPCM 的风险。左心室 EF 完全恢复的患者比 EF 持续降低的患者有更好的预后。EF 持续降低的女性应被建议不要再妊娠，因为她们有增加产妇死亡的风险。

九、总结

PPCM 是妊娠期和产后心力衰竭的一个罕见原因。病因是复杂的，可能是多因素的，目前还不清楚。它通常发生在妊娠的最后 1 个月至产后 5 个月内，这种表现很容易被误认为是妊娠的正常体征和症状。PPCM 是一种排除性诊断，急诊室检查应着重于排除心力衰竭的其他病因。治疗方法与非妊娠患者的心力衰竭相似，只是必须进行一些药物调整，以满足胎儿和哺乳期婴儿的特殊需要。PPCM 具有显著的病死率和死亡率，特别是在左心室 EF 不能恢复的患者中。

本章要点
1. PPCM 是妊娠和产后心力衰竭的罕见原因。
2. 症状与正常的妊娠症状重叠，因此可能难以诊断并且容易遗漏。
3. 这是一种排除性的诊断，急诊室检查应重点排除心力衰竭的其他原因。
4. 处理与其他病因的心力衰竭相似，但要特别注意胎儿或哺乳期儿童的健康。
5. PPCM 与明显的病死率和死亡率有关。

参考文献

[1] Asad ZU, Maiwand M, Farah F, et al. Peripartum cardiomyopathy: a systematic review of the literature. Clin Cardiol. 2018;41:1-5.

[2] Bhattacharyya A, Basra SS, Sen P, et al. Peripartum cardiomyopathy: a review. Tex Heart Inst J. 2012;39:8-16.

[3] Biteker M, Kayatas K, Durman D, et al. Peripartum cardiomyopathy: current state of knowledge, new developments and future directions. Curr Cardiol Rev. 2014; 10:317-326.

[4] Bültmann BD, Klingel K, Näbauer M, Wallwiener D, Kandolf R. High prevalence of viral genomes and inflammation in peripartum cardiomyopathy. Am J Obstet Gynecol. 2005;193:363-365.

[5] Ntusi NB, Mayosi BM. Aetiology and risk factors of peripartum cardiomyopathy: a systematic review. Int J Cardiol. 2009;13:168-179.

[6] Midei MG, Dement SH, Feldman AM, Hutchins GM, Baughman KL. Peripartum myocarditis and cardiomyopathy. Circulation. 1990;81:922-928.

[7] Rizeq MN, Rickenbacher PR, Fowler MB, Billingham ME. Incidence of myocarditis in peripartum cardiomyopathy. Am J Cardiol. 1994;74:474-477.

[8] Ware JS, Li J, Mazaika E, et al. Shared genetic predisposition in peripartum and dilated cardiomyopathies. N Engl J Med. 2016;374:233-241.

[9] Hilfiker-Kleiner D, Sliwa K. Pathophysiology and epidemiology of peripartum cardiomyopathy. Nat Rev Cardiol. 2014; 11:364-370.

[10] Horn P, Saeed D, Akhyari P, Hilfiker-Kleiner D, Kelm M, Westenfeld R. Complete recovery of fulminant peripartum cardiomyopathy on mechanical circulatory support combined with high-dose bromocriptine therapy. ESC Heart Fail. 2017;4:641-644.

[11] Hilfiker-Kleiner D, Meyer GP, Schieffer E, et al. Recovery from postpartum cardiomyopathy in 2 patients by blocking prolactin release with bromocriptine. J Am Coll Cardiol. 2007;50:2354-2355.

[12] Habedank D, Kuhnle Y, Elgeti T, Dudenhausen JW, Haverkamp W, Dietz R. Recover from peripartum cardiomyopathy after treatment with bromocriptine. Eur J Heart Fail. 2008;10:1149-1151.

[13] Jahns BG, Stein W, Hilfiker-Kleiner D, Pieske B, Emons G. Peripartum cardiomyopathy—a new treatment option by inhibition of prolactin secretion. Am J Obstet Gynecol. 2008;199:e5-e6.

[14] Sliwa K, Blauwet L, Tivazarwa K, et al. Evaluation of bromocriptine in the treatment of acute severe peripartum cardiomyopathy: a proof-of-concept pilot study. Circulation. 2010;121:1465-1473.

[15] Hilfiker-Kleiner D, Haghikia A, Masuko D, et al. Outcome of subsequent pregnancies in patients with a history of peripartum cardiomyopathy. Eur J Heart Fail. 2017; 19:1723-1728.

[16] Pearson GD, Velle JC, Rahimtoola S, et al. Peripartum cardiomyopathy: National Heart, Lung, and Blood Institute and Office of Rare Diseases (National Institutes of Health) workshop recommendations and review. JAMA. 2000; 283:1183-1188.

[17] Pfeffer TJ, Hilfiker-Kleiner D. Pregnancy and heart disease: pregnancy-associated hypertension and peripartum cardiomyopathy. Curr Probl Cardiol. 2017;43:364-388.

[18] Arany Z, Elkayam U. Peripartum cardiomyopathy. Cir-

culation. 2016;133:1397-1409.

[19] Dinic V, Markovic D, Savic N, Kutlesic M, Jankovic RJ. Peripartum cardiomyopathy in intensive care unit: an update. Front Med. 2015;2:82.

[20] Karaye KM, Karaye KM, Lindmark K, Henein MY, Lindmark K, Henein MY. Electrocardiographic predictors of peripartum cardiomyopathy. Cardiovasc J Afr. 2016; 27:66-70.

[21] Kim M, Shin M. Practical management of peripartum cardiomyopathy. Korean J Intern Med. 2017;32:393-403.

[22] Sliwa K, Hilfiker-Kleiner D, Petrie MC, et al. Current state of knowledge on aetiology, diagnosis, management, and therapy of peripartum cardiomyopathy: a position statement from the Heart Failure Association of the European Society of Cardiology Working Group on peripartum cardiomyopathy. Eur J Heart Fail. 2014;12:767-778.

[23] Brar SS, Khan SS, Sandhu GK, et al. Incidence, mortality, and racial differences in peripartum cardiomyopathy. Am J Cardiol. 2007;100:302-304.

[24] Johnson-Coyle L, Jensen L, Sobey A. Peripartum cardiomyopathy: review and practice guidelines. Am J Crit Care. 2012;21:89-98.

第 18 章 早产
Preterm Labor

Luce A. Kassi, Samantha P. DeAndrade, Audra R. Meadows 著
王 颖 叶圣龙 译

一、概述

早产是孕期住院的常见原因，可能导致未成熟胎儿的分娩。早产是一项重要的公共卫生挑战，难以预测，是全球婴儿发病率和死亡率的主要原因[1-5]。早产是妊娠 37 周前的活产。早产是指妊娠 20～36 周 6/7 周期间，定期监测宫颈管有缩短，或者宫缩伴宫颈扩张≥ 3 cm（表 18-1）[6]。

主要的管理目标是降低早产的发生率，延长妊娠期，为无法避免的早产儿提供更大的胎龄。由于半数以上因早产住院的孕妇最终住院足月分娩，因此，对早产进行适当的诊断和选择治疗方案至关重要。同样重要的是要防止对非早产的孕妇进行不必要的治疗[7-8]。早产的患者在随后的妊娠中有更高的早产风险[9]。

二、流行病学

全世界每年有近 1500 万早产，美国每年有 40 万早产[1,5]。大多数早产发生在晚期早产（34～36 6/7 周），其次是 28～32 周，最少发生在孕 28 周以内[10]（图 18-1）。不同种族的早产率持续存在[1]。黑种人孕妇面临更高的早产率（图 18-2），并有更高概率在出生后第 1 年死亡。目前，早产发生率持续上升，2017 年，美国早产率为 9.9%，此前连续 3 年每年均有增长[10]。

早产儿新生儿并发症、远期发育和智力障碍，以及慢性病发生风险增加[11]。近期和远期并发症，包括新生儿呼吸窘迫综合征、脑室内出血、坏死性小肠结肠炎、神经发育障碍（脑瘫）、慢性疾病。呼吸系统异常（哮喘、支气管肺发育不良）、感染、生长发育迟缓、听力障碍和因早产儿视网膜病变导致的视力丧失，都会导致再次住院治疗[2,11]。

除对健康的影响，早产的社会经济成本也很高。健康足月儿的护理费用为 5000～7000 美元，而早产儿的平均护理费用为 50 000～80 000 美元，随着出生时胎龄的降低，费用也在增加[12]。医学研究所的报道估计，美国每年早产的医疗和

表 18-1 早产诊断的临床标准

- 妊娠期 20 0/7～36 6/7 周
- 定期子宫收缩（每 5min 一次或每小时 5 次），另外附加以下任一条件
  - 宫颈扩张至≥ 3 cm
  - 连续宫颈检查：宫颈扩张和（或）宫颈消失
  - 经阴道超声检查宫颈短或宫颈扩张＜ 20 mm（单胎）和＜ 25 mm（双胎）

社会成本为 262 亿美元，原因是住院治疗和母婴（≤ 5 岁）的医疗话费、社会服务和劳动力工资消耗；仅医疗费用就达 169 亿美元[2]。一份 3 月份的 Dimes 报道估计，由于早产，健康计划每年花费 127 亿美元[13]。另一项研究发现，早产导致美国的健康计划成本高昂，早产儿比

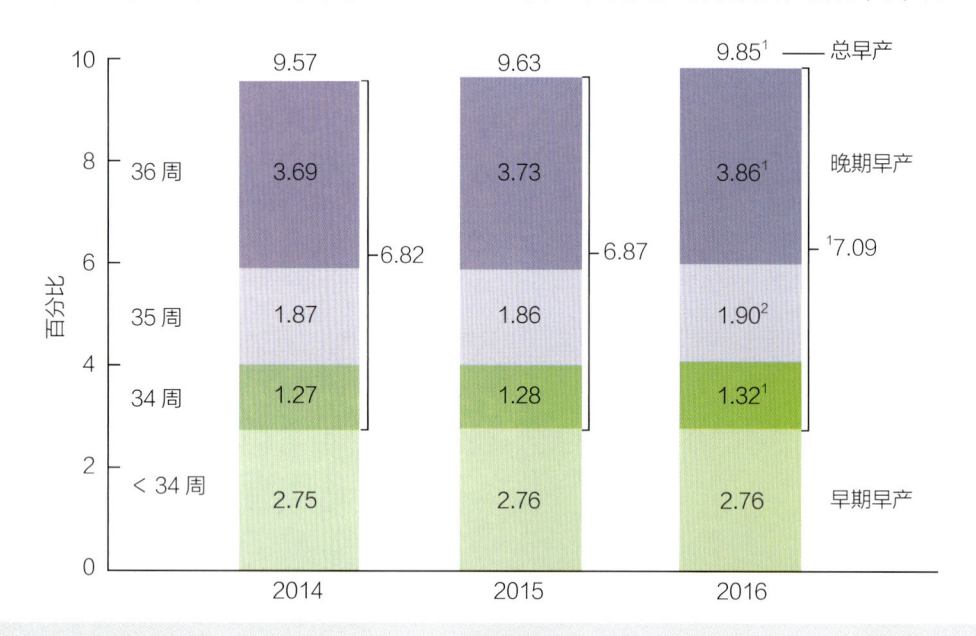

▲ 图 18-1 2014—2016 年美国的早产率

1.2014－2016 年线性增加趋势明显（$P < 0.05$）；2. 与 2014 和 2015 年相比有显著增长（$P < 0.05$）。可参考 https://www.cdc.gov/nchs/products/databriefs/db312.htm（经许可转载，引自 Martin JA, Osterman MJK. Describing the Increase in Preterm Births in the United States, 2014–2016. NCHS Data Brief, no 312. Hyattsville, MD: National Center for Health Statistics. 2018）

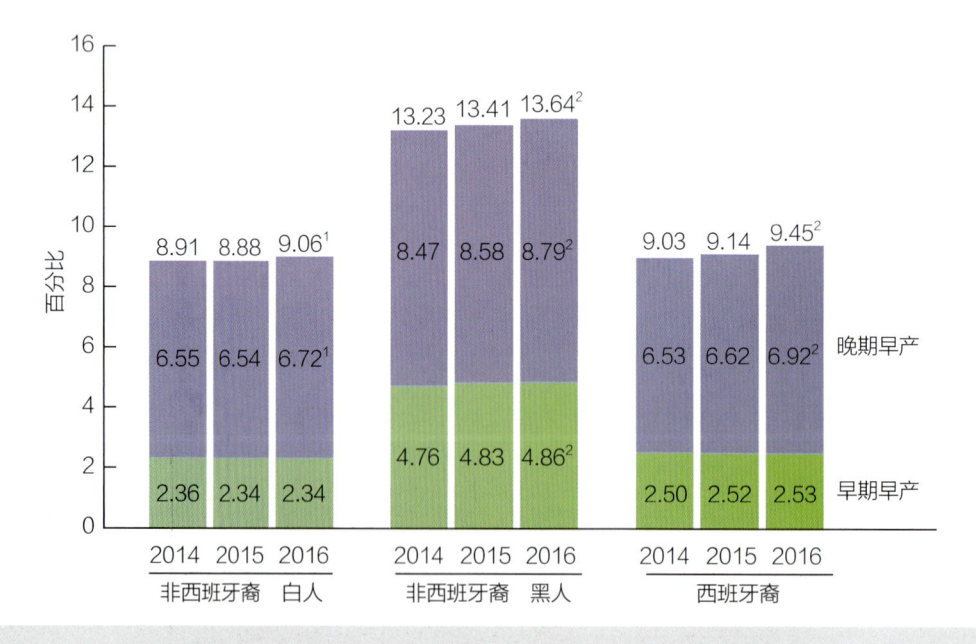

▲ 图 18-2 2014—2016 年，按种族和西班牙裔母亲血统划分的美国早产率

1. 与 2014 年和 2015 年相比显著增加（$P < 0.05$）；2. 2014-2016 年线性增加趋势明显（$P < 0.05$）（经许可转载，引自 Martin JA and Osterman MJK. Describing the Increase in Preterm Births in the United States, 2014–2016. NCHS Data Brief, no 312. Hyattsville, MD: National Center for Health Statistics. 2018. 可参考 https://www.cdc.gov/nchs/products/databriefs/db312.htm）

足月儿多 60 亿美元[12]。这些研究采用不同的成本估算方法，但显而易见的是早产儿护理的巨大消耗。

三、识别和管理的重要事项

认识到早产风险增加的女性和经历过早产的女性更利于急诊科医生通过临床干预，预防早产和延长孕期。急诊科（ED）的医务人员可能是面临早产患者与医疗保健系统接触的第一个点。因此，急诊科医生必须：①识别早产的迹象和症状；②药物治疗延长孕周和改善新生儿结局；③必要时联系相应的围产期护理机构。

患者转运是必要的，以便使医院水平与所需的母胎护理要求相匹配。目前软硬件条件对围产期发病率和死亡率都有影响[14]。产妇和新生儿护理水平有不同的分类系统。根据美国妇产科医师学会（ACOG）、母婴医学会（SMFM）和美国儿科学会（AAP）的描述，孕产妇医疗中心的水平从Ⅰ～Ⅳ级，新生儿围产期中心的Ⅰ～Ⅳ级[15]，这些产妇和新生儿的分级系统见表 18-2。最高级别的中心拥有系统领导、人员和设备，以适当地管理高危患者转运救治。最高级别的中心支持各级机构。医院参与了一个区域化的围产期保健系统，以指导患者转运。急诊科医护人员需要了解这一系统以及相应机构产妇和新生儿卫生资源，以便对患者进行适当的分流。

四、病理生理学

（一）早产和早产路径

早产可分为自发早产和产科原因引起的早产。自发性早产占 2/3 以上，可能发生在羊膜完整的情况下，也可能是由于未足月胎膜破裂（PPROM）所致。第 19 章将全面讨论 PPROM。引发自发性早产的因素在很大程度上是未知的。现有的机制证据表明，有或无

表 18-2　新生儿和产妇设施水平

水平	新生儿[14]	母体[15]
Ⅰ	良好的新生儿护理 • 35～37 周出生的新生儿 • 转运前情况稳定的＜35 周新生儿	分娩中心（助产机构） • 低风险、足月、单胎、头位妊娠 • 非剖宫或手术助产分娩 基本护理机构 • 分娩中心加强版 • 剖宫产和手术助产
Ⅱ	特殊的护理 • ≥ 32 周，出生体重 ≥ 1500g • 重症监护后复苏的新生儿 • 短暂的机械通气 • 转运前情况稳定＜32 周，出生体重＜1500g 新生儿	特殊的护理机构 • 高危情况 • 来自Ⅰ水平机构的转诊
Ⅲ	新生儿重症监护病房 • 对所有胎龄和体重的新生儿进行全面护理	附属专科护理机构 • 复杂的产妇医疗状况、产科并发症和胎儿状况 • 从二级机构转移 • 如果没有Ⅳ级机构，该机构提供围产期系统领导
Ⅳ	区域性新生儿重症监护病房（转诊中心） • 对所有胎龄和体重的新生儿进行全面护理 • 能够为复杂的先天性或后天性疾病提供外科干预	区域性围产转诊中心 • 处理所有复杂母体情况、产科并发症和胎儿状况 • 围产期系统领导

经许可转载，引自 American Academy of Pediatrics Committee on Fetus and Newborn. Levels of neonatal care. Pediatrics. 2012;130:587; Zahn CM, Remick A, Catalano A, Goodman D, Kilpatrick SJ, Menard MK. Levels of maternal care verification pilot: translating guidance into practice. Obstet Gynecol. 2018;132（6）:1401-1406.

PPROM 的自然分娩是导致子宫收缩和宫颈改变的 4 个主要致病过程中至少一个的结果：①母体或胎儿下丘脑 - 垂体 - 肾上腺轴（HPA）过早激活；②局部或全身感染 / 炎症反应；③胎盘血管 / 蜕膜出血（早剥）；④病理性子宫过度膨胀[7]（图 18-3）。每个途径上与自发性早产相关的情况，包括母体心理压力（母胎 HPA 轴激活）、泌尿生殖道感染（炎症 / 感染）、胎盘早剥（蜕膜出血）和多胎妊娠（子宫扩张）。诱发早产的原因包括母体高血压疾病（子痫前期）、PPROM（如果未发生自然分娩，可导致引产）和胎儿生长受限。

（二）危险因素

有许多因素增加了早产的风险。社会经济地位低、缺少社会支持、较大的生活应激事件（死亡、离婚、家庭暴力）、黑种人、产前护理不足、产妇年龄（＜ 18 岁和＞ 40 岁）、营养不良、医疗和产科合并症（尤其是早产）、宫颈短、泌尿生殖道感染和多胎妊娠都有增加早产和分娩的风险。母体生活行为危险因素，如母亲孕前体重低、吸烟、药物滥用和孕期间隔短都与早产有关。

（三）预防

早产的初级预防措施包括公共教育、孕前保健、孕前和孕期营养补充、戒烟、早期和充分的围产期保健，以及牙周护理[16]。孕期开始的针对病因的识别的预防策略被认为是二级预防。早产二级预防的最终目的是推迟或避免早产。二级预防的第一步是认识到有产科病史或目前的危险因素的孕妇，安排她们进入预防早产的门诊接受预防性治疗，如黄体酮治疗。有证据表明，积极围产期保健，有利于产妇和新生儿的结局。尤其是在青少年、低收入女性和黑种人女性等弱势群体中[17]。围产期保健的新生儿积极结果包括早产儿中，新生儿重症监护室（NICU）入院率下降，足月儿和早产儿的出生体重增加。

三级预防，或称识别后预防，旨在改善新生儿结局，包括在诊断为早产后进行治疗。早产的常见症状包括子宫收缩、胎膜破裂和阴道

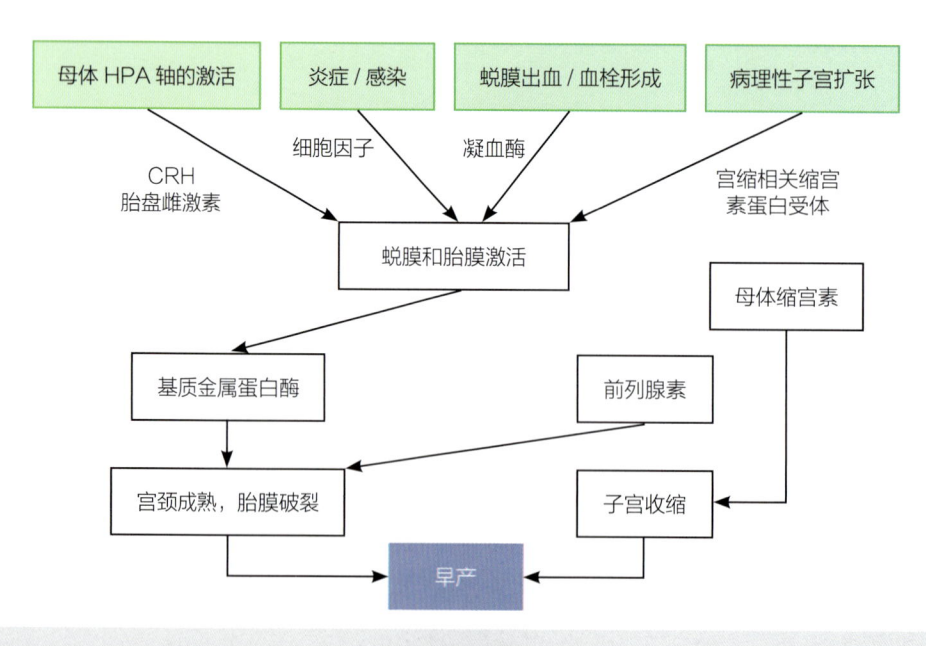

▲ 图 18-3 早产和早产的途径

CRH. 促肾上腺皮质激素释放激素；HPA 下丘脑 - 垂体 - 肾上腺轴（经许可转载，引自 Behrman RE, Butler AS, Institute of Medicine Committee on Understanding Premature Birth and Assuring Healthy Outcomes. Preterm Birth: Causes, Consequences, and Prevention. Washington, DC: National Academies Press; 2007.）

出血。在确认早产的诊断后，开始进行预防早产和支持最佳新生儿结局的治疗。三级预防治疗包括宫缩抑制药、产前皮质类固醇、抗生素、硫酸镁胎儿神经系统保护，以及必要时的围产期转运。

五、诊断注意事项

（一）体征和症状

孕妇可能会感到宫缩，尤其是在不规则的状态，作为正常的妊娠过程，尤其是在孕 24 周后。女性通常把宫缩描述为腹部连续的紧缩感，或者类似于强烈的痛经。对于有规律和频繁子宫收缩的孕妇，一般每 5 分钟 1 次，持续 1h，临床上应怀疑早产。及时识别和诊断有或无胎膜破裂（PROM）的早产可改善新生儿预后。考虑到一半以上的有早产症状的孕妇最终不会早产，准确的诊断将避免不必要的干预和住院治疗[6-8]。患者出现早产症状，最好由产科医生管理。然而，每一位到急诊室就诊的患者都应该被评估是否即将分娩。如果不是马上分娩，就要转到医院内的适当部门，或转到更高级的有产科和新生儿接生能力的机构。

（二）评估与诊断

对这些患者进行适当的 ED 评估包括获得医疗和产科病史、评估母体和胎儿的健康状况、进行阴道视诊，如果可行，进行胎儿纤维连接蛋白（fFN）测试。

（三）病史采集

急救人员应获得完整的病史，包括与目前妊娠相关的产科合并症及与并发症，以及产科的病史。如果知道的话，通过孕周或之前的超声检查确认胎龄。获得个人生活史，包括任何药物滥用史。如果在急诊室分娩，这一信息可能会有所帮助，因为目前母亲使用阿片类药物可能会导致婴儿抑郁。

（四）评估母婴健康状况

患者置于仰卧左侧卧位。在她的腹部放置一个胎心率监测仪（如果有的话）和一个宫缩压力感受器。评估母体生命体征、子宫收缩（频率、持续时间、强度）和胎心率（图 18-4）。进行床边超声检查以确认胎儿的情况，如果可能的话，还要确认胎龄。找到胎盘，确认没有前置胎盘的迹象。如果发现前置胎盘，则不应进行阴道检查。评估人员应确认没有胎膜破裂的迹象或症状，如液体渗漏、胎盘早剥或母体和（或）胎儿异常。

（五）阴道视诊

进行无菌窥器的阴道检查以进一步评估胎膜破裂和宫颈外观。如果有 fFN 检测，从阴道后穹窿收集分泌物，并将拭子固定在原位 10s（图 18-5）[22]。保持 fFN 测试，直到获得宫颈长度（CL）测量值（如果可以获得）。

（六）胎儿纤维连接蛋白检测

绒毛膜细胞外基质是检测胎盘绒毛膜蛋白的界面。fFN 的存在与早产有关。规律的子宫收缩和子宫颈短也与 7 天内早产的风险增加有关[18]。妊娠 22～34 周期间，子宫颈阴道分泌物中通常不存在 fFN。在这段时间内，这种物

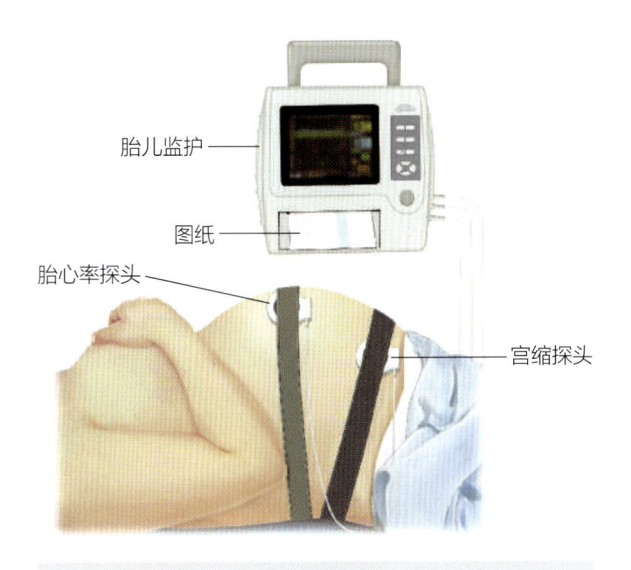

▲ 图 18-4 子宫收缩和胎儿心率模式的监测

1 在进行宫颈检查之前先收集样本，以免污染

2 窥器暴露宫颈，阴道后穹窿轻轻旋转拭子 10s，收集宫颈 - 阴道分泌物

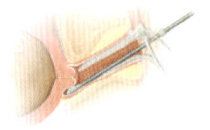

3 取出棉签，将前部浸入缓冲液中，在管子顶部折断手柄

4 将剩余拭子柄插入管帽内孔中，并在向下压紧，将管帽密封以免泄漏。标记胎儿纤维连接蛋白样品并将其送至您附近的实验室

▲ 图 18-5　分布胎儿纤维连接蛋白测试

经许可转载，引自 The Hologic Specimen Collection Kit, Instructions for Use. PI AW-04196-003. Marlborough, MA: Hologic, Inc.; 2015.

质的存在（实验阳性）表明可能是由于子宫过早收缩、感染或胎盘早剥而引起的这一界面的病理性破坏[19]。缺乏这种物质（实验阴性）可以保证早产不会在近期发生。在有早产症状的女性中，7 天内早产和 14 天内早产的阴性预测值分别为 99.5% 和 99.2%[20]。因此，对于适当的患者 fFN 测试（表 18-3）可促进对孕妇进行适当的分流筛选，并减少不必要的干预[21]。

如果胎膜完整，请戴手套的手进行无菌阴道检查，以评估子宫颈的扩张和缩短情况。应在适当的时间间隔（通常为 1h 或更早）进行重复评估，以减轻疼痛症状。

（七）B 族链球菌检测

收集直肠阴道拭子以检测 B 组链球菌（GBS）。使用无菌的棉签涂抹器，在自阴唇之间伸入擦拭阴道口，自直肠伸入擦拭肛门括约肌（图 18-6）。将此拭子放入培养基中。如果

表 18-3　fFN 测试

如果满足以下条件则可以进行 fFN 检测	• 妊娠 24~33 6/7 周 • 宫颈扩张＜ 3cm • 经阴道超声检查宫颈长度 20~30mm（单胎妊娠） • 经阴道超声检查宫颈长度 25~35mm（双胎妊娠）
如果满足以下条件则无法进行 fFN 检测	• 阴道内有血液 • 最近阴道性交（24h 内） • 胎膜破裂 • 宫颈扩张＞ 3cm • 最近 24h 内进行了宫颈 - 阴道检查（如宫颈检查、阴道培养物收集、经阴道超声检查） • 胎龄＜ 24 周或＞ 34 周 • 疑似胎盘早剥或前置胎盘

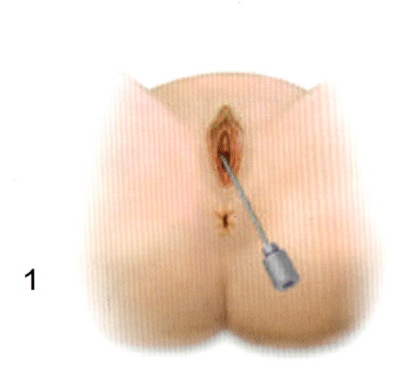

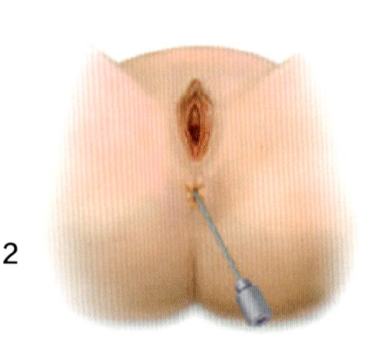

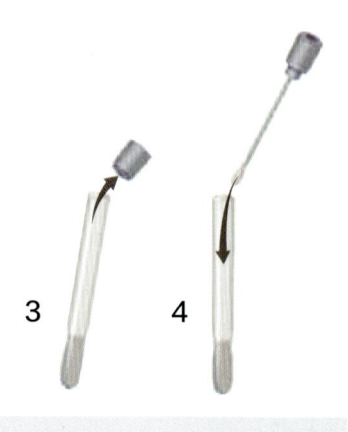

▲ 图 18-6　收集 B 族链球菌检测的直肠阴道标本

第 18 章 早产
Preterm Labor

患者对青霉素过敏，请注明并完善对克林霉素和红霉素的药敏试验。如果患者确实存在早产，则应开始抗生素预防，直至药敏报告检测结果回报。

（八）超声检查

超声检查以明确胎位（图 18-7），胎儿体重（如受过专业超声培训），胎盘位置，羊水量宫颈长度。建议经阴道超声评估宫颈长度。可在线获取有关宫颈长度测量的适当培训，如宫颈长度培训和复习（CLEAR）培训（https ://clear.perinatalquality.org）。或者，在即将分娩的情况下，完善床边腹部超声检查以评估羊水量和胎儿状况。

宫颈长度＜ 20mm（单胎妊娠）或＜ 25mm（双胎妊娠）的患者应开始三级预防治疗，因为有症状孕妇的宫颈缩短会增加早产风险。如宫颈长度为 20～30mm，则应进行 fFN 测试（如果机构可以进行该测试）。如果宫颈长度＞ 30mm，则继续监测这些患者 4～6h 的早产症状和体征，尽管早产的可能性不大。

（九）进一步的评估和随访

在此评估期间，开始口服（或肠胃外）补液。通过获得临床指示的其他实验室检查（包括尿液分析和尿培养），评估症状的其他原因（如尿路感染）很重要。

（十）实验室检查

如果诊断早产，请采取血液样本以进行血型筛查，全血细胞计数，以及血清电解质水平测定。如果滥用药物筛查为阳性，必要时请发送专业实验室测试，如果患者没有进行产前检查，请考虑进行快速 HIV 检测。

六、临床评分方法

为促进早产的诊断，并消除临床的不确定性，可在急诊室使用临床评分方法。常用的算评分方法包括 SMFM 早产评分（图 18-8）[23] 和在 March of Dimes 早产预防工具包中找到的早产分类评分（图 18-9）[24]。SMFM 早产评分不包括 fFN 测试，因此对于没有fFN 测试的医疗机构，特别有用。

（一）管理

早产管理的目标，一旦诊断，尽量减少早产的发生，减少新生儿发病率和死亡率。早产

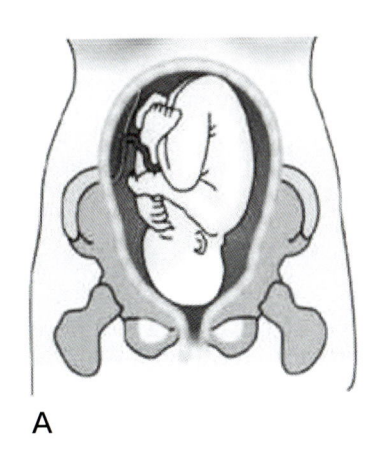

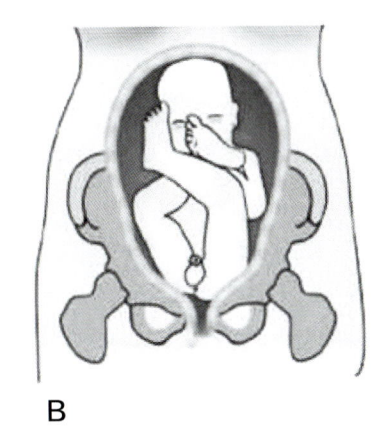

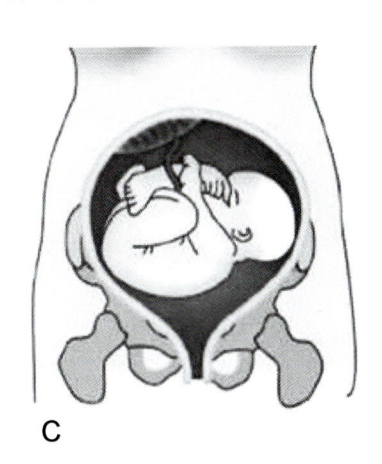

▲ 图 18-7 胎方位
A. 纵产式（头先露）；B. 纵产式（臀先露）；C. 横位（肩先露）
经许可转载，引自 The Labor Process. In: Hatfield NT, Kincheloe C, eds. Introductory Maternity and Pediatric Nursing. 4th ed. Philadelphia, PA: Wolters Kluwer; 2017:157; Care of the Obstetric Patient. In: Carter P, ed. Lippincott Acute Care Skills for Advanced Nursing Assistants. 1st ed. Philadelphia, PA: Wolters Kluwer; 2019:244.

产科急诊学
Manual of Obstetric Emergencies

```
孕 23～34 周出现早产症状              无胎盘前置或胎盘早剥
  - 持续性宫缩伴随骨盆压力
  - 规律宫缩                         如孕周 > 34 周
  - 阴道流液体                       则无须宫缩抑制药或类
  - 阴道点滴出血                     固醇激素
             ↓
(1) 评估胎儿功能状况
    - 外部胎儿监测
    - 对胎儿大小、表现、AFI、胎盘位置进行基本超声检查
(2) 酌情评估合并症：
    - 绒毛膜羊膜炎、胎盘早破、尿路感染
(3) 进行阴道检查：
    - 宫颈 - 阴道检查：留取 GBS 拭子，适当评估有无胎膜破裂
    - 如果没有 PPROM 的证据，也没有胎盘前置，完善阴道检查
```

未足月胎膜早破	宫颈扩张 > 3cm 或宫颈消 > 80%	宫颈扩张 < 3cm 或宫颈消 < 80%

PTL 确认 → 继续观察

确认后启动 PPROM 流程

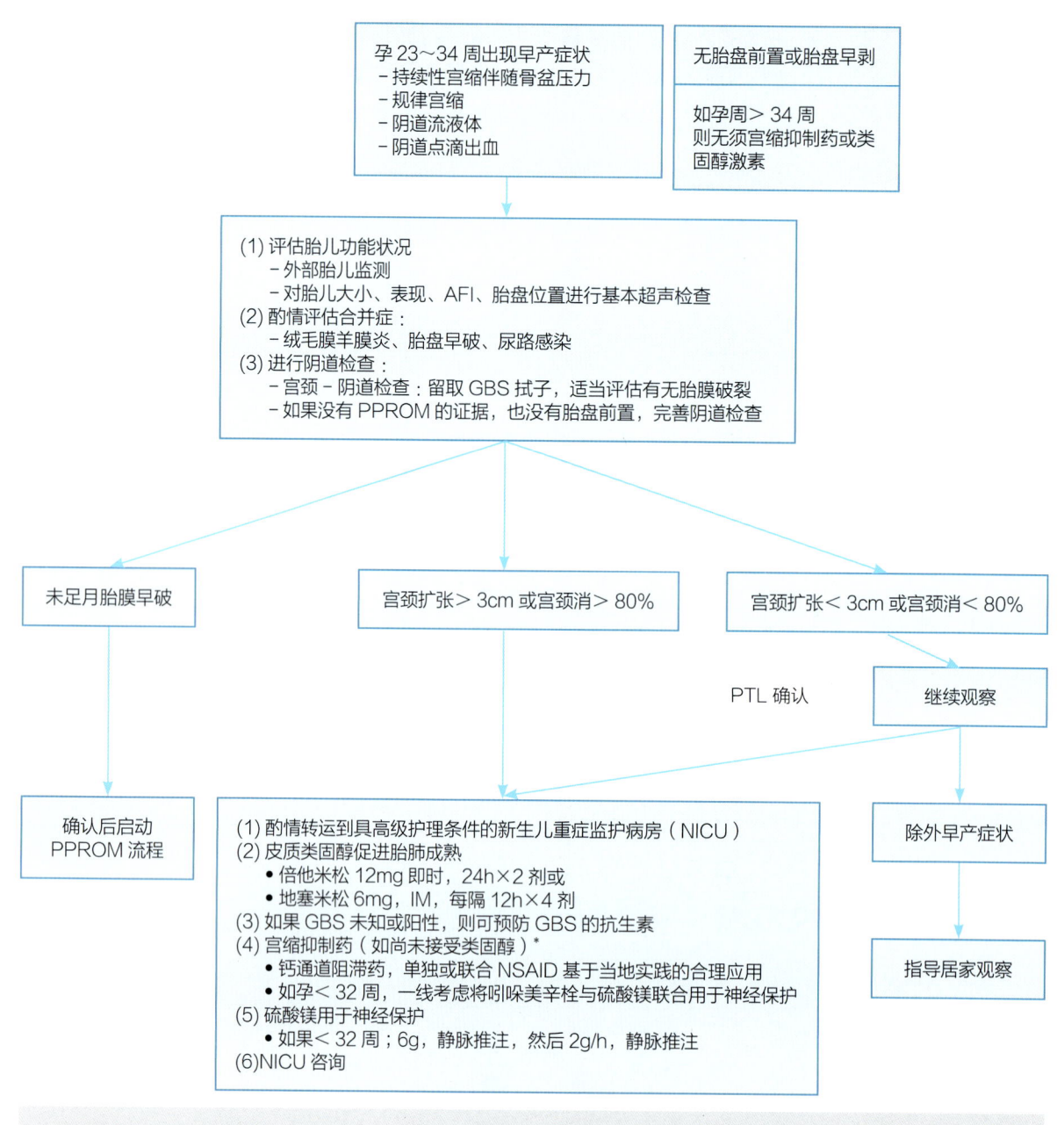

(1) 酌情转运到具高级护理条件的新生儿重症监护病房（NICU）
(2) 皮质类固醇促进胎肺成熟
    • 倍他米松 12mg 即时，24h×2 剂或
    • 地塞米松 6mg，IM，每隔 12h×4 剂
(3) 如果 GBS 未知或阳性，则可预防 GBS 的抗生素
(4) 宫缩抑制药（如尚未接受类固醇）*
    • 钙通道阻滞药，单独或联合 NSAID 基于当地实践的合理应用
    • 如孕 < 32 周，一线考虑将吲哚美辛栓与硫酸镁联用于神经保护
(5) 硫酸镁用于神经保护
    • 如果 < 32 周；6g，静脉推注，然后 2g/h，静脉推注
(6) NICU 咨询

除外早产症状 → 指导居家观察

▲ 图 18-8 母胎医学学会早产工具箱早产（PTL）评分方法

AFI. 羊水指数；GBS.B 族链球菌；IM. 肌内注射；NICU. 新生儿重症监护室；PPROM. 未足月胎膜早破
*. 禁忌证包括胎死宫内、致死性胎儿异常、重度子痫前期、具有血流动力学不稳定的产妇出血，绒毛膜羊膜炎
经许可转载，引自 The Society for Maternal-Fetal Medicine. Preterm Birth Algorithm. SMFM Preterm Birth Toolkit. SMFM Website. 可参考 https://www.smfm.org/publications/231- smfm-preterm-birth-toolkit.org. Updated 2016. Accessed November 13, 2019.

的定义包括胎龄 20～37 周，然而，新生儿结局与其生存能力相关，通常认为妊娠 24 周具备生存能力。4 种药物疗法是重要的考虑，包括宫缩抑制药、皮质醇激素、硫酸镁、抗生素。通过产前皮质类固醇治疗加速胎儿成熟；硫酸镁用于神经保护；抗生素预防 GBS 引起的新生儿败血症；使用宫缩抑制药治疗可短期延长孕周，以优化新生儿结局。为了从这些疗法中获得最大的益处，在诊断出早产时立即使用这些药物是很重要的。

第 18 章　早产
Preterm Labor

基本评估
1. 病史
2. 产前评估
3. 查体
4. 胎心监护
5. 社会心理评估
6. 医学检验

早产评估
1. 风险评估：体征或症状，如宫缩、胎膜早破、腰痛、同房、羊水过少、阴道流血或白带过多
2. 胎心率评估
3. 宫缩频率
4. 获得实验室检测

报告
1. 通知医生/助产士，患者数据
   - 病史包括早产高危因素
   - 胎儿评估情况
2. 其他要求

盆腔检查启动流程
- 如果是 24~34 周，行阴道视诊留取 fFN，如果没有阴道视诊检查，按照之前的操作流程
* 胎膜早破相关征象的识别
- GBS 培养，细菌性阴道病筛查，其他需要的检查
- 完善无菌阴道检查

这个决策模型代表在 2~4h 完成评估的准则；然而，个性化医疗护理决策应由提供者来指导

是否胎膜破裂？
- 是 → **治疗及干预措施**
- 否 ↓

是否宫颈扩张 ≥2cm？
- 是 → 基于一般评估和早产相关评估
- 否 ↓

推荐的 PTL 筛选测试
- 如没有禁忌，使用骨盆检查前获取的样本将 fFN 送实验室检查
  或
- 孕 20~28 周，可行阴道超声（TVU）评估宫颈长度
  或
- 如未使用 fFN 和 TVU 或患者孕 34~37 周，则间隔 2h 做一次阴道检查了解宫颈变化

宫颈扩张或消失的变化
- 是 →
- 否 ↓

1. 通知医生和助产士
2. 启动干预流程
3. 类固醇激素（24~34 周）
4. 抑制宫缩治疗
5. 收住入院/转运

PTL 筛选试验结果

可疑
引导超声宫颈长度 21~24mm，和（或）fFN 阳性

阳性
超声宫颈长度 ≤20mm，风险增加 → 是

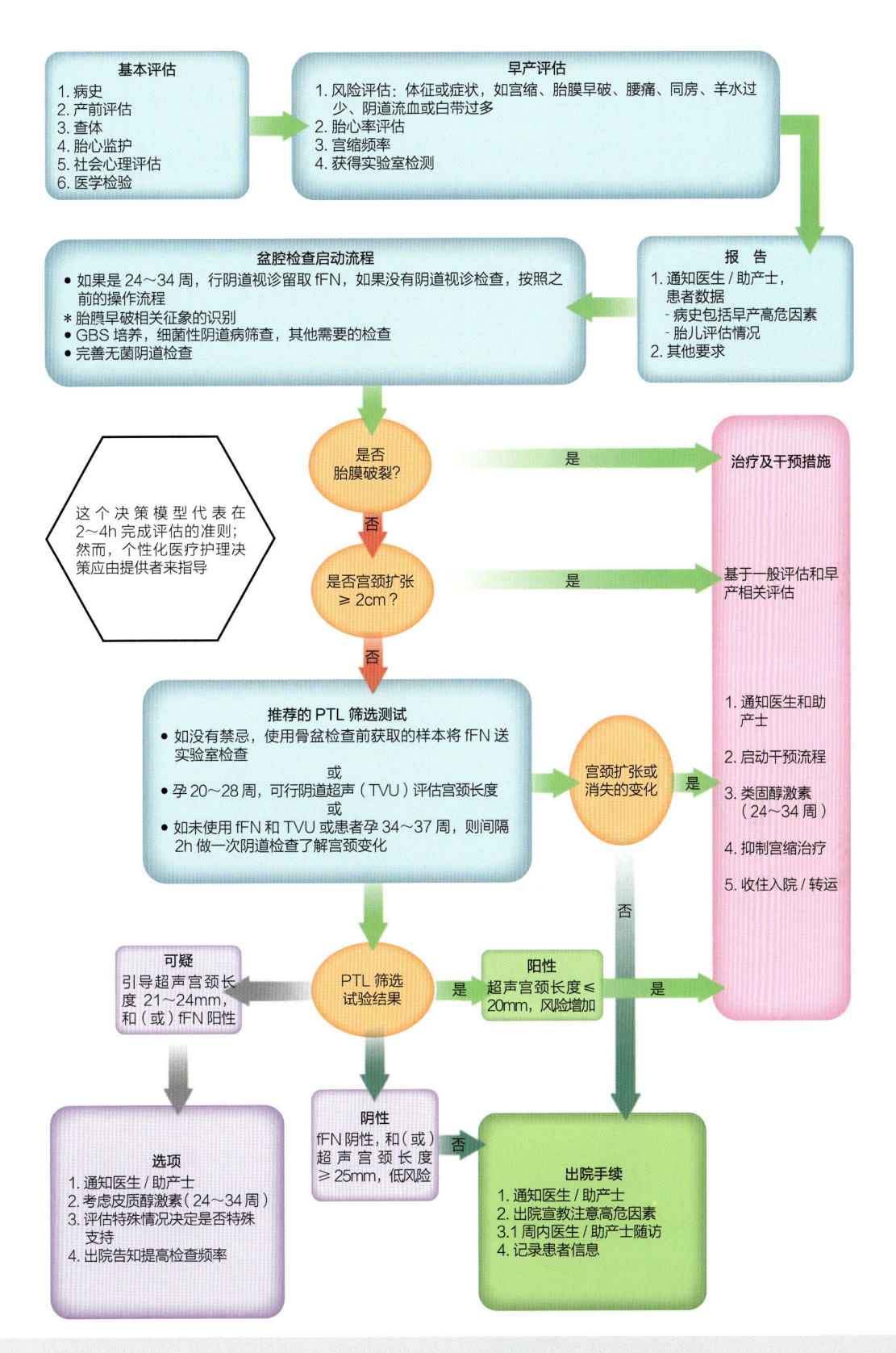

阴性
fFN 阴性，和（或）超声宫颈长度 ≥25mm，低风险

选项
1. 通知医生/助产士
2. 考虑皮质醇激素（24~34 周）
3. 评估特殊情况决定是否特殊支持
4. 出院告知提高检查频率

出院手续
1. 通知医生/助产士
2. 出院宣教注意高危因素
3. 1 周内医生/助产士随访
4. 记录患者信息

▲ 图 18-9　**PTL 分流评分法**

fFN. 胎儿纤维连接蛋白；GBS.B 族链球菌
经许可转载，引自 From Hedriana H, Byrne J, Campbell Bliss M, et al. March of Dimes Preterm Labor. Assessment Toolkit. White Plains, NY: March of Dimes; 2013.

（二）宫缩抑制药

这类药物抑制子宫收缩以延长妊娠期。然而，它们不能防止早产。抑制宫缩治疗的目的是在安全的情况下将分娩延迟到 48h。许多种类的药物已被用于宫缩抑制治疗，包括钙通道阻滞药（CCB）、前列腺素抑制药、缩宫素拮抗药、抗心律失常／硫酸镁和 β 拟交感神经药物。这些药物被证明在延长妊娠 48h 方面比安慰剂更有效，据报道前列腺素抑制药和 CCB 最为有效[25]。通常推荐 2 种药物作为一线药物来抑制宫缩，包括吲哚美辛（一种前列腺素抑制药）和硝苯地平（CCB）。

1. 吲哚美辛是一种非甾体抗炎药和环氧合酶抑制药，是妊娠 24～32 周首选的宫缩抑制药。吲哚美辛的作用是减少前列腺素的产生。吲哚美辛以 50～100mg 的负荷剂量（口服或经直肠）给药，然后每 4～6h 口服 25mg。吲哚美辛可引起母体胃肠道不适和血小板功能不全。对于有潜在出血性疾病、肝功能不全、肾功能不全或胃肠道溃疡性疾病的孕妇禁用。吲哚美辛对胎儿的危害最大，其可致胎儿动脉导管过早闭合，而动脉导管依赖前列腺素。新生儿羊水过多（羊水过少）也可导致新生儿羊水过多，并可导致新生儿心力衰竭。在 32 周后和羊水过少的情况下，必须谨慎使用吲哚美辛。

2. 硝苯地平一种钙通道阻滞药，被认为可以竞争性地阻断子宫平滑肌细胞内的钙通道，从而抑制收缩。硝苯地平是治疗妊娠 32～34 周早产的首选药物。硝苯地平的初始负荷剂量为 10～30mg，每 15～20min 加 10mg，在第 1h 的最大剂量为 40mg。随后的剂量为每 4～8h 口服 10～20mg，持续 48h（每日最大剂量为 180mg）。常见且耐受性好的不良反应包括头痛、头晕、低血压和心动过速。目前孕妇低血压是硝苯地平的禁忌证，没有对胎儿不良影响的记录。

宫缩抑制治疗的禁忌证包括阴道出血、绒毛膜羊膜炎（羊膜内感染）、致死性的胎儿畸形、PPROM、胎儿状态不稳定，以及需要立即分娩的母体情况。由于潜在的不良反应，不建议联合使用两种宫缩抑制药。

七、产前皮质类固醇

孕期给予糖皮质激素通过促进生长和成熟降低新生儿发病率和死亡率。特别是，它们增加了肺表面活性物质的产生和肺泡顺应性。产前糖皮质激素可显著降低新生儿呼吸窘迫综合征、坏死性小肠结肠炎、脑室出血的发病率和死亡率[26]。建议在妊娠 24～37 周进行皮质类固醇治疗，选择包括倍他米松和地塞米松[27]。在 34～37 周使用类固醇是一个有争议的话题。ACOG 建议在上述胎龄之间使用类固醇，以减少新生儿短暂性呼吸急促的发生率。缺乏数据支持，一般地区的做法使用类固醇到孕 34 周。倍他米松混悬液、倍他米松磷酸钠和倍他米松醋酸盐（商品名 Celestone Soluspan）和地塞米松磷酸钠的剂量如下。

- 倍他米松：12mg，肌内注射（IM），间隔 24h，共 2 次。
- 地塞米松：每 12h 注射 6mg，共 4 次。

当诊断为早产时，应尝试推迟分娩 48h，以争取给予一个产前类固醇疗程。

八、硫酸镁保护胎儿神经系统

硫酸镁可为胎儿提供神经保护，预防因早产引起的脑瘫[28]。多个大型试验证实了这一结论。硫酸镁作为神经保护药在早产儿中的作用机制尚不清楚。ACOG 和 SMFM 建议在早产前使用它来保护胎儿神经[29]。ACOG 实践公报没有给出关于治疗胎龄或剂量的具体建议。通常引用的临床指南是基于最大的临床试验，并建议给药 6g，静脉注射（IV），然后再静脉输注 2g/h。它是指妊娠 24～32 周，当分娩被认为是迫在眉睫（一般在 12h 内）[28]。其他方案描述了 4g 静脉注射，然后静脉注射 1g/h，这也是合理的。咨询产科工作人员或转院机构，以确认关于其治疗方案（胎龄、剂量和给药时间）的具体指南。重症肌无力是硫酸镁的禁忌证。

九、新生儿 B 族链球菌预防

抗生素预防是为了防止 GBS（或无乳链球菌）的垂直传播[30,31]。所有有早产症状的孕妇都应进行 GBS 的筛查（图 18-6），除非在近 5 周内进行了 GBS 筛查试验。一旦确诊早产，应立即开始治疗。口服抗生素不足以预防 GBS 感染。

用于预防新生儿感染的抗生素包括青霉素、氨苄西林、头孢唑林、克林霉素、红霉素和万古霉素。

治疗金标准是给予青霉素 G，一种 β- 内酰胺细菌细胞壁抑制药，500 万单位静脉推注，然后每 4h 静脉注射 300 万单位，直到分娩或分娩结束。氨苄西林 2g 静脉注射 1 次，随后每 4h 服用 1g，直到分娩。如果孕妇对青霉素或头孢菌素过敏，合适的替代品包括头孢唑林、克林霉素、红霉素和万古霉素。应根据过敏反应的严重程度和药敏试验进行适当的选择（图 18-10）。在青霉素或头孢菌素暴露引起的过敏性反应、血管性水肿、呼吸窘迫或荨麻疹时，可考

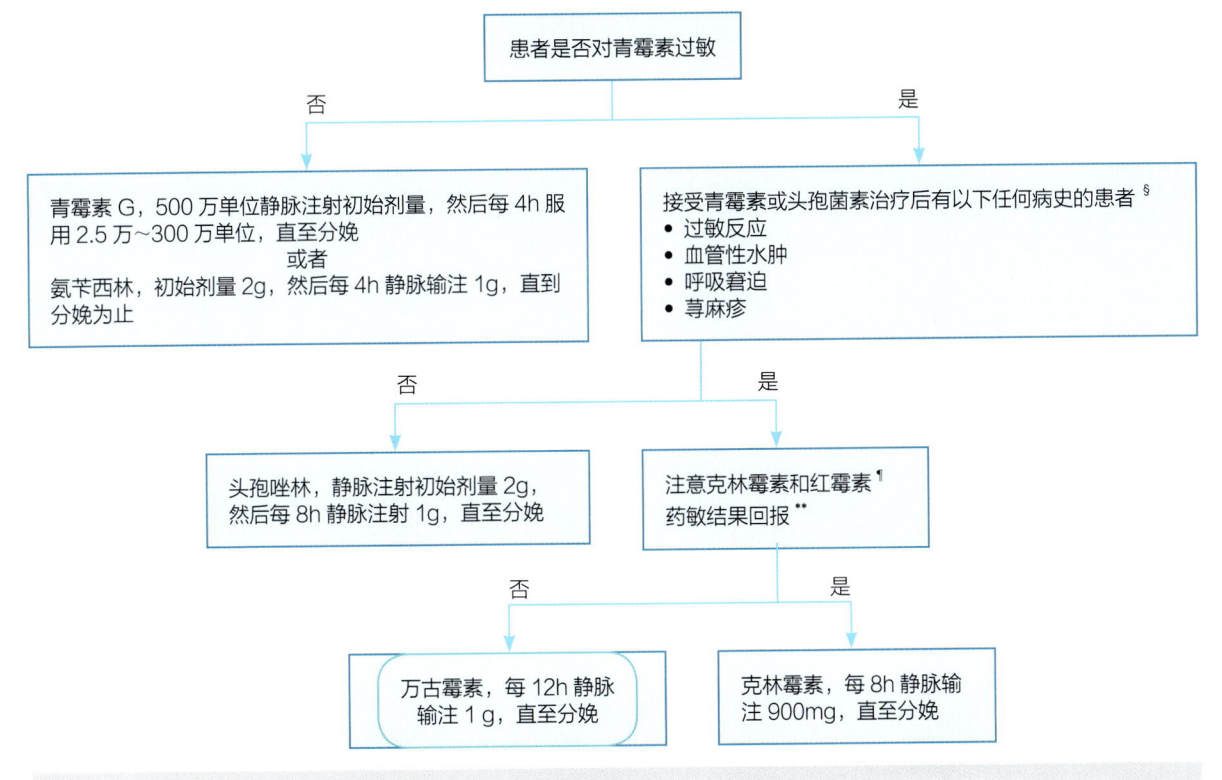

▲ 图 18-10 疾病控制和预防中心建议对 B 组链球菌（GBS）阳性或 GBS 未知的早产患者使用抗生素方案
如果患者在前 5 周内接受过阴道直肠 GBS 培养，则培养结果应指导治疗。GBS 定植的女性应在产时接受抗生素预防。如果 5 周内阴道直肠筛查阴性，则无须抗生素可用于 GBS 预防。除非分娩前再次行 GBS 培养呈阳性。GBS 培养阴性结果被认为有效期 5 周。如果具有 PTL 病史的患者再次出现 PTL 的体征和症状，且 GBS 筛查阴性 > 5 周前，则应根据重新筛查和治疗 [经许可转载，引自 Verani JR, McGee L, Schrag SJ; Division of Bacterial Diseases, National Center for Immunization and Respiratory Diseases, Centers for Disease Control and Prevention (CDC). Prevention of perinatal group B streptococcal disease—revised guidelines from CDC, 2010. MMWR Recomm Rep. 2010;59(RR-10):21.]
§. 推荐的抗生素方案见图 18-8
¶. 应定期评估者进展为真正早产分娩，如考虑患者未达到真正分娩，请停止 GBS 预防
**. 如 GBS 培养结果在分娩前可用且为阴性，则停止 GBS 预防

虑每 12h 静脉注射万古霉素 1g，一般机构不常规根据培养结果来确认对克林霉素或红霉素的敏感性或耐药性。自从采用这种预防策略以来，新生儿 GBS 感染率显著下降[30,31]。注意，如果排除早产诊断，应停止使用抗生素。

十、根据孕周和母婴护理水平进行管理

以下是确诊早产后的处理指南。对于不符合早产标准且胎儿状态稳定的孕产妇，建议在出院前观察 4～6h（表 18-4）。

产前转运建议

早产管理的目标是延长孕周，为新生儿提供有益的临床干预措施，并促进产妇在分娩前转移。孕妇和新生儿需要在有相应卫生资源的机构中得到照顾。

1. 一级

一级中心照顾低风险新生儿和稳定的晚期早产儿（妊娠 35～37 周）。一级医疗机构的急救人员可以联系产科机构的工作人员，以便转移妊娠未足 35 周的早产孕妇，并应在等待转移期间使用宫缩抑制药（硝苯地平或吲哚美辛）、倍他米松、硫酸镁（妊娠 < 32 周）和抗生素。

2. 二级

二级中心配置设备，为胎龄 ≥ 32 周（无合并症）体重 > 1500g 的新生儿提供护理。二级医疗机构的急救人员可以联系产科机构人员，以便转移妊娠 < 32 周的早产孕妇，并应使用宫缩抑制药（硝苯地平或吲哚美辛）、倍他米松、硫酸镁和抗生素等待转运。

3. 三级 / 四级

三级 / 四级中心配备齐全，可为任何胎龄

表 18-4 早产的诊断与处理

• 早产的明确诊断	• 规律宫缩的表现（每 5min 或每 1h） • 并确认妊娠 24～37 周，和 　– 宫颈扩张 ≥ 3cm 　– 连续检查时宫颈变化或 　– 宫颈长度 < 20 mm（单胎妊娠）或 　– 经阴道超声检查宫颈长度 < 25 mm（双胎妊娠） • 开始治疗
• 根据孕周的管理选择	妊娠未满 34 周 • 宫缩抑制药 48h 延迟分娩进程 　– 妊娠 24～32 周：吲哚美辛栓 50mg，口服或直肠给药，然后每 6h 给予 25mg，持续 48 h 　– 妊娠 32～34 周：如果最初 20mg 后仍持续宫缩，则每 15～20min 口服 20mg 硝苯地平，每 15～20min 再增加 10mg，至最大 40mg。然后每 6h 口服 20mg，持续 48 h • 皮质类固醇 　– 每 24h12mg，倍他米松，肌内注射，共 2 剂 　– 或每 12h6mg，地塞米松，肌内注射，共 4 剂 • 硫酸镁（如果妊娠 24～32 周） 　– 6g，静脉滴注，然后 2g/h，静脉维持 • 抗生素类 　– 给予青霉素 G 500 万单位静脉推注，然后每 4h 给药 300 万单位，直到 B 族链球菌检测结果转阴或早产终止 　– 如果青霉素过敏，每 12h 静脉注射 2g 万古霉素 妊娠 34～37 周的妊娠 • 如前所述管理类固醇（各地区做法可能有所不同） • 联系产科值班人员 • 评估进入产房分娩室 • 对于高风险的孕产妇或新生儿，考虑分娩前转运（宫内转运）
• 处置	• 根据孕周，孕产妇、新生儿合并症及医院设施类型安排分娩

和出生体重的高危孕产妇和早产儿提供全面护理。三级/四级围产期中心的急救人员应尽早联络机构内的产科和新生儿救治小组。

十一、总结

早产被定义为在妊娠 37 周之前发生的分娩,对孕产妇和新生儿都存在风险。急救人员在评估孕妇接受急诊救护时必须精准,因为在许多情况下,急诊室可能是患者接受医疗干预的初始点,确定孕周是提供最佳护理的关键。床旁超声对这些患者的护理非常必要。评估胎膜是否破裂,并需要进行无菌检查,此时还应进行 GBS 培养和 fFN 检测。如果没有胎膜早破或前置胎盘的迹象,应进行无菌指诊以评估宫颈管的扩张和缩短。

如果确定患者处于早产风险,并且孕周<32 周,则建议使用 GBS 抗生素、硫酸镁(进行神经保护)、解热镇痛类药物(如吲哚美辛栓)和类固醇。在妊娠 32～34 周期间,由于担心动脉导管过早闭合,应将解热镇痛类药物更改为钙通道阻滞药(硝苯地平)。类固醇和抗生素也应该给予这个群体,孕 34～37 周的孕妇应该接受抗生素治疗,ACOG 建议应用类固醇。应将患者转移到能够照顾早产儿的医疗单位或机构,虽然这些患者很少会出现在急诊室,但重要的是,急救人员必须了解此高危人群的适当治疗和处置方法。

本章要点

1. 早产和早产儿(妊娠 37 周之前分娩)是重大的公共卫生挑战,1/10 的胎儿面临早产。早产是新生儿发病率和死亡率的主要原因,不同种族在出生结局上有不同的结局。
2. 孕妇的社会经济地位、缺乏社会支持、生活压力大(死亡、离婚、家庭暴力)、黑种人、产前保健不足、孕妇年龄在 18 岁以下和 40 岁以上、营养不良、医疗和产科合并症早产、子宫颈短、泌尿生殖道感染和多胎妊娠,存在更高的早产风险。
3. 早产的干预重点是预防早产,或对于不可避免的早产,尽量延长胎儿孕周。
4. 早产定义为 20～37 周前,规律宫缩,和宫颈相应的变化。对于早产的迅速识别和诊断可以改善孕妇和新生儿的结局。
5. 经阴道超声宫颈长度的测量和 fFN 检测,有助于诊断早产。宫颈长度<20 mm 且有规律的子宫收缩,需要启动早产的治疗。
6. 早产的管理涉及基于孕周的 4 种治疗措施,包括宫缩抑制药可延长孕周,新生儿皮质类固醇,硫酸镁可保护胎儿神经,抗生素预防性应用可预防新生儿 GBS 感染。
7. 在妊娠 34 周之前诊断为早产的孕妇使用了宫缩抑制药。给予类固醇激素长达 36 6/7 周(但当地做法可能有所不同)。硫酸镁可在妊娠 24～31 6/7 周时给予神经保护作用。未完成 GBS 测试结果的所有早产女性都应使用抗生素。
8. 早产的孕妇可能需要根据胎龄和所需的母婴保健水平转移到适当的护理机构。

参考文献

[1] Martin JA, Hamilton BE, Osterman MJK, Driscoll AK, Drake P. Births: Final data for 2017. Natl Vital Stat Rep. 2018;67(8):1-50.

[2] Behrman RE, Butler AS, Institute of Medicine Committee on Understanding Premature Birth and Assuring Healthy Outcomes. Preterm Birth: Causes, Consequences, and Prevention. Washington, DC: National Academies Press; 2007.

[3] March of Dimes, The Partnership for Maternal, Newborn & Child Health, Save the Children. Born Too Soon: The Global Action Report on Preterm Birth. Geneva: World Health Organization; 2012.

[4] World Health Organization. WHO recommendations on interventions to improve preterm birth outcomes. 2015.

https://www.who.int/reproductivehealth/publications/maternal_perinatal_health/ preterm-birth-guideline/en/.

[5] World Health Organization. Factsheet: preterm birth. 2019. https://www.who.int/news-room/ fact-sheets/detail/preterm-birth.

[6] American College of Obstetricians and Gynecologists' Committee on Practice Bulletins—Obstetrics. Practice Bulletin No. 171: management of preterm labor. Obstet Gynecol. 2016;128:e155-e164.

[7] Goldenberg RL, Culhane JF, Iams JD, Romero R. Epidemiology and causes of preterm birth. Lancet. 2008; 371:75-84.

[8] McPheeters ML, Miller WC, Hartmann KE, et al. The epidemiology of threatened preterm labor: a prospective cohort study. Am J Obstet Gynecol. 2005;192:1325-1329.

[9] Cho GJ, Cho SJ, Lee KM, et al. Women with threatened preterm labor followed by term delivery have an increased risk of spontaneous preterm birth in subsequent pregnancies: a population-based cohort study. BJOG. 2019;126(7):901-905.

[10] Martin JA, Osterman MJK. Describing the Increase in Preterm Births in the United States, 2014–2016. NCHS Data Brief, no. 312. Hyattsville, MD; National Center for Health Statistics; 2018.

[11] Boyle EM, Poulsen G, Field DJ, et al. Effects of gestational age at birth on health outcomes at 3 and 5 years of age: population based cohort study. BMJ. 2012;344:e896.

[12] Grosse SD, Waitzman NJ, Yang N, Abe K, Barfield WD. Employer-sponsored plan expenditures for Infants born preterm. Pediatrics. 2017;140(4): e20171078.

[13] March of Dimes. Premature babies cost employers $12.7 billion annually. 2014. https://www .marchofdimes.org/news/premature-babies-cost-employers-127-billion-annually.aspx.

[14] American Academy of Pediatrics Committee on Fetus and Newborn. Levels of neonatal care. Pediatrics. 2012; 130:587.

[15] Zahn CM, Remick A, Catalano A, Goodman D, Kilpatrick SJ, Menard MK. Levels of maternal care verification pilot: translating guidance into practice. Obstet Gynecol. 2018; 132(6):1401-1406.

[16] American College of Obstetricians and Gynecologists. Practice Bulletin Number 130: prediction and prevention of preterm birth. Obstet Gynecol. 2012;120(4):964-973.

[17] ACOG Committee Opinion No. 731 Summary: group prenatal care. Obstet Gynecol. 2018; 131(3):616-618.

[18] Sotiriadis A, Papatheodorou S, Kavvadias A, Makrydimas G. Transvaginal cervical length measurement for prediction of preterm birth in women with threatened preterm labor: a meta-analysis. Ultrasound Obstet Gynecol. 2010;35(1):54-64.

[19] Lockwood CJ, Senvei AE, Dische MR, et al. Fetal fibronectin in cervical and vaginal secretions as a predictor of preterm delivery. N Engl J Med. 1991;325:669-674.

[20] Iams JD, Casal D, McGregor JA, et al. Fetal fibronectin improves the accuracy of diagnosis of preterm labor. Am J Obstet Gynecol. 1995;173:141-145.

[21] Rose CH, McWeeney DT, Brost BC, Davies NP, Watson WJ. Cost-effective standardization of preterm labor evaluation. Am J Obstet Gynecol. 2010;203:250.e1-e5.

[22] The Hologic Specimen Collection Kit, Instructions for Use. PI AW-04196-003. Marlborough, MA: Hologic, Inc.; 2015.

[23] SMFM Preterm Birth Toolkit. Preterm birth algorithm. 2016. https://s3.amazonaws.com/cdn.smfm.org/attachments/284/78fc4364395e03d4de2ac8af6ff10017.pdf?AWSAccessKeyId=02RKZKZD2RMKZXHB38R2&Expires=1550714133&Signature=0wG16EjaJ3l6%2B-wPUBa1Zd%2FxdHSI%3D

[24] Hedriana H, Byrne J, Campbell Bliss M, et al. March of Dimes Preterm Labor. Assessment Toolkit. White Plains, NY: March of Dimes; 2013.

[25] Haas DM, Caldwell DM, Kirkpatrick P, et al. Tocolytic therapy for preterm delivery: systematic review and network meta-analysis. BMJ. 2012;345:e6226.

[26] Roberts D, Brown J, Medley N, Dalziel SR. Antenatal corticosteroids for accelerating fetal lung maturation for women at risk of preterm birth. Cochrane Database Syst Rev. 2017;3:CD004454.

[27] American College of Obstetricians and Gynecologists' Committee on Obstetric Practice; Society for Maternal-Fetal Medicine. Committee Opinion No. 677: antenatal corticosteroid therapy for fetal maturation. Obstet Gynecol. 2016;128(4):e187-e194.

[28] Rouse DJ, Hirtz DG, Thom E, et al. A randomized, controlled trial of magnesium sulfate for the prevention of cerebral palsy. N Engl J Med. 2008;359(9):895-905.

[29] American College of Obstetricians and Gynecologists Committee on Obstetric Practice; Society for Maternal-Fetal Medicine. Committee Opinion Number 455: magnesium sulfate before anticipated preterm birth for neuroprotection. Obstet Gynecol. 2010;115(3):669-671.

[30] Verani JR, McGee L, Schrag SJ; Division of Bacterial Diseases, National Center for Immunization and Respiratory Diseases, Centers for Disease Control and Preven-

tion (CDC). Prevention of perinatal group B streptococcal disease-revised guidelines from CDC, 2010. MMWR Recomm Rep. 2010;59(RR-10):1-36.

[31] American College of Obstetricians and Gynecologists Committee on Obstetric Practice. ACOG Committee Opinion No. 485: prevention of early-onset group B streptococcal disease in newborns. Obstet Gynecol. 2011;117(4):1019-1027.

第 19 章 胎膜早破
Prelabor Rupture of Membranes

Motunrayo Mobolaji-Lawal，Karen J. Jubanyik 著
郭晓玥 译

一、概述

1. 背景

胎膜早破（prelabor rupture of membranes，PROM）是任何孕周临产前胎膜的自然破裂。之前称为"premature rupture of membranes"，美国妇产科医师学会（ACOG）和许多其他专业组织在规范妇产科领域的标准定义时达成共识称为胎膜早破"prelabor rupture of membranes"。孕龄＜37 周的胎膜早破称为早产（未足月）胎膜早破（PPROM）。当胎膜早破和临产开始之间的间隔＞24h，称为胎膜早破延长。任何孕周的胎膜早破都会增加孕产妇围产期发病率和围产儿死亡率。因此，急诊科医生应熟悉和掌握 PROM 和 PPROM 的早期识别和初步处理，以改善母胎结局。

2. 流行病学

在美国，足月、早产和存活前 PROM 的发生率分别为 8%～10%、2%～4% 和＜1%[1,2]。PPROM 是早产和围产儿死亡最常见的原因。18%～20% 的围产儿死亡归因于 PPROM[2]。

3. 危险因素

PPROM 最常见的危险因素是 PPROM 病史或早产史；其他危险因素见表 19-1[1,3-5]。此外，宫颈环扎术和羊膜腔穿刺术等手术操作也与 PPROM 相关[6]。虽然这些危险因素可能导致 PPROM 的发生，但大多数 PPROM 可能没有任何可确认的危险因素[1]。

二、发病机制

胎膜由 2 层膜构成，外层为较厚的细胞膜，称为绒毛膜；内层为较薄的具有高抗拉力韧性的胶原膜，称为羊膜（图 19-1）[4]。绒毛膜为免疫屏障，而羊膜为结构屏障[4]。这种双层结构包绕着胎儿，在整个妊娠过程中对保护胎儿和胎儿生理功能的维持起着至关重要的作用[7]。在分子和细胞水平上，胎膜早破的发病机制是多方面的。人们认为局部介质（细胞因子、前列腺素和蛋白质激素）增加，以及羊膜胶原蛋白含量和功能下降[8]，最终导致胎膜的韧性降低。

三、临床表现

1. 病史

胎膜早破的患者可能会无征兆的阴道液体突然涌出，阴道流液量缓慢持续渗漏，有时仅感外阴较平时湿润[9]。应获得详细但有针对性的病史，包括孕产次、孕周、有无宫缩、有无阴道流血、性传播疾病或外阴阴道炎病史、妊娠过程（包括任何母胎相关并发症）、感染的体征或症状，以及近期的性交史。

2. 体格检查

建议对怀疑胎膜早破的患者进行妇科检查时要小心，以免感染进入宫腔[10]。应进行无菌窥器检查。在胎膜早破的情况下，用无菌窥器检查可以发现羊水从宫颈口流出，以及阴道后

表 19-1 PPROM 相关的危险因素

PPROM 病史	低体重指数, 19.8kg/m²
羊膜腔感染	营养不良、贫血
胎盘早剥	孕妇使用非法药物、吸烟
宫颈长度＜ 25mm	两次妊娠间隔＜ 12 个月
孕中、晚期阴道出血	羊水过少或过多
社会经济地位低下	多胎妊娠
孕妇长期使用类固醇激素	腹部直接的创伤
子宫畸形（子宫纵隔）	胶原血管疾病（Ehlers-Danlos 综合征、系统性红斑狼疮）

PPROM. 早产（未足月）胎膜早破

经许可转载，引自美国妇产科医师学会的数据 Prelabor rupture of membranes: ACOG practice bulletin no. 188. Obstet Gynecol. 2018;131（1）:e1-e14.Waters TP, Mercer B. Preterm PROM: prediction, prevention, principles. Clin Obstet Gynecol. 2011;54（2）:307-312. Verbruggen SW, Oyenml, Phillips ATM, Nowlan NC.Function and failure of the fetal membrane: modelling the mechanics of the chorion and amnion. PLoS One.2017;12（3）:e0171588.Waters TP, Mercer BM. The management of preterm premature rupture of the membranes near the limit of fetal viability. Am J Obstet Gynecol. 2009;201（3）:230-240.

穹窿可见羊水池[1]。如果没有观察到液体从宫颈口流出，可让患者进行 Valsalva 动作，胎膜早破的患者咳嗽或增加腹压后液体可从宫腔流出[6]。使用无菌窥器检查时，应评估宫颈管消退和宫口扩张情况，以及是否有炎症或感染的迹象。如怀疑感染，应在无菌窥器检查时留取宫颈和阴道拭子检查衣原体和淋病奈瑟球菌。如果 B 组链球菌（GBS）状况不明，也应进行会阴分泌物培养。不建议进行宫颈指诊，可能会增加感染的风险，缩短感染潜伏期[1]。此外，宫颈指诊也不能获得比无菌窥器检查更多的信息[10]。

3. 胎膜早破患者的疾病发展史

潜伏期是指从胎膜破裂到临产的时间间隔[11]。潜伏期越长，绒毛膜羊膜炎发生的风险越高[12]。多种因素影响潜伏期长短。潜伏期的长短与破膜时孕周成反比[11]。在不给予临床干预的情况下，50% 足月胎膜早破的患者在 12h 内自然临产，95% 的患者在 72h 内分娩[2]。而早产胎膜早破的患者，50% 在 24～48h 内分娩，70%～90% 在 7 天内分娩[2]。潜伏期的长短也与羊水过少的严重程度成反比[2]。子宫肌层过薄（＜ 12mm）、宫颈扩张＞ 1cm、初产妇、双胎妊娠、胎儿生长受限、羊膜腔感染、胎盘早剥和胎儿心律失常都是胎膜早破潜伏期过短的独立危险因素[2,11,12]。

四、鉴别诊断

胎膜早破的鉴别诊断包括但不限于任何可能导致孕期泌尿生殖系统液体流失的过程。包括生理性或感染性的阴道分泌物、尿失禁导致的漏尿、阴道出血、宫颈黏液栓（提示宫颈缩短和扩张）或过度出汗[2,13]。

五、诊断注意事项

对胎膜早破做出及时准确的诊断，从而采取适当的干预措施，是降低围产期发病率和死亡率的关键[9]。准确诊断可避免不必要的住院和临床干预[13]。通常，通过病史和体格检查就可以做出胎膜早破的诊断，可通过酸碱试验和羊齿状结晶确诊。既往，以下 3 种情况是无创诊断胎膜早破的金标准，包括无菌窥器检查阴

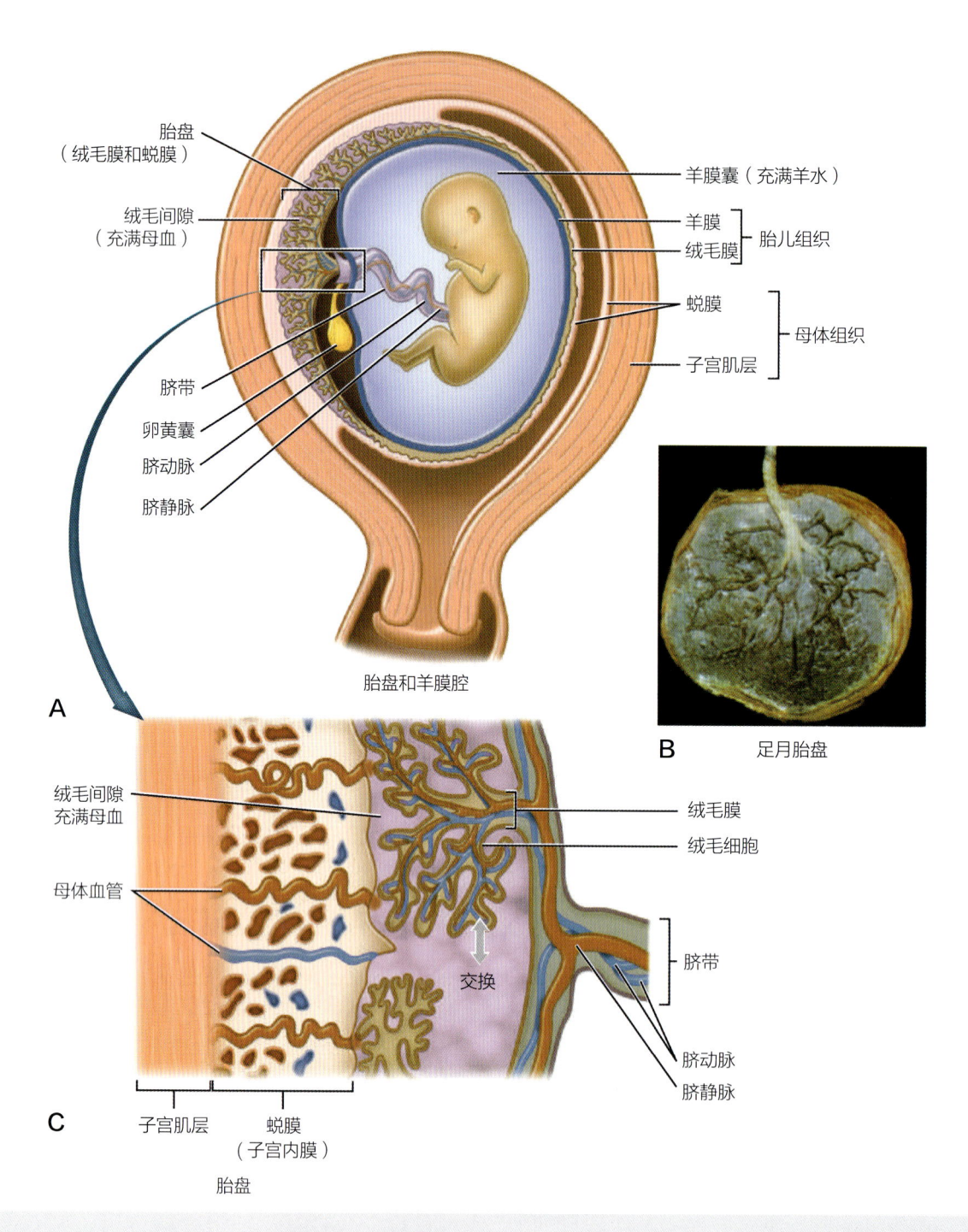

▲ 图 19-1 胎盘和胎膜

A. 胎盘和羊膜囊；B. 足月胎盘；C. 胎盘（经许可转载，引自 McConnell TH, Hull KL, eds. The reproductive system. In: Human Form, Human Function:Essentials of Anatomy & Physiology. Philadelphia, PA: Lippincott Williams & Wilkins; 2010:698.）

道后穹窿可见羊水池，pH 试纸碱性变色和可见羊齿状结晶[2]。当上述检查仍不能明确诊断时，可选择其他的辅助检查手段，包括超声检查、宫颈阴道分泌物的生物标志物测定和羊膜染色试验（侵入性金标准）。

1. pH 检测

阴道分泌物通常是酸性的，pH 为 4.5～6。羊水偏碱性，pH 为 7.1～7.3[1]。因此，通过检测宫颈阴道分泌物的 pH 可以进一步了解分泌物的来源。将分泌物涂抹在 pH 试纸上通过观察试纸的颜色变化来判断。如果是羊水，pH 试纸会由黄色变为蓝色[9]。pH 检测诊断胎膜早破的敏感性为 90%～97%，特异性为 16%～70%[2]。血液、精液、尿液、宫颈黏液、碱性防腐剂、细菌性阴道病或滴虫均可导致试验假阳性[1]。取样不足，胎膜早破时间长，都可能导致试验假阴性[1]。

2. 分泌物涂片羊齿状结晶检查

将宫颈阴道分泌物样本放在干净、干燥的玻璃载玻片上，干燥后镜检羊齿状结晶（图 19-2）[6]。羊齿状结晶检查诊断胎膜早破的敏感性为 91%，特异性为 95%[14]。当混有精液、宫颈黏液或载玻片上有指纹时可导致结果假阳性，而混有血液或涂片技术不足（如使用干试子留取分泌物时）可能导致结果假阴性[2]。

3. 超声检查

超声检查通过评估羊水量的多少协助诊断是否发生胎膜早破，不能作为确诊工具[1]。羊水过少（图 19-3）或不能用其他原因解释的羊水过少（如胎儿尿路畸形或胎儿生长受限）可能提示胎膜早破[8,15]。

4. 羊膜染色试验

羊膜染色试验是最佳诊断胎膜早破的方法。由于其为有创性操作，仅适用于非有创性检查不能明确诊断且远离足月时[2]。羊膜染色试验由产科医生实施，先在阴道内放置一条卫生棉条，超声引导下经腹部向羊膜腔注射稀释的靛胭脂染料混合物（1ml 染料与 9ml 无菌生理盐水混合）[6]。如果有胎膜早破，羊膜腔注射染料后 20～30min，蓝色液体流入阴道，导致阴道内卫生棉条被蓝色液体染色，检测结果为阳性[2]。该试验可以用于确诊胎膜早破。值得注意的是，羊膜染色试验会导致尿液变蓝，可能造成结果假阳性[15]。该试验的并发症包括出血、胎盘早剥、感染、医源性胎膜破裂、早产和流产[2,14]。

5. 宫颈阴道分泌物的生物标志物测定

研究人员一直试图寻找羊水中某种生物标志物，该生物标志物在羊水中含量高，从而用于诊断胎膜早破。有许多此类生物标志物，包括胎盘 α 微球蛋白 1（PAMG-1）、胎儿纤维联结蛋白、催乳素、α 甲胎蛋白（AFP）、二胺氧

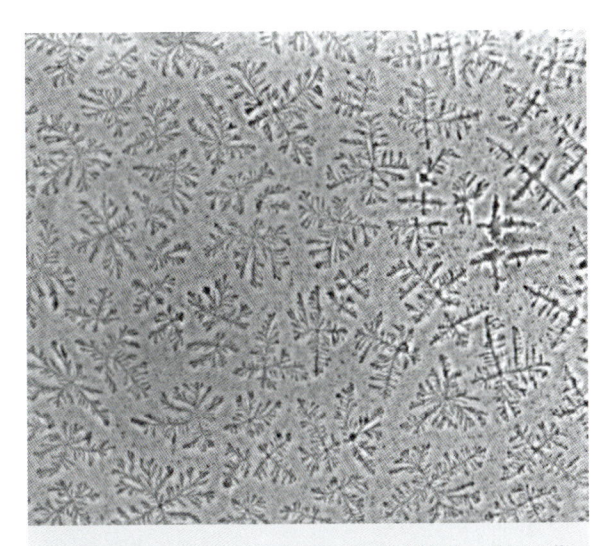

▲ 图 19-2 阴道分泌物涂片可见羊齿状结晶，提示阴道分泌物为羊水
经许可转载，引自 McClatchey KD, Alkan S, Hackel E, et al. Clinical Laboratory Medicine. 2nd ed. Philadelphia, PA: Lippincott Williams & Wilkins; 2002.

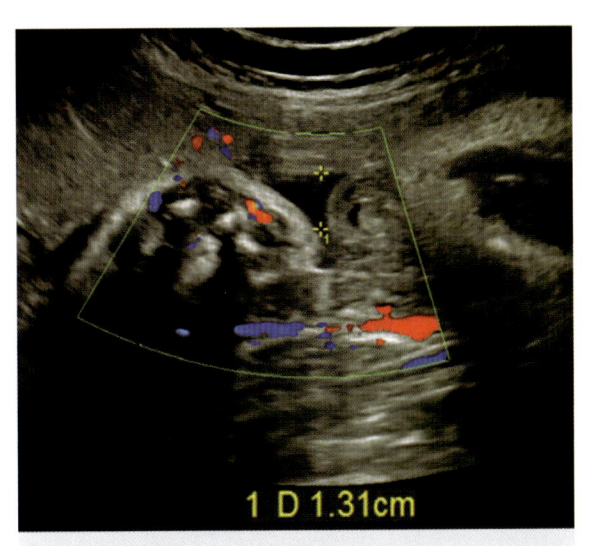

▲ 图 19-3 孕晚期通过单个象限最大羊水深度诊断羊水过少
最大羊水深度 1.31cm，提示羊水过少（经许可转载，引自 Doubilet PM, Benson CBB, Benacerraf BR, eds. Amniotic fluid. In: Atlas of Ultrasound in Obstetrics and Gynecology. 3rd ed. Philadelphia, PA: Wolters Kluwer | Lippincott Williams & Wilkins; 2018:329.）

化酶、β人绒毛膜促性腺激素（β-HCG）、乳酸、肌酐、尿素和胰岛素生长因子结合蛋白[9,14]。现在有许多商业测试，包括对每一种生物标记物的检测。使用这种测试结果的准确性不定。因此，在解释阳性或阴性结果时，应始终了解每次试验的敏感性和特异性。

六、处理

1. 初步处理

无论孕周大小，对于可疑胎膜早破的患者应首先明确诊断（图19-4）。接着，应确定胎龄和胎先露情况，对于可能存活或可存活的胎儿，通过胎心监护仪评估胎儿健康状况。此外，对于胎膜早破的患者需要评估可能的并发症，包括羊膜腔感染和胎盘早剥。当发生胎儿窘迫、绒毛膜羊膜炎、胎盘早剥时需立即终止妊娠[1,2,6]。如果没有上述情况，根据孕周进行相应处理。

对于所有胎儿可存活（孕周＞24周）的患者，应考虑预防GBS感染，避免分娩时发生垂直传播。预防GBS感染可降低早期新生儿GBS

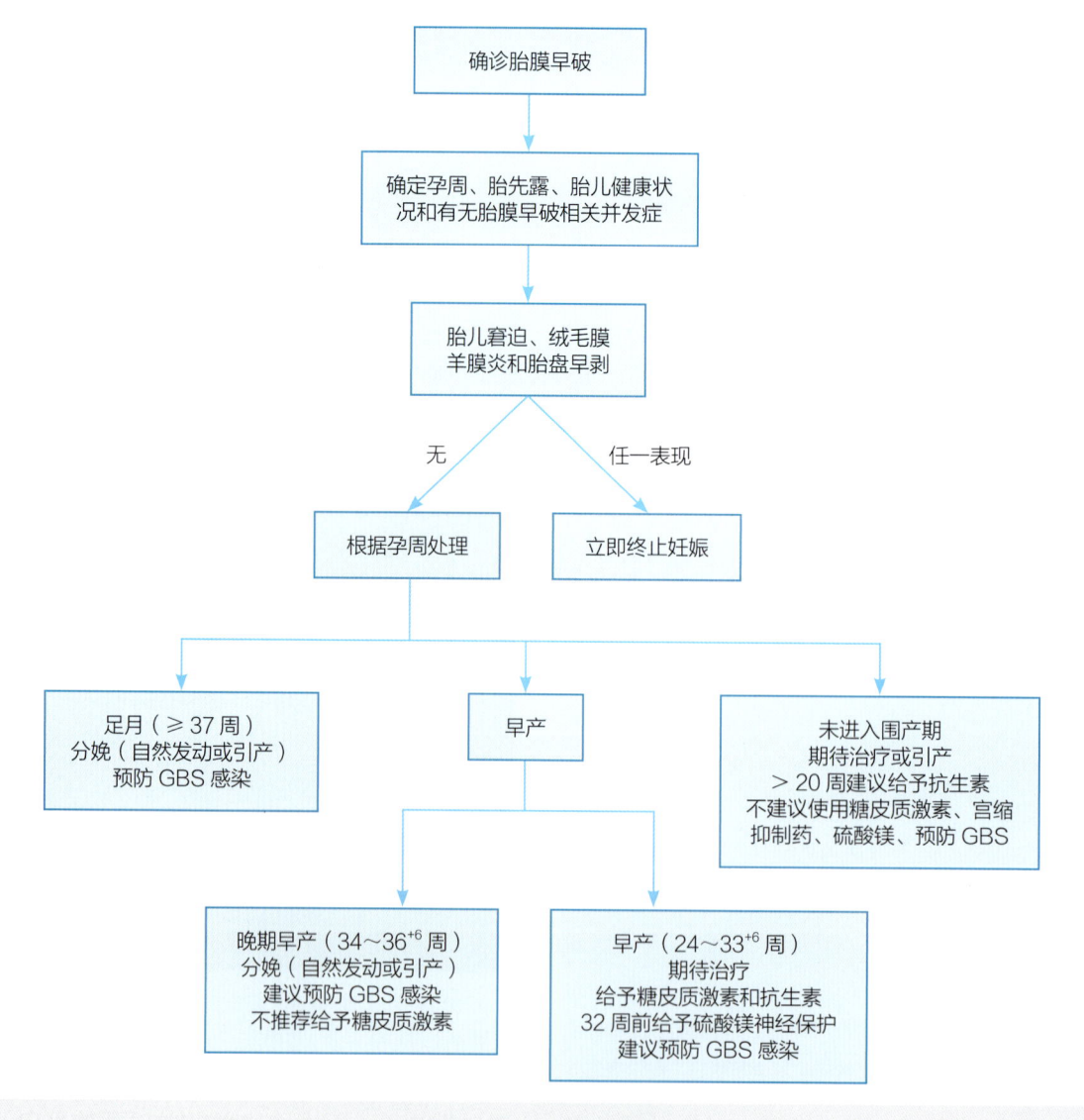

▲ 图19-4 胎膜早破患者的处理

GBS.B族溶血性链球菌［经许可转载，引自 American College of Obstetrics and Gynecology. Prelabor rupture of membranes: ACOG practice bulletin no. 188. Obstet Gynecol. 2018;131(1):e1-e14.］

败血症的发生率和新生儿死亡率[2]。预防 GBS 感染的适应证见表 19-2。建议 GBS 患者至少分娩前 4h 静脉注射青霉素[2]。也可选择氨苄西林。对青霉素或头孢菌素有严重过敏史的患者（如荨麻疹或其他过敏反应），应在分娩前静脉注射克林霉素或万古霉素。应根据 GBS 药敏结果选择敏感的药物进行治疗。对于无药敏结果或者对克林霉素或红霉素耐药的患者，应选择万古霉素[16]。

表 19-2 预防 GBS 感染的适应证

以下任一情况	
既往分娩胎儿有 GBS 感染	胎膜早破 ≥ 18h
妊娠期 GBS 菌尿	分娩时体温 > 38℃
妊娠期 GBS 感染	分娩时 GBS 核酸检测阳性
不明确是否有 GBS 感染	< 37 周分娩

GBS.B 族链球菌

应尽快将患者转送或收治到产科病房。对于早产胎膜早破的患者，应将患者转运到有早产儿救治能力的医疗机构[6]。

2. 基于孕周的处理

（1）足月（≥ 37 周）

美国妇产科医师学会最新的实践指南，建议对于没有阴道分娩禁忌，37 周以后发生胎膜早破未自然临产的患者给予缩宫素点滴引产[1]。最近针对 23 项试验超过 8600 名孕妇进行的系统回顾和 Meta 分析发现，相比于期待治疗的患者，给予引产治疗的患者母胎感染风险更低[17]。对于母胎病情平稳，在充分了解胎膜早破风险的情况下，患者可选择期待治疗[1]。

（2）晚期早产（34～36[+6] 周）

由于 34 周后，早产相关的并发症发生风险较低，且并不比羊膜腔感染风险高，因此晚期早产胎膜早破的处理同足月胎膜早破[18]。建议终止妊娠。36[+6] 周后，并不推荐产前应用糖皮质激素促胎肺成熟[18]。

（3）早产（24～33[+6] 周）

对于早产胎膜早破建议期待治疗。期待治疗包括产科病房住院和严密监测胎膜早破相关并发症的发生。由于缺乏能够早期发现胎膜早破相关并发症的监测手段，不建议在家期待治疗[1]。

建议使用糖皮质激素，可降低早产相关并发症（如呼吸窘迫综合征、脑室内出血、坏死性小肠结肠炎）的发生率和新生儿死亡率。推荐的糖皮质激素治疗方案包括倍他米松 12mg，肌内注射，每日 1 次，共 2 次；地塞米松 6mg，肌内注射，每日 2 次，共 4 次[2]。

推荐使用广谱抗生素，可延长感染潜伏期，降低母胎感染[1,2]。联合应用抗生素是有益的。在美国，推荐静脉注射氨苄西林和红霉素治疗 7 天，然后口服阿莫西林和红霉素治疗 5 天[1]。

不建议抑制宫缩，对孕妇和新生儿的益处有限。抑制宫缩，可能感染潜伏期延长，从而增加了羊膜腔感染的风险[1,2]。对于 32 周前有分娩风险的患者，建议使用硫酸镁进行神经保护[1]。

（4）围产期之前（< 24 周）

如果胎膜早破发生在新生儿生存期之前，应向患者告知期待治疗与终止妊娠的利弊。应咨询产科专家。如果患者选择期待治疗，且无立即分娩的迹象，可考虑门诊严密监测，直到胎儿达到可存活孕周。20 周后可以给予抗生素预防感染[1]。但不建议使用糖皮质激素、预防GBS、保胎和硫酸镁脑保护[1]。

七、并发症（胎儿、新生儿和孕妇）

胎膜早破可能导致脐带受压（继发于羊水过少）、脐带脱垂（尤其是胎位异常时）和胎盘早剥[14]。这些并发症会导致胎儿窘迫。从而胎膜早破患者由于胎儿窘迫导致的剖宫产率增加[8]。极罕见情况下胎膜早破可导致胎死宫内。

胎膜早破新生儿相关并发症大多与早产有

关。最常见且威胁生命的是呼吸窘迫综合征，其他的并发症包括支气管肺发育不良、坏死性小肠结肠炎、脑室内出血、脑瘫、早产儿视网膜病变和败血症[5,14,19]。

胎膜早破后的孕妇相关并发症主要是由于胎膜破裂后羊膜腔感染风险增加[18]，包括绒毛膜羊膜炎、子宫内膜炎和败血症[14]。早产胎膜早破患者羊膜腔感染风险高于足月胎膜早破患者[19]。胎膜早破与分娩之间的潜伏期越长，感染风险越高[14]。

八、总结

由于足月或早产胎膜早破可能导致母胎严重并发症，因此急诊科医生必须具备诊治此类患者的临床知识和技能。诊断胎膜早破的手段不断改进，急诊科医生应熟悉新的检测方法的敏感性和特异性。诊断胎膜早破后，应准确评估孕周、胎儿健康状况，以及是否发生绒毛膜羊膜炎或胎盘早剥，从而决定患者的治疗方式和分娩时机。

本章要点

1. 任何孕周的胎膜早破都是母胎发病率和围产儿死亡率的重要原因。
2. 无菌窥器检查是检查可疑胎膜早破患者的首选方法。
3. 不建议进行指诊，应避免该操作。
4. 无创诊断胎膜早破的金标准包括以下 3 种方法：无菌窥器检查阴道后穹窿可见羊水池，pH 试纸碱性变色和可见羊齿状结晶。
5. 对于可疑胎膜早破的患者的初始处理，包括明确诊断、确定孕周、胎先露和胎儿健康情况及是否有胎膜早破相关并发症。
6. 诊断胎膜早破的患者，立即终止妊娠的指征包括胎儿窘迫、绒毛膜羊膜炎和胎盘早剥。
7. 如果没有立即分娩的征象，根据孕周进行相应的处理。

参考文献

[1] American College of Obstetrics and Gynecology. Prelabor rupture of membranes: ACOG practice bulletin no. 188. Obstet Gynecol. 2018;131(1):e1-e14.

[2] Caughey AB, Robinson JN, Norwitz ER. Contemporary diagnosis and management of preterm premature rupture of membranes. Rev Obstet Gynecol. 2008;1:11-22.

[3] Waters TP, Mercer B. Preterm PROM: prediction, prevention, principles. Clin Obstet Gynecol. 2011;54(2):307-312.

[4] Verbruggen SW, Oyen ML, Phillips ATM, Nowlan NC. Function and failure of the fetal membrane: modelling the mechanics of the chorion and amnion. PLoS One. 2017;12(3):e0171588.

[5] Waters TP, Mercer BM. The management of preterm premature rupture of the membranes near the limit of fetal viability. Am J Obstet Gynecol. 2009;201(3):230-240.

[6] Medina TM, Hill DA. Preterm premature rupture of membranes: diagnosis and management. Am Fam Physician 2006;73:659-664.

[7] Hafez S. Comparative placental anatomy: divergent structures serving a common purpose. In: Huckle WR, ed. Progress in Molecular and Translational Science. Volume 145: Molecular Biology of Placental Development and Disease. 1st ed. Cambridge, MA: Academic Press; 2017:1-26.

[8] Mercer BM. Premature rupture of the membranes. In: Gabbe SG, Niebyl JR, Simpson JL, et al, eds. Obstetrics: Normal and Problem Pregnancies. 7th ed. Philadelphia, PA: Elsevier; 2017:chap 30.

[9] Di Renzo GC, Roura LC, Facchinetti F, et al. Guidelines for the management of spontaneous preterm labor: identification of spontaneous preterm labor, diagnosis of preterm premature rupture of membranes, and preventive tools for preterm birth. J Matern Fetal Neonatal Med. 2011;24(5):659-667.

[10] Meguerdichian D. Complication in late pregnancy. Emerg Med Clin North Am. 2012;30:919-936.

[11] Test G, Levy A, Wiznitzer A, et al. Factors affecting the

latency period in patients with preterm premature rupture of membranes. Arch Gynecol Obstet. 2011;283:707-710.

[12] Melamed N, Hadar E, Ben-Haroush A, Kaplan B, Yogev Y. Factors affecting the duration of the latency period in preterm premature rupture of membranes. J Matern Fetal Neonatal Med. 2009;22(11):1051-1056.

[13] Ng BK, Lim PS, Shafiee MN, et al. Comparison between AmniSure placental alpha microglobulin-1 rapid immunoassay and standard diagnostic methods for detection of rupture of membranes. BioMed Res Int. 2013; 2013:587438.

[14] El-Messidi A, Cameron A. Diagnosis of premature rupture of membranes: inspiration from the past and insights for the future. J Obstet Gynaecol Can. 2010;32(6):561-569.

[15] Tchirikov M, Schlabritz-Loutsevitch N, Maher J, et al. Mid-trimester preterm premature rupture of membranes (PPROM): etiology, diagnosis, classification, international recommendations of treatment options and outcome. J Perinat Med. 2018;46:465-488.

[16] American College of Obstetrics and Gynecology. Prevention of early-onset group B streptococcal disease in newborns: ACOG Committee Opinion. No. 485. Obstet Gynecol. 2019;134:e19-e40.

[17] Middleton P, Shepherd E, Flenady V, McBain RD, Crowther CA. Planned early birth versus expectant management (waiting) for prelabour rupture of membranes at term (37 weeks or more). Cochrane Database Syst Rev. 2017;(1):CD005302.

[18] Packard RE, Mackeen AD. Labor induction in the patient with preterm premature rupture of membranes. Semin Perinatol. 2015;39:495-500.

[19] American College of Obstetrics and Gynecology. Premature rupture of membranes: practice bulletin no.139. Obstet Gynecol. 2013;122(4):918–930.

第 20 章 胎盘异常
Placental Abnormalities

James Wong III, Megan C. Henn, Michelle D. Lall　著
陈　练　赵扬玉　译

一、概述

胎盘是胎儿生长发育的生命线。母体血液通过约 120 个螺旋动脉和绒毛间隙的血池进入胎盘，并进行氧气及营养物质的交换。每分钟有 600～700ml 的血液经过胎盘，这意味着母体的总体循环血量每 10min 就经过子宫。这个系统的任何受损都可能引起快速失血，导致母胎死亡。医务工作者应该很好地诊断和处理有潜在生命威胁的胎盘异常性疾病。

二、非创伤性胎盘早剥

胎盘早剥是指正常位置的胎盘提前剥离，是一种严重的产科并发症，可导致 12% 的围产期死亡。胎盘早剥的发生率占总体妊娠的 1%，但总的发病率是各不相同的[1]。胎盘早剥通常始于蜕膜基底膜的出血，发生在胎盘附着于子宫肌壁的部位。出血导致蜕膜分离并形成血肿。出血可能是自限性的或无症状的。血肿不断增大，引起蜕膜基底膜的分离将导致部分或全部的胎盘剥离（图 20-1）。取决于胎盘剥离的程度，严重时可导致产妇致命性出血和胎儿氧供不足最终引起胎死宫内。

（一）病因和危险因素

胎盘早剥的病因尚不完全清楚，主要与孕早期发展而来的慢性血管病变有关[2]。组织学

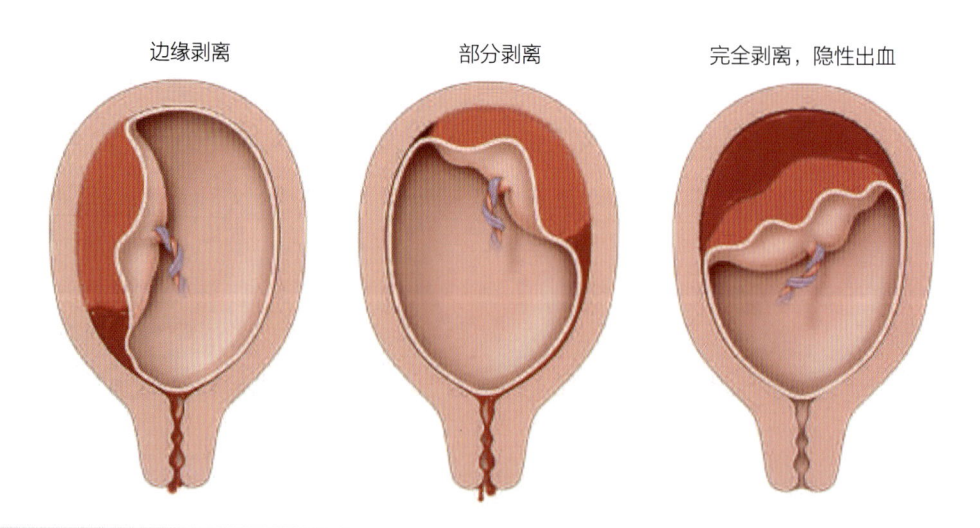

边缘剥离　　　部分剥离　　　完全剥离，隐性出血

▲ 图 20-1　胎盘早剥的类型
经许可转载，引自 Casanova R, Beckmann CRB, Ling FW, et al. Beckmann and Ling's Obstetrics and Gynecology. 8th ed. Philadelphia, PA: Wolters Kluwer; 2018.

研究显示了胎盘蜕膜界面慢性梗死的证据，最终导致在妊娠后期的胎盘早剥。胎盘剥离面组织学上巨噬细胞和中性粒细胞的浸润提示急性或慢性的炎症过程是胎盘早剥的另一个潜在的原因。既往胎盘早剥史与再次早剥的风险最为相关，使风险增高15～20倍。母体高血压是另一个危险因素，其风险增加了3倍。其他危险因素包括使用可卡因、吸烟、产妇高龄、经产、自身免疫性疾病、易栓症、双角子宫和平滑肌瘤[3,4]。

（二）临床表现

胎盘早剥通常表现为阴道流血，腹痛（后壁胎盘可能会有后背或腰痛）和宫体压痛。在一项研究中，78%表现为阴道流血，66%表现子宫或背部疼痛，以及60%表现为胎儿窘迫[5]。体格检查可发现母体低血容量、子宫张力大或宫体压痛、胎儿心动过缓或宫缩的迹象[6]。宫缩通常是小幅度而频繁的，且变化很大[7]。

没有一种征象可以可靠地发现所有的胎盘早剥，因此应考虑整体的临床情况。胎盘早剥导致的孕晚期出血通常表现为疼痛性出血，而前置胎盘表现为无痛性出血。但是，在不典型的情况下，两者都可能出现。子宫出血可能隐藏在胎盘边缘内，而不表现为阴道出血，称为隐性胎盘早剥。相反，前置胎盘偶尔发生在分娩期，因此也可能出现腹痛。

阴道出血的程度可能与胎盘剥离的严重程度或胎儿的宫内状况并不一致。患者可能出现大量阴道出血，但仅有小面积的胎盘早剥，对胎儿无影响。或者相反，患者可出现少量出血，但胎盘完全剥离和胎儿死亡。胎儿预后与胎盘剥离的程度更直接相关。胎盘剥离25%，早产风险增加了5.5倍，胎盘剥离50%，死胎的风险增加4倍，胎盘剥离75%，死胎风险增加31.5倍[8]。胎盘早剥的严重程度不仅取决于症状也取决于客观的表现，如生命体征和胎儿窘迫的证据。

（三）分类系统

Page临床分类系统是胎盘早剥目前应用最广泛的分类系统，有助于评估急性情况下胎盘早剥的严重程度[9]。

0级：无症状但产后可追溯诊断。

1级：无或极少的阴道出血、无产妇或胎儿窘迫、无生命体征异常、轻微的宫体压痛。

2级：无至中度阴道流血、中重度宫体压痛伴宫缩、产妇心动过速、立位血压和心率变化、胎儿窘迫、低纤维蛋白原血症（纤维蛋白原50～250mg/dl）。

3级：无或有大量阴道出血、严重的疼痛、产妇休克、纤维蛋白原＜150mg/dl、凝血功能障碍、胎儿死亡。

（四）诊断试验

胎盘早剥主要通过临床诊断，因为没有检查可以明确排除早剥。此外，妊娠的生理变化（包括血压降低、血容量增加和心输出量的增加）可能混淆胎盘早剥的诊断。这些生理变化可能会通过增加循环系统的储备而掩盖其他明显的低血容量性低血压或血流动力学不稳定的诊断。

1. 实验室检查

实验室检查应包括全血细胞计数（CBC）、血型筛查、凝血功能，包括肝功能在内的代谢相关全套化验（CMP），评估HELLP（溶血、肝酶升高、血小板降低）综合征，尿液药物筛查（以评估胎盘早剥的原因），并进行Kleihauer-Betke试验以评估胎母输血。某些异常的实验室检查结果支持胎盘早剥的诊断。胎盘早剥患者的D-二聚体可能升高。研究表明血清甲胎蛋白水平＞280μg/L与胎盘早剥显著有关[10]。Kleihauer-Betke试验对诊断的作用有限，但如果阳性，可能支持诊断胎盘早剥[7,11]。但是，没有实验室检查结果可以排除早剥。

2. 超声

胎盘早剥血肿在超声检查中表现各异，与

胎盘回声相比可以呈现低、高或等回声，并具有同质性或者异质性。超声检查中血肿的表现取决于出血量、出血的持续性，以及出血逸出子宫的程度。如果有阴道流血或子宫破裂，血液可能不会积聚在子宫中，因此无法通过超声检测到。胎盘在子宫内的位置在检测宫内血液积聚的可能性中发挥重要作用。超声对胎盘早剥的诊断不敏感，假阴性率为50%～80%。有研究提示超声检测胎盘早剥的敏感性仅24%。尽管灵敏度低，超声的阳性预测值相对可靠，约为90%[12]。因此，超声检查发现胎盘与子宫之间大血肿并伴有相应症状提示很可能存在胎盘早剥。存在血肿与不良母婴结局有关；但是，即使超声没有任何发现也可能存在严重的胎盘早剥。

尽管超声检查诊断胎盘早剥的敏感性较差，但在临床上，超声检查对孕妇不明原因阴道出血的原因查找还是很有帮助的，如前置胎盘、前置血管或葡萄胎等，这些都可以通过超声检查来诊断。此外，由于其阳性预测值较高，发现胎盘后血肿，且症状与胎盘早剥一致，应认为是胎盘早剥。

3. 磁共振成像

磁共振成像（MRI）对胎盘早剥非常敏感，但不适用于不稳定的患者。建议对所有能够耐受检查并且检查结果可能会改变管理策略的患者进行MRI检查[13]。尽管MRI并未显示出对胎儿有害，但吸收的能量可能会导致胎儿组织发热，以及噪声的潜在影响仍令人担忧。美国放射学会（ACR）建议孕妇进行MRI检查时磁场强度<1.5T且仅使用必要的最小层数[14,15]。静脉钆对比剂MRI检查是相对禁忌证，因为在动物模型中显示其剂量高于提供给人类的剂量会产生不良反应。迄今为止，尚无使用钆对比剂对胎儿不良影响的报道。但是，由于存在理论上的风险，建议只在绝对必要的情况下使用。

4. 胎心监护

胎儿窘迫是在胎盘早剥最相关的表现之一。胎心表现是确定管理的最有用的工具，也可能是母体窘迫的第一个指标。胎儿的血流动力学对母体血流的减少更为敏感，因此，在母亲发生任何血流动力学不稳定之前，可能会出现警告信号。患者就诊后应立即对胎心和宫缩进行监护。胎儿窘迫的迹象包括胎心率异常、胎心率变异减少和晚期减速[16]。异常胎心图形与胎儿发病率之间存在密切联系，因此需要密切监测并积极处理。

正常胎心率（FHR）在120～160次/分。胎心率超过该范围或趋于该范围的临界值得关注。胎心率的变异是指逐次心跳周期差异的变化情况，是反映胎儿自主神经功能和胎儿活性的重要指标。任何胎心变异的减少都要考虑胎儿窘迫（图20-2）。晚期减速是发生在宫缩后的胎心小幅度的降低，提示胎儿缺氧。这不同于与宫缩同时发生的早期减速（由于胎头受压引起的迷走神经反应）和减速幅度大，与宫缩发生无明确关系的变异减速（脐带压迫）（图20-3）。

（五）管理

胎盘早剥的管理重点是针对孕妇的支持治疗。在胎儿可存活的情况下（＞24周或根据医院指南），应尽早进行胎儿监测，包括持续的胎

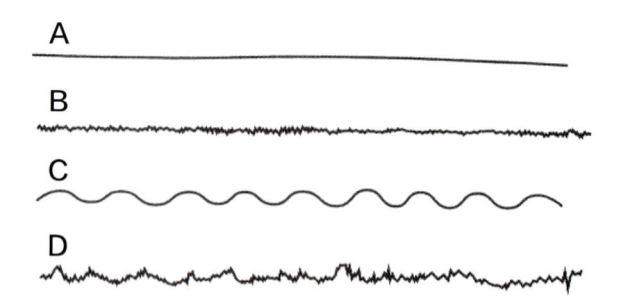

▲ 图20-2 胎心率变异
A. 短变异缺失，长变异缺失—异常；B. 短变异存在，长变异消失—异常；C. 短变异缺失，长变异存在—异常；D. 短变异存在，长变异存在—正常
（经许可转载，引自Gibbs RS, Karlan BY, Haney AF, Nygaard IE. Danforth's Obstetrics and Gynecology.10th ed. Philadelphia,PA: Wolters Kluwer; 2008.）

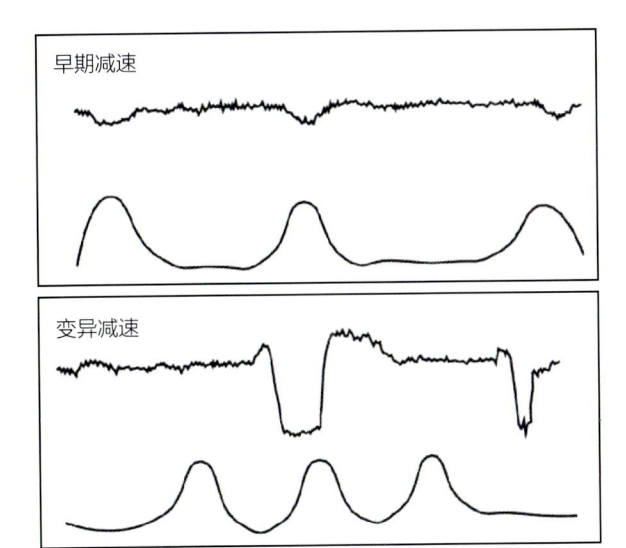

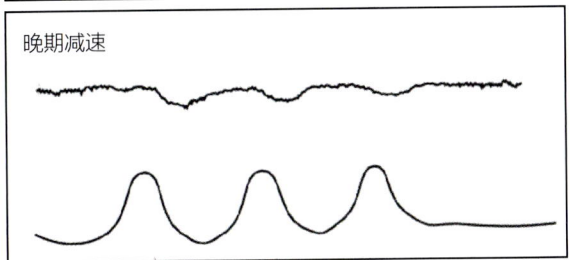

▲ 图 20-3　胎心减速
晚期减速是胎儿窘迫的标志,可能提示需要紧急剖宫产（经许可转载,引自 Gibbs RS, Karlan BY, Haney AF, Nygaard IE. Danforth's Obstetrics and Gynecology.10th ed. Philadelphia,PA: Wolters Kluwer; 2008.）

心率和宫缩监测。初始管理策略包括建立大口径的静脉通路,输注晶体液以保持尿量＞ 30ml/h,根据需要提供血液制品,推移子宫以避免压迫主动脉和下腔静脉,尽早请产科会诊,因为胎儿窘迫和急诊剖宫产的时间可能有限,应密切监测胎儿情况。

Kleihauer-Betke 试验对检测少量胎母输血不敏感,无论试验结果如何,均应在 72h 内向 Rh 阴性血型的产妇提供 Rh 免疫球蛋白。如果 Kleihauer–Betke 试验显示可能存在大量胎母输血,可能需要额外补充 Rh 免疫球蛋白。可能分娩的患者适当应用相关药物,包括 B 族链球菌的预防、妊娠＜ 34 周给予皮质类固醇、妊娠＜ 32 周给予硫酸镁进行胎儿神经保护。除非产科专家指示,否则不要给予宫缩抑制药。

期待治疗和分娩之间的决策主要取决于胎龄,胎儿状况和孕产妇状况。只要母亲和胎儿情况稳定,在任何孕周,都可以考虑保守治疗。妊娠＜ 24 周时,主要考虑母体病情是否稳定。妊娠 24 周后,胎儿和产妇情况均需密切监测,根据情况给予促进胎肺成熟的药物,保守治疗直到 37～38 周计划分娩。若存在任何胎儿或产妇不稳定的证据,均应进行紧急剖腹产[7]。

（六）并发症

与胎盘早剥相关的并发症包括低血容量性休克、弥散性血管内凝血（DIC）、急性肾损伤和 Sheehan 综合征。胎盘早剥引起的失血量可能很大；因此,充分的液体复苏和血制品输注对于良好的母胎结局至关重要。胎盘早剥可引起 DIC,发生 DIC 的可能性与胎盘早剥的严重程度直接相关。出现胎儿死亡的患者中,1/3 的患者纤维蛋白原水平＜ 150mg/dl。DIC 也与隐性胎盘早剥有关,推测是由于宫腔内压力升高使更多的凝血活酶进入血循环[17]。急性肾损伤是另一种并发症,很可能是由于低血容量性休克引起的。如果并发子痫前期,则该风险更大。发生严重出血后,还应考虑 Sheehan 综合征或垂体衰竭。肾上腺皮质功能不全、闭经、甲状腺功能减退、无乳汁分泌、乳腺萎缩,以及阴毛和腋毛脱落都是 Sheehan 综合征的征兆。

三、创伤性胎盘早剥

创伤性胎盘早剥是少见的原因,由于患者可能同时存在其他的多发伤,可能难以诊断和处理。由于轻微的外伤（如站立时摔倒,通常没有外伤的证据）都可能引起胎盘早剥,因此在妊娠期对任何外伤的处理,都必须高度怀疑可能存在胎盘早剥。妊娠 16 周后,子宫增大从盆腔进入腹腔,超过了骨盆的保护范围,从而使胎盘受损的风险增加,尤其容易受到直接外伤的打击。胎盘早剥是钝性伤中胎儿流产的最常见原因（50%～70%），是导致低机械性创伤的母婴发病率和死亡的主要原因[16,18]。胎盘早剥发生在40%～50%的严重创伤和3%～6%的轻度创伤中[6,16]，在妊娠期间发生的所有轻度创伤中，有1%～3%会导致胎儿丢失[16]。

（一）病理生理学

在妊娠期间，子宫肌层保持弹性以容纳不断增长的胎儿，而胎盘则相对缺乏弹性[16]。子宫在钝器伤的外力作用下变形，蜕膜基底膜中的母体血管（胎儿胎盘血管较少见）破裂，胎盘的锚定绒毛被破坏。在汽车事故或其他任何突然的加减速事件中，子宫会出现弹性拉伸，而邻近的胎盘位置固定，无弹性拉伸，将产生剪切作用，导致母体血管破裂。在胎盘和蜕膜之间会形成一个小的血肿，类似非创伤性胎盘早剥。这种出血可能很小并且是自限性的，但也有可能通过胎盘-蜕膜界面继续分离，从而导致胎盘与子宫部分或完全的剥离。

（二）诊断试验

创伤性胎盘早剥是一种基于患者表现，超声，必要时MRI和胎儿监测而形成的临床诊断。与非外伤性胎盘早剥相比，在诊断和处理上存在显著差异。目前不建议将计算机断层扫描（CT）仅用于诊断胎盘早剥。但是，它们通常被认为是标准创伤检查的一部分。因此，子宫的CT扫描是可行的。CT诊断胎盘早剥的敏感性尚不清楚。一项研究表明，CT的初步解读仅能发现43%的胎盘早剥。然而，对同一影像学进行回顾性研究显示，经过训练后，CT检测胎盘早剥的敏感性接近100%[19]。没有足够的证据支持仅将CT用于胎盘早剥的诊断，但如果有其他原因需要进行CT检查，CT可能是有用的。

（三）管理

社区机构应考虑尽早转诊到第三级中心。妊娠期的创伤患者通常是多发伤，需要包括产科医生、新生儿科医生、麻醉科医师和创伤外科医师进行多学科管理。美国妇产科医师学会建议，妊娠期所有的外伤，即使无症状，也要在外伤后至少4h内对胎儿进行监护。如果担心胎儿或产妇受到损害，则观察期可延长至至少24h[7]。

四、胎盘血肿或出血

母胎界面的很多位置均可以发生血肿或出血，因出血部位而异，通常被称为胎盘血肿。胎盘后血肿发生在胎盘和邻近的蜕膜之间。绒毛膜下血肿（也称为边缘血肿）发生在胎盘周围绒毛膜和蜕膜之间。"胎盘前血肿"是一个涵盖性术语，用于描述两个相邻解剖区域之一的出血，绒毛膜板和绒毛间隙之间被称为绒毛膜下血肿；在羊膜和绒毛膜之间出血被称为羊膜下血肿[7]（图20-4）。在超声检查中常发现小血肿，通常无临床意义，但较大的血肿与流产、早产、胎儿生长受限和胎盘粘连的发生率相关[20-23]。血肿越大，发现越早，自然流产的可能性就越大[23]。

（一）鉴别诊断

整个妊娠期间都可能发现胎盘血肿，但需要考虑两类不同的鉴别诊断。妊娠20周之前，需要鉴别早孕期阴道出血，包括自然流产、异位妊娠和妊娠滋养细胞疾病。妊娠20周后，需要鉴别孕晚期阴道出血，如分娩、胎盘早剥、前置胎盘、前置血管和子宫破裂。在孕早期，胎盘血肿可能是自然流产的原因。孕晚期，胎盘后或边缘血肿可能引起如腹痛，阴道流血和宫体压痛等与胎盘早剥类似的临床症状。

（二）诊断试验

胎盘血肿可通过超声诊断，表现为新月形的液体积聚，在第1周内呈现高回声或等回声，1～2周呈现低回声，2周后为无回声。血肿与妊娠囊大小比与妊娠失败的可能性直接相关[23]。

绒毛膜板下血肿　　羊膜下血肿　　　　　　　胎盘后血肿

绒毛膜下血肿

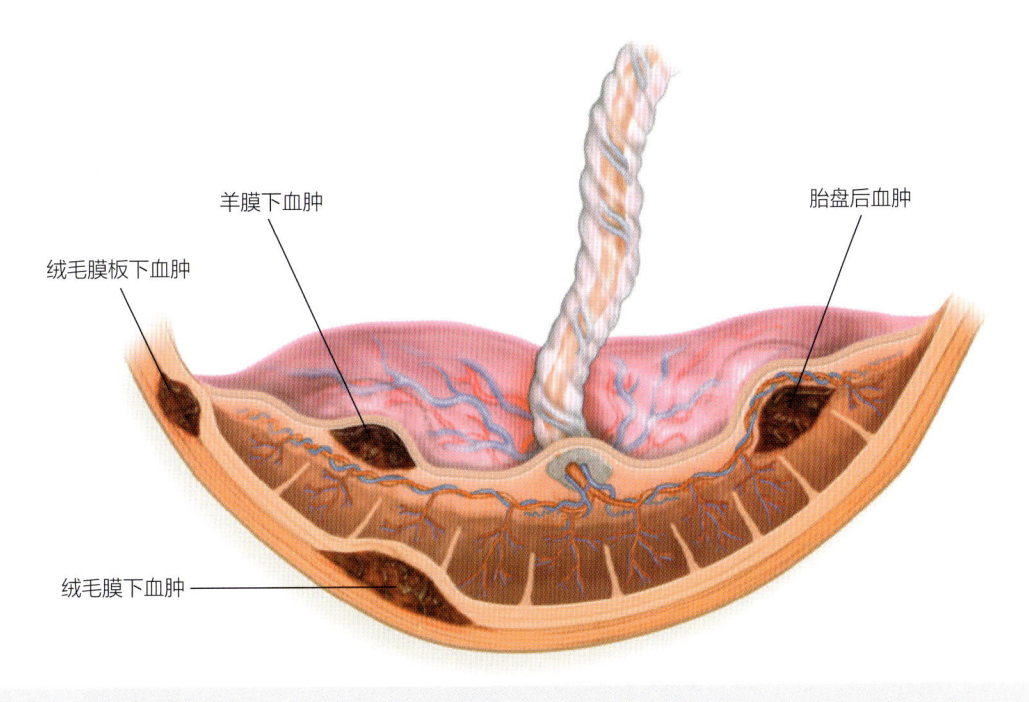

▲ 图 20-4　胎盘血肿 / 出血

（三）管理

无胎儿窘迫迹象的无症状小血肿可以在产科门诊密切随访。但是，有明显临床症状和（或）有母胎窘迫迹象或阴道流血情况，则需要进行紧急产科处理、胎儿监护、完善实验室检查，以及适当的液体或血液复苏。

五、前置胎盘

前置胎盘是指胎盘附着于宫颈内口，每300～400 名妊娠中就有 1 名发生（图 20-5）。它不仅与早产相关，而且需要进行剖宫产，还可能导致严重的产后出血，甚至孕产妇和（或）胎儿死亡。妊娠 20 周后任何阴道出血的患者均应考虑该诊断，因为妊娠 20 周后 20% 的阴道出血事件与此相关[24]。尽管在管理方面取得了诸多进展，但前置胎盘相关的胎儿死亡的风险增加了 3 倍[25,26]。

（一）危险因素

主要危险因素包括既往前置胎盘、高龄、既往剖宫产史、多产、多胎妊娠和吸烟。其他的危险因素包括辅助生殖技术（ART）、既往手术流产、既往子宫手术和药物滥用。这些危险因素的病理生理主要是子宫上段蜕膜血管化不良，从而增加胎盘在子宫下段形成并侵及宫颈内口的可能性。

（二）临床表现

前置胎盘通常表现为无痛的鲜红的阴道出血。在少数情况下会出现宫缩，因此应考虑与胎盘早剥鉴别。前置胎盘的出血通常为鲜红色，不要与分娩"见红"混淆，后者由少量鲜红色的血液与黏液混合而成。通常在妊娠 16～20 周的例行产前超声检查时有 1%～6% 的孕妇会发现胎盘前置，其中，90% 在分娩时胎盘已不再前置。因此，前置胎盘可能在急诊室进行超声检查时的偶然被发现。除非它引起阴道出血，否则它不是产科急症。

（三）诊断注意事项

经腹超声检查是前置胎盘的首选筛选方法，

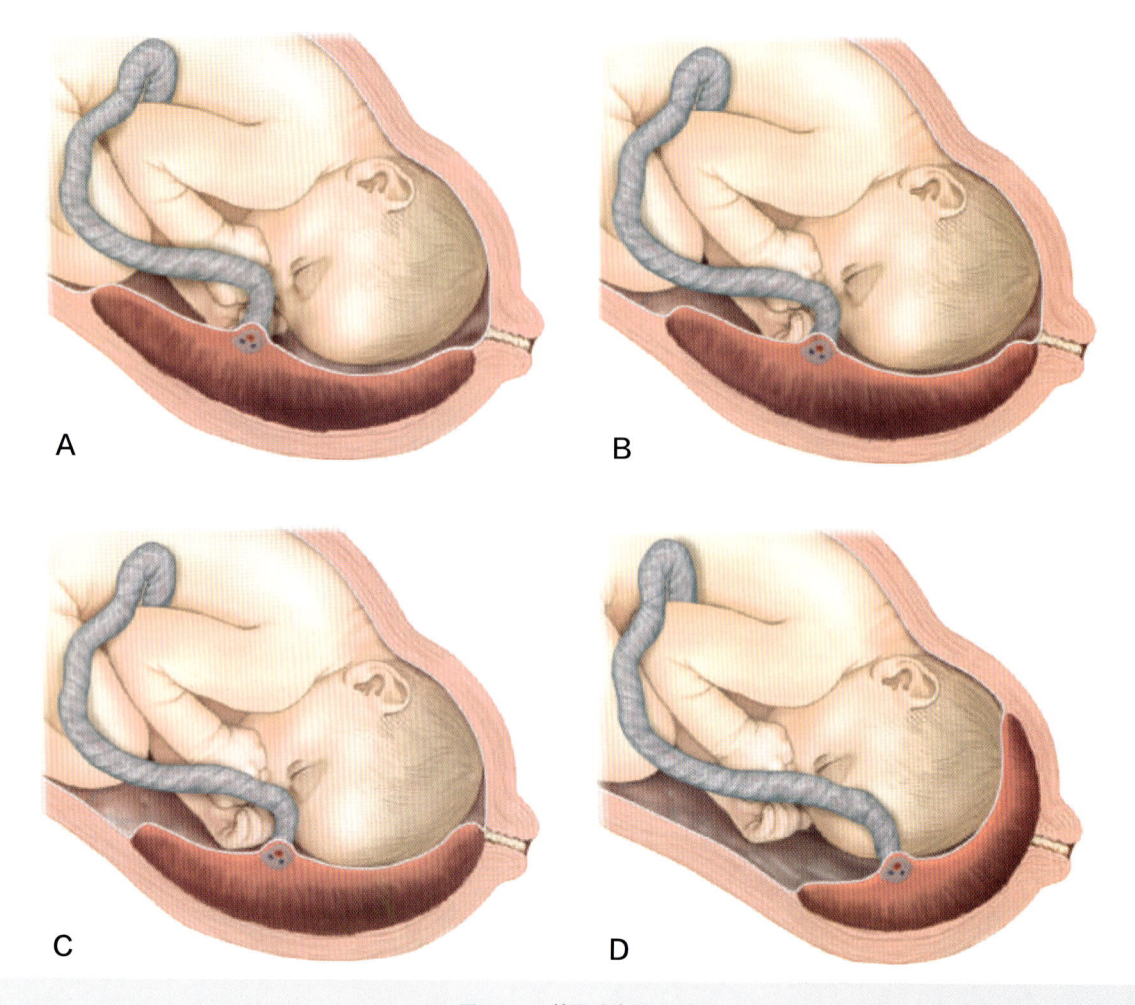

▲ 图 20-5 前置胎盘的分类

A. 低置胎盘 B. 边缘性前置胎盘；C. 部分型前置胎盘；D. 完全性前置胎盘（经许可转载，引自 Stephenson S, Dmitrieva J. Diagnostic Medical Sonography: Obstetrics & Gynecology. 3rd ed. Philadelphia, PA: Wolters Kluwer; 2015.）

因为清晰地看到胎盘位置较高可以安全地排除前置胎盘。前置胎盘的超声表现是回声均匀的胎盘组织覆盖在宫颈内口上方（图 20-6）。在孕晚期，胎盘下缘在宫颈内口 2 cm 以内可诊断前置胎盘。胎盘下缘距宫颈口 2～3.5cm 诊断低置胎盘[27]。如果胎盘显示不清，则膀胱部分充盈和 Trendelenburg 体位可能会改善成像质量。尽管清晰地看到胎盘远离宫颈内口具有很高的阴性预测价值，但整体假阳性率高达 25%。

如果经腹部超声检查不能明确胎盘的位置，可以由经验丰富的技术人员进行经阴道超声检查。超声探头理想的检查位置在距离宫颈 2～3cm 处，并且探头与子宫颈的角度可以避免无意的滑动，因此经阴道检查是安全的[28]。当患者不能除外前置胎盘时，指诊或窥镜检查是禁用的，因为这可能会极大地加剧出血，导致胎儿和产妇死亡。在可疑前置胎盘诊断时，建议首先进行经腹超声检查来评估前置胎盘。

（四）管理

初始管理包括通过建立静脉通路，输注晶体液以保持尿量 > 30ml / h，并完善包括 CBC、血型筛选、交叉配血，以及凝血功能检查。对阴道血液进行 Kleihauer-Betke 试验以评估是否有胎儿出血；但是很少出现阳性结果，如果结果阳性则提示胎儿预后不良。临床医生应测

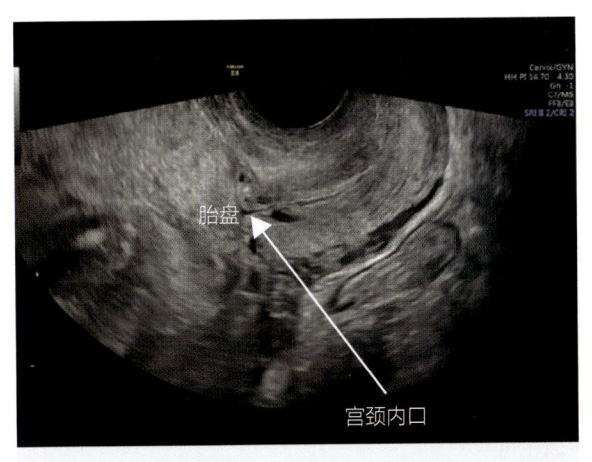

▲ 图 20-6 前置胎盘经阴道超声成像：胎盘附着于宫颈内口
图片由埃默里大学妇产科系医学博士 Iris Krishna 提供

量并持续监测失血量，发生失血性休克进行输血治疗，并与产科急诊医师讨论是否给予宫缩抑制药或皮质类固醇治疗。

在大多数情况下，保守治疗可用于因前置胎盘引起的急性无痛性出血。治疗的决定因素包括胎龄、分娩发动和出血严重程度。早产孕周但没有活动性出血的情况下，通常在产科至少观察 48h。有研究显示，与住院治疗相比，门诊治疗并没有增加死亡率[29]。但是，最终的决策应该由产科医生决定。

对于近足月且无活动性出血的患者，通常要考虑计划剖宫产分娩。但是，对于活动性出血的患者，进行上述复苏管理策略的同时积极与产科沟通行急诊剖宫产。在既往剖宫产史的患者中，前置胎盘最常见的并发症是胎盘植入，这可能导致分娩时大出血。

六、轮廓胎盘

在正常的胎盘中，基底膜和绒毛膜板各自构成胎盘的一部分，直径相似，并且都延伸到胎盘的周围。在轮廓胎盘中，绒毛膜板比通常所见的小，导致胎盘边缘附近的绒毛膜和羊膜形成双重褶皱。在超声检查中，此双重折叠在胎盘附近的胎儿面呈现不透明的白色环状。在孕中期，有多达 10% 的孕妇可见此情况，通常是一过性且良性的[30]。但是，轮廓胎盘与产前出血、早产、胎盘早剥和胎儿预后不良有关[31,32]。

在一些急诊情况下，轮廓胎盘可能表现为无痛性出血。尽管在阴道超声检查中它呈现为不透明的环，但通常很难找到。与所有无痛性出血的检查一样，初始治疗策略应包括产科会诊、胎儿监护、Kleihauer-Betke 试验，包含 CBC、基本的代谢组合、凝血功能、血型筛查和交叉配血的实验室检查，必要时液体复苏，以及与妇产科医生讨论是否应用皮质类固醇。

七、分娩时胎盘并发症

在分娩第三产程，胎盘娩出期间，产后出血常见的并可能危及生命的并发症。尽管宫缩乏力是产后出血最常见的原因，胎盘也可能成为快速产后出血的来源。这种出血可能难以控制，直到所有胎盘组织都被清除。如果持续出血并且怀疑有妊娠组织的残留，则需要人工剥离胎盘。

胎盘植入谱系疾病

某些胎盘异常可能会加剧产后出血的可能性和严重性。其中最显著的就是胎盘植入谱系疾病（PAS），即胎盘粘连、植入和穿透的总称，其特征在于胎盘侵入邻近的子宫肌层。病因是子宫内膜-肌层界面受损。如果胎盘附着于这些受损的区域，如既往的子宫切口，穿孔处或前置胎盘，则胎盘植入子宫肌层的风险将增高。根据胎盘对子宫肌层浸润程度不同分为胎盘粘连、植入及穿透（图 20-7）。在正常胎盘中，锚定绒毛附着在蜕膜上。在胎盘粘连中，绒毛附着于子宫肌层，胎盘植入中，绒毛穿入子宫肌层。当绒毛穿透子宫肌层并侵入子宫浆膜和邻近器官则称为胎盘穿透。

1. 危险因素

PAS 的最大危险因素是既往剖宫产史，前

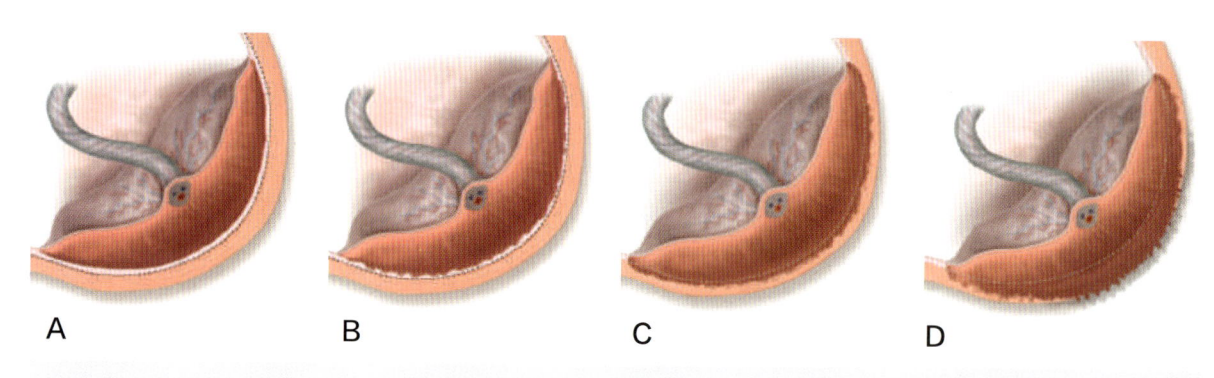

▲ 图 20-7 胎盘植入谱系疾病的分类

A. 正常胎盘；B. 胎盘粘连；C. 胎盘植入；D. 胎盘穿透（经许可转载，引自 Stephenson S, Dmitrieva J. Diagnostic Medical Sonography:Obstetrics and Gynecology. 4th ed. Philadelphia, PA: Wolters Kluwer; 2017.）

置胎盘及上述两种情况共存。PAS 的风险随着既往剖宫产次数的增加而增加。其他危险因素包括子宫手术史、扩张和刮宫、产后子宫内膜炎、ART 或既往子宫内膜的任何物理损伤。

2. 临床表现

PAS 可能会出现在孕早、中期的前置胎盘或严重产后出血的患者中，在急诊科就诊时并未被诊断出胎盘植入。在任何有高危因素或者人工剥离胎盘后出现严重危及生命的产后出血的患者中都应该考虑 PAS。

3. 诊断试验

既往有剖宫产史的前置胎盘患者可在产前通过超声检查诊断 PAS。超声表现包括胎盘血窦或"虫蚀样"胎盘，胎盘后子宫肌层低回声带消失，肌层变薄，膀胱壁异常[27]（图 20-8）。美国妇产科医师学会报告超声诊断 PAS 的敏感性是 77%~87%。如果患者情况稳定或进行产前诊断，MRI 有助于对胎盘植入特征的描述。

4. 管理

对产前诊断的 PAS 的管理是在妊娠 36 周行计划择期剖宫产。对产后出血时诊断的 PAS 的管理是立即产科医生会诊并进行手术干预。对由于妊娠组织物残留而引起的致命性大出血（伴或不伴胎盘植入），最初的管理策略包括通过晶体液和血液进行容量复苏，也可以考虑动脉内球囊导管置入术。

如果是单纯的无并发症的胎盘组织残留，建议人工剥离。在无菌条件下，一只手置于下腹固定宫底，并适当加压。另一只手伸入宫腔，从一侧向另一侧逐步剥离。也可以使用无菌纱布。然而，在胎盘植入中，必须与产科医生进行讨论，不建议人工剥离胎盘。研究显示在子宫切除前去除胎盘可能导致失血量成倍增加[33]。产后出血和妊娠组织残留的管理还包括使用缩宫素或其他宫缩药，晶体液进行液体复苏和必要时输注血液制品。双手按摩子宫也是有用的，临床医生一手从宫底施加压力，同时另一只手握拳在阴道内加压。

5. 并发症

PAS 的并发症包括 DIC、急性呼吸窘迫综

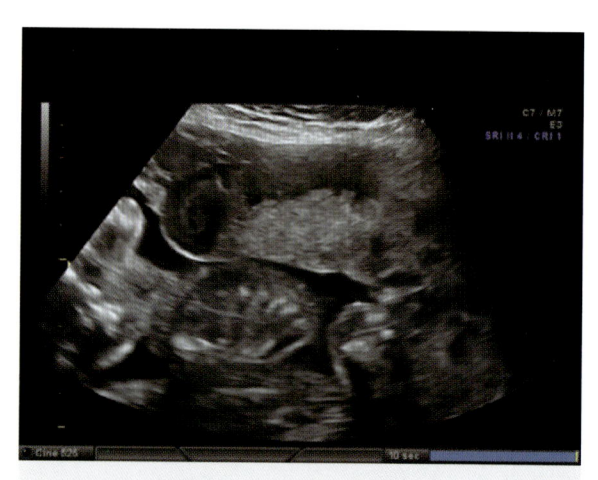

▲ 图 20-8 胎盘植入的超声图像

胎盘呈虫蚀样，并侵入子宫肌层（图片由埃默里大学妇产科系医学博士 Iris Krishna 提供）

合征（ARDS）和肾衰竭。因此，建议在大出血后密切监测上述情况。

八、总结

胎盘异常可表现为产科急症，急诊科医护人员及时识别和处理可能会影响母胎结局。胎盘异常的相关临床表现差异甚大，超声是诊断胎盘异常的重要工具。对胎盘相关急诊患者的最佳治疗包括密切监测母胎生命体征、积极的容量复苏，并认识到最终治疗通常是外科手术干预。因此，必须尽早咨询产科医生。

本章要点
1. 胎盘早剥的典型表现是腹痛伴阴道出血，然后，胎盘早剥的严重性与阴道出血量的多少并不相关。通过超声或 MRI 所描述的胎盘剥离面积的占比与预后更为相关。
2. 前置胎盘的典型表现是无痛性阴道出血。当患者有主诉，高度怀疑前置胎盘时，考虑到出血的风险，不要进行阴道指诊或窥器检查，但可以应用超声成像（经腹或者必要时经阴道检查）。
3. 胎盘植入是致命性产后出血的原因，在前置胎盘或既往剖宫产史或两者兼有的患者中，胎盘植入的风险增加。与单纯妊娠组织残留所致的产后出血的治疗相比，不建议对 PAS 人工剥离胎盘，因可能会加重出血。

参考文献

[1] Ananth CV, Wilcox AJ. Placental abruption and perinatal mortality in the United States. Am J Epidemiol. 2001; 153:332-337.

[2] Ananth CV, Oyelese Y, Prasad V, Getahun D, Smulian JC. Evidence of placental abruption as a chronic process: associations with vaginal bleeding early in pregnancy and placental lesions. Eur J Obstet Gynecol Reprod Biol. 2006; 128(1-2):15-21.

[3] Nath CA, Ananth CV, Smulian JC, Shen-Schwarz S, Kaminsky L; New Jersey-Placental Abruption Study Investigators. Histologic evidence of inflammation and risk of placental abruption. Am J Obstet Gynecol. 2007; 197(3):319.e1-319.e6.

[4] Schlabritz-Loutsevitch N, Hubbard G, Zhang J, Gupta S, Dick E. Recurrent abruptio placentae in a cynomolgus monkey (Macaca fascicularis). Placenta. 2013;34(4):388-390.

[5] Hurd WW, Miodovnik M, Hertzberg V. Selective management of abruptio placentae: a prospective study. Obstet Gynecol. 1983;61(4):467-473.

[6] Oxford C, Ludmir J. Trauma in pregnancy. Clin Obstet Gynecol. 2009;52:611-629.

[7] Oyelese Y. Placental abruption. Obstet Gynecol. 2006; 108:1005-1016.

[8] Marx JA, Rosen P. Rosen's Emergency Medicine: Concepts and Clinical Practice. 8th ed. Philadelphia, PA: Elsevier/Saunders; 2014:299.

[9] Schmidt P, Raines DA. Placental abruption (abruptio placentae). In: StatPearls [Internet]. Treasure Island, FL: StatPearls Publishing; 2018.

[10] Ngai I, Bernstein P, Chazotte C, Merkatz I, Garry D. Maternal serum alpha fetoprotein (MSAFP) and placental abruption. Am J Obstet Gynecol. 2012;206(1);S66-S67.

[11] Emery CL, Morway LF, Chung-Park M, et al. The Kleihauer-Betke test. Clinical utility, indication, and correlation in patients with placental abruption and cocaine use. Arch Pathol Lab Med. 1995;119:1032-1037.

[12] Glantz C, Purnell L. Clinical utility of sonography in the diagnosis and treatment of placental abruption. J Ultrasound Med. 2002;21(8):837-840.

[13] Masselli G, Brunelli R, Di Tola M, et al. MR imaging in the evaluation of placental abruption: correlation with sonographic findings. Radiology. 2011;259(1):222-230.

[14] Raptis CA, Mellnick VM, Raptis DA, et al. Imaging of trauma in the pregnant patient. RadioGraphics. 2014; 34(3):748-763.

[15] Kanal E, Barkovich AJ, Bell C, et al; Expert panel on MR safety. ACR guidance document on MR safe practices: 2013. J Magn Reson Imaging. 2013;37(3):501-530.

[16] Brown S, Mozurkewich E. Trauma during pregnancy. Obstet Gynecol Clin North Am. 2013;40(1):47-57.

[17] Cunningham FG, Leveno KJ, Bloom SL, eds. Williams Obstetrics. Chapter 41. 24th ed. New York, NY: Mc-Graw-Hill Education; 2014.

[18] Sugrue M, Kolkman K. Trauma during pregnancy. Austr J Rural Health. 2002;7(2):82-84.

[19] Wei SH, Helmy M, Cohen AJ. CT evaluation of placental abruption in pregnant trauma patients. Emerg Radiol. 2009;16(5):365-373.

[20] Ball RH, Ade CM, Schoenborn JA, et al. The clinical significance of ultrasonographically detected subchorionic hemorrhages. Am J Obstet Gynecol. 1996;174:996-1002.

[21] Nagy S, Bush M, Stone J, et al. Clinical significance of subchorionic and retroplacental hematomas detected in the first trimester of pregnancy. Obstet Gynecol. 2003; 102:94-100.

[22] Xiang L, Wei Z, Cao Y. Symptoms of an intrauterine hematoma associated with pregnancy complications: a systematic review. PLoS One. 2014;9(11):e111676.

[23] Heller HT, Asch EA, Durfee SM, et al. Subchorionic hematoma: correlation of grading techniques with first-trimester pregnancy outcome. J Ultrasound Med. 2018; 203:399.

[24] Sabourin JN, Lee T, Magee LA, et al. Indications for, timing of, and modes of delivery in a national cohort of women admitted with antepartum hemorrhage at 22+0 to 28+6 weeks' gestation. J Obstet Gynaecol Can. 2012; 34(11):1043.

[25] Salihu HM, Li Q, Rouse DJ, et al. Placenta previa: neonatal death after live births in the United States. Am J Obstet Gynecol. 2003;188:1305.

[26] Faiz AS, Ananth CV. Etiology and risk factors for placenta previa: an overview and meta-analysis of observational studies. J Matern Fetal Neonatal Med. 2003;13(3):175-190.

[27] D'Antonio F, Bhide A. Ultrasound in placental disorders. Best Pract Res Clin Obstet Gynaecol. 2014; 28(3):429-442.

[28] Pauzner D, Barrett J, Farine D. Transvaginal scanning in the management of placenta previa. J SOGC. 1995; 17:231-235.

[29] Wing DA, Paul RH, Millar LK. Management of the symptomatic placenta previa: a randomized, controlled trial of inpatient versus outpatient expectant management. Am J Obstet Gynecol. 1996; 175(4 pt 1):806-811.

[30] Shen O, Golomb E, Lavie O. Placental shelf—a common, typically transient and benign finding on early second-trimester sonography. Ultrasound Obstet Gynecol. 2007; 29(2):192-194.

[31] Taniguchi H, Aoki S, Sakamaki K, et al. Circumvallate placenta: associated clinical manifestations and complications—a retrospective study. Obstet Gynecol Int. 2014;(1):1-5.

[32] Suzuki S. Clinical significance of pregnancies with circumvallate placenta. J Obstet Gynaecol Res. 2007; 34(1):51-54.

[33] Fitzpatrick KE, Sellers S, Spark P, et al. The management and outcomes of placenta accreta, increta, and percreta in the UK: a population-based descriptive study. BJOG. 2014; 121(1):62-71.

第五篇　分　娩
Delivery

第 21 章　正常分娩
第 22 章　臀位分娩
第 23 章　双胎分娩
第 24 章　紧急子宫切开术
第 25 章　脐带异常
第 26 章　肩难产

第 21 章 正常分娩
Normal Vaginal Deliveries

Liza G. Smith 著
王学举 译

一、概述

大多数临产女性直接前往或被分流到产科病房，因此在院前或急诊科（ED）分娩的情况很少。发生在急救室的分娩与新生儿和产妇发病率和死亡率的增加有关[1]。在美国，妊娠 28 周及以上的围产期死亡率几乎 10 年来一直稳定在 0.6%[2]。关于院前分娩和急诊分娩的数据有限；然而，据报道，围产期死亡率高达 8%～10%[3]。一项关于院前意外分娩的研究表明，与对照组相比，新生儿更有可能需要进入新生儿病房，其围产期死亡率也更高（分别为 51.7/1000 和 8.6/1000）[4]。

急诊分娩的高危流行病学是多因素的，但主要是心理社会因素。数据表明，在院前或急诊环境中有计划外分娩的女性更有可能来自较低的社会经济地位[5]。也有证据表明这些母亲有较高的吸烟率、非法药物使用率，以及不良或缺乏产前护理[6]。在院前分娩和急诊分娩的女性中，有药物使用障碍、亲密伴侣暴力受害者、无证件或无法获得常规医疗护理的女性过多。

急诊医学（EM）提供者必须能够识别女性何时分娩，以及确定是否即将分娩，并准备管理分娩，同时预期无数潜在的并发症。如果需要的话，提供者必须能够管理正常和复杂的分娩，以及产妇和新生儿复苏。至关重要的是，急诊科必须拥有所有必要的设备，用于分娩胎儿（表 21-1）、新生儿的复苏和母亲的术后护理。理想情况下，这种设备是装在一个预先组装好的急救包里，需要时就可以使用。

二、临床特点

当疑似临产的患者来急诊室就诊时，医护人员应获得重点病史和体格检查，以确定临产阶段和分娩是否即将来临，以及确定潜在并发症的任何危险因素。

表 21-1 基本阴道分娩试剂盒设备清单 [a]

无菌手套和消毒衣
无菌毛巾和 1 个大的无菌窗帘
4cm×4cm 无菌纱布海绵
橡胶吸耳球
2 个脐带夹
无菌剪刀
清洁毛巾或毯子，晾干并包裹婴儿
顶部红色的管子（用于从剪断的脐带的胎盘端收集胎儿血液）
用来装胎盘的盆
2 个消毒方钻杆夹
18 号和 20 号针头（如有需要，用于注射利多卡因）
5ml 和 10ml 注射器（如有需要，用于注射利多卡因）
可系带的生物危险品袋（用于湿/染血的衣服和床单）

a. 标准的新生儿复苏设备也应该可用，包括新生儿暖器

（一）病史

初次病史应包括产妇产次、胎龄、预产期、妊娠期间是否有产检、宫缩持续时间及次数、是否有用力排便的冲动。确定大概的孕周对评估潜在的胎儿生存能力和预测发生早产（妊娠37周）时可能需要的新生儿复苏都是至关重要的。应询问患者是否有破膜、破膜时间、是否有阴道出血、本次妊娠的并发症、先前有过复杂分娩或急产史，以及任何感染症状。临床医生也应该获得一个基本的医疗和外科史，目前的药物和过敏清单，并询问有关药物滥用。

（二）体格检查

1. 孕周

如果患者不知道孕周，临床医生可以评估宫高，以获得快速估计。然而，这项测量只有在妊娠20周后才准确。宫高以厘米为单位，从耻骨联合到宫底顶部（宫高 = 妊娠周 ±2 周）。在20周的时候，底部就会达到脐部的水平，所以如果底部高于这个水平，这就是胎儿生存能力的大致指标。母亲肥胖会影响这一估计的准确性。如果床旁超声可用，临床医生可以测量双顶骨直径或股骨长度，以提供胎龄的替代评估。

2. 产妇和胎儿的生命体征

对于妊娠 > 20 周的患者，应该开始对疑似产程的评估获得产妇的两种生命体征（体温、心率、血压、呼吸频率）和胎儿心率（FHR）。正常的 FHR 在 110~160 次 / 分[7,8]。FHR 可通过胎儿多普勒或床旁超声获得，若测量到活胎超出正常范围，应立即进行紧急产科评估。

临床医生应进行全面体检，记录产妇发热情况、心动过速或血压异常。仰卧位可减少因下腔静脉受压而导致的静脉回流心脏，导致母亲低血压和胎儿血供减少。应尽量缩短患者保持这个体位的时间，优先保持左侧卧位或人工移位子宫，特别是当患者有低血压或胎儿窘迫的迹象时。医生除了确定胎儿的胎位外，还应该评估腹部和子宫的压痛，最好是通过床旁超声进行评估。

3. 胎产式

胎产式指的是胎儿长轴与子宫纵轴的关系（图21-1）。胎儿最常见的胎产式是纵产式，即胎儿的长轴与子宫的纵轴方向相同[9]。纵产式时，胎儿可以是头位（头朝下）或臀位（臀朝下）。胎产式也可以是横产式，也就是胎儿的长轴垂直于子宫的纵轴，或者是斜产式，即介于纵产式和横产式之间的任何位置。在单胎妊娠中，只有纵向排列的胎儿才能通过阴道安全分娩[9]。

4. 盆腔检查

盆腔检查从肉眼观察外生殖器开始。临床医生应注意任何病变，如提示活动性单纯疱疹感染，这是阴道分娩的禁忌证。分娩开始于宫颈黏液栓的排出，黏液栓中可能含有一些血液，称为"见红"。这只与少量血液中混合了大量黏液有关。更明显的出血症状应引起对前置胎盘的关注，需要在镜检或指检之前进行超声检查以确定胎盘的位置。

如果没有出血，盆腔检查需要应用无菌窥器检查，以评估膜是否破裂。窥器检查应在没有润滑的情况下进行，因为润滑凝胶会干扰硝嗪和胎儿纤维连接蛋白的检测。一般来说，阴道的 pH 在 4.5~5.5，当硝嗪纸接触到阴道分泌

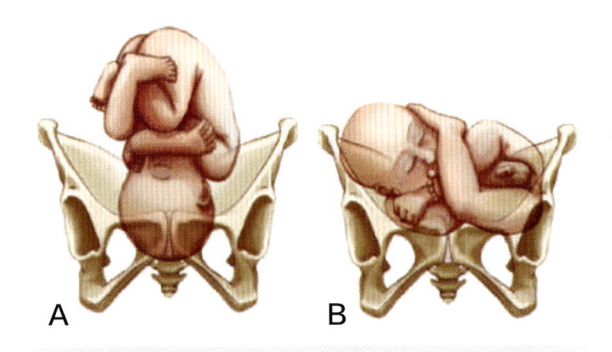

▲ 图 21-1 胎产式

A. 纵产式；B. 横产式（经许可转载，引自 Snelgrove-Clarke E, Budin W. Labour and childbirth. In: Evans RJ, Brown YM, Evans MK, eds. Canadian Maternity, Newborn & Women's Health Nursing. 2nd ed. Philadelphia, PA: Wolters Kluwer; 2014:586.）

物时，不会出现颜色变化。羊水的pH是7.0～7.4，会把硝嗪纸变成深蓝色。润滑剂、血液、阴道毛滴虫感染或精液的存在都可能导致硝嗪和胎儿纤维连接蛋白测试的假阳性结果[10,11]。确认膜破裂的另一种检测方法为低功率显微镜载玻片上羊水干燥时存在羊齿状结晶（图21-2）[12]。在阴道穹窿发现绿色或褐色液体表明胎粪的存在，通常是胎儿窘迫的标志。

产前胎膜破裂（PROM）是指在分娩开始前胎膜破裂。在大多数情况下，胎膜早破发生在足月后，但如果发生在妊娠37周之前，就被称为未足月胎膜早破。临床医生不应该对未足月胎膜早破患者进行手指宫颈检查，因为这可能会加速早产进程并增加感染的风险[10]。

5. 阴道指诊检查

在分娩时，卫生保健提供者下一步应该进行阴道指诊检查，以进一步评估产程的阶段和进展。如果在分娩过程中怀疑或确认胎膜破裂，临床医生仍可进行指诊检查，但重要的是要尽量减少随后的阴道检查次数，因为每次指诊都会增加感染的风险。此手术要戴无菌手套，将食指和中指插入阴道。宫颈扩张是指宫颈开口的直径以厘米为单位（从闭合或"指尖"到完全扩张时的10cm）。通过确定检查者的食指和中指之间的距离，即食指和中指与子宫颈边缘最宽处的距离，就可以得到这一测量值。宫颈扩张的程度可以帮助提供者确定分娩的阶段和进展。

6. 宫颈管消退

随着产程的进展，宫颈变软变薄，这个过程称为消退。宫颈消退以占宫颈长度的百分比来描述，厚度为2cm或以上的为0%，厚度最小或基本没有时为100%。检查人员对宫颈消退的估计重复性较低，但通常诊断临产需要80%或更大的消退[9]。

7. 胎先露

临床医生还应该评估胎先露，胎先露是指通过宫颈可以直接触摸到的胎儿部位（图21-3）。对于纵产式的胎儿，可以是头位（头朝下）或臀位（臀部朝下）。头位可以进一步根据所直接触及颅骨部分的不同进行分类。如果主要部分是胎头枕部，称之为枕先露。在枕先露中，检查阴道是可以触诊到颅骨轮廓和骨缝。骨缝的方向可以用来判断胎儿面对的方向，即胎方位。胎方位是相对于枕部的方向来描述的，最常见的是枕前位（OA），左枕前（LOA）或右枕前（ROA）（图21-3）[9]。

另一种头先露可以是"颏"（如果下巴为指示点），"额"（如果是额骨），或者"面"（如果鼻子或嘴可以通过阴道检查触及）。复合表现是指多个胎儿部位进入盆腔入口，如胎儿手和头部同时出现。除了枕前位，其他胎方位都被称为异常胎位，在足月分娩中发生率为5%[9]。异常胎位可导致复杂的分娩过程，应当引起重视，因为它通常与子宫畸形、盆腔入口梗阻、头盆不称、胎儿畸形和早产等因素有关[13]。胎位异常与母亲和胎儿发生不良事件的风险增加有关；因此，剖宫产是胎位异常分娩的首选方式[13]。在胎位异常的情况下，如果还没有寻求产科紧急咨询，就应该寻求产科急诊咨询。

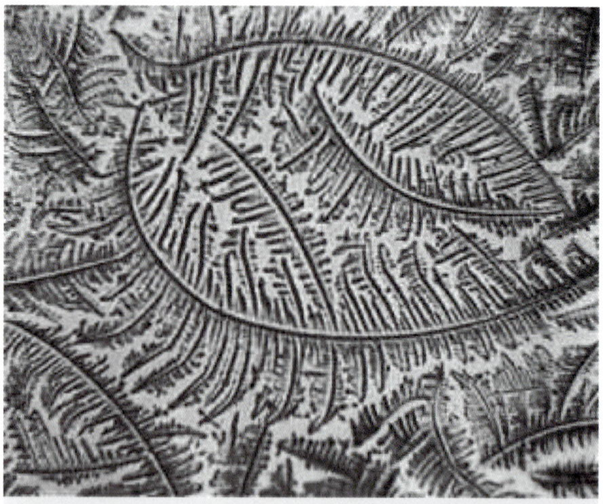

▲ 图21-2 在显微镜载玻片上干燥的羊齿状结晶
经许可转载，引自 Haase J, Ogglesby E, Lewis JA, Black JJ. Fertility challenges. In: Evans RJ, Brown YM, Evans MK, eds. Canadian Maternity, Newborn & Women's Health Nursing. 2nd ed. Philadelphia, PA: Wolters Kluwer; 2014:339.

第 21 章 正常分娩
Normal Vaginal Deliveries

A 左枕前 LOA　　左枕横 LOT　　左枕后 LOP

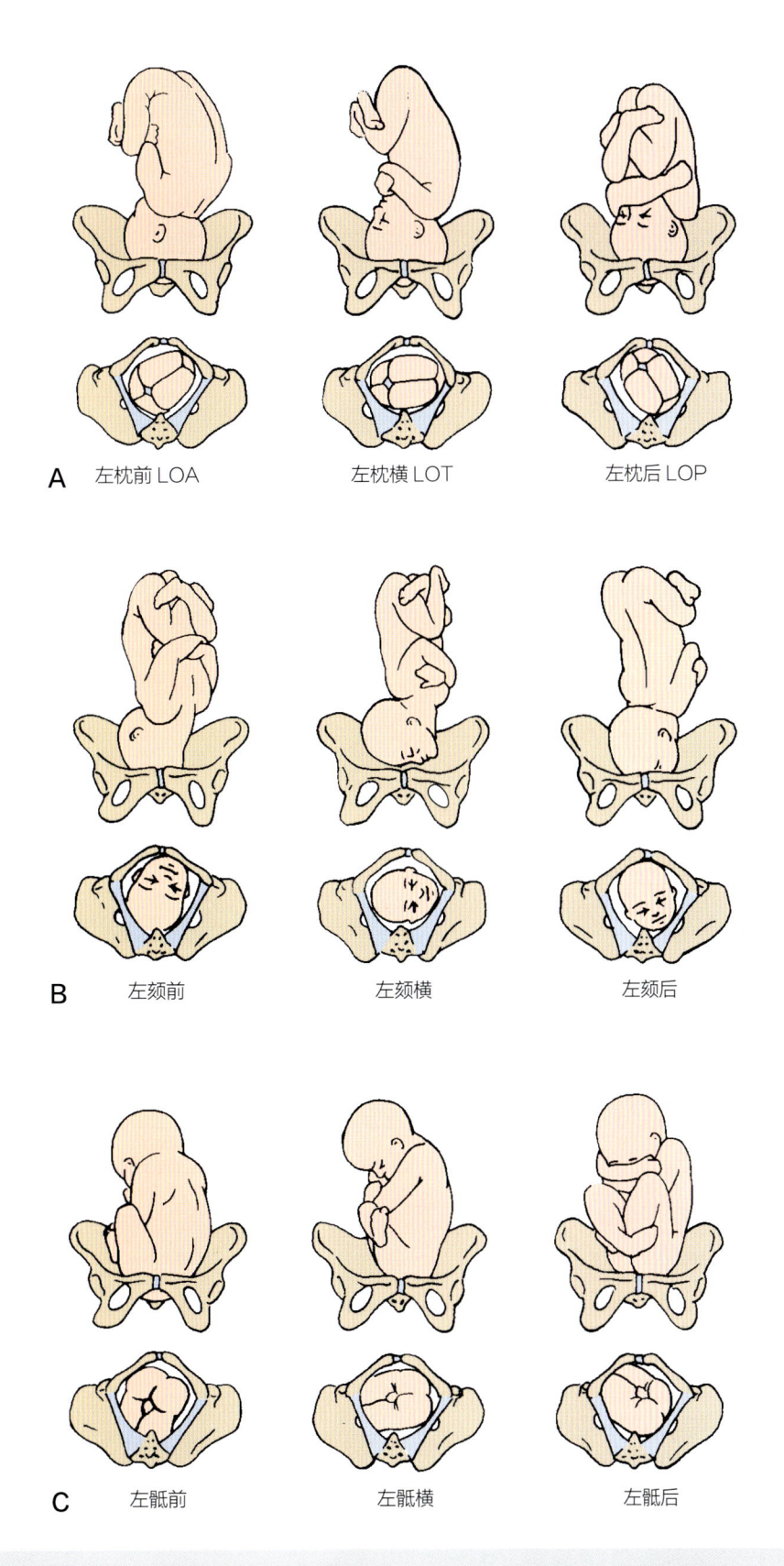

B 左颏前　　左颏横　　左颏后

C 左骶前　　左骶横　　左骶后

▲ 图 21-3　各种胎先露
A. 枕前位；B. 面先露；C. 臀先露（经许可转载，引自 Normal, Labor, Delivery, and Postpartum Care. In: Rosdahl CB, Kowalski MT. Textbook of Basic Nursing. 11th edition. Wolters Kluwer: Philadelphia, PA; 2016:1045.）

8.胎先露位置

胎先露位置是指胎儿相对于母亲坐骨棘的位置，约在4点和8点在阴道壁两侧可触及。当在坐骨棘水平触诊胎儿的先露时，它位于0水平位（图21-4），并随着每厘米上升到+5，这时在阴道口可以看到胎儿的头部[9]。

三、枕前位自然分娩过程

（一）分娩

产程分为4个阶段，第一阶段以规则的子宫收缩开始，结束于宫颈完全消退和扩张；第二阶段包括胎儿的分娩；第三阶段为胎盘娩出；第四阶段为产后1h，是最容易发生产后大出血的时期。

（二）临产与假临产

临床医生必须区分真临产和假临产。假临产时，子宫收缩通常是不规则和短暂的；它们不会在强度、频率或持续时间上升级；它们不会产生宫颈进行性改变。假临产，通常被称为Braxton-Hicks宫缩，通常发生在妊娠30周后，因为子宫活动变得越来越协调，通过水合作用和休息来控制。另一方面，真正的临产是由规律性的子宫收缩引起的宫颈进行性变化形成的[9]。这样的宫缩通常变得更强烈和疼痛，间隔时间逐渐缩短。如果对是否真正开始临产有任何疑问，建议在产科进行胎心监护。

（三）胎儿监测

在急诊科，持续的胎心监护常常不能作为常规手段。急诊医护人员应该记住，如果开始持续胎心监护，他们就有责任去解释胎心监护是否异常。虽然有一些模式对医生来说是可以识别的（图21-5），但有一些细微差别和复杂性不在急诊医学实践的范围之内。即使在产科医生中，观察者之间也没有很好的一致性[7]。一般来说，在整个急诊科分娩过程中，应通过间歇听诊进行周期性监测，除非产科团队的成员（如擅长胎心监测的分娩护士）能够进行连续的胎心监护。

一旦进行初步评估以确定基线FHR和产程阶段，连续的胎儿监护应当按照规定的时间间隔进行。在分娩的第一阶段，子宫收缩后每15～30min监测FHR 30～60s。在分娩的第二阶段，这种监测应该增加到每5分钟1次[14]。如果FHR超过正常范围（110～160次/分），这是可能胎儿窘迫的标志，应紧急求诊。还应开始让母亲处于左侧卧位，吸氧，开始静脉输液，并通过阴道检查是否有脐带脱垂[15]。

（四）产程的第一阶段

第一产程可细分为潜伏期和活跃期。潜伏期通常在子宫颈消失80%并扩张4～6cm时结束，这时活跃期开始，宫缩的规律性和强度增加，宫颈改变的速度加快。总体看来，在活跃期，宫颈扩张的速度在初产妇为1.2 cm/h，在经产妇为1.5 cm/h，但现实情况是，变化的速度很可能不是线性的或可预测的。最近的研究表明，

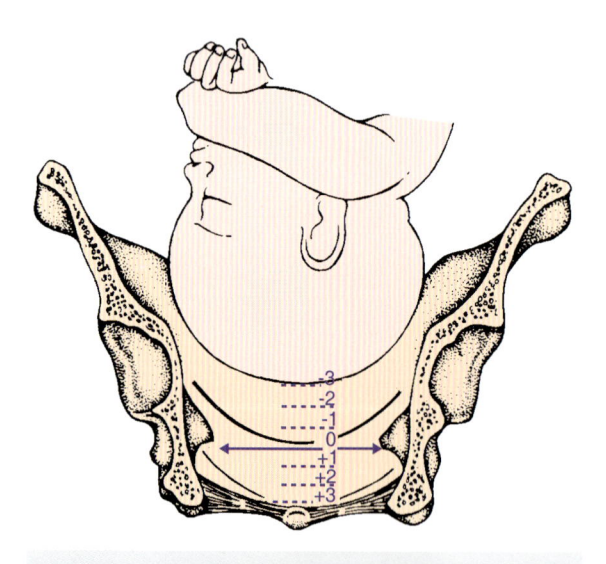

▲ 图21-4 胎头位置示意图

这张图显示了在分娩过程中胎儿头部与骨盆骨，特别是坐骨棘的关系。0表示坐骨棘的高度（经许可转载，引自 Rosdahl CB, Kowalski MT. Normal, labor, delivery, and postpartum care. In: Textbook of Basic Nursing. 11th ed. Philadelphia, PA: Wolters Kluwer; 2016:1046.）

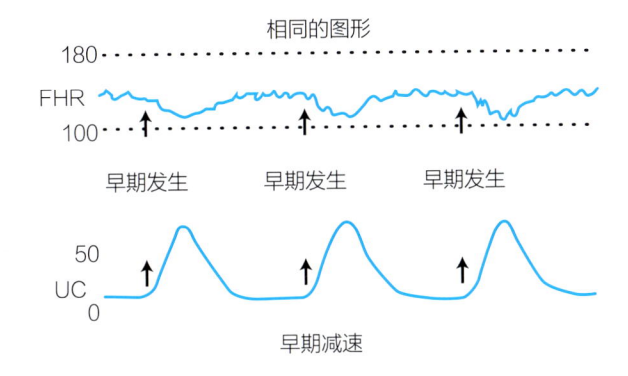

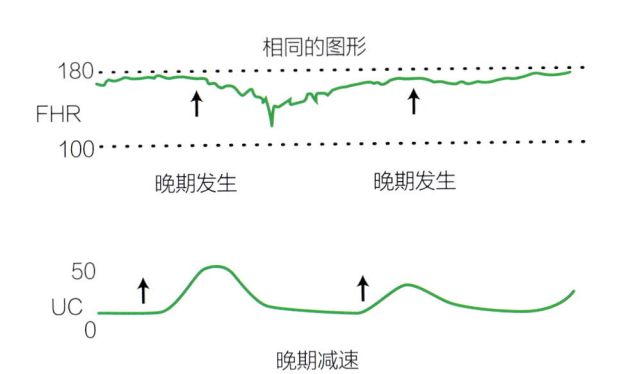

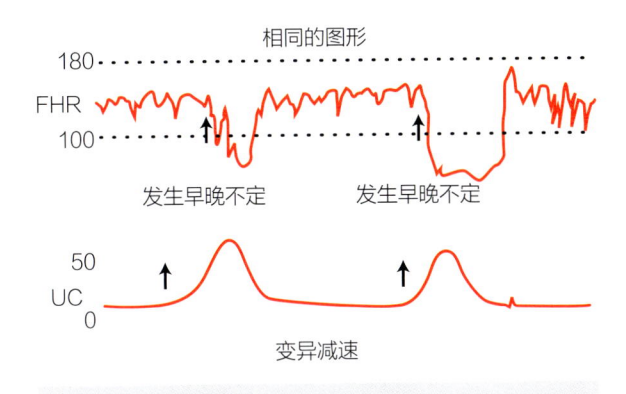

▲ 图 21-5 子宫收缩（UC）后胎儿心率（FHR）早期、晚期和变异减速时的胎心和宫缩示意图
经许可转载，引自 Hon E. An Introduction to Fetal Heart Rate Monitoring. Los Angeles, CA: University of Southern California; 1973.

宫颈可能需要多达 6h 扩张至 4~5cm；超过 3h 从 5~6cm 的扩张发展；而后，即便是初产妇只需 1~2h 从 6cm 进展到充分扩张[16]。数据表明，宫颈扩张在 4cm 时，约 50% 的产妇处于活产期；在 5cm 时，这一比例增加到 75%；在 6cm 时，89% 的产妇处于活产期[17]。一旦确定产妇处于第一产程的活跃期，应避免转移，除非距离较短，如转移到同一医院的其他科室。

（五）产程的第二阶段

产程的第二阶段，宫颈完全扩张和消退，每次宫缩时产妇有强烈的感觉来用力排便。初产妇的第二产程平均持续时间为 50min，经产妇为 20min，低出生体重或早产儿的第二产程进展更快。如果 1 名产妇被确定处于第二产程，几乎普遍可取的是让产妇在急救室分娩，而不是在送往产科病房或转院时冒着在转运途中分娩的风险。建议呼叫产科和新生儿儿科支持（如果有的话），到急诊室装配所有必要的设备（表 21-1）。应提供新生儿复苏设备，包括气道设备（氧气、面罩，以及气管插管所需的所有设备）和加热辐射加热器。

应将产妇置于适于进行骨盆检查的担架或检查台上，采用截石位，髋和膝盖部分弯曲，大腿外展。如时间允许，铺无菌单，护理患者的临床医生和其他医护人员应戴上口罩、无菌衣和无菌手套。

胎儿头部的形状与母体骨盆骨的关系，使胎儿必须通过一套特定的运动，即所谓的"分娩机转"以适应和通过产道。枕前位分娩机转的这 7 个动作是衔接、下降、俯屈、内旋转、仰伸、外旋转/复位、娩出（图 21-6）。

（六）胎头娩出

在正常分娩过程中，接生者的作用是温和、渐进地控制分娩过程，防止强行或突然牵拉婴儿，从而对婴儿或母亲造成伤害。从胎头着冠时，用毛巾垫配合接生者的手支撑产妇会阴有助于保护产妇会阴和控制分娩速度。由于缺乏一致的证据支持其使用，不推荐会阴切开术常规用于正常分娩[9]。一旦胎头完全显露出来，触诊婴儿的颈部以确定是否有脐带绕颈。如果可能的话，应该将脐带移过婴儿的头部来解开它。如果脐带紧紧地缠绕在脖子上，不能移动，临

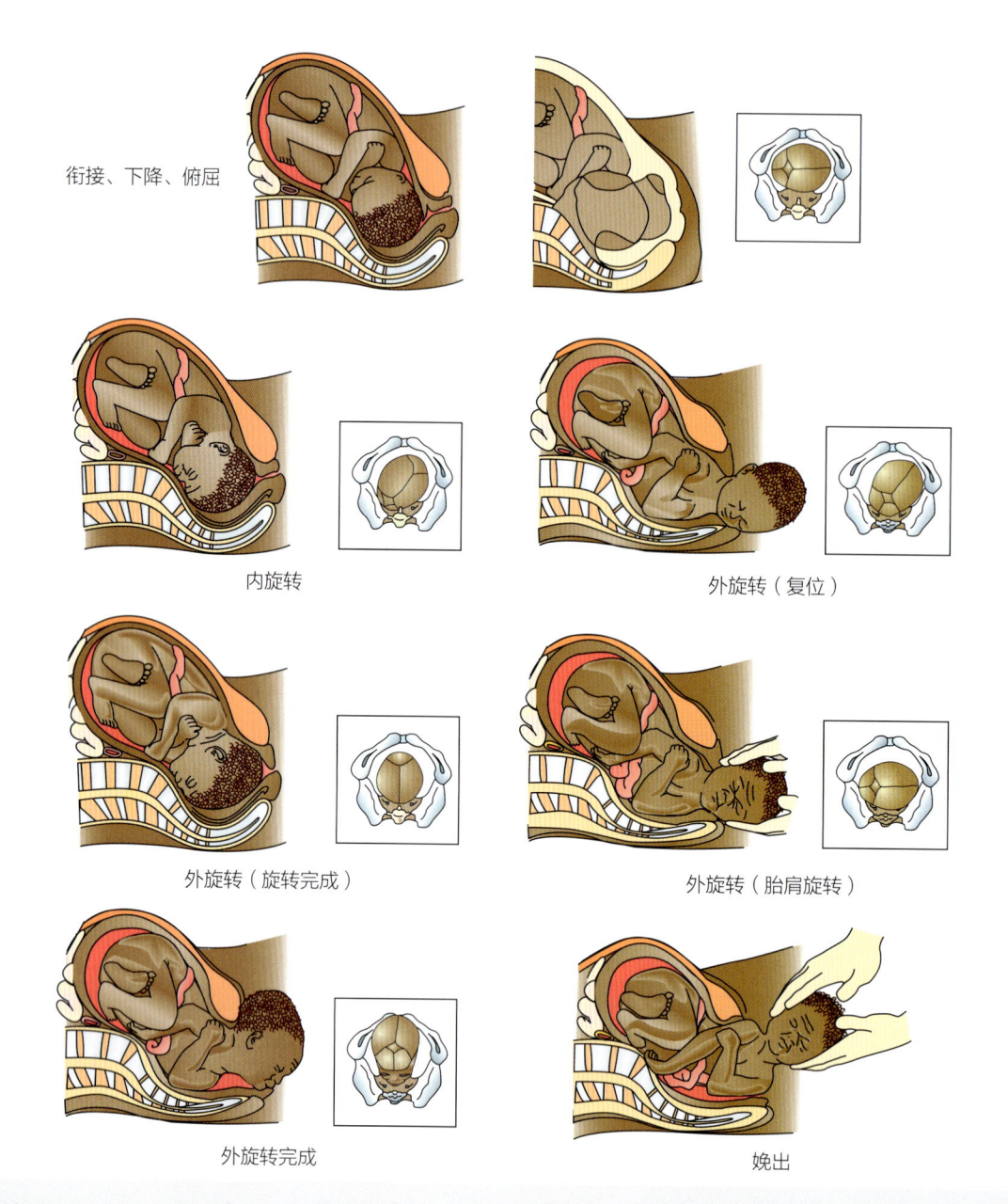

▲ 图 21-6　胎儿分娩的 7 个基本动作（枕先露）

衔接、下降、俯屈

内旋转

外旋转（复位）

外旋转（旋转完成）

外旋转（胎肩旋转）

外旋转完成

娩出

经许可转载，引自 Nettina SM. Nursing management during labor and delivery. In: Lippincott Manual of Nursing Practice. 11th ed. Philadelphia, PA: Wolters Kluwer; 2018:994. Modified from Pillitteri A. Maternal and Child Health Nursing: Care of the Childbearing and Childrearing Family. 7th ed. Philadelphia, PA: Lippincott Williams & Wilkins; 2013.

床医生可以在最容易到达的区域用两个夹子夹住脐带，在它们之间剪断脐带，将剪断的脐带从婴儿脖子上松开。脐带绕项背最好在前肩娩出后剪断，以避免不良胎儿结局[9,18]。在这个阶段不再建议进行口咽或鼻咽抽吸[19]。

（七）胎肩娩出

头部娩出后，会自然地旋转到一边或另一边（外旋转/复位）。此时，临床医生应该将他或她的手放在婴儿头部的两侧。肩部的分娩通常是自发的，但是头部非常温和的向下的压力可以帮助前肩的分娩，随后温和的向上牵引后肩的分娩。注意新生儿是容易滑脱的，一旦双肩分娩，临床医生需要迅速调整抓握，将一只手放在婴儿身体下方，另一只手牢牢抓住脚踝，以免婴儿掉下来。

婴儿一出生，最好把婴儿放在母亲裸露的胸部或腹部，婴儿皮肤对母亲皮肤进行接触。婴儿在被母亲抱着的时候可以进行擦干和刺激。研究表明，这种早期皮肤接触与婴儿较高的血糖水平、减少哭闹、改善母乳喂养、减少首次喂养时间和改善首次喂养成功有关[20]。另外研究表明早期皮肤接触可防止新生儿体温过低，并可缩短第三产程的持续时间[21]。在分娩后不要立刻夹闭脐带。

（八）夹闭脐带

应立即将新生儿擦干并轻轻刺激，只有在有明显的分泌物阻塞时，才用吸球吸鼻或口[19]。如果产程不复杂，婴儿对最初的刺激反应良好，呼吸良好，婴儿可能与母亲保持肌肤接触。如果对新生儿的健康有任何担心，及时钳住和切断脐带，并将婴儿转移到预热的辐射加热器，以便进一步的复苏措施是必要的。

在对刺激有强烈反应的良好新生儿中，理想情况下，夹闭和切断脐带应该至少推迟到出生后 30～60s，或者脐带搏动不再明显时。允许这一延迟对新生儿有好处，包括出生时血红蛋白水平较高，以及在生命最初几个月增加铁的储备[22]。要切断脐带，将一个脐带夹放置在距婴儿脐带插入位置远 3cm 处，另一个脐带夹放置在距胎盘近几厘米处。用无菌剪刀在夹钳之间剪断脐带。检查脐带，确保它的血管数量正确，应该包括 2 条脐动脉和 1 条脐静脉，总共 3 条血管。单一脐动脉的存在，表现为双血管的脐带，27% 的概率与先天性异常有关、染色体异常、肾脏或心脏等[23]。它还与早产和低出生体重婴儿、胎盘异常、围产期死亡率和新生儿重症监护病房（ICU）的入院需求有关[24,25]。一旦脐带被切断，简单地松开胎盘末端，收集脐血用于确定婴儿的血型和 Rh（D）状态。通过保持皮肤接触或放置在保温装置中，继续为婴儿保暖。

（九）第三产程

分娩的第三阶段是胎盘的娩出。建议临床医师积极管理第三产程，通过缩宫素、子宫按摩和轻柔的脐带牵引来预防产后出血。一个标准剂量的缩宫素是肌内注射 10U，或者 500ml 生理盐水静脉注射 20U，持续 1h。不推荐静脉注射大剂量的缩宫素，因为它会导致深度低血压[26]。婴儿分娩 10～30min 后，胎盘将开始与子宫分离。临床医生可能会注意到突然出血或脐带突然延长 5～10cm。胎盘应该很容易分娩，只需要轻微的牵引力和母亲可能的轻微推动。对脐带的过度牵引会导致子宫外翻、脐带撕裂或胎盘撕裂，所有这些都会导致严重的产后出血。将胎盘连同胎膜放入盆中，检查其完整性。胎盘娩出不全会导致产后并发症，包括出血和感染。

（十）第四产程

一旦胎盘娩出，第四产程就开始了。这一阶段包括分娩后的最初 1～2h，是监测产后出血的最重要时间。临床医师应努力促进子宫张力的恢复。这可以通过轻柔地按摩腹部宫底来实现，也可以通过使用促进宫缩药物（如缩宫素）来实现，最好是在婴儿出生后和胎盘娩出前给予。开始母乳喂养也会促进子宫收缩。

在此期间，临床医生可以检查阴道和会阴裂伤。分为 I～IV 度（图 21-7）[27]。有 1/3（36%）的女性在阴道分娩时发生会阴撕裂，一半左右是 I 度裂伤[27]。I 度是浅表性的，只累及上皮组织层，除非有明显的出血，否则不需要修复。II 度裂伤比 I 度裂伤稍少见，并累及会阴，但不延伸至肛门外括约肌。III 度裂伤涉及肛门外括约肌的损伤，IV 度裂伤通过括约肌进入直肠黏膜。只有 3% 的女性患有这种严重的裂伤，主要是分娩大体重胎儿的初产妇[27]。

如果有任何类型的裂伤引起的快速出血，临床医生可以进行压迫或放置无菌纱布，直到伤口可以修复。所有的 II 度、III 度和 IV 度裂伤都应该修复，最好是由产科医生或普通外科医生修复，但如果不能进行外科修复，这些损伤可以由急诊科医生和必要的产科修补来修复。如果撕裂延伸至肛门括约肌或直肠黏膜，应使用预防性抗生素，最好使用氨苄西林。用消毒液清洗裂伤或会阴切开术周围区域，并注射局麻药。采用可吸收聚羟基乙酸缝合线（如薇乔线）是首选的缝合材料，但铬肠线是可接受的替代缝线。术者应该从阴道裂伤顶端上方约 1cm 处开始，用 2-0 连续缝合阴道黏膜，一直缝合到阴道口，将阴道口的边缘缝合在一起。用间断 2-0 缝线缝合会阴肌，然后用间断 2-0 缝线缝合覆盖的皮肤[28]。

四、总结

急救室分娩是罕见但高风险的事件。急诊科医师需要能够识别和管理分娩阶段，准备处理分娩并发症，熟练进行产妇接生和新生儿复苏。医师必须能够迅速评估一个孕妇可能面临的分娩，确定分娩是否立刻发生或者如果她可以安全地转运，能够管理一个复杂凶险的产程。急诊科医师全面的理解产程进展各个阶段，有助于产妇在急诊接诊时安全地转运和管理。

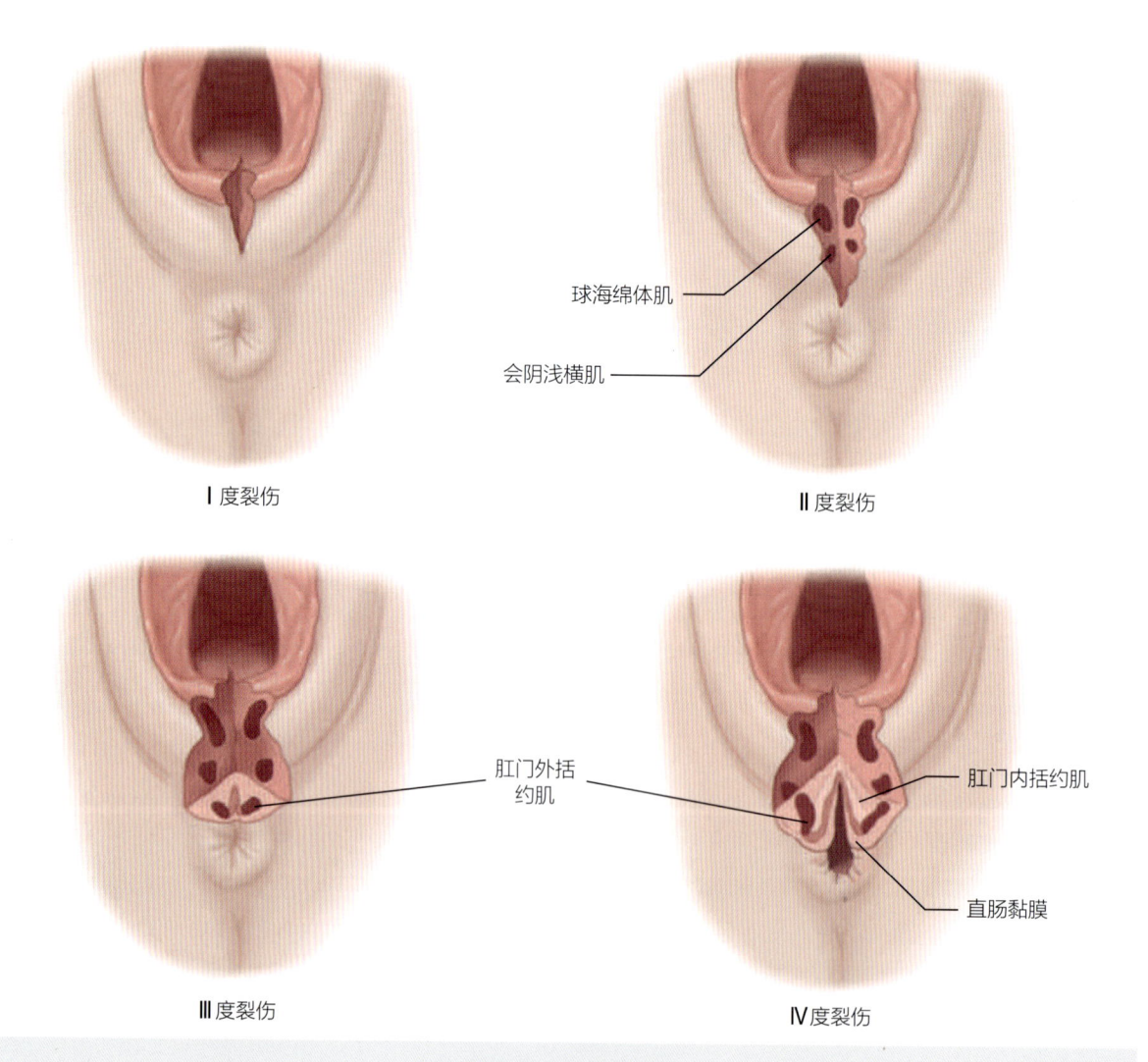

▲ 图 21-7 会阴撕裂伤分型

经许可转载，引自 Mellano EM. Rectovaginal fistula and perineal lacerations. In: Tarnay CM, Berek JS, eds. Operative Techniques in Gynecologic Surgery: Urogynecology. Philadelphia, PA: Wolters Kluwer; 2018:126.

本章要点

1. 急诊分娩虽然罕见，但对母亲和婴儿来说都是高风险事件。
2. 快速评估包括对母亲的基本病史和体格检查，以及对胎膜破裂的评估，确定分娩阶段、胎位和胎先露。
3. 正常的 FHR 为 110～160 次 / 分，如果超出这个范围，就需要紧急产科会诊。
4. 考虑到转诊中所需的时间，在第一产程的产妇应该非常谨慎的转移，第二产程几乎都应该在急救室分娩。
5. 急诊科医师应当配备所有接生、新生儿复苏和母亲的术后护理所有需的设备和耗材。

参考文献

[1] McLelland G, McKenna L, Morgans A, Smith K. Epidemiology of unplanned out-of-hospital births attended by paramedics. BMC Pregnancy Childbirth. 2018;18(1):15. doi:10.1186/s12884-017-1638-4.

[2] Gregory ECW, Drake P, Martin JA. Lack of change in perinatal mortality in the United States, 2014–2016. NCHS Data Brief. No. 316. 2018. https://www.cdc.gov/nchs/data/databriefs/db316.pdf.

[3] Brunette DD, Sterner SP. Prehospital and emergency department delivery: a review of eight years experience. Ann Emerg Med. 1989;18(10);1116-1118.

[4] Rodie VA, Thomson AJ, Norman, JE. Accidental out-of-hospital deliveries: an obstetric and neonatal case control study. Acta Obstet Gynecol Scand. 2002; 81(1):50-54.

[5] Thornton CE, Dahlen HG. Born before arrival in NSW, Australia (2000-2011): a linked population data study of incidence, location, associated factors and maternal and neonatal outcomes. BMJ Open. 2018;8(3):e019328. doi:10.1136/bmjopen-2017-019328.

[6] Moscovitz HC, Magriples U, Keissling M, Schriver JA. Care and outcome of out-of-hospital deliveries. Acad Emerg Med. 2000;7(7):757-761.

[7] American College of Obstetricians and Gynecologists. ACOG Practice Bulletin No. 106: intrapartum fetal heart rate monitoring: nomenclature, interpretation, and general management principles. 2009;114(1):192-202.

[8] Miller DA. Intrapartum fetal evaluation. In: Gabbe S, Niebyl J, Simpson J, eds. Obstetrics: Normal and Problem Pregnancies. 7th ed. Philadelphia, PA: Elsevier; 2012:308-343.

[9] Kilpatrick S, Garrison E. Normal labor and delivery. In: Gabbe S, Niebyl J, Simpson J, eds. Obstetrics: Normal and Problem Pregnancies. 7th ed. Philadelphia, PA: Elsevier; 2012:246-270.

[10] Medina TM, Hill DA. Preterm premature rupture of membranes: diagnosis and management. Am Fam Physician. 2006;73(4):659-664.

[11] Hezelgrave NL, Shennan AH. Quantitative fetal fibronectin to predict spontaneous preterm birth: a review. Womens Health (Lond). 2016;12(1):121-128.

[12] Caughey AB, Robinson JN, Norwitz ER. Contemporary diagnosis and management of preterm premature rupture of membranes. Rev Obstet Gynecol. 2008;1(1):11-22.

[13] Lanni SM, Seeds JW. Malpresentations. In: Gabbe S, Niebyl J, Simpson J, eds. Obstetrics: Normal and Problem Pregnancies. 7th ed. Philadelphia, PA: Elsevier; 2012:368-394.

[14] American College of Nurse-Midwives. Intermittent auscultation for intrapartum fetal heart rate surveillance (replaces ACNM Clinical Bulletin #9, March 2007). J Midwifery Womens Health. 2010;55(4):397-403.

[15] Sweha A, Hacker TW, Nuovo J. Interpretation of the electronic fetal heart rate during labor. Am Fam Physician. 1999;59(9):2487-2500.

[16] Zhang J, Landy HJ, Branch DW, et al.; Consortium on Safe Labor. Contemporary patterns of spontaneous labor with normal neonatal outcomes. Obstet Gynecol. 2010; 116(6):1281-1287.

[17] Peisner DB, Rosen MG. Transition from latent to active labor. Obstet Gynecol. 1986;68:441.

[18] Dresang LT, Yonke N. Management of spontaneous vaginal delivery. Am Fam Physician. 2015;92(3):202-208.

[19] Committee Opinion No. 689 Summary: delivery of a newborn with meconium-stained amniotic fluid. Obstet Gynecol. 2017;129(3):593-594.

[20] Moore ER, Bergman N, Anderson GC, Medley N. Early skin-to-skin contact for mothers and their healthy newborn infants. Cochrane Database Syst Rev. 2016;11:CD003519.

[21] Safari K, Saeed AA, Hasan SS, Moghaddam-Banaem L. The effect of mother and newborn early skin-to-skin contact on initiation of breastfeeding, newborn temperature and duration of third stage of labor. Int Breastfeed J.

2018;13:32.

[22] Committee on Obstetric Practice. Committee Opinion No. 684: delayed umbilical cord clamping after birth. Obstet Gynecol. 2017;129:e5-e10.

[23] Thummala MR, Raju TN, Langenberg P. Isolated single umbilical artery anomaly and the risk for congenital malformations: a meta-analysis. J Pediatr Surg. 1998;33:580-585.

[24] Kim HJ, Kim JH, Chay DB, Park JH, Kim MA. Association of isolated single umbilical artery with perinatal outcomes: systemic review and meta-analysis. Obstet Gynecol Sci. 2017;60(3):266-273.

[25] Khalil MI, Sagr ER, Elrifaei RM, Abdelbasit OB, Halouly TA. Outcomes of an isolated single umbilical artery in singleton pregnancy: a large study from the Middle East and Gulf region. Eur J Obstet Gynecol Reprod Biol. 2013;171(2):277-280.

[26] Committee on Practice Bulletins-Obstetrics. Practice Bulletin No. 183: postpartum hemorrhage. Obstet Gynecol. 2017;130(4):e168-e186.

[27] Bodner K, Bodner-Adler B, Wagenbichler P. Perineal lacerations during spontaneous vaginal delivery. Wien Klin Wochenschr. 2001;113(19):743-746.

[28] World Health Organization. Managing Complications in Pregnancy and Childbirth: A Guide for Midwives and Doctors. 2nd ed. Geneva, Switzerland: World Health Organization; 2017.

第 22 章 臀位分娩
Breech Deliveries

Cindy Chang, Michael Ghermezi, Nuriya D. Robinson 著

杨怡珂 译

一、概述

臀位是指胎儿呈纵产式，其臀部、膝盖或脚靠近子宫颈。臀位的发生率与孕周相关，孕 28 周前的发生率为 25%～30%，孕 32 周的发生率为 7%，而孕足月时为 3%～4%[1]。臀位是最常见的胎位异常，因此急诊科医师必须掌握和保持进行阴道臀位分娩的必要技能。臀位分娩最严重的并发症是胎头嵌顿，极易发生在早产时。在正常分娩时，胎头作为最大的径线首先通过宫颈，起到有效扩张宫颈的作用；而臀位分娩时，由于宫颈扩张不充分，胎头易发生嵌顿。

大多数臀先露是偶发的，往往与母亲、胎儿或胎盘异常有关。臀位常常引起胎儿活动异常和子宫腔极性改变。臀先露的高危因素包括早产、前次臀位分娩史、子宫异常（如子宫肌瘤、子宫纵隔）、胎盘异常（如前置胎盘）、经产妇、染色体异常、羊水过多或过少、胎儿异常（如甲状腺肿、脑积水）、多胎妊娠、胎腿过伸位、骨盆狭窄、胎儿生长受限、脐带过短和高龄等[2]。

二、臀位的分类

臀位主要分 3 类。单臀最常见，占 50%～70%。单臀发生时，胎儿髋关节固定，膝关节伸直，胎足上举贴近头部，胎儿呈屈曲状态。其次为不完全臀或足先露，占 10%～40%。这类胎儿一侧或双侧髋关节或膝关节不能完全入盆，导致单足或双足低于臀部水平。最后一种臀位是完全臀位，其双侧髋关节和膝关节固定，发生率最低，占臀位胎儿的 5%～10%（图 22-1）[3]。

三、臀位分娩的风险

文献表明，臀位经阴道分娩较计划性剖宫产对新生儿风险增加。与计划性剖宫产分娩相比，计划性阴道臀位分娩围产儿死亡、严重的新生儿并发症（包括缺氧和产伤）和新生儿死亡率更高[4]。然而，当合理选择患者和遵照臀位分娩的处理流程后，阴道分娩和剖宫产的妊娠结局相同。

以下条件是臀位阴道试产的指征[5]。

◆ 无阴道分娩禁忌证（如胎盘前置、脐带前置）。

◆ 孕周 ≥ 36 周。

◆ 无前次剖宫产史。

◆ 单臀或完全臀位。

◆ 估计胎儿体重为 2000～4000g。

◆ 无胎头过伸。

◆ 无胎儿异常。

另外，以下情况为阴道臀位分娩禁忌——除非紧急情况——孕妇应首选剖宫产终止妊娠[6-8]。

● 早产：孕周 < 36 周不建议阴道分娩，因其新生儿死亡率和分娩并发症的风险增高[9]。

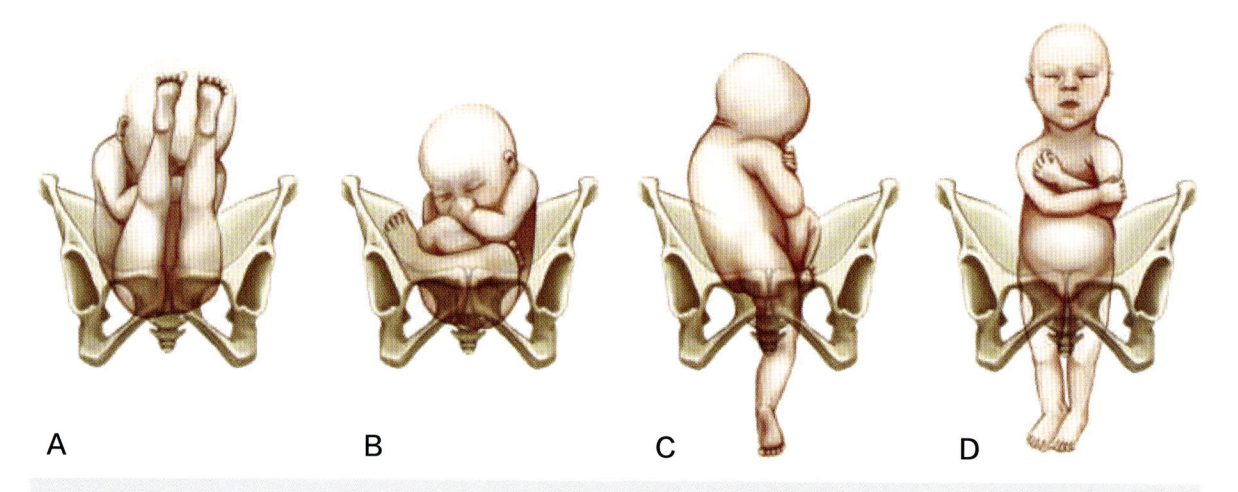

▲ 图 22-1　A. 单臀；B. 完全臀位；C. 足先露/不完全臀位；D. 双足先露
（经许可转载，引自 Labor and Birth Process. In : Ricci S，Kyle T，Carman S, eds. Maternity and Pediatric Nursing. 3rd ed. Philadelphia, PA: Woters Kluwer: 2016:463.）

宫颈尚未完全扩张时，胎体即可通过，继之引起胎头嵌顿或脐带受压。然而，若阴道分娩不可避免时，应尽量延迟破膜，直到胎儿全部通过产道，以减少宫颈扩张不足引起的胎头嵌顿，保护胎儿，防止产伤和脐带脱垂[10]。

- 完全臀位：理想状态下，只有单臀或完全臀位可经阴道分娩。足月完全臀位，胎儿的下肢、大腿和躯干作为先露部分可以有效扩张宫颈，减少胎头嵌顿的风险。同样，在单臀时，大腿和躯干亦可以扩张宫颈。而足先露时，先露部分较小，通过宫颈时不能完全扩张宫口，或者骨盆较小时仍可以通过，但径线较大的胎头部分则容易发生胎头嵌顿。因此，足先露阴道分娩仅限于双胎妊娠的第二胎儿的分娩[5]。

- 胎儿生长受限或巨大儿：生长受限的胎儿由于胎盘功能下降，在分娩过程脐带受压时，极易发生代谢性酸中毒。而正常胎儿则对于外源性脐带受压等缺氧状态较为耐受。Term Breech 试验是一项大型多中心随机对照试验，比较择期的阴道分娩和剖腹产分娩的结果，其中 50% 的围产期死亡发生在生长受限胎儿[8]。因此，胎儿生长受限者宜选剖宫产终止妊娠。

- 脐带脱垂：脐带脱垂不能经阴道分娩，因脐带受压和胎儿缺氧风险增加。脐带脱垂患者应及时行剖宫产终止妊娠以改善胎儿预后[11,12]。

- 胎儿先天畸形：如果已知存在先天性畸形或解剖结构异常，以剖宫产终止妊娠为宜，避免难产或胎儿通过产道时发生嵌顿。

- 产程延长：宫口开全后 60min 经充分屏气用力仍未分娩者应作为剖宫产指征，以减少新生儿并发症的风险。

基于现有的证据，臀位分娩的最佳方式仍存在争议。美国妇产科医师学会建议，分娩方式应取决于医务人员的能力和经验，并结合医院情况制定处理流程[13]。然而在急诊科，可能会遇到臀位临产的孕妇。分娩方式的选择应取决于产程进展情况，以及是否可安排紧急剖宫产。此外，急救人员尚需要考虑胎儿窘迫或相关资源不足（如手术室、麻醉医生）等情况。在这些情况下，可能需要阴道分娩。故而熟悉臀先露和臀位分娩技术有助于紧急情况下协助分娩。

四、诊断

首先行体格检查对疑似臀位的患者进行诊断评估。腹部触诊时，在宫底部触及圆形胎头和（或）在下腹部（耻骨联合上方）未触及胎头，即提示臀先露。为提高诊断的准确性，腹部检查需结合阴道检查。阴道检查时可触及胎臀、下肢或无法触及胎儿先露部位。这些临床检查结果可能由于产妇情况、子宫异常或胎儿/胎盘异常而发生误判[14]。在急诊情况下，床旁超声最为快捷准确。经腹超声可判断胎头和胎臀位置，同时，如果时间允许，还可以判断臀位的类型及胎盘的位置。

一旦超声或者阴道检查触及臀部或者肢体拟诊断为臀先露，急诊的首要任务是判断产程进展情况，并迅速联系产科及新生儿科医生。分娩需要兼顾胎儿和母亲。在场医生需要熟练掌握新生儿复苏。急诊科应充分调动医院的所有资源。

五、臀位分娩的处理

急诊科需要准备紧急分娩的必要设施，可能的情况下，在指定的产科急救中心分娩[15]，包括个人防护设备、分娩所需用品、新生儿护理，以及成人和新生儿的复苏设备（见第15章）。婴儿保温设备也应处于备用状态。

在分娩前，尽可能做一个快速的产科评估，包括既往分娩史、产前并发症、既往疾病史、本次妊娠情况、临产情况。如果是单臀或不完全臀位，胎膜未破时应保持胎膜完整，避免脐带脱垂[16]。若胎膜破裂者需立刻行阴道检查，以排除脐带脱垂。单臀中脐带脱垂的发生率为1%，足先露中≥10%[17]。若宫颈扩张不明显，临产初期则需指导患者不要屏气用力，在无禁忌证的情况下予以特布他林（Terbutaline）0.25mg，皮下注射或2.5～10μg/min，静脉滴注，以减少宫缩的频率与强度。这样可延缓分娩进程，以等待产科医生到场，或争取时间将患者转移至分娩中心。

然而，如果患者无法转移或无法行急诊剖宫产术，应安置在具有产科急救设备的区域分娩。分娩过程患者应行心电监护，以监测高血压、感染相关的生命体征变化，并开放静脉通道。超声检查胎心率情况。患者取截石位，文献提示直坐姿势的效果更好，需要干预更少，第二产程更短，新生儿损伤更少[18]。考虑臀位分娩前行硬膜外镇痛的时间有限和安全性，分娩时需要行会阴切开术时，可以考虑采用阴部阻滞麻醉来更好地控制疼痛。值得注意的是，尽管会阴切开术不是臀位分娩必须进行的操作，但对阴道分娩会有重要的帮助。只有在外阴能看到胎儿的肛门后，才可以进行手术。但目前尚无随机试验数据支持[5]。

（一）分娩下肢

臀位分娩最关键的一点需牢记，在胎儿娩出到至少平脐水平前，建议采用不干预的方式。有效产力对安全的臀位分娩至关重要，若胎儿下肢不伸展，可先娩出胎臀和下肢。应避免牵引胎儿，以防止脊柱、肢体或内脏器官的损伤。因此，首先产妇随宫缩屏气用力，使宫颈充分扩张，帮助胎儿娩出。一旦臀部、腿和躯干娩出达胎儿脐带根部水平，用一条毛巾裹住胎儿身体，在产道水平或低于产道水平平面位置旋转胎儿至骶前位，即胎背位于12点位置[5]。当胎儿腿部伸直时，则需要助产。推荐使用Pinard手法帮助娩出腿部，即按压膝关节后方，使腿部弯曲，将大腿与身体分开，从侧面将腿部外展娩出。用同样方法把双侧腿和足娩出。操作时，可以小心地将10～15cm的脐带环拉出，以留出更多的活动空间（图22-2）[19]。

（二）分娩上臂和头部

胎儿肩膀和上肢随后可通过母亲用力自然娩出。然而，若上肢未自行娩出，则将包住胎儿髋关节的毛巾包紧，使胎儿保持背部向上，然后旋转胎儿180°，娩出第一个肩膀和上肢，再向反方向旋转，娩出对侧肩膀和上肢。再次强调，握住胎儿时应避开腹部，以免造成内脏器官损伤。如果通过旋转身体没有使上肢自然

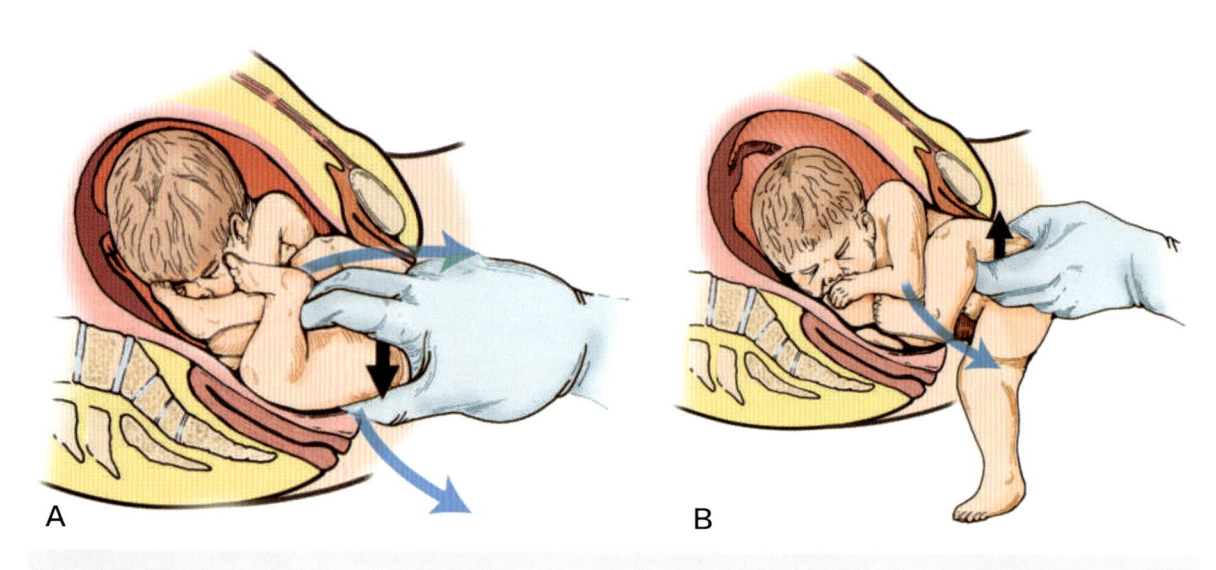

▲ 图 22-2 **A.** 在自然排出至脐根部水平后，向外旋转各大腿；**B.** 结合胎儿骨盆反向旋转，可使膝盖屈曲，娩出各腿
经许可转载，引自 Shah KH, Mason C, eds. Essential Emergency Procedures. 2nd ed. Philadelphia, PA. Wolters Kluwer;2015: 194.

娩出，则需要协助娩出上肢。在这种情况下，助产士需要将一根食指顺着胎儿肩膀进入肘窝，将胎儿手臂朝着脸部、向下贴着胸部方向外展娩出（图 22-3A 和 B）。

将上肢拔出可能造成一定的并发症，最常见的是骨折和脱臼，但当缺氧时间较长时，则好处大于风险。臀位伴肩难产也有可能发生，这通常是由于双臂伸展造成的，通常是由于分娩过程中牵引胎儿所引起。为了减少肩难产的风险，不要对胎儿进行牵引。

胎头可自然娩出，也可通过手法协助娩出。分娩胎头时，一人可在耻骨联合上方加压，使胎头俯屈，并向下方推动。这一手法被称为 Bracht 手法，已证明其可通过鼓励产妇在第二产程用力、避免胎儿牵引、缩短产程等处理降低围产儿死亡率（3.2% vs. 0%）[6]。Mauriceau-Smellie-Veit 手法是分娩胎儿的另一种方法。临床医生将前臂置于胎儿身体下方以支撑胎儿躯体，用中指抵住胎儿上颌，同时将食指和无名指放在颧骨上以施加轻微向下的压力使胎儿头部弯曲。与此同时，可以用另一只手对枕部施加反压。应注意避免对胎儿下颌进行牵拉，以防止颞下颌关节损伤[20]。助手可以从上方按压耻骨联合来帮助胎头分娩。与头位分娩不同，头位分娩时胎儿娩出方向朝向阴道下方，而臀位分娩时胎儿朝向阴道上方（图 22-4）。

六、分娩并发症

臀位阴道分娩的不良结局包括胎儿窒息/缺氧、产伤（如锁骨骨折、颅内出血等）、胎头嵌顿、脐带脱垂等。尤其是在不全臀位或足先露的情况下会进一步增加风险，这是由于单足或双足/双膝易通过扩张的宫口，使得后出头嵌顿或脐带脱垂[21]。

（一）胎头嵌顿

胎头嵌顿是臀位分娩中一种紧急的并发症。早产儿较足月儿更易发生，这是由于早产儿头围/腹围的比值更高。较大或成熟的胎儿也易发生胎头嵌顿，这是由于在臀位分娩过程没有足够的时间完成颅骨塑形。胎头嵌顿的发生是当通过包括 Mauriceau-Smellie-Veit 手法在内的常用方法不能娩出胎头，松解胎头的步骤如下：①应用子宫松弛药，如特布他林（0.25mg，皮

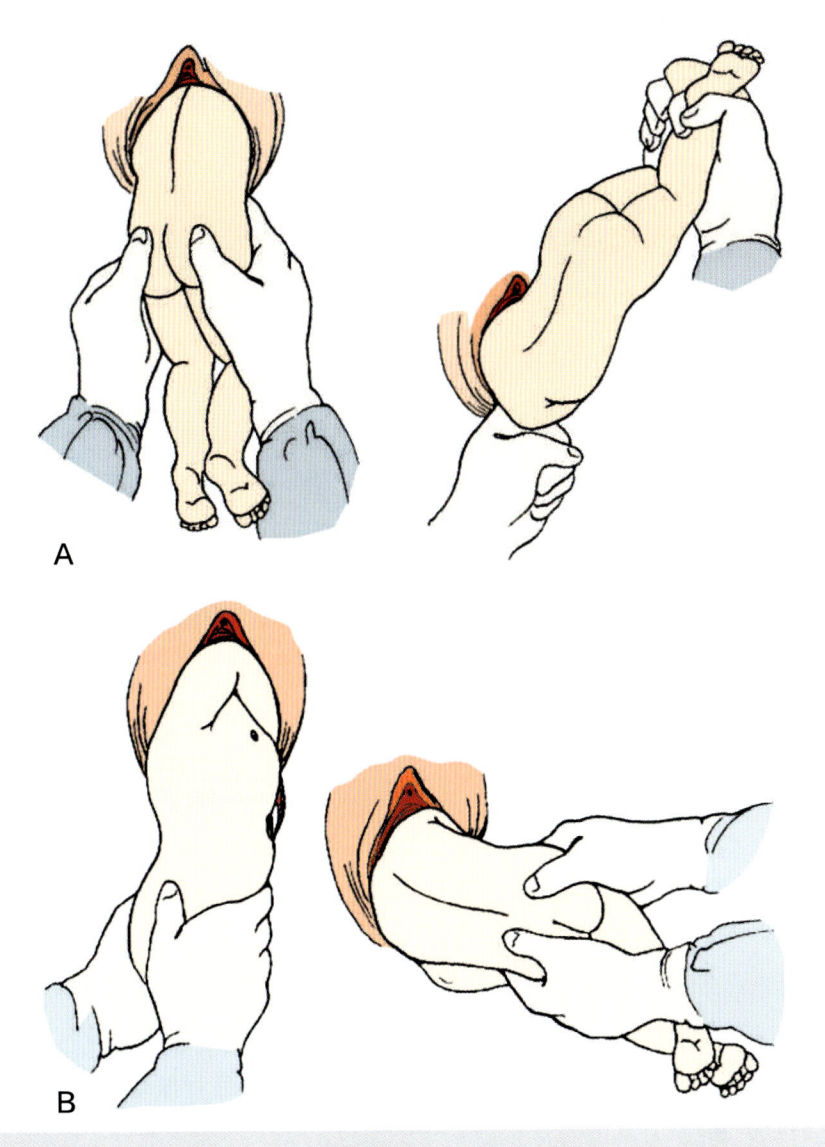

▲ 图 22-3 轻微牵拉骨盆

注意，不要牵拉骨盆以上部位。持续牵拉，待肩胛骨暴露后旋转身体，先娩后肩和后方上肢，再娩前肩和前方上肢（经许可转载，引自 Beckmann RB, W Ling FW, Smith RP, Barzansky BM, Herbert WN, Laube DW. Obstetrics and Gynecology. 5th ed. Philadelphia, PA: Lippincott Williams & Wilkins; 2006:106.）

下注射或 2.5～10μg/min，静脉注射）或硝酸甘油（50～200μg，静脉注射），便于胎头娩出[5]；②使用无菌剪刀进行 Duhrssen 切开，即分别于 2 点、6 点和 10 点位置将剩余全长宫颈切 1～3 个切口；③若其他方法无效，则为了挽救生命，在局麻下行耻骨联合切开术[22-24]。耻骨联合切开包括切开皮肤，皮下组织直到耻骨联合。用手术刀识别和分割软骨部分。这个手术可以使耻骨联合扩大到 2.5cm，以便嵌顿的头部分娩。如需切开耻骨联合则应放置导尿管，以避免对尿路的伤害。另外，如果手术条件允许，也可施行 Zavanelli 法。法为术者将胎头上推，将胎儿身体重新放回宫腔，然后进入手术室进行剖宫产[25]。注意，耻骨联合切开和 Zavanelli 法应均为最后的手段。

（二）脐带脱垂

除了胎头嵌顿，脐带脱垂是另一种产科急症。在分娩早期发现脐带脱垂至关重要，因为脐带受压会导致胎儿缺氧/窒息，从而增加新

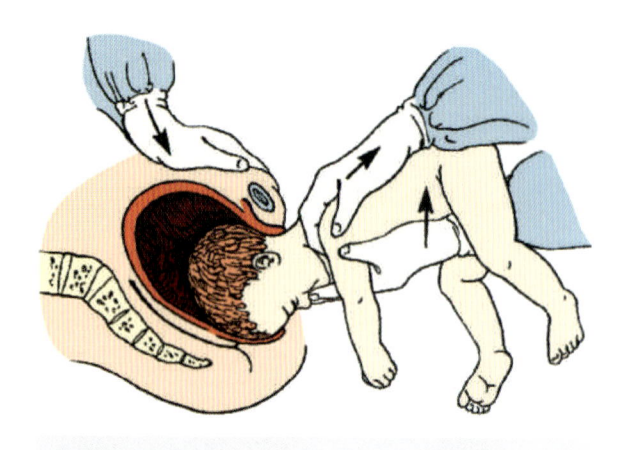

▲ 图 22-4 Mauriceau 手法分娩后出头

经许可转载，引自 Beckmann RB, W Ling FW, Smith RP, Barzansky BM, Herbert WN, Laube DW. Obstetrics and Gynecology. 5th ed. Philadelphia, PA: Lippincott Williams & Wilkins; 2006:106.

生儿并发症和死亡率。脐带脱垂一般发生在胎膜破裂后，常常通过阴道检查触及或在阴道口外见到脱出的脐带而确诊。胎心监护会突然显示一个延长减速和（或）明显的变异减速。超声检查会显示胎心搏动减慢。典型的脐带脱垂不伴有疼痛和阴道出血，可与其他产科急症如子宫破裂和胎盘早剥相鉴别[26]。急诊处理脐带脱垂首先是呼叫和准备急诊剖宫产术。随后，操作者必须解除脐带受压，并通过 4 种手法进行宫内复苏：①将患者调整为深度头低位或胸膝位；②将无菌的手插入阴道，将先露部位上推，与脱垂的脐带分开；③留置尿管，膀胱灌注 500ml 生理盐水，夹闭尿管，保持先露部位上浮，减少对脐带的压力；④应用子宫松弛药（如特布他林或硝酸甘油）以减少宫缩，增加胎儿灌注[27]。急诊科医生在送患者行紧急剖宫产的路上采取以上复苏操作可有效帮助降低新生儿并发症及死亡率（见第 25 章）。

七、分娩挑战

因母胎风险大，需尽可能避免在急诊科分娩。对于接诊人员来说，一旦遇到高危孕妇如臀位，需要冷静，并与团队和患者进行有效沟通。高效的团队沟通对于母儿安全非常重要。同样，急诊人员需要尽快获得孕妇的信任，从而帮助她渡过这段困难的时期。臀位分娩时孕妇的配合对胎儿安全分娩至关重要。护理人员应该随时与母亲沟通，引导她了解正在发生的事情、将要发生的事情，以及应该做的事情。有一个家庭成员的支持和陪伴也很有帮助。

八、产后护理

产妇护理：胎儿娩出后予以缩宫素 10 单位，肌内注射，或 20 单位加入 1L 生理盐水或乳酸钠林格溶液，500~1000ml/h，静脉滴注，协助子宫收缩、胎盘剥离，预防产后出血。与任何分娩一样，应轻柔地向下牵引胎盘脐带，并注意确保胎盘完全娩出。应进行会阴检查，发现任何伤口均应使用可吸收缝线进行修补。如果患者血流动力学稳定，伤口缝合困难，可在患者阴道内填充纱布压迫止血后转运。

新生儿护理：新生儿需要进行全面检查，并应立即由受过新生儿复苏训练的医生进行评估。新生儿应做神经系统检查并评估胎儿异常。此外，还应评估臂丛神经损伤、骨折和脱位的可能性。

九、总结

臀位分娩是不常见且风险高的妊娠，最好在熟练的产科医生的管理下分娩。然而，实际情况是孕妇可以在任何时间出现在急诊室，而胎儿也存在臀先露的可能。在对患者进行评估的过程中，急诊科医生必须确定分娩的急迫程度，并在没有产科医生的情况下决定患者是否可以转院，或者是否必须在急诊室完成分娩。虽然这种分娩方式极具挑战，但急诊科医生需要随时准备在必要情况下协助臀位分娩。

本章要点

1. 臀位分娩是妊娠期间最常见的异常胎位。
2. 早产儿常表现为臀先露。
3. 不全臀位和足先露易发生脐带脱垂和胎头嵌顿，以剖宫产终止妊娠为宜。
4. 单臀或全臀可阴道试产，待先露下降至脐根部水平再予分娩干预。
5. 胎头嵌顿和脐带脱垂是导致新生儿并发症与新生儿死亡的最主要风险因素。
6. 尽早请求协助，并与产科和儿科医生保持频繁的沟通，以优化患者和新生儿的结局。

参考文献

[1] Georg M, Gissler M, Rahkonen L, et al. Breech presentation at term and associated obstetric risk factors—a Nationwide Population Based Cohort Study. Archiv Gynecol Obstet. 2017;295:833-838.

[2] Zsirai L, Csakany G, Vargha P, Fülöp V, Tabák ÁG. Breech presentation: its predictors and consequences. An analysis of the Hungarian Tauffer Obstetric Database (1996-2011). Acta Obstet Gynecol Scand. 2015;95;347-354.

[3] Reichman EF. Emergency Medicine Procedures. 2nd ed. New York, NY: McGraw Hill; 2013.

[4] Hannah ME, Hannah WJ, Hewson SA, Hodnett ED, Saigal S, Willan AR. Planned caesarean section versus planned vaginal birth for breech presentation at term: a randomized multicenter trial. Term Beech Trial Collaborative Group. Lancet. 2000;356(9239):1375.

[5] Delivery of the Fetus in Breech Presentation. 2017. https://www.uptodate.com/contents/delivery-of-the-fetus-in-breech-presentation. Accessed May 5, 2018.

[6] Kotaska A, Menticoglou S, Gagnon R; Maternal Fetal Medicine Committee. Vaginal delivery of breech presentation. J Obstet Gynaecol Can. 2009;31:557-566.

[7] Goffinet F, Carayol M, Foidart JM, et al. Is planned vaginal delivery for breech presentation at term still an option? Results of an observational prospective survey in France and Belgium. Am J Obstet Gynecol. 2006; 194:1002-1011.

[8] Su M, McLeod L, Ross S, et al. Factors associated with adverse perinatal outcome in the Term Breech Trial. Am J Obstet Gynecol. 2003;189:740-745.

[9] Bergenhenegouwen LA, Meertens L, Schaaf J, et al. Vaginal delivery versus caesarean section in preterm breech delivery: a systematic review. Eur J Obstet Gynecol Reprod Biol. 2014;172:1-6.

[10] Richmond JR, Morin L, Benjamin A. Extremely preterm vaginal breech delivery en caul. Obstet Gynecol. 2002; 99:1025-1030.

[11] Hellsten C, Lindqvist P, Olofsson P. Vaginal breech delivery: is it still an option? Eur J Obstet Gynecol Reprod Biol. 2003;111:122-128.

[12] Murphy DJ, MacKenzie I. The mortality and morbidity associated with umbilical cord prolapse. Br J Obstet Gynaecol. 1995;102:826-830.

[13] Mode of term singleton breech delivery. ACOG Committee Opinion No. 745. American College of Obstetricians and Gynecologists. Obstet Gynecol. 2018;132:e60-e63.

[14] Nassar N, Robers CL, Cameron CA, Olive EC. Diagnostic accuracy of clinical examination for detection of non-cephalic presentation in late pregnancy: cross sectional analytic study. BMJ. 2006;333:578-580.

[15] Precipitous birth not occurring on a labor and delivery unit. 2017. https://www.uptodate.com/contents/precipitous-birth-not-occurring-on-a-labor-and-delivery-unit. Accessed May 6, 2018.

[16] Uygur D, Kiş S, Tuncer R, Ozcan FS, Erkaya S. Risk factors and infant outcomes associated with umbilical cord prolapse. Int J Gynaecol Obstet. 2002;78:127-130.

[17] Cheng M, Hannah M. Breech delivery at term: a critical review of the literature. Obstet Gynecol. 1993;82:605-618.

[18] Louwen F, Daviss BA, Johnson KC, Reitter A. Does breech delivery in an upright position instead of on the back improve outcomes and avoid cesareans? Int J Gynaecol Obstet. 2017;136:151-161.

[19] Walls RM, Hockberger RS, Gausche-Hill M, eds. Rosen's Emergency Medicine: Concepts and Clinical Practice. 9th ed. Philadelphia, PA: Elsevier; 2018.

[20] Grosfeld O, Kretowicz J, Brokowski J. The temporomandibular joint in children after breech delivery. J Oral Rehabil. 1980;7:65-72.

[21] Fonseca A, Silva R, Rato I, et al. Breech presentation: vaginal versus cesarean delivery, which intervention leads

to the best outcomes? Acta Med Port. 2017;30(6):479-484.

[22] Krause M. Techniques for vaginal breech delivery. Geburtsh Frauenheilk. 2008;68:25-48.

[23] Menticoglou S. Symphysiotomy for the trapped aftercoming parts of the breech: a review of the literature and plea for its use. Aust NZ J Obstet Gynaecol. 1990;30:1-9.

[24] Pust RE, Hirschler R, Lennox CE. Emergency symphysiotomy for the trapped head in breech delivery: indications, limitations, and method. Trop Doc. 1992;22:71-75.

[25] Robertson JF, Braude DA, Stonehocker J, Moreno J. Prehospital breech delivery with fetal head entrapment-a case report and review. Prehosp Emerg Care. 2015;19(3):451-456.

[26] Holdbrook BD, Phelan ST. Umbilical cord prolapse. Obstet Gynecol Clin. 2013;40(1):1-14.

[27] Lew GH, Pulia MS. Emergency childbirth. In: Roberts JR, ed. Roberts and Hedges' Clinical Procedures in Emergency Medicine. 6th ed. Philadelphia, PA: Elsevier; 2014:1155-1179.

第 23 章 双胎分娩
Twin Deliveries

Nuriya D. Robinson 著
原鹏波 魏瑷 译

一、概述

多胎妊娠的分娩，即使是对于最有经验的产科医生，也是极具挑战的[1]。胎方位、多个胎儿监护所带来的挑战，以及可能中转剖宫产分娩 1~2 个胎儿的潜在需要，可能会使原本正常的情况复杂化。然而，1 名产双胞胎的女性可能因为来不及转运至产房或具备处理复杂分娩条件的地方，而出现在急诊室，因此，急诊科医生必须做好相应的准备以处理这种特殊情况。

二、流行病学

在美国，双胎妊娠越来越常见，在过去 10 年中双胎妊娠增长了近 50%[2]。有几个因素导致了更高的双胎妊娠发病率，其中包括产妇年龄较大，这自然增加了怀双胎的机会，以及辅助生殖技术的应用产生的多胎妊娠，而双胎是最常见的多胎妊娠类型[3-5]。双胎与妊娠期、产时及产后母胎发病率和死亡率的增加有关。双胎妊娠女性有更高的可能性发生妊娠相关并发症，如妊娠糖尿病和妊娠高血压[3]。产后的并发症如子宫收缩乏力、产后出血、产后抑郁等在多胎的母亲中更为常见。就胎儿风险而言，与同出生体重的单胎妊娠相比，双胎妊娠的围产儿和新生儿死亡率更高[1]。此外，双胎更容易发生早产，由于各种原因，导致与早产相关的胎儿病率和死亡率升高[2,3]。

三、诊断思路

诊断双胞胎的最佳时间是在妊娠的最初 3 个月，此时胎盘个数及分隔羊膜囊的绒毛膜和羊膜的存在或缺失更容易确认[3]。而随着妊娠的继续，这些标记的清晰度可能会降低。知道绒毛膜的重要性对于双胎是否能够成功分娩并不是最主要的，尽管这能帮助我们确认和准确判断胎盘数目。而羊膜分隔的存在使我们确信是两个独立的妊娠囊，以排除单绒毛膜双羊膜囊双胎（图 23-1）。

四、处理

（一）初步评估

和急诊室的任何情况一样，双胎分娩的第一步是对患者进行评估。应进行初步生命体征检查，开放静脉留置管道，进行宫颈检查以评估宫颈扩张情况并确定分娩的紧急程度。床旁超声有助于确定胎儿的生存能力和确定第一个胎儿的胎先露。如果确定患者病情稳定且宫颈扩张未进展，则应将患者转移到有分娩单元的病区。如果患者由于母体或胎儿因素而无法稳定运送，则需要在急救科实施双胎的分娩。

（二）准备工作

准备工作对所有的分娩都是必要的，尤其是双胎分娩。应及时请求儿科协助进行新生儿

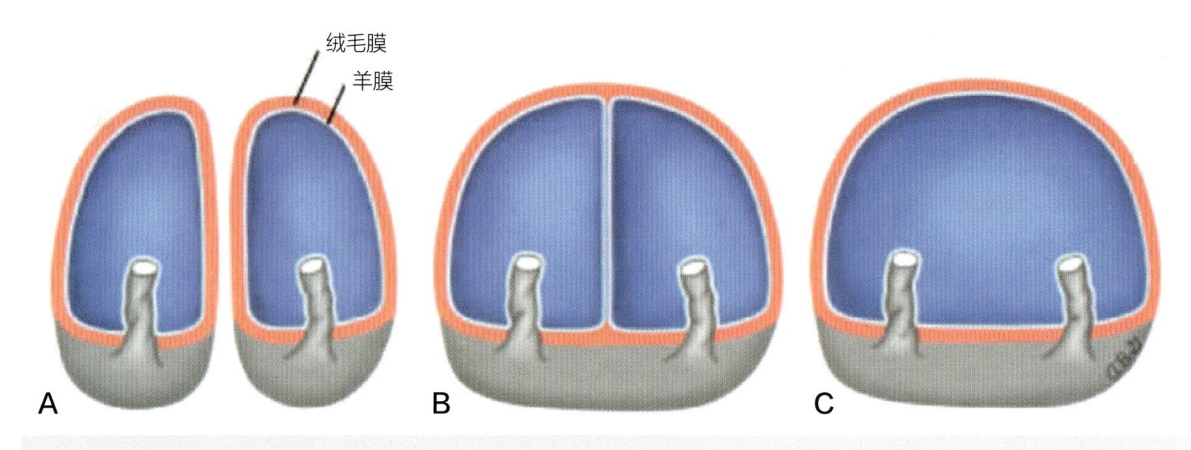

▲ 图 23-1 绒毛膜性

A. 双绒毛膜双羊膜囊；B. 单绒毛膜双羊膜囊；C. 单绒毛膜单羊膜囊（经许可转载，引自 Chasen ST, Chervenak FA. Twin pregnancy: labor and delivery. In: Post TW, ed. UpToDate. Waltham, MA: UpToDate; 2019. www.uptodate.com.）

复苏和新生儿护理。在理想情况下，协助接生的工作人员数量需要增加 1 倍，以便为母亲和新生儿提供尽可能好的护理。如果早产在即，这一点尤为重要。分娩后，每个婴儿都需要 1 个保暖台、1 个复苏团队，以及 1 套专门的复苏设备。在可能的情况下，应提供紧急产科接生包，其中应包含用于夹闭第 2 个脐带的夹钳。如果仅有 1 个胎心监护仪可用，仅能用于其中一个胎儿的监测，双胎专用的胎心监护仪可用来同时监测 2 个胎儿。在床边配备 1 名专门负责超声检查的工作人员是非常有益的。在没有双胎胎心监护仪的情况下，超声可用于评估胎儿状态，主要是监测整个分娩过程中胎儿的心率和胎位，尤其是在第一胎分娩后第二胎儿的评估。在第一个胎儿娩出后，第二个胎儿胎位变化并不少见。

（三）双胎分娩过程中的胎先露

双胎在子宫内的方位主要有以下 4 种方式，包括头/头位、头/非头位、非头/非头位和非头/头位（图 23-2）。42% 的双胞胎是头/头位的，即首先进入骨盆的第一胎儿和第二胎儿都是头朝下的[6]。头/非头位组合占双胎的 38%。其余 20% 为非头先露的双胎，包括臀/臀、臀/头、臀/横、横/横，以及其他更少见的方位[6]。

五、分娩方式

对双胎来说，最合适的分娩方式多年来一直存在争议。虽然双胎的先露位置通常决定是否选择阴道分娩，但有时第二个胎儿的胎方位也会影响分娩方式的选择。这就解释了为什么剖腹产在双胎妊娠中非常普遍，占到双胎分娩的 68%[7-9]。然而，一项随机对照试验比较了 32～38 周 6 天的双胎孕妇进行计划性阴道分娩和计划性剖宫产的孕妇及胎儿和新生儿死亡率，以及严重新生儿病率[4]。他们的结果显示两组之间的新生儿发病率或死亡率没有差异，事实上，阴道分娩组的结果有所改善。这项研究表明，计划性剖宫产在上述研究结果方面没有任何优势。如果胎儿是头先露，建议进行阴道分娩；如果是臀位，则计划进行剖宫产[1,4]。臀位双胎分娩的风险是胎儿头部卡压或颈部过度拉长，使分娩更加困难，并可能导致胎儿颈椎损伤。从历史上看，这种教学主要考虑的是"胎头交锁"（图 23-3）。实际上这是一个非常罕见的事件。

在单绒毛膜单羊膜双胎中，2 个胎儿同在一个羊膜腔内，考虑到分娩时脐带意外的风险，这种双胎进行剖宫产也是推荐的[1,10]。这种双胎的 2 个脐带可能会缠绕打结，从而导致胎儿缺氧，甚至因脐带血流完全停止而导致胎儿受

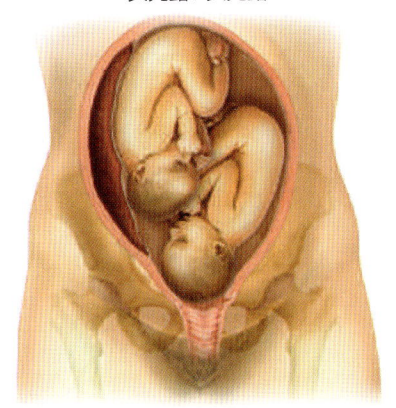

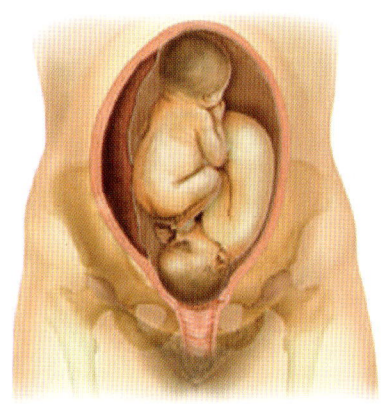

第 23 章 双胎分娩
Twin Deliveries

头先露 / 头先露　　　　头先露 / 非头先露　　　　非头先露 / 非头先露

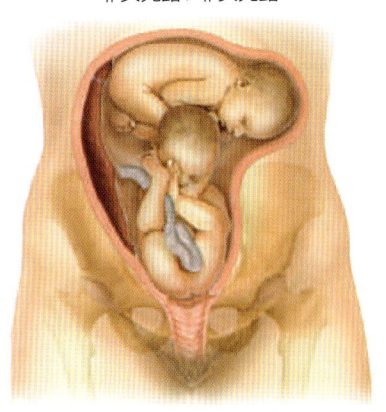

▲ 图 23-2　头 / 头位、头 / 非头位、非头 / 非头位

伤或死亡。

在双胎分娩时，理想情况下，除了需要有经验的产科医生随时在场之外，还应该做好随时可能剖宫产的准备。上述两种资源连同椎管内麻醉，是可以改善妊娠结局的，特别是对于第二个胎儿，可能需经手术助产或剖宫产，有可能是臀位助产或横位内倒转术（指在宫口开全后单手进入宫腔内抓住 1～2 只胎足后以臀位分娩）[1,11]。

然而，在急诊科，熟练的产科医生及外科手术并不是随时可用，因此无论双胎的胎先露和胎方位如何，分娩方式几乎总是经阴道分娩。对于受过训练的人员，还可以实施进一步的手术助产、臀牵引和内倒转技术等。一项回顾性队列研究检查了在第二个胎儿为非头位时阴道分娩的成功率，有助于阐明双胎分娩的机转原理。在第二胎儿非头位的女性中，有 30% 在分娩时第二胎儿转为头位，从而使 2 个胎儿都成功经阴道分娩[8]。而相反，12% 的二胎由头位变为臀位[12]。如果第二个胎儿是非头位的，胎儿需要经臀位娩出。

六、第二胎儿的分娩

在第一个胎儿娩出后，床边超声可以用来确定第二个胎儿的先露并评估胎心率。在许多研究中，第二个胎儿的分娩时间间隔差异很大，而且还没有确定的最佳间隔[1,13]。如果胎儿状态良好，对第二个胎儿进行期待处理是可以接受的。需要记住，在第一胎儿娩出后及时夹闭脐带是至关重要的，但是不要试图在第二个双胞胎分娩之前处理胎盘。单绒毛膜双胎不适合延迟夹闭脐带，因为它可能导致急性的双胎输血。在急诊科发生的单绒毛膜双胎分娩是一件不幸运的事件，在夹闭脐带时更要小心，因为

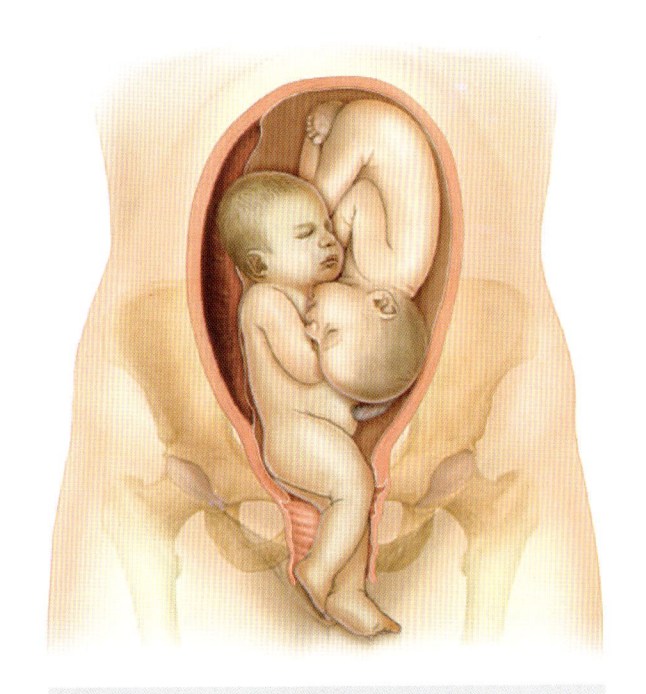

▲ 图 23-3　臀 / 头位时发生胎头交锁

269

有可能不好分辨是否为第二个胎儿的脐带[6]。在急诊室中对第二个胎儿进行手术助产或剖腹产是一个不太可能的选择。在第一个胎儿娩出后，决策者需要紧急评估，是否可以安全地将孕妇转移至产房进行第二胎儿的分娩，以及后续的母婴看护，还是第二个胎儿需要更紧急分娩从而没有足够时间进行安全转运。2个胎儿分娩的时间间隔是不可预测的。

七、并发症

双胎经阴道分娩时的胎儿和产妇并发症是少见的[9]。产妇最主要的并发症是由于子宫收缩乏力而引起的产后出血，以及后续可能的输血治疗[9,14]。最常见的胎儿并发症包括脐带脱垂、产伤和较低的阿普加评分[9,15]。

积极管理第三产程（AMTSL）减少产后出血，应在2个胎儿均分娩后再进行[1,15,16]。AMTSL是一套已证实可降低因产后出血继发产妇并发症发病率和死亡率的干预措施，包含以下几个步骤：①在第二胎儿前肩娩出时或分娩后立即给予预防性的子宫收缩药，最好是肌内注射缩宫素10U；②钳夹并切断脐带；③轻柔而有控制性地牵引脐带；④按摩宫底。在AMTSL的4个要素中，子宫收缩药是最重要的干预措施。如果已经给予了子宫收缩药，并且没有进行脐带牵引的操作（如果操作者没有接受过受控脐带牵引技术的培训），则可以将子宫按摩从干预措施中去除[16,17]。然而，如果不进行脐带牵引，胎盘滞留的可能性则较大，因而需要人工剥离胎盘。

为了减少由于产后出血引起的母体病率和死亡率，除了积极管理第三产程之外，产后还应常规给予以下措施[1,15]。

- 放置足够的用于输血以及液体复苏的静脉置管。
- 在分娩过程中以维持率给予晶体液输注。
- 做全血细胞计数，送血进行血型和抗体筛查。考虑2个单位交叉配血。
- 10U缩宫素，肌内注射或1L乳酸林格溶液或生理盐水中加入20~40U缩宫素，产后使用。
- 如果出现宫缩乏力和产后出血，给予额外的子宫收缩药物，如米索前列醇直肠给药800~1000μg；甲基麦角200μg, 肌内注射；卡前列素250μg，肌内注射。

八、总结

双胎分娩对产科工作者来说是一个独特的挑战，而且毫无疑问，对于那些没有产科专业知识的急救医疗提供者来说更是一个挑战。简单的双胎分娩会在很短时间内变得复杂，因此操作者必须能够预测并发症，并能够在出现并发症时处理它们。在人员数量和设备方面做好充分准备，以及在可行的情况下尽快获得产科援助，对于尽量减少产妇和胎儿的不良后果至关重要。使用床旁超声对这些患者在整个分娩过程中监测胎儿状态（胎心率和胎位）是非常宝贵的。

本章要点

1. 多胎妊娠（包括双胎）的发生率在过去10年中有所增加。
2. 与单胎妊娠相比，双胎更容易早产。
3. 近50%的双胎是头/头位，尽管第二胎儿的胎位可能在第一个胎儿娩出后发生改变。
4. 双胎的胎儿状态应该尽可能通过连续胎心率监测或便携式超声进行评估。
5. 双胎分娩的第三产程积极管理（AMTSL）应常规实施。
6. 产后出血在双胎分娩中更为常见，医护人员应做好处理产后出血的准备。

参考文献

[1] Barrett JF. Twin delivery: method, timing and conduct. Best Pract Res Clin Obstet Gynaecol. 2014;28(2):327-338.

[2] Martin JA, Hamilton BE, Ventura SJ, et al. Births: final data for 2009. Natl Vital Rep. 2011;60:1-70.

[3] Committee on Practice Bulletins—Obstetrics; Society for Maternal–Fetal Medicine. Practice Bulletin No. 169: multifetal gestations: twin, triplet and higher-order multifetal pregnancies. Obstet Gynecol. 2016;128:e131-e146.

[4] Barrett JF, Hannah ME, Hutton EK, et al. A randomized trial of planned cesarean section or vaginal delivery for twin pregnancy. N Engl J Med. 2013;369:1295-1305.

[5] Fell DB, Joseph K. Temporal trends in the frequency of twins and higher-order multiple births in Canada and the United States. BMC Pregnancy Childbirth. 2012;12:103.

[6] Chasen ST, Chervenak FA, Barss VA. Twin Pregnancy: Labor and Delivery. Waltham, MA: UpToDate; 2018.

[7] Breathnach FM, McAuliffe FM, Geary M, et al. Prediction of safe and successful vaginal twin birth. Am J Obstet Gynecol. 2011;205:237.e1-e7.

[8] Easter SR, Lieberman E, Carusi D. Fetal presentation and successful twin vaginal delivery. Am J Obstet Gynecol. 2016; 214:116.e1-e10.

[9] Wenckus DJ, Gao W, Kominiarek MA, Wilkins I. The effects of labor and delivery on maternal and neonatal outcomes in term twins: a retrospective cohort study. BJOG. 2014;121:1137-1144.

[10] Baxi LV, Walsh CA. Monoamniotic twins in contemporary practice: a single-center study of perinatal outcomes. J Matern Fetal Neonatal Med. 2010;23:506-510.

[11] Crawford JS. A prospective study of 200 consecutive twin deliveries. Anaesthesia. 1987;42:33-43.

[12] Panelli DM, Easter SR, Bibbo C, Robinson JN, Carusi DA. Clinical factors associated with presentation change of the second twin after vaginal delivery of the first twin. Obstet Gynecol. 2017;130(5):1104.

[13] Rayburn WF, Lavin JP, Miodovnik M, et al. Multiple gestation: time interval between delivery of the first and second twins. Obstet Gynecol. 1984;63:502.

[14] Easter SR, Robinson JN, Lieberman E, Carusi D. Association of intended route of delivery and maternal morbidity in twin pregnancy. Obstet Gynecol. 2017;129(2):305-310.

[15] Melka S, Miller J, Fox N. Labor and delivery of twin pregnancies. Obstet Gynecol Clin North Am. 2017;44(4):645-654.

[16] Hofmeyr GJ, Mshweshwe NT, Gülmezoglu AM. Controlled cord traction for the third stage of labour. Cochrane Database Syst Rev. 2015;1:CD008020.

[17] World Health Organization. Active Management of the Third Stage of Labor: New WHO Recommendations Help to Focus Implementation. Geneva, Switzerland: WHO; 2014.

第 24 章 紧急子宫切开术
Emergency Hysterotomy

Megan E. Healy, Efrat R. Kean 著

李璐瑶 译

一、概述

复苏性子宫切开术是指在孕妇心脏呼吸骤停的情况下，通过快速剖宫产分娩可能存活的胎儿。对于产妇和新生儿来说，这是一种罕见但可能挽救生命的手术。手术可能由产科医生、外科医生或急诊科医生完成，取决于发生心搏骤停的场景。快速及时完成手术与最佳母婴结局相关。紧急子宫切开术和新生儿分娩可提高产妇的自主循环恢复率和存活率。复苏性子宫切开目的是迅速分娩以减轻主动脉腔受压、改善血流动力学，最大限度地提高母婴存活率。

二、背景

2015 年，美国妇产科杂志发表的一篇文章呼吁将广泛使用的术语"围死亡期剖宫产分娩"（PMCD）和"围死亡期剖宫产术"（PMCS）改为"复苏性子宫切开术"[1]。其基本原则是将关注重点转移至母体复苏的可能性上，与古老的术语相比，指出了这是在孕产妇抢救失败时挽救胎儿的"最后一搏"。作者认识到需要克服这种认知上的阻碍，以便启动该程序，并关注于简化孕产妇心搏骤停的抢救流程，快速确定孕周以及为预期的剖宫产和分娩做准备[1]。大多数先前发表的关于复苏性子宫切开的文献使用术语"PMCD"或"PMCS"，包括美国心脏协会（AHA）关于妊娠期心搏骤停的科学声明。

考虑到母体心搏骤停和由此导致的复苏性子宫切开术的罕见性，关于发病率和母婴结局的数据有限。临床建议主要基于案例报道和专家共识。在美国，关于孕妇心搏骤停的最可靠的数据来自全国住院患者样本，其概率为 1/12 000[2]。然而，这一数据来源并不包括非住院患者，如院前心搏骤停或急诊室入院前死亡的患者。值得注意的是，产妇出院时存活率接近 60%，远高于其他心搏骤停人群[3]。然而，在美国，孕产妇死亡率有上升的趋势。这可能反映出妊娠期高龄和更复杂的人群健康状况，并且明显高于其他相近的高收入国家[4]。

三、孕晚期的生理变化

（一）心血管生理

在妊娠期间，心输出量、搏出量和心率在妊娠第 6 周就开始增加。这些变化在 16～20 周达到高峰，然后趋于平稳[5]。妊娠后期，随着子宫增大，主动脉受压，并且开始影响母体血流动力学，特别是当患者处于仰卧位时。早在孕 12～14 周时就可以发现主动脉受压；然而，到孕 20 周时，对母体血流动力学影响显著。随着子宫的增大，母体心脏搏出量逐渐减少。由于从 20 周开始心率逐渐增加至基线以上 20%～25%，心输出量基本保持不变[6]。

尽管血容量、心输出量和心率增加，但平

均动脉压在妊娠期间逐渐下降，直到孕 20 周时趋于稳定。可能由于松弛素和氧化亚氮的产生增加，全身血管阻力大大降低，维持血液灌注胎盘，这个过程在妊娠很早期就会出现。因此，孕妇在基础状态可能出现相对低血压和心动过速，在休克的情况下，增加外周血管阻力进行代偿的能力受损。胎盘本身对应激时释放的儿茶酚胺有很高的敏感性。在母体复苏很早期，血液可能会迅速离开胎盘，导致胎儿遭受严重的缺氧损伤[7]。

（二）呼吸系统生理

孕晚期母体呼吸系统显著生理变化加剧了心血管血流动力学的变化。由于妊娠子宫移位导致膈肌抬高，孕妇功能余气量显著降低。需氧量也增加了 20%。这些变化会导致孕妇休克状态下快速氧气去饱和。而通过胎盘的氧气扩散依赖于相对较高的母体肺泡氧分压（PaO_2），以产生氧气梯度。如果母体 PaO_2 < 60mmHg，这个梯度就不存在了，胎儿不再能够从母体血液中摄取氧气，从而导致严重的胎儿窘迫[8]。

此外，妊娠期患者的气道管理因黏膜水肿、脆性、毛细血管充血、食管下括约肌张力降低而变得困难，增加了插管时误吸风险[9]。妊娠期患者气管插管失败率是非妊娠期患者的 8 倍[10]，由于母体氧储备减少、胎儿对缺氧和呼吸性酸中毒耐受性差，插管时间缩短。因此，气管插管应由最有经验的医生进行，并且在床旁备有困难气道插管设备。

（三）主动脉受压

妊娠期子宫对大血管的影响造成对循环不稳定或心搏骤停患者的处理变得更加复杂。主动脉腔静脉受压显著降低了前负荷，增加了后负荷，当患者处于仰卧位时，心输出量显著减少[11]（图 24-1）。在妊娠 20 周时，当患者处于左侧卧位时，心脏搏出量增加了 27%。在妊娠 32 周时，左侧卧位的搏出量增加了 35%[12]。

由于有效循环血容量减少，心输出量阻力增加，主动脉腔静脉受压后前后负荷的变化会导致胸外按压效果显著降低。

左侧卧位心输出量的显著改善表明，解除主动脉下腔静脉压迫是孕晚期心肺复苏（CPR）的关键步骤。然而，在积极的胸外按压过程中，将患者置于左侧卧位有明显的局限性。没有生理学研究表明，胸部按压在左侧倾斜位置时同样有效。在现有的研究中，关于倾斜水平存在显著的变异性。将患者调整至适当体位的尝试可能会导致不必要的复苏延迟[13]。鉴于这种差异性和高质量胸外按压的重要性，心肺复苏应在患者仰卧位下进行。由于主动脉腔静脉压迫对血流动力学的影响，AHA 指南建议当宫底位于或高于脐部时，持续性手动子宫左侧移位（LUD）[2]。然而，完全缓解主动脉腔静脉压迫的唯一方法是分娩。

四、不稳定孕妇复苏的基本方法

虽然在孕晚期，母体的生理功能有显著变化，但所有的复苏都应与非妊娠患者开始方式相同，并对气道、呼吸和循环进行评估。应在

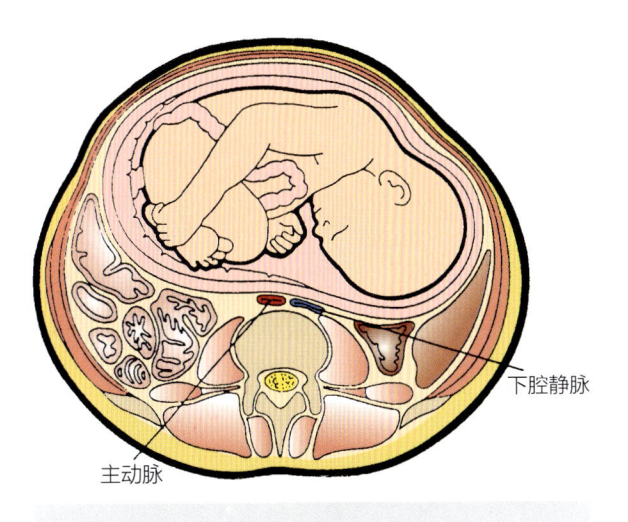

▲ 图 24-1 仰卧位子宫压迫主动脉和下腔静脉（主动脉腔静脉压迫）
引自 Ostheimer GW. Regional anesthesia techniques in obstetrics. New York, NY: Breon Laboratories; 1980.

膈肌上方开放静脉通路，因为妊娠子宫压迫下腔静脉，这可能会减缓膈下的血流。氧气应通过面罩和鼻导管输入，必要时应由最有经验的医师进行快速插管。需要持续手动LUD。

（一）鉴别诊断

孕产妇心搏骤停，应考虑与妊娠有关的病因。心脏病是孕妇最常见的死亡原因。妊娠是一种高凝状态，会增加静脉血栓栓塞的风险；大面积肺栓塞应始终被视为是妊娠期心搏骤停的潜在病因。妊娠特有的其他潜在病因包括子痫、羊水栓塞、出血和围产期心肌病[14]。孕妇也面临较高的伴侣暴力风险，对任何生命体征不稳定孕妇的鉴别诊断应考虑隐匿性创伤[15]。

（二）心搏骤停的处理

心搏骤停患者应根据基本生命支持（BLS）和高级生命支持（ACLS）方案进行治疗。胸外按压位置应与非妊娠患者相同[2]。证据不支持先前建议的更高位置的按压。在胸外按压时，应进行手动LUD，以减轻主动脉腔受压。胸部按压在侧倾时效果较差，患者在心肺停止时应保持仰卧。对于伴有可除颤心律的患者，除颤对母亲和胎儿来说都是安全的[16,17]。但是，如果胎儿能够存活且设备可用的情况下，应在除颤期间监测胎儿心率，由于有病例报道发现胎儿心动过缓或胎儿窘迫需要紧急剖宫产[18,19]。抗心律失常药物常用于不稳定患者，包括胺碘酮、腺苷、阿托品和肾上腺素，可按常规剂量用于孕晚期患者。尽管胺碘酮在孕早期具有明确的致畸性，但在孕晚期单剂量给药不太可能对胎儿产生不利影响，并且可以安全使用[20]。

（三）静脉血栓栓塞

妊娠中静脉血栓栓塞发生率为1/1 000，是非妊娠人群的10倍。对怀疑有大面积肺栓塞的孕妇可以安全的溶栓治疗[21]。虽然对孕妇溶栓治疗的研究有限，但现有文献表明，孕妇溶栓治疗引起的并发症发生率与非妊娠患者相似，而且胎儿不良预后通常发生在母体不良预后病例中，与溶栓治疗没有直接关系[22]。

（四）创伤性伤害

孕妇更容易受到创伤。创伤影响6%~8%的妊娠。孕妇最常见的创伤原因是机动车碰撞，其次是人身伤害和跌倒。妊娠创伤患者应按照高级创伤生命支持（ATLS）方案进行复苏，并进行初次和二次检测评估。值得注意的是，由于妊娠患者的血容量增加，当血容量丢失达到35%时才会表现出生命体征改变。如果早期没有发现显著出血，可能会导致复苏治疗延迟[23]。此外，还需牢记孕晚期解剖学差异，包括肠道向上移位、膈肌抬高和子宫血管增生。在腹部穿透伤中，妊娠子宫保护了内脏器官；然而，胎盘早剥和胎儿丢失在子宫穿透伤中很常见，可能导致严重出血[24]。由于膈肌抬高，严重胸部损伤的患者应怀疑腹部损伤。对于气胸患者，胸腔闭式引流部位应比非妊娠患者高一个肋间隙，即T_4或T_5肋间[25]。

（五）影像

对于血流动力学稳定能够做影像学检查的患者，初步评估应以创伤（快速）超声检查和盆腔超声检查为重点。需要计算机断层扫描（CT）以评估严重创伤的患者应完成了所有必要的影像学检查。胸部、腹部和骨盆的CT成像提供的胎儿辐射剂量＜35mGy。孕晚期，胎儿器官发生已完成，畸形的风险并不显著，但胎儿未来患恶性肿瘤的风险升高，在5~50mGy的辐射剂量下，其发生恶性肿瘤的风险将达到1%~6%[26]。在妊娠期间，碘对比剂是安全的，与多次次优的非增强检查相比，最好进行一次充分的增强检查[27]。对于不稳定或怀疑有损伤需要紧急手术治疗的患者，CT的益处似乎超过了其带来的将来患恶性肿瘤的风险。在疑似非急诊损伤的稳定患者中，磁共振成像在妊娠期是安全的，与不良结局无关。但是，由于钆对比剂在妊娠期的安全性还没有很好地确定，因此应避免使用钆对比剂[28]。

五、复苏性子宫切开的适应证

复苏性子宫切开的主要适应证是孕妇心肺骤停，并且胎儿可能存活。脐平面可触及宫底相当于 20 周孕周。子宫的大小也会导致主动脉腔静脉受压。复苏性子宫切开术对产妇有益的基本原理是减轻主动脉腔静脉压迫，可增加静脉回流和心输出量 25%~30%。因此，孕周快速检查是不稳定孕妇或心搏骤停患者复苏的关键。当体格检查不能确定，并且可能因此延误手术时，应进行床旁超声检查，当查体明确时应避免进行床旁超声[3]。

建议复苏性子宫切开应在孕妇心搏骤停后 4min 内开始[3]。为了不耽误手术，应在脉搏消失时开始准备。包括用消毒液准备腹部，并确认设备齐全。目前的指导建议不要将孕妇转移到手术室分娩，手术应该在心搏骤停的地方进行[3]。最好的母胎结局发生在心搏骤停后 5min 内胎儿娩出[3]。有报道心搏骤停后 25min 分娩时胎儿存活。然而，超过这个时间段，对孕妇或胎儿都可能没有益处。

六、过程

复苏性子宫切开不需要特殊设备。基本设备应在任何分娩或创伤急救箱中随时可用。最重要的器械是手术刀。其他有用的物品包括个人防护设备、钝头剪刀、脐带夹、缝线、海绵、充足的吸引设备和新生儿复苏用品。推荐物品的完整清单见表 24-1。

在子宫切开和胎儿分娩过程中，应持续对孕妇进行心肺复苏。在整个手术过程中，人工 LUD 也应该持续到胎儿分娩。如果可行的话，美国心脏协会建议专门的小组进行产妇复苏、复苏性子宫切开和新生儿复苏[3]。不应为了等待产科医生或外科医生而推迟手术。急诊科医师应具备实施复苏性子宫切开的专业技能。

复苏性子宫切开的第一步是采用从剑突到耻骨联合的腹部正中垂直纵向切口，切开腹部全层，以确保快速进入腹腔和充分的视野暴露。暴露膀胱，避免膀胱损伤。如有条件，拉钩可助于使膀胱移位。下一步是在子宫下段做一个垂直正中切口，然后伸入另一只手的手指用钝头剪刀将子宫壁向上延伸。如果胎盘被切开，可能会有大量出血。胎儿娩出后，吸引鼻子和口腔，然后将脐带双重夹紧后切断（图 24-2）。继而进行新生儿复苏。然后人工将胎盘与子宫壁分离。子宫可以用海绵或海绵块擦拭干净。1000ml 生理盐水中加入 20~40U 缩宫素，静脉滴注。如果持续出血，可能需要额外的药物治疗（见第 27 章 "产后出血"）。子宫可以被填充压迫或关闭，这取决于手术环境和操作者。美国心脏协会指南建议缝合子宫时使用可吸收线锁边缝合，然后是标准的关腹手术步骤[3]。

表 24-1 复苏性子宫切开推荐物品

10 号手术刀
个人防护物品：手术衣、手套、面罩、靴子
消毒液
钝头剪刀
吸引管
脐带夹
止血钳
海绵
球形注射器
缝合材料
婴儿取暖器
新生儿复苏设备

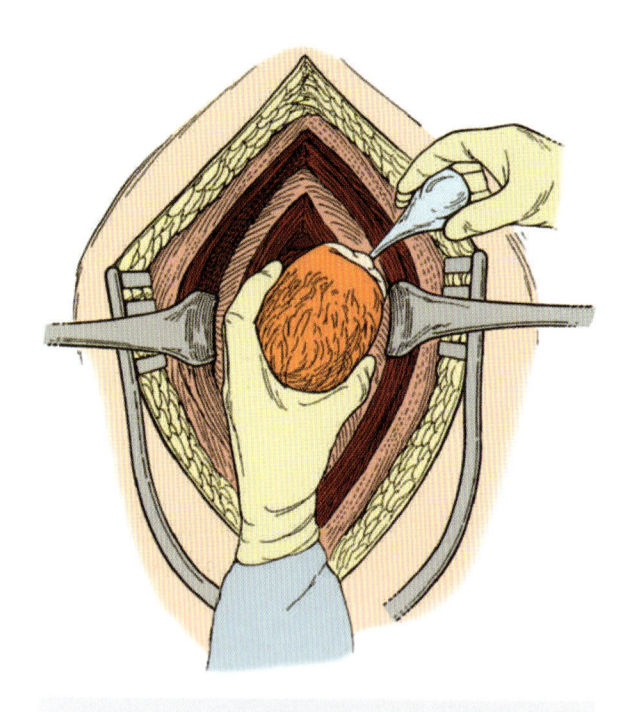

▲ 图 24-2 复苏性子宫切开中剖宫产分娩

（引自 Shah KH, Egan D, Quaas J. Essential emergency trauma. Philadelphia, PA: Lippincott, Williams & Wilkins; 2011: 443.）

对心肺损伤的代偿能力下降，对失血的耐受能力增强，从而影响休克症状和体征的出现。孕妇应该被认为是困难气道，因为他们功能余气量减少、需氧量增加、上呼吸道水肿和狭窄。

妊娠期心搏骤停最常见的原因包括急性冠状动脉综合征、大面积肺栓塞、创伤和产科并发症（如子痫、子宫出血和羊水栓塞）。所有生命体征不稳定的孕妇都应考虑这些病因。复苏最初应遵循 ACLS 或 ATLS 方案，另外应给予 100% 浓度的氧气，并在膈肌上方进行静脉输液，以减缓妊娠子宫对主动脉腔的压迫。心脏复律、抗心律失常药物和溶栓药对孕妇是安全的，如果有适应证，应该使用。

复苏性子宫切开对母亲和胎儿都是一种潜在的挽救生命的方法。对于不稳定的孕妇，快速确定孕周至关重要。孕龄≥20 周的女性，其发病率和死亡率可能受益于主动脉腔受压的缓解。因此，对于任何不稳定的妊娠患者，在脐部以上可触及宫底者，应进行持续的人工 LUD，直至分娩。在母体心搏骤停的情况下，应在无 ROSC 的 ACLS 后 4min 内开始复苏性子宫切开术并分娩胎儿，并在心搏骤停 5min 内完成，或在心搏骤停后尽快完成，以获得最佳的母婴结局。

七、总结

孕晚期不稳定患者的复苏应以妊娠生理变化为指导。孕妇血浆容量增加、全身血管阻力降低，导致相比于基础时的低血压和心动过速。

本章要点

1. 妊娠相关疾病，如急性冠状动脉综合征、大面积肺栓塞、创伤、子痫、子宫出血和羊水栓塞等，当孕妇出现不稳定或心搏骤停时，应将其视为重要病因。
2. 当孕妇心搏骤停后，立即复苏性子宫切开有利于孕妇和胎儿存活。
3. 孕周的快速检查是生命体征不稳定孕妇复苏的关键环节。
4. 在脐部或脐以上可触及宫底相当于≥20 周的孕周，是不稳定患者复苏期间或心搏骤停时进行复苏性子宫切开时进行连续手动 LUD 的标准。
5. 理想情况下，在孕妇心搏骤停 4min 开始子宫切开，目标是骤停 5min 时胎儿娩出。
6. 开始复苏性子宫切开术的唯一必要设备是手术刀。
7. 可行的情况下，抢救人员应分为产妇复苏小组、复苏性子宫切开小组和新生儿复苏小组，以确保维持最佳抢救操作。

参考文献

[1] Rose C, Faksh A, Traynor K, Cabrera D, Arendt KW, Brost BC. Challenging the 4-to 5-minute rule: from perimortem cesarean to resuscitative hysterotomy. Am J Obstet Gynecol. 2015;213(5):653-656.

[2] Mhyre JM, Tsen LC, Einav S, Kuklina EV, Leffert LR, Bateman MT. Cardiac arrest during hospitalization for delivery in the United States, 1998-2011. Anesthesiology. 2014;120:810-818.

[3] Jeejeebhoy F, Zelop CM, Lipman S, et al. Cardiac arrest in pregnancy: a scientific statement from the American Heart Association. Circulation. 2015;132:1747-1773.

[4] Kassebaum NJ, Bertozzi-Villa A, Coggeshall MS, et al. Global, regional and national levels and causes of maternal mortality during 1990-2013: as systemic analysis for the Global Burden of Disease Study 2013. Lancet. 2014; 384(9947):980-1004.

[5] Jeejeebhoy FM, Zelop CM, Windrim R, Carvalho JC, Dorian P, Morrison LJ. Management of cardiac arrest in pregnancy: a systematic review. Resuscitation. 2011; 82(7):801-809.

[6] Sanghavi MD, Rutherford J. Cardiovascular physiology of pregnancy. Circulation. 2014;130(12): 1003-1008.

[7] Corsi PR, Rasslan S, de Oliveira LB, Kronfly FS, Marinho VP. Trauma in pregnant women: analysis of maternal and fetal mortality. Injury. 1999;30(4):239-243.

[8] Bobrowski RA. Pulmonary physiology in pregnancy. Clin Obstet Gynecol. 2010;53(2):85-300.

[9] Schwaiberger D, Karcz M, Menk M, Papadakos PJ, Dantoni SE. Respiratory failure and mechanical ventilation in the pregnant patient. Crit Care Clin. 2016;32(1):85-95.

[10] Munnur US, De Boisblanc B, Suresh M. Airway problems in pregnancy. Crit Care Med. 2005;33(10 Suppl): S259-S268.

[11] Hall ME, George EM, Granger JP. The heart during pregnancy. Rev Esp Cardiol. 2011; 64(11):1045-10513.

[12] Archer TL, Suresh P, Shapiro AE. Cardiac output measurement, by means of electrical velocimetry, may be able to determine optimum maternal position during gestation, labour and caesarean delivery, by preventing vena caval compression and maximising cardiac output and placental perfusion pressure. (Correspondence). Anaesth Intensive Care. 2011;39(2):308-311.

[13] Kim S, You JS, Lee HS, et al. Quality of chest compressions performed by inexperienced rescuers in simulated cardiac arrest associated with pregnancy. Resuscitation. 2013;84(1):98-102.

[14] Lewis G. The Confidential Enquiry into Maternal and Child Health (CEMACH). Saving Mothers' Lives: Reviewing Maternal Deaths to make Motherhood Safer 2003-2005. The Seventh Confidential Enquiry into Maternal Deaths in the United Kingdom. RCOG Press, 2007.

[15] CDC. Intimate partner violence during pregnancy: a guide for clinicians. https://www.cdc.gov /violenceprevention/pdf/cdc_nisvs_ipv_report_2013_v17_single_a.pdf

[16] Rotmensch H, Rotmensch S, Elkayam U. Management of cardiac arrhythmia's during pregnancy. Drugs. 1987; 33:623-633.

[17] Ueland K, McAnaulty J, Ueland F, et al. Special considerations in the use of cardiovascular drugs. Clin Obstet Gynecol. 1981;24(3):809-823.

[18] Barnes E, Eben F, Patterson D. Direct current cardioversion during pregnancy should be performed with facilities available for fetal monitoring and emergency caesarean section. BJOG. 2002;109(12):1406-1407.

[19] Tromp C, Nanne H, Pernet N, Tukkie A, Bolte M. Electrical cardioversion during pregnancy: safe or not? Neth Heart J. 2011;19(3):134-136.

[20] Newstead-Angel J, Gibson P. Cardiac drug use in pregnancy: safety, effectiveness and obstetric implications. Expert Rev Cardiovasc Ther. 2009;7(12):1569-1580.

[21] Gartman E. The use of thrombolytic therapy in pregnancy. Obstet Med. 2013;6(3):105-111.

[22] Sousa Gomes M, Guimarães M, Montenegro N. Thrombolysis in pregnancy: a literature review. J Matern Fetal Neonatal Med. 2019;32(14):1-11.

[23] Petrone P, Asensio J. Trauma in pregnancy: assessment and treatment. Scand J Surg. 2006;95(1):4-10.

[24] Brown S, Mozurkewich E. Trauma during pregnancy. Obstet Gynecol Clin North Am. 2012; 40(1):47-57.

[25] Raja AS, Zabbo CP. Trauma in pregnancy. Emerg Med Clin North Am. 2012;30(4):937-948.

[26] CDC radiation emergencies and prenatal radiation exposure: a fact sheet for physicians. https:// www.cdc.gov/nceh/radiation/emergencies/prenatalphysician.htm.

[27] Lee I, Chew F. Use of IV iodinated and gadolinium contrast media in the pregnant or lactating patient: self-assessment module. AJR Am J Roentgenol. 2009;193(6 Suppl):S70-S73.

[28] Chen MM, Coakley FV, Kaimal AK, Laros R. Guidelines for computed tomography and magnetic resonance imaging use during pregnancy and lactation. Obstet Gynecol. 2008;112(2, Part 1):333-340.

第 25 章 脐带异常
Umbilical Cord Abnormalities

Sara M. Seifert 著
史晓明 译

一、概述

围产期正确的脐带处理对母婴有重要影响，可以减少新生儿窒息、产后出血的发生，降低母婴患病率。产科急诊人员不仅需掌握正常脐带的处理，而且需掌握脐带异常及相关急症的处理，包括脐带绕颈、脐带缠绕、脐带断裂、脐带脱垂、脐带过短、帆状胎盘及前置血管。脐带异常还包括血管异常（单脐动脉、脐血管瘤）、脐带囊肿、脐带血肿、脐带畸胎瘤及脐带打结，这些异常一般为非急症[1]。

二、解剖

脐带正常发育情况下包含 2 条动脉和 1 条静脉，周围由华通氏胶（凝胶状白色透明组织）所包绕（图 25-1）[2]。脐带的长度差异较大，孕 20 周脐带平均长度为 32cm，孕 40 周脐带长度为 35～80cm，平均长度为 60cm[3]。脐带过长增加脐带打结、脐带绕颈、脐带缠绕及脐带脱垂的风险。脐带＜ 35cm 可能与胎盘早剥、胎儿发育不良、胎动减少及胎儿发育异常相关。脐带直径为 1.5～3.6cm，脐带过细可能出现脐带断裂或阻塞。单脐动脉在活产儿中的发生率为 2‰～6‰，其中 70%～80% 的新生儿为单纯性单脐动脉，但 20%～30% 新生儿可能与先天畸形相关，如心血管、胃肠道、肾脏、中枢神经系统及染色体异常[4]。分娩过程中脐带异常的发病率如表 25-1 所示。

三、正常足月顺产的脐带处理

胎头娩出后，需指导产妇暂停用力，使胎头完成外旋转及复位，触摸胎儿颈部评估有无脐带绕颈。若产妇无硬膜外麻醉或腹压较大，可能无法暂停用力，会持续用力直至胎儿分娩。

在母婴均无并发症的条件下，足月胎儿顺产后，接产者需目测脐带长度，若考虑脐带过短，新生儿离开母体会阴部位时会造成脐带牵拉，因此需将新生儿置于母体会阴部位进行脐带结扎。若脐带长度正常，则应将新生儿置于母体腹部或胸部进行早接触，且减少新生儿脐带结扎前的热量丢失。若新生儿需要进一步复苏，需要结扎脐带后行复苏评估。

（一）延迟脐带结扎

随着近期诊疗指南的修改，足月分娩中的延迟脐带结扎是一个热门研究领域。婴儿娩出后，胎儿循环转变为新生儿循环，娩出后 10～15s 后新生儿产生自主呼吸。约 75% 胎盘血液在生后 1min 转运至新生儿体内[13]。

一项关于新生儿生后立即脐带结扎及延迟脐带结扎（生后 2～3min）的随机对照研究的 Meta 分析显示，延迟脐带结扎的新生儿生后 24～48h 后的血色素平均水平较立即脐带结扎者高 1.49g/dl，且 3-6 月龄时缺铁发病率为 8%，

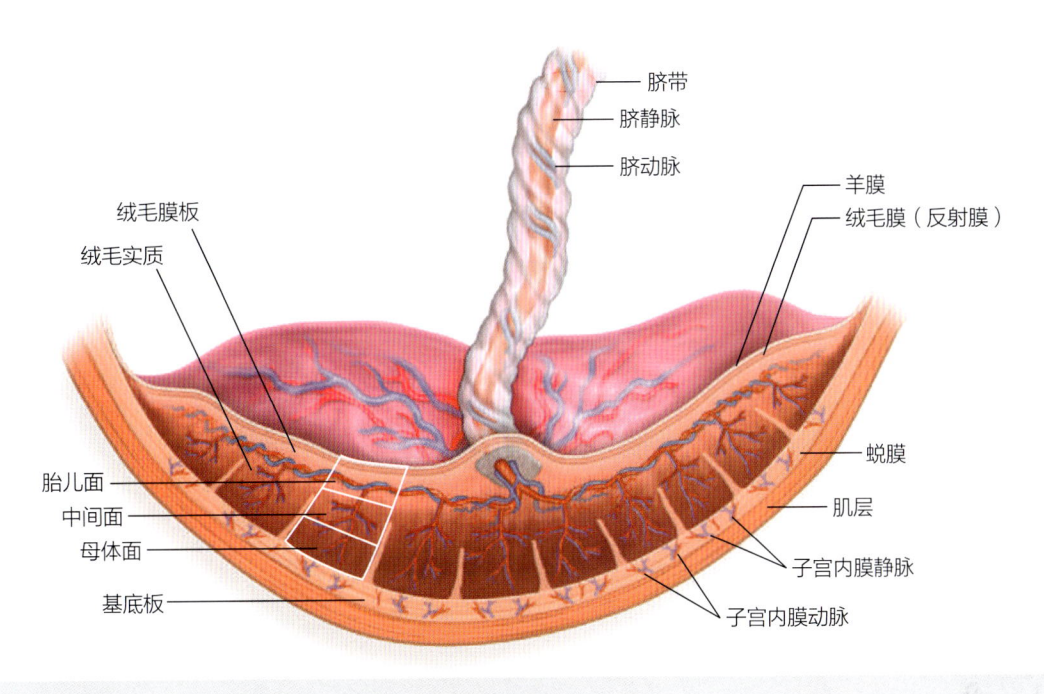

▲ 图 25-1 正常脐带解剖结构

表 25-1 脐带异常的发病率

异 常	发病率
脐带绕颈	15%~34% [5]
脐带脱垂	16~18 例 /10 000 例活产 [6-10]
前置血管	1 例 /2500 例分娩 [11]
脐带帆状插入	单胎妊娠中 1%，单绒毛膜双胎中 15% [12]
脐带打结	1.3% [1,10]

较立即脐带结扎者（缺铁发病率为 14%）低；延迟脐带结扎可能导致新生儿光疗率升高。另一项研究随访新生儿至 4 岁，发现与生后立即脐带结扎者相比，延迟脐带结扎婴儿（尤其是男婴）的神经系统发育较好，且无有害影响[2,13,14]。

美国妇产科医师学会（ACOG）及美国儿科学会（AAP）对于活力好且无须进一步复苏的经阴道分娩新生儿，推荐在延迟至分娩后 60s 行脐带结扎。

- 延迟脐带结扎优点：婴儿产后 6 个月铁储备更高且神经系统发育可能更好[2,13,14]。
- 延迟脐带结扎缺点：新生儿围生期高胆红素血症需光疗或换血治疗；如需采集脐血，延迟脐带结扎可能导致样本量不足[14]。
- 延迟脐带结扎禁忌证：胎盘早剥、前置胎盘、脐带断裂，上述疾病均导致胎儿出血及严重胎儿贫血[14]。

在那些因母儿抢救需立即行脐带结扎者中，脐带挤压（将脐带中的血挤压至新生儿体内）可以作为延迟脐带结扎的替代操作，但接产者接生足月儿时通常不会行脐带挤压操作。脐带挤压可增加新生儿的前负荷，提高血红蛋白水平，但研究发现其并不能降低新生儿低血压、输血率、强心剂使用率、坏死性肠炎发生率。

在离新生儿腹壁至少 2~3cm 距离处钳夹脐带，新生儿端及母体端均需夹闭，用无菌剪刀或手术刀剪断，为预防脐炎发生，最好用无菌手套及无菌器械（图 25-2）。分娩后，需仔细检查新生儿脐带外观及血管数。

(二) 脐带绕颈 / 脐带缠绕

胎儿任何部位均可能出现脐带缠绕，颈部缠绕最常见。脐带绕颈是指脐带缠绕至胎儿颈部一圈或多圈，在分娩过程中比较常见，发生

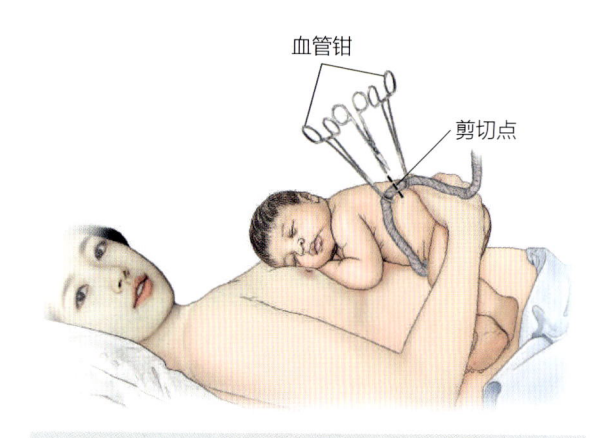

▲ 图 25-2　钳夹脐带并切断

率为 15%～34%，其可能与胎动多、脐带过长（＞70～80cm）及孕周增大相关[3]。脐带绕颈一周（发生率 11%～28%）较绕颈多周（发生率 2%～7%）更为常见。

尽管脐带缠绕多数情况下与胎儿不良结局及产时并发症无相关性，但其对妊娠结局的影响仍有争议。当脐带绕颈过紧时（活产中的发生率为 6.6%），可能导致胎儿窒息或脐带断裂，引起新生儿出血。脐带绕颈也可导致胎儿生长受限（尽管多数研究结果不一致）、羊水胎粪污染、胎儿血栓性胎盘血管病变、产程中胎心异常、手术分娩、新生儿 5min Apgar 评分低及酸中毒[5]。尽管脐带位于胎儿颈旁、胎儿颈部有包块或皮肤褶皱均与脐带绕颈相似，但在超声下显示胎儿颈部有脐带影像，无论是否有多普勒血流信号，均需诊断脐带绕颈。因脐带绕颈不影响分娩方式及产程处理，产前不常规筛查脐带绕颈。

分娩过程中随着胎头在骨盆中下降及内旋转，绕颈可能变紧，进而导致胎心出现变异减速或延长减速，需对此进行相应处理。胎头娩出后，需指导产妇暂停用力，使胎头充分复位及外旋转，并触诊胎儿颈部评估脐带绕颈情况。

1. 脐带绕颈松

当脐带绕颈较松时，接产者可轻松且容易地复位脐带。

处理

轻柔地将脐带绕过胎头复位，小心操作，避免造成脐带张力，因其可能会导致脐带断裂（图 25-3）。当脐带复位后，产妇可继续用力，后续产程正常处理。

2. 脐带绕颈过紧

当脐带绕颈过紧时，脐带无法轻易绕过胎头复位。

处理

为帮助分娩，可在中间钳夹脐带并切断，或无须复位脐带娩出新生儿（称为"脐带在位分娩"），考虑"脐带在位分娩"存在脐带断裂风险，多数接产者倾向于钳夹脐带并切断。将两把血管钳钳夹脐带并于中间切断（图 25-4），通常可使新生儿自由娩出[5]。若存在肩难产风险，建议尽量前肩娩出后再钳夹脐带并切断，

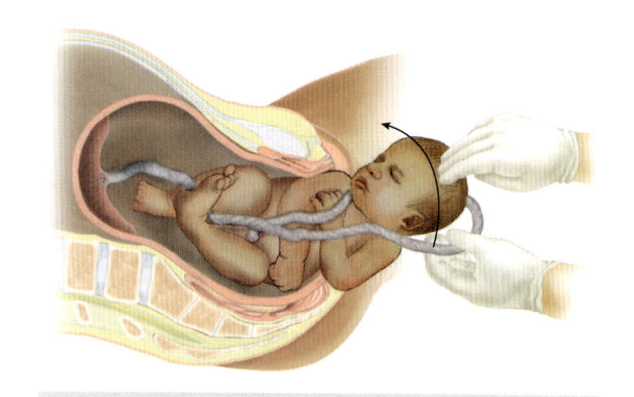

▲ 图 25-3　母体会阴部将绕颈松的脐带复位

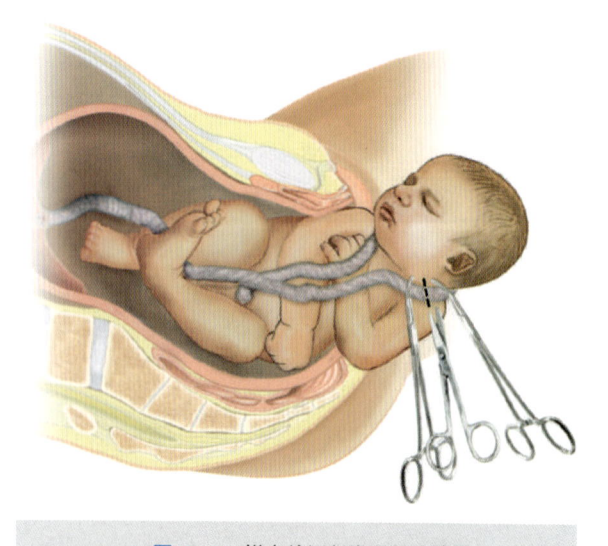

▲ 图 25-4　钳夹并切断绕颈紧的脐带

以减少胎儿分娩后灌注不足。

若脐带绕颈过紧，无法复位或钳夹，或者产程进展快，接产者可脐带在位情况下接产。为了避免过度牵拉脐带导致脐带撕裂，推荐脐带在位分娩。接产者可将胎头紧贴母体耻骨或大腿内侧，以空翻姿势娩出胎肩及胎体（图25-5）。胎儿娩出后，将脐带解开复位。

（三）脐带断裂

脐带断裂是指脐带部分或全部断裂，若发生脐带断裂，胎儿端出血为胎儿来源，因新生儿血容量小（足月儿血容量为80～90ml/kg，早产儿血容量为90～100ml/kg），很快就会严重失血。

处理

在此情况下，必须尽快娩出胎儿，将胎儿端脐带夹闭，若出血较多，新生儿可能需复苏抢救。

（四）脐带脱垂

显性脐带脱垂是指脐带低于胎先露部位，脱出宫颈口，脐带受到挤压后导致脐血管梗阻（脐静脉梗阻较脐动脉梗阻更常见）及血管痉挛[6,7]，此为产科急症，可能会导致胎儿窒息，需尽快分娩[7,15]。隐性脐带脱垂是指脐带位于胎先露旁，且受子宫壁及骨盆壁挤压[6]。相反，脐带先露是指产前偶然发现脐带作为先露部位，位于宫颈内口上方（图25-6）。脐带脱垂在活产儿中的发生率为1‰～6‰，其死亡率为3%～10%[16]。

1. 危险因素

若胎先露未与骨盆出口衔接，当发生胎膜破裂时，脐带则自胎儿的周围间隙脱出（表25-2）。若羊水量多，羊水可将脐带冲至胎先露部位以下。约50%脐带脱垂是由人为原因造成

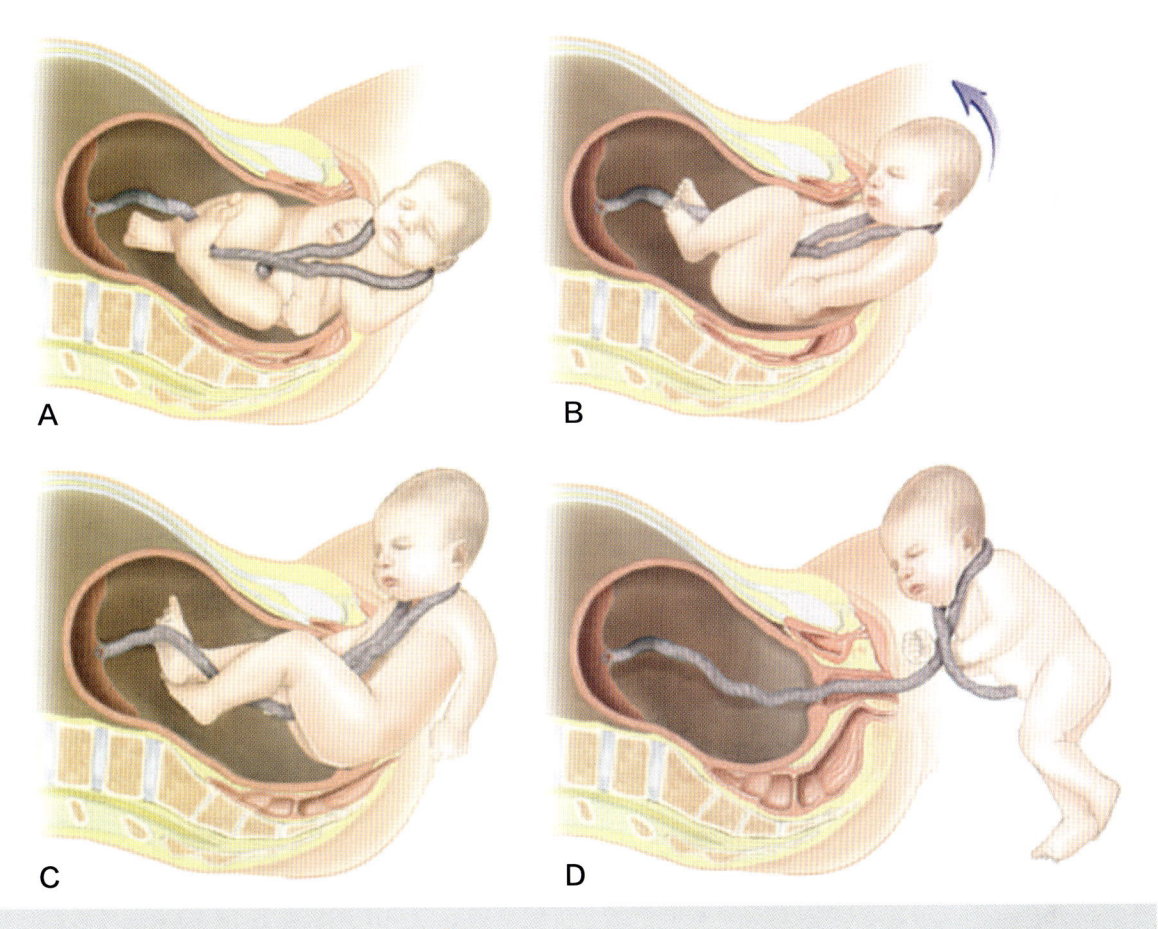

A B

C D

▲ 图 25-5 绕颈紧的脐带在位分娩

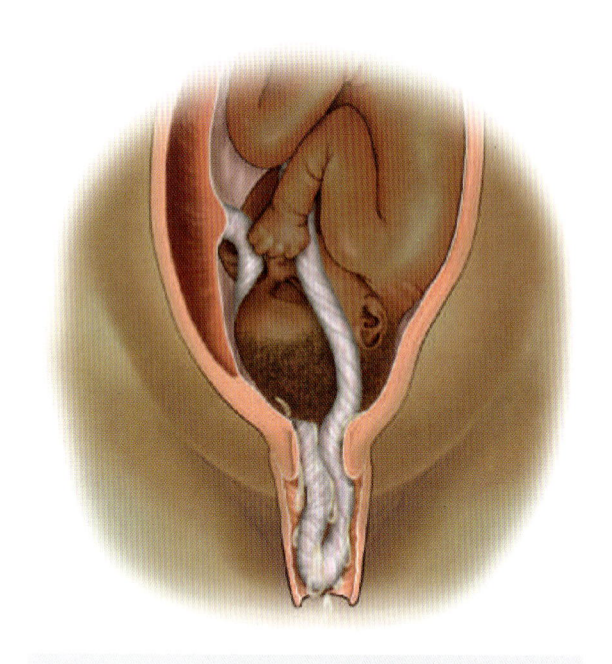

图 25-6 脐带脱垂

（如接产者为辅助产程将枕后位旋转至枕前位），此时脐带可能脱出[6,7,16]。脐带脱垂多发生于宫颈开 5～6cm[9,16]。

2. 诊断

在胎膜破裂或产科操作后，很快出现突发的延长胎心过缓或频发胎心减速[9,10,15]。若阴道内可见脐带脱出或触诊可及脐带位于胎先露下方，则可诊断为脐带脱垂。当宫缩时突发胎心改变或超声提示脐带位于胎先露旁，则可诊断为隐性脐带脱垂[7,16]。

3. 处理

一旦发现脐带脱垂，需立即呼叫产科医生、护士，联系手术室及儿科医师[7,9,10]。需监测胎儿心率及母体生命体征，予静脉输液保证充足灌注压。因脐带操作可能会导致血管痉挛，应尽量减少或避免脐带操作。在术前准备过程中，尽可能轻推胎先露，减少其对脐带的压迫（图25-7）。

将患者置于左侧卧、头低位，手膝俯卧位或胸膝位，均可缓解脐带压迫。采用上述动作的围产儿死亡率为 1%～1.5%[6]，必要时可应用宫缩抑制药（如特布他林）抑制宫缩，也可

表 25-2 脐带脱垂的危险因素

母体与胎儿因素[6,7,15,16]	胎位不正
	早产
	胎儿宫内生长受限或小于孕龄儿
	多产（在胎儿与骨盆衔接前更容易发生胎膜破裂）
	羊水过多
	先露未衔接
	双胎二胎儿
	胎盘低置
	脐带过长 > 80cm
	骨盆畸形
	子宫异常（包括子宫肌瘤）
	胎儿畸形
产科干预因素[6,7,15,16]	先露未衔接情况下行人工破膜
	引产
	宫腔内球囊压迫
	手转胎头
	羊膜腔灌注
	胎头外倒转术

考虑用 500ml 生理盐水灌注膀胱以上推胎先露。有一项研究显示，进行上述操作后，仅发生 1 例围产儿死亡，且新生儿 Apgar 评分升高，胎心减速发生率降低。

如果胎儿可存活，多学科的医务人员（最好有产科及儿科医生）与孕妇充分沟通风险及获益后，可采取上述保守治疗措施。剖宫产能够最快速、安全地完成胎儿急诊分娩，最好30min 内进行剖宫产。如果临床判断考虑阴道分娩较剖宫产分娩更为快速（如宫口已开全的经产妇或双胎中的二胎儿分娩），则可考虑行阴道分娩。

下降及心理发育异常相关[3]。

处理

如果母儿均无合并症，足月儿顺利娩出后，接产者需目测脐带长度，如果认为脐带过短，则不能在牵拉脐带情况下将胎儿自母体会阴处移开，需将胎儿置于母体会阴旁进行钳夹脐带并切断（图 25-5 空翻姿势娩出胎儿）[3]。

（六）脐带帆状附着与前置血管

脐带可自胎盘的中央、偏心及边缘部位（距离边缘部位 < 2cm，发生率为 6%~8%）附着，甚至出现脐带帆状附着。约 90% 为中央或偏心部位附着，在产程中正常处理[11,12,17]。

脐带帆状附着

脐带帆状附着是指正常脐带组织在离胎盘组织数厘米处缺失，脐血管缺乏华通胶支撑，分离的脐血管仅由胎膜包裹并附着胎盘（图 25-8）。胎盘附着部位距正常脐带组织的距离差别较大。脐带帆状附着在单胎妊娠中发生率为 1%~1.5%，单绒毛膜双胎妊娠中的发生率则为 15%[12]。且脐带帆状附着中 12% 合并单脐动脉，37.5% 合并早产[12]。

（七）前置血管

前置血管是指脐血管位于宫颈内口处的胎

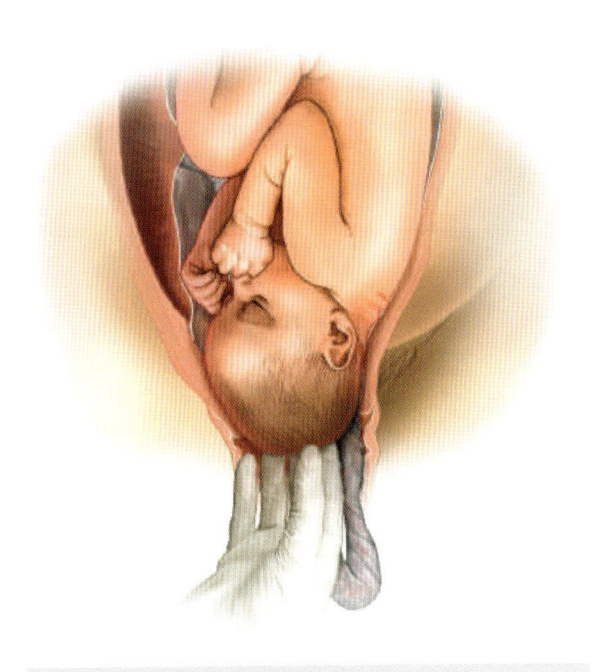

▲ 图 25-7 手推胎先露顶点缓解对脐带的压迫

4. 并发症

在分娩过程中发生脐带脱垂导致的围产儿死亡率约为 3%，而院外发生的脐带脱垂围产儿死亡率为 38%~44%。活产者中，远期残疾发生率为 0.8%，脑瘫发生率为 0.6%[6]。

（五）脐带过短

足月时脐带长度 < 35cm 诊断为脐带过短，其与胎盘早剥、胎儿生长受限、胎儿宫内活力

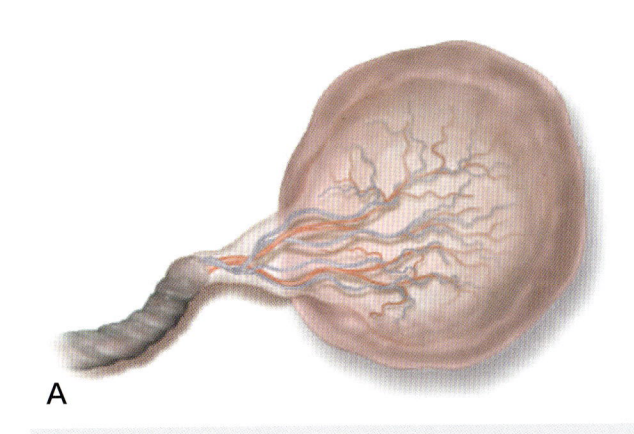

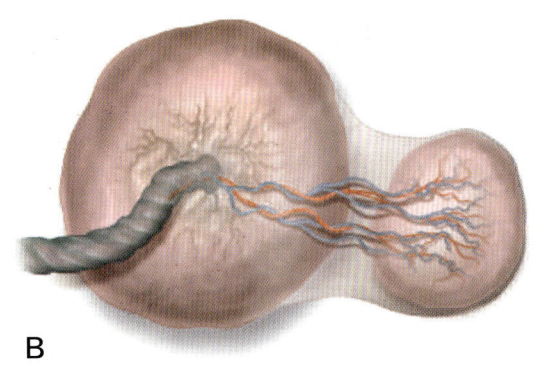

▲ 图 25-8 脐带或胎膜附着胎盘部位异常

A. 脐带帆状附着：脐带距离胎盘部位附着胎膜内，脐带血管穿过胎膜附着胎盘内；B. 副胎盘：距离主胎盘处存在另一叶胎盘组织，脐血管穿过中间胎膜组织将两叶胎盘相连（经许可转载，引自 Stephenson S, Dmitrieva J. Diagnostic Medical Sonography: Obstetrics & Gynecology. 4th ed. Philadelphia, PA: Wolters Kluwer; 2017.）

膜内，或距宫颈内口距离＜2cm，其可能与脐带帆状附着或副胎盘相关（图25-9）[11]，发生率为1/2500，但其在胎盘低置、前置胎盘、多叶胎盘及多胎妊娠中的发生率较高，在行辅助生殖技术助孕的女性中发生率高达1/200[11]。

1. 诊断

若胎位合适，产前常规超声检查脐带附着位置时即可诊断前置血管（敏感性为69%～100%）。孕妇通常了解自己诊断，且能在急诊情况下能够提供参考。脐带附着位置异常与小于孕龄儿、早产及围产儿死亡相关[17]，因此需每4～6周行超声检查连续监测胎儿生长情况，且自32周起每周行胎心监护。9%～25%的前置血管可能随着孕周的增加而消失[17]。

2. 处理

缺乏周围组织保护的血管受到挤压时易破裂，特别是当血管覆盖宫颈内口时。胎膜破裂可能导致胎儿血管断裂、胎儿出血、甚至数分钟内出现胎儿死亡[11,12,18]。

脐带帆状附着：目前没有数据表明孕晚期引产及计划剖宫产能够改善妊娠结局，因此孕妇可自然发动产程并顺产，产程中需严密监测胎心情况[17,18]。

前置血管：相反，前置血管孕妇需于孕34～37周行剖宫产分娩。如果前置血管孕妇临产，胎心率不稳定且宫缩抑制药对其无效，或出现阴道出血伴胎心率不稳定，需行紧急剖宫产[11,17,18]。

在脐带帆状附着及前置血管孕妇中，新生儿娩出、钳夹脐带并切断后，应避免过度牵拉脐带。可轻柔地向下牵拉脐带，如果接产者感到组织撕裂感，需停止牵拉脐带。与正常孕妇相比，合并上述两种脐带异常孕妇发生产后出血的风险升高3倍，手取胎盘风险升高5倍[12,17-19]。

四、早产儿中脐带的处理

早产儿中（孕周＜37周）延迟脐带结扎可使胎盘将更多血液转运至新生儿，为胎儿向新生儿转变提供更多时间。系统回顾及Meta分析显示延迟脐带结扎可升高血压，降低输血率、脑室内出血及坏死性肠炎发病率[20,21]。一项Meta分析显示＜32周早产儿死亡率的相对风险为0.7%，95% CI，0.53～0.95[21]。另一项系统回顾及Meta分析对比延迟脐带结扎（≥60s）与立即脐带结扎（≤10s）发现，延迟脐带结扎可使

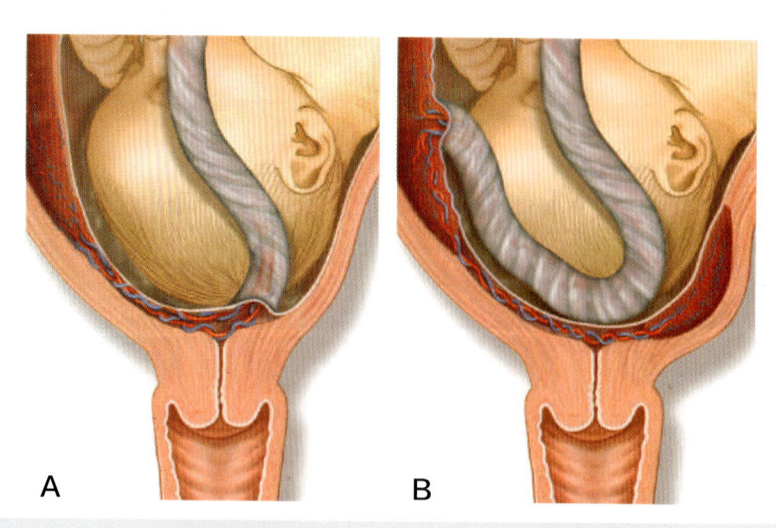

▲ 图25-9 前置血管
胎盘或脐带的胎儿血管位于胎儿底部，覆盖宫颈内口（胎儿死亡率高达50%～70%）。A. 发生于脐带帆状附着的前置血管；B. 发生于副胎盘的前置血管（经许可转载，引自 Stephenson S, Dmitrieva J. Diagnostic Medical Sonography: Obstetrics & Gynecology. 4th ed. Philadelphia, PA: Wolters Kluwer; 2017.）

住院期新生儿死亡率减少 30%，使新生儿红细胞压积升高 2.7%，使需输血治疗的新生儿数量减少 10%，使血清胆红素升高 4μmol/L，但不增加新生儿死亡率，且严重脑室内出血、坏死性肠炎、气管插管、动脉导管未闭、晚发型败血症发病率无差异[20]。

目前推荐在母儿病情平稳、无须即刻抢救且无禁忌证条件下，采取延迟脐带结扎，脐带结扎时限自大于 30s、2～5min 或更长时间均有实践。早产儿脐带较细，且易断裂或撕脱。接产者在胎盘剥离过程中可轻柔地向下牵拉脐带，但如果有组织撕裂感，需立即停止牵拉脐带。ACOG 及 AAP 均推荐延迟生后 30～60s 钳夹脐带[14,20,21]。

五、总结

生后的脐带处理对新生儿健康具有重要影响。产科急诊医生需充分了解脐带正常结构，并能够应对一系列脐带异常及急诊处理措施。有活力的新生儿行延迟脐带结扎，可使新生儿获得充足的血液供应，预防新生儿数月后发生贫血，且可能有利于后续神经系统的发育。脐带绕颈较为常见，通常对新生儿无影响。根据绕颈松紧程度，可选择行脐带复位、脐带在位分娩或钳夹脐带并切断等合适处理方式。脐带帆状附着和前置血管属于极为少见的脐带异常情况，容易受压或破裂。

本章要点

1. 正常脐带结构包含 2 条动脉和 1 条静脉，周围由白色/透明的华通氏胶包绕与支撑[2]。
2. ACOG 和 AAP 推荐早产儿及足月儿中，在母儿病情平稳、无须即刻抢救且无禁忌证条件下，延迟 30～60s 结扎脐带[14,20]。
3. 脐带绕颈或脐带缠绕较松时，可行脐带复位，若缠绕较紧，可钳夹脐带并切断（最好在前肩娩出后），或将新生儿靠近母体会阴部位完成脐带在位分娩。
4. 延迟脐带结扎的禁忌证为胎盘早剥、前置胎盘、脐带撕脱、母儿需行抢救复苏[14,20]。
5. 脐带脱垂为产科急症，需手部抬高胎先露或将患者置于左侧卧、头低位，手膝俯卧位或胸膝位，缓解脐带压迫，同时尽快且安全地娩出胎儿[6,7]。
6. 脐带帆状附着和前置血管中的裸露血管无组织保护，容易受压或破裂，当血管覆盖于宫颈内口处尤甚[10,11]。

参考文献

[1] Hasegawa J. Ultrasound screening of umbilical cord abnormalities and delivery management. Placenta. 2018; 62:66-78.

[2] Hooper SB, Te Pas AB, Lang J, et al. Cardiovascular transition at birth: a physiological sequence. Pediatr Res. 2015;77(5):608-614.

[3] Lindle LE, Rasmussen S, Kessler J, Ebbing C. Extreme umbilical cord lengths, cord knot and entanglement: Risk factors and risk of adverse outcomes, a population-based study. PLoS One. 2018;13(3):e0194814.

[4] Kim HJ, Kim JH, Chay DB, Park JH, Kim MA. Association of isolated single umbilical artery with perinatal outcomes: systematic review and meta-analysis. Obstet Gynecol Sci. 2017;60(3):266-273.

[5] Peesay M. Nuchal cord and its implications. Matern Health Neonatol Perinatol. 2017;3:28.

[6] Gibbons C, O'Herlihy C, Murphy JF. Umbilical cord prolapse—changing patterns and improved outcomes: a retrospective cohort study. BJOG. 2014;121:1705-1708.

[7] Behbehani S, Patenaude V, Abenhaim HA. Maternal risk factors and outcomes of umbilical cord prolapse: A population-based study. J Obstet Gynaecol Can. 2016;38:23.

[8] Gabbay-Benziv R, Maman M, Wiznitzer A, et al. Umbilical cord prolapse during delivery—risk factors and pregnancy outcome: a single center experience. J Matern Fetal Neonatal Med. 2014;27:14.

[9] Rajakumar C, Garber A, Rao PM, et al. Umbilical cord prolapse in a labouring patient: A multidisciplinary and interprofessional simulation scenario. Cureus. 2017; 9(9):e1692.

[10] Weiner E, Fainstein N, Schreiber L, Sagiv R, Bar J, Kovo M. The association between umbilical cord abnormal-

ities and the development of non-reassuring fetal heart rate leading to emergent cesarean deliveries. J Perinatol. 2015;35(11):919-923.

[11] Gagnon R; Diagnostic Imaging Committee; Maternal Fetal Medicine committee. Guidelines for the management of vasa previa. J Obstet Gynaecol Can. 2009;31(8):748-753.

[12] Ebbing, C, Kiserud T, Johnsen SL, et al. Third stage of labor risks in velamentous and marginal cord insertion: a population-based study. Acta Obstet Gynecol Scand. 2015;94(8):878-883.

[13] Rabe H, Diaz-Rossello JL, Duley L, Downswell T. Effect of timing of umbilical cord clamping and other strategies to influence placental transfusion at preterm birth on maternal and infant outcomes. Cochrane Database Syst Rev. 2012;15(8).

[14] Committee on Obstetric Practice. Committee Opinion No. 684: Delayed umbilical cord clamping after birth. Obstet Gynecol. 2017;129:e5-e10.

[15] Holbrook BD, Phelan ST. Umbilical cord prolapse. Obstet Gynecol Clin North Am. 2013;40(1):1-14.

[16] Lin MG. Umbilical cord prolapse. Obstet Gynecol Surv. 2006;61(4):269-277.

[17] Ismail KI, Hannigan A, O'Donoghue K, Cotter A. Abnormal placental cord insertion and adverse pregnancy outcomes: a systematic review and meta-analysis. Syst Rev. 2017;6(1):242.

[18] Bohîlț ea RE, Cîrstoiu MM, Ciuvica AI, et al. Velamentous insertion of umbilical cord with vasa praevia: case series and literature review. J Med Live. 2016;9(2):126-129.

[19] Silver RM. Abnormal placentation: placenta previa, vasa previa, and placenta accreta. Obstet Gynecol. 2015;126(3):654-668.

[20] Fogarty M, Osborn DA, Askie L, et al. Delayed vs early umbilical cord clamping for preterm infants: a systematic review and meta-analysis. Am J Obstet Gynecol. 2018;218(1):1-18.

[21] Chapman J, Marfurt S, Reid J. Effectiveness of delayed cord clamping in reducing postdelivery complications in preterm infants: a systematic review. J Perinat Neonatal Nurs. 2016;30(4):372-378.

第 26 章 肩难产
Shoulder Dystocia

Samreen Vora 著
赵 诚 译

一、概述

肩难产是阴道分娩的一种不可预测的并发症，定义为未能以轻柔地向下牵引的方式娩出胎儿肩部，需要额外的处理才能分娩[1]。肩难产是一种产科急症，因为它可能导致产妇致病率及婴儿致病率和死亡率。肩难产的发病率为0.2%～3%，每 22 000 例足月阴道分娩中就有 1 例新生儿缺氧缺血性脑病继发于肩难产[2-4]。在急诊科急产时遇到肩难产的可能性很低，但对患者的潜在影响是巨大的；因此，医护人员需要为这种紧急情况做好准备。

危险因素

肩难产的发生是不可预测的，也是无法预防的，但有许多已知的危险因素。已确定的主要危险因素是新生儿出生体重＞ 4000g。众所周知，估计出生体重具有相当挑战性，这增加了预测肩难产的难度[5-6]。大多数肩难产发生在新生儿正常体重的女性中，而大多数较大体重新生儿的分娩并未导致肩难产[7-8]。前次分娩时发生肩难产是复发的独立危险因素[9-10]。涉及的危险因素包括母体糖尿病、肥胖、初产年龄较大、多胎、手术分娩、第二产程延长和巨大儿。没有明确的数据支持这些作为独立的风险因素，多种风险因素的组合可能起到作用[5,11-13]。阴道分娩发生肩难产的病例中，高达 50% 没有确定的风险因素[11]。

二、临床特点

肩难产是一种产科急症，虽然不能预测或预防，但临床认识和诊断对于启动及时的处理以预防胎儿和（或）孕产妇的致病率和死亡率至关重要。研究表明，足月新生儿在肩部撞击5min 后胎儿窒息的风险增加[14,15]。文献显示对于肩难产的识别和诊断并不一致，发生率变异很大[1-3]。这种变异性可能由许多因素引起，包括肩难产定义不一致，以及提供者评估和识别的主观性[1]。

当胎儿的前肩部下降被母体耻骨联合阻挡时，即可诊断为肩难产，少数情况下胎儿后肩部会撞击母体骶骨岬。可能会有一个娩出的胎头向母体会阴明显回缩的现象，称为"乌龟征"[1]。这种微妙的体征是肩难产的一个迹象。当轻柔地牵引不足以娩出胎儿时，诊断就很明确了。

三、处理

一旦发现肩难产，必须立即打电话求救。治疗的目标是通过一些手法操作，以增加骨盆环的功能性直径、减小胎儿肩部宽度或改变胎儿肩部宽度在骨盆内的关系。一旦确定肩难产，应该让孕妇停止用力，并宣布肩难产，以便在团队中创建一个共同心理模式。在启动手法操作以解决嵌顿的同时，应发出援助请求，包括护理、产科、麻醉科和新生儿/儿科。

如果可能，应该采用系统的方法来解决肩难产（图 26-1），但处理过程也基于临床情境和接生者对特定手法操作的熟悉程度而有所不同。没有随机对照试验表明一种手法优于另一种手法，因此方法的变化是合理的。计算机模型显示，后臂的分娩对胎儿的作用力较小。由于在产科急诊中时间至关重要，每种手法只能尝试几次，如果效果不佳，需要迅速变换下一

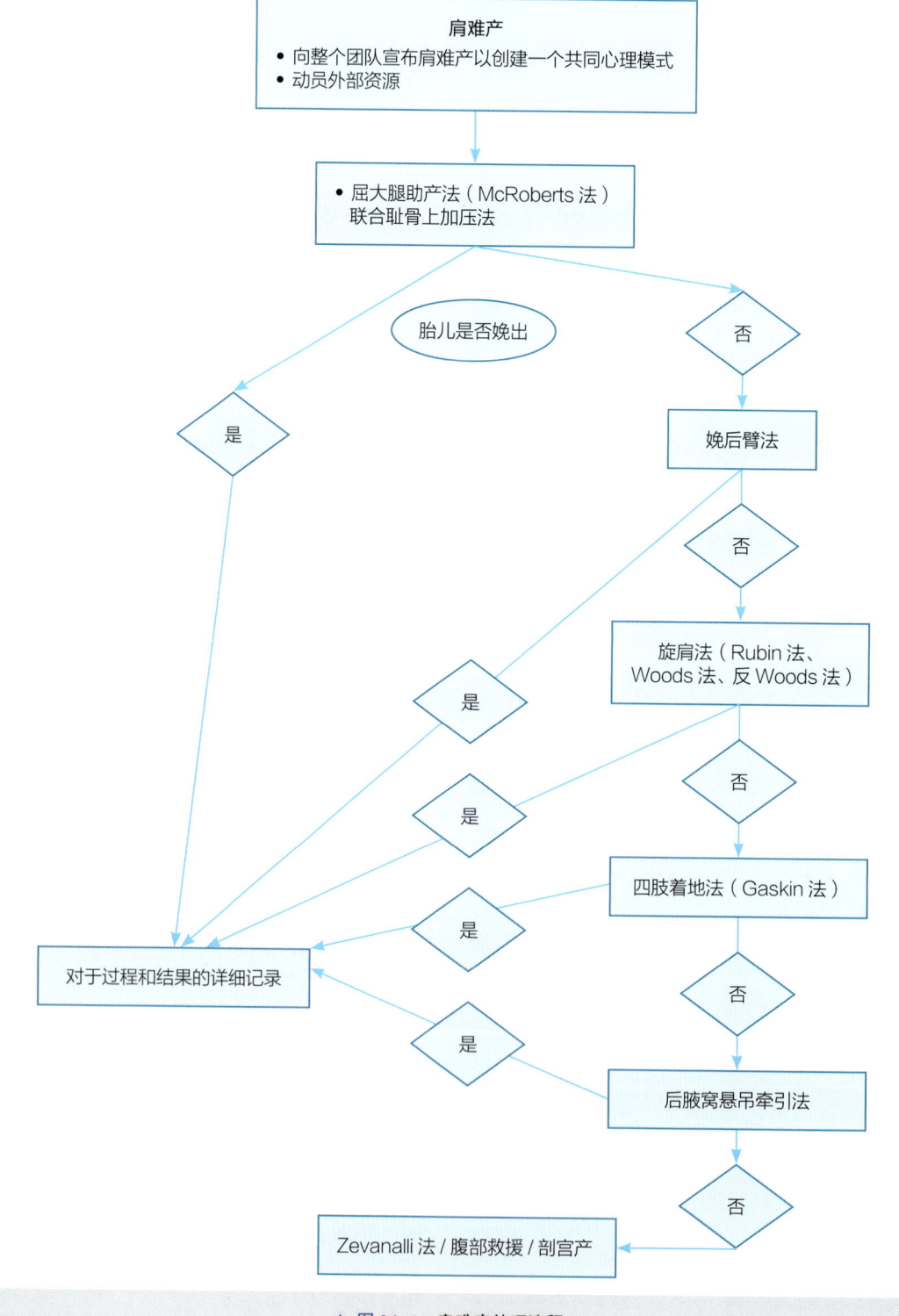

```
                  肩难产
    • 向整个团队宣布肩难产以创建一个共同心理模式
    • 动员外部资源
                    ↓
     • 屈大腿助产法（McRoberts 法）
       联合耻骨上加压法
                    ↓
            胎儿是否娩出 →否→ 娩后臂法
                    ↓是            ↓否
                              旋肩法（Rubin 法、
                              Woods 法、反 Woods 法）
                                    ↓否
                              四肢着地法（Gaskin 法）
                                    ↓否
                              后腋窝悬吊牵引法
                                    ↓否
                              Zevanalli 法/腹部救援/剖宫产
                    
            对于过程和结果的详细记录
```

▲ 图 26-1 肩难产处理流程

种手法。文献表明，无论采取何种手法，仍有发生母儿并发症的风险，娩出新生儿所需的手法越多，新生儿受伤的风险就越高[1]。接生者应避免在分娩过程中用力向下牵引，需要增加牵引通常说明需要利用额外的手法来解除可能出现的肩难产。

（一）屈大腿助产法（McRoberts 法）和耻骨上加压法

当发生肩难产时，最先尝试的方法应该是屈大腿助产法（McRoberts 法）。这种方法简单，侵入性最小，并且有 42% 的有效率[4]。该方法，2 个助手在患者两侧握住孕妇双腿并将它们弯曲到腹部。这允许耻骨联合旋转和母体腰椎曲度变平，最终可移动受影响的肩膀。同时，一个助手可以用手掌或拳头在母体耻骨上向下加压（图 26-2）。为防止子宫破裂及进一步的胎儿嵌顿，应避免宫底加压[1]。

（二）娩后臂及后肩法

如果 McRoberts 法和耻骨上压法不成功，则下一步是尝试分娩后臂。该方法显示出很高的成功率，与 McRoberts 法和耻骨上加压法结合使用，有 95% 的肩难产病例很可能在 4min 内得到解决[1,16]。为了娩出后臂，接生者需要将他们的手插入阴道中。如果没有足够的空间进行此操作，则应进行较大的会阴切开术。接生者将向后插入他们的手，并跟随胎儿的上臂到达肘部，然后抓住前臂和手，将其扫过胎儿的胸部后拉出，这也被称为 Jacquemier 法。如果肘部没有弯曲，可以在肘前窝施加轻柔的压力以弯曲肘部，然后继续抓住前臂（图 26-3）。

如果后臂位于骨盆边缘上方，则 Menticoglou 法可能有效，即娩出后肩。该操作需要助手轻柔地向前屈曲胎儿头部，而接生者将 2 个中指都插入胎儿的后腋窝中，并沿着骶骨的曲度牵拉肩膀。将后肩带入后骨盆空间可能足以释放前肩，但如果没有，则接生者可以继续娩出后

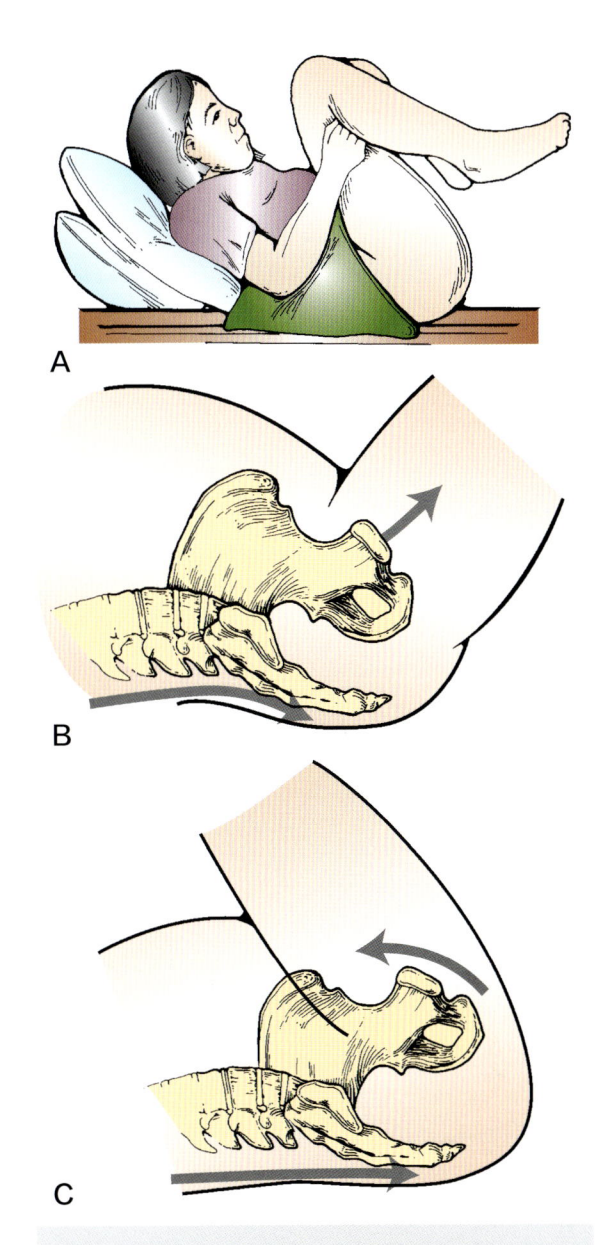

▲ 图 26-2 McRoberts 法和耻骨上加压法
A. 2 个助手在患者两侧握住孕妇双腿并将它们弯曲到腹部；B. 在操作前明确耻骨联合的位置；C. 耻骨联合旋转和母体腰椎曲度变平，可以移动受影响的肩膀

臂[17]。尽管这种做法在文献中有讨论，但临床上很少进行。

（三）旋肩法

如果 McRobert 法、耻骨上加压法和娩后臂法失败，可以采取多种旋转手法来解除肩难产。对于 Rubin 法，接生者将其手放在胎儿后肩的后部，并朝胎儿的胸部向前旋转（图 26-4）。

Woods 法需要接生者用他们的手在胎儿后肩的前（锁骨）表面施加压力（图 26-5）。这两个手法也可以组合使用，其中一个肩膀从前面被推动，另一个肩膀从后面被推动以产生旋转力。如果 Rubin 法和 Woods 法联合使用也无法成功，则可以使用反 Woods 法。接生者将手放在胎儿前肩的后部，并尝试朝胎儿胸部向前旋转。如果接生者没有足够的空间将手伸入阴道中，则应进行会阴切开术以利于这些旋转操作[1]。这些程序的主要概念是将胎儿旋转到不同的轴或平面中，以便成功分娩。并不一定要记住这些程序的名称。

（四）后腋窝悬吊牵引法

后腋窝悬吊牵引法（PAST）是另一种可选择的方法，用于娩出后肩（图 26-6）。使用 2 个示指将新生儿吸气导管、牢固的导尿管、12 号或 14 号的 French 软导管绕在后肩周围，以充当悬吊带，然后可以对悬吊带施加适度的牵引力或旋转力，以使肩部娩出[16,18,19]。有关这种方法安全性的数据有限，因此应将其保留，用于其他更常见的技术均已尝试的情况。

（五）四肢着地法（Gaskin 法）

改变母亲的姿势以减轻肩难产是另一种

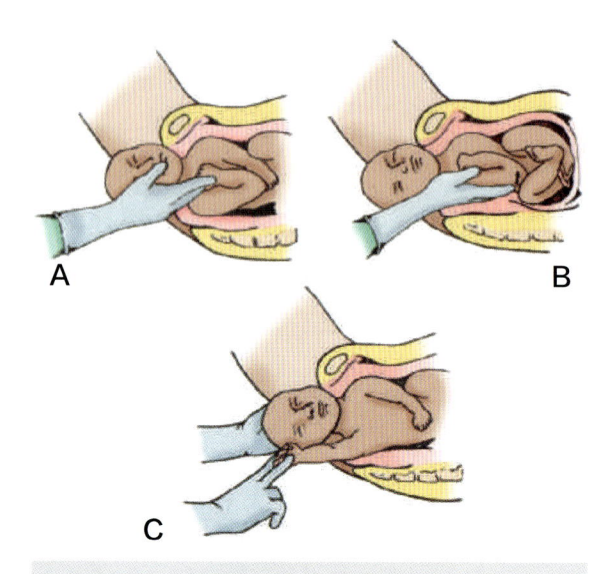

▲ 图 26-3 娩后臂法
A. 将右手伸入阴道后臂，沿胎儿上臂摸到肘部；B. 抓住胎儿的前臂和手，扫过胎儿的胸部将其牵出；C. 将胎儿臂部牵出后，继续顺势娩出胎儿

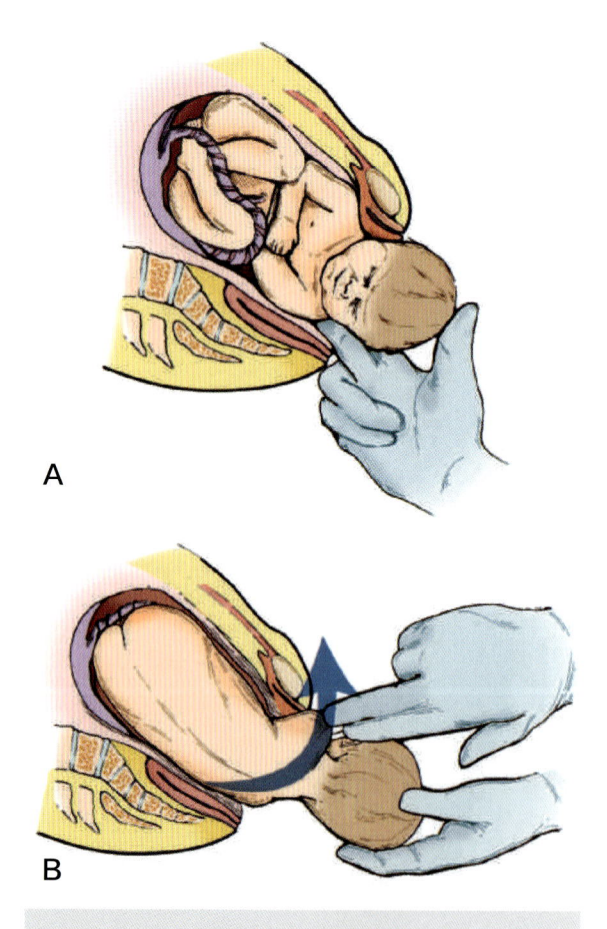

▲ 图 26-4 Rubin 法
A. 将手或两根手指放置于胎儿后肩的后方；B. 将胎儿胸部向前方旋转

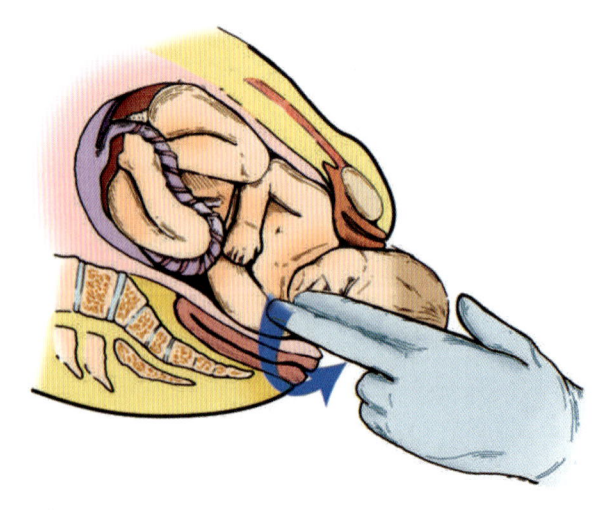

▲ 图 26-5 Woods 法
将手或两根手指放置于胎儿后肩的前方，向后方按压形成一个旋转力

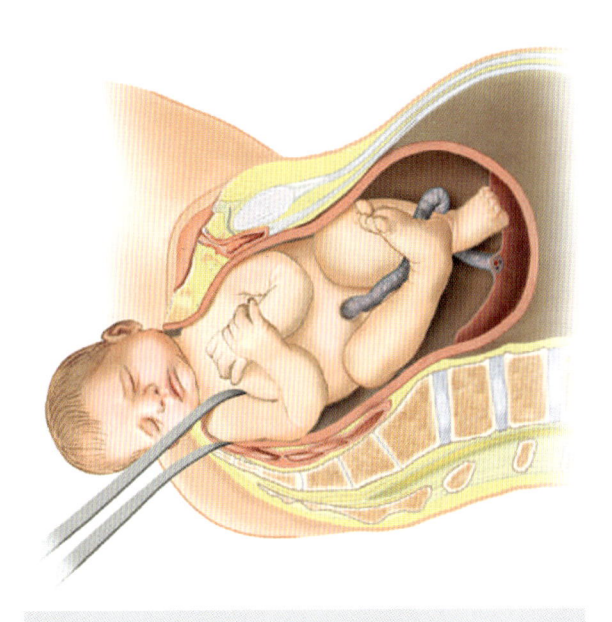

▲ 图 26-6　后腋窝悬吊牵引（PAST）法

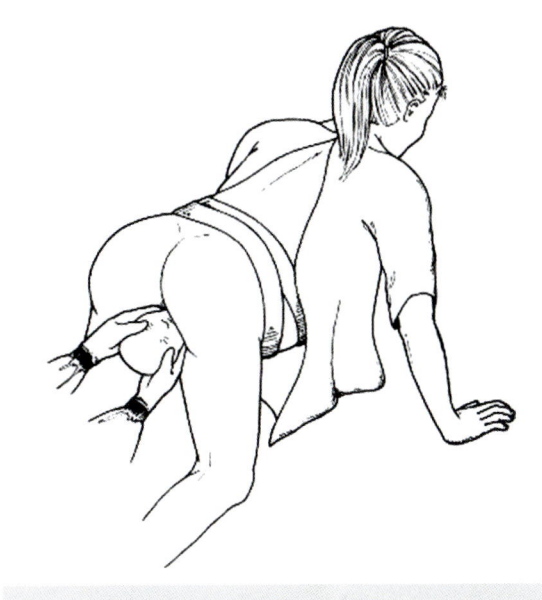

▲ 图 26-7　四肢着地法（Gaskin 法）
经许可转载，引自 From Bennett BB.Shoulder dystocia: an obstetric emergency.Obstet Gynecol Clin North Am.1999;26(3):445-458,viii.

选择。应将产妇的手和膝盖放置在平坦的表面上，医护人员应在胎儿后肩上施加轻微的向下牵引力，或在前肩上施加向上的牵引力[19,20]（图26-7）。这种特殊操作的基本原理是重力是有益的，有可能增加骨盆出口的径线。

（六）Zavanelli 法和腹部抢救

在有手术室的地方，可以使用 Zavanelli 法或腹部救援作为最后的手段。这些程序通常由产科医生而不是急诊人员执行。对于 Zavanelli 法，将胎头上推入母体骨盆，产科医生进行剖腹产。表 26-1 说明了该操作的详细步骤[1,21]。腹部抢救需要产科医生进行低位横行切口子宫切开术，以手动旋转胎儿前肩，从而实现阴道分娩[21]。

表 26-1　Zavanelli 法的步骤

1. 服用子宫松弛药（特布他林或硝酸甘油）
2. 放置胎儿头皮电极
3. 将胎头转至枕前位
4. 屈曲胎头，用接生者的手掌施加压力，将胎头尽可能地推入产妇的骨盆中
5. 患者做好急诊剖宫产准备

（七）耻骨联合切开术

耻骨联合切开术是一种罕见的手术，在资源有限的肩难产情况下可能是必要的。在所有其他操作均失败，且外科干预也无法实现的情况下，此方法是最后的选择[22]。接生者对耻骨联合进行局部麻醉。为了保护尿道，应插入导尿管。接生者将一只手的食指和中指紧贴在耻骨联合的后部，以横向移动尿道，然后切开穿过耻骨联合的软骨部分。产妇双腿的侧向支撑也很重要。此过程将导致耻骨永久性分离[23]。它还可能导致许多产妇远期并发症（膀胱或尿道裂伤，膀胱阴道瘘和骨盆不稳定），但可以用作挽救胎儿生命的措施[22]。

四、并发症

临床医生应为因接生者的干预而导致的母儿并发症做好准备。孕产妇并发症包括产后出血、耻骨联合分离、股骨外侧皮肤神经病变、严重会阴裂伤和产科肛门括约肌损伤的风险。值得注意的是，万不得已的手法（Zavanelli 和耻骨联合切开术）与显著的母体致病率相关，伴有诸如子宫破裂、尿道损伤、膀胱裂伤和宫颈阴道裂伤等并发症[24-25]。据报道，胎儿并发症的发生率高达24.9%，其中包括短暂性臂丛神经麻痹、永久性臂丛神经麻痹、锁骨和肱骨骨折、缺氧缺血性脑病，以及罕见的新生儿死亡[2,4]。

五、总结

肩难产是一种罕见的，不可预测的，但可能具有破坏性的阴道分娩并发症。医护人员应为任何紧急阴道分娩时发生这种并发症做好准备，因为及时处理对预防母儿并发症至关重要。由于急诊科医生很少遇到阴道分娩，甚至伴随肩难产的阴道分娩，因此向产科医生进行全面移交，以及详细的文档是必不可少的。美国联合委员会建议产科定期进行演练和培训，以改善肩难产的管理。此外还强烈建议急诊科医生接受定期培训，包括对这些高风险和低发生率事件的所有常见操作的动手模拟实践。

本章要点

1. 肩难产定义为胎头娩出后胎儿肩部无法娩出，是一种无法预测无法预防的产科急症，需要快速识别和处理。
2. 有许多解除肩难产的方法，但所有方法都与胎儿臂丛神经损伤的风险增加有关。
3. 处理流程应用于快速系统地完成最常见的操作。没有证据表明一种操作方法优于另一种。因此，接生者应采用最常推荐的方法，同时发生不良结局的可能性最小。

参考文献

[1] Committee on Practice Bulletins—Obstetrics. Practice bulletin number 178: shoulder dystocia. Obstet Gynecol. 2017; 129(5):e123–e133.

[2] Gherman RB, Chauhan S, Ouzounian JG, Lerner H, Gonik B, Goodwin TM. Shoulder dystocia: the unpreventable obstetric emergency with empiric management guidelines. Am J Obstetrics Gynecol. 2006;195(3):657–672.

[3] Gherman RB, Chauhan SP, Clark SL, et al. Neonatal brachial plexus palsy. Obstet Gynecol. 2014;123(4):902–904.

[4] Hoffman MK, Bailit JL, Branch DW, et al. A comparison of obstetric maneuvers for the acute management of shoulder dystocia. Obstet Gynecol. 2011;117(6):1272.

[5] Revicky V, Mukhopadhyay S, Morris EP, Nieto JJ. Can we predict shoulder dystocia? Arch Gynecol Obstet. 2012; 285(2):291–295.

[6] Dodd JM, Catcheside B, Scheil W. Can shoulder dystocia be reliably predicted? Aust N Z J Obstet Gynaecol. 2012; 52(3):248–252.

[7] Ouzounian JG, Korst LM, Miller DA, Lee RH. Brachial plexus palsy and shoulder dystocia: obstetric risk factors remain elusive. Am J Perinatol. 2013;30(04):303–308.

[8] Øverland EA, Vatten L, Eskild A. Pregnancy week at delivery and the risk of shoulder dystocia: a population study of 2,014,956 deliveries. BJOG. 2014;121(1):34–42.

[9] Ouzounian JG, Gherman RB, Chauhan S, Battista LR, Lee RH. Recurrent shoulder dystocia: analysis of incidence and risk factors. Am J Perinatol. 2012;29(07):515–518.

[10] Bingham J, Chauhan SP, Hayes E, Gherman R, Lewis D. Recurrent shoulder dystocia: a review. Obstet Gynecol Surv. 2010;65(3):183–188.

[11] Ouzounian JG, Gherman RB. Shoulder dystocia: are historic risk factors reliable predictors? Am J Obstet Gynecol. 2005;192(6):1933–1935.

[12] MacKenzie IZ, Shah M, Lean K, Dutton S, Newdick H, Tucker DE. Management of shoulder dystocia: trends in incidence and maternal and neonatal morbidity. Obstet Gynecol. 2007;110(5): 1059–1068.

[13] Dandolu V, Lawrence L, Gaughan JP, et al. Trends in the rate of shoulder dystocia over two decades. J Matern Fetal Neonatal Med. 2005;18(5):305–310.

[14] Leung T, Stuart O, Sahota DS, Suen SS, Lau TK, Lao TT. Head-to-body delivery interval and risk of fetal acidosis and hypoxic ischaemic encephalopathy in shoulder dystocia: a retrospective review. BJOG. 2011;118(4):474–479.

[15] Lerner H, Durlacher K, Smith S, Hamilton E. Relationship between head-to-body delivery interval in shoulder

[15] dystocia and neonatal depression. Obstet Gynecol. 2011; 118(2, Part 1):318–322.

[16] Leung T, Stuart O, Suen SS, Sahota DS, Lau TK, Lao TT. Comparison of perinatal outcomes of shoulder dystocia alleviated by different type and sequence of manoeuvres: a retrospective review. BJOG. 2011;118(8):985–990.

[17] Menticoglou SM. A modified technique to deliver the posterior arm in severe shoulder dystocia. Obstet Gynecol. 2006;108(3, Part 2):755–757.

[18] Cluver CA, Hofmeyr GJ. Posterior axilla sling traction for shoulder dystocia: case review and a new method of shoulder rotation with the sling. Am J Obstet Gynecol. 2015; 212(6):784.e1–e7.

[19] Kovavisarach E. The "all-fours" maneuver for the management of shoulder dystocia. Int J Gynecol Obstet. 2006; 95(2):153–154.

[20] Kallianidis AF, Smit M, Van Roosmalen J. Shoulder dystocia in primary midwifery care in the Netherlands. Acta Obstet Gynecol Scand. 2016;95(2):203–209.

[21] Baxley EG, Gobbo RW. Shoulder dystocia. Am Fam Physician. 2004;69(7):1707–1714.

[22] Wilson A, Truchanowicz EG, Elmoghazy D, MacArthur C, Coomarasamy A. Symphysiotomy for obstructed labour: a systematic review and meta-analysis. BJOG. 2016; 123(9):1453–1461.

[23] Ersdal HL, Verkuyl DA, Björklund K, Bergström S. Symphysiotomy in Zimbabwe; postoperative outcome, width of the symphysis joint, and knowledge, attitudes and practice among doctors and midwives. PloS One. 2008; 3(10):e3317.

[24] Gachon B, Desseauve D, Fritel X, Pierre F. Is fetal manipulation during shoulder dystocia management associated with severe maternal and neonatal morbidities? Arch Gynecol Obstet. 2016;294(3):505–509.

[25] Gauthaman N, Walters S, Tribe IA, Goldsmith L, Doumouchtsis SK. Shoulder dystocia and associated manoeuvres as risk factors for perineal trauma. Int Urogynecol J. 2016; 27(4):571–577.

第六篇 产后急诊
Emergencies After Delivery

第 27 章　产后出血

第 28 章　子宫内翻与子宫破裂

第 29 章　羊水栓塞

第 30 章　产褥感染

第27章 产后出血
Postpartum Hemorrhage

Julianna Divya Dethier, Schantz-Dunn **著**
姜 海 **译**

一、概述

产后出血（PPH）是导致孕产妇死亡的首要原因，其发病率差异较大，占分娩总数的1%～5%。同时，PPH也是低收入国家孕产妇死亡的首要原因，占全球孕产妇死亡总数的1/4[1]。在美国，超过10%的孕产妇死亡归因于产后出血，是导致围产不良结局的主要原因[2]。PPH最常见的病因是子宫收缩乏力[3]。PPH是一种临床诊断，早期及时识别和积极处理第三产程是有效治疗PPH、降低孕产妇不良结局发生率及死亡率的关键。

定义

PPH是由医疗卫生服务提供者对失血量进行评估后做出的临床诊断，通常被称之为估计失血量（EBL）。PPH有多种客观化定义，从失血量＞500ml（轻度PPH）到失血量＞1000ml（重度PPH），或伴有低血容量的症状和体征。2017年，美国妇产科医师学会（ACOG）最新发布的临床实践简报将产后出血定义变更为不论何种分娩方式，产后24h内失血＞1000ml，或伴有低血容量的症状和体征[4]。

二、诊断

多种诊断工具可以协助进行PPH的诊断，包括评估失血量、血流动力学变化监测，以及实验室检查等。

（一）评估失血量的方法

在急诊科，分娩时可将一次性尿垫置于产妇身下，利用一次性尿垫的重量对失血量进行粗略的估计（1g=1ml血液）。因此，分娩期间或产后出血量的测量可通过在患者附近称量所有一次性尿垫的重量之和这一简便方法完成。如果条件允许，则需要考虑一次性尿垫吸收的液体除血液之外，可能还有其他液体如羊水、冲洗液或尿液的混入。

带有刻度的集血袋是可用于量化评估出血量的另一工具，可将其置于产妇臀部下方持续收集从阴道流出的血液。如果集血袋没有刻度，或者在没有可用的塑料集血袋的情况下，可暂用一个垃圾袋垫在产妇臀部下方直接收集血液，然后将其转移至尿液收集管或其他带有容量刻度的容器之中进行测量。另外，对剖宫产以及阴道分娩过程中使用纱布浸血量的视觉估测，可有助于对额外失血量进行补充评估，虽然这些在紧急情况下不经常使用（图27-1）[5]。

（二）血流动力学变化

PPH的主要临床特征表现为大量出血，可能导致心动过速、血压降低等低血容量相关体征出现。因血流动力学不稳定导致的相关症状和体征，对PPH的诊断和治疗起一

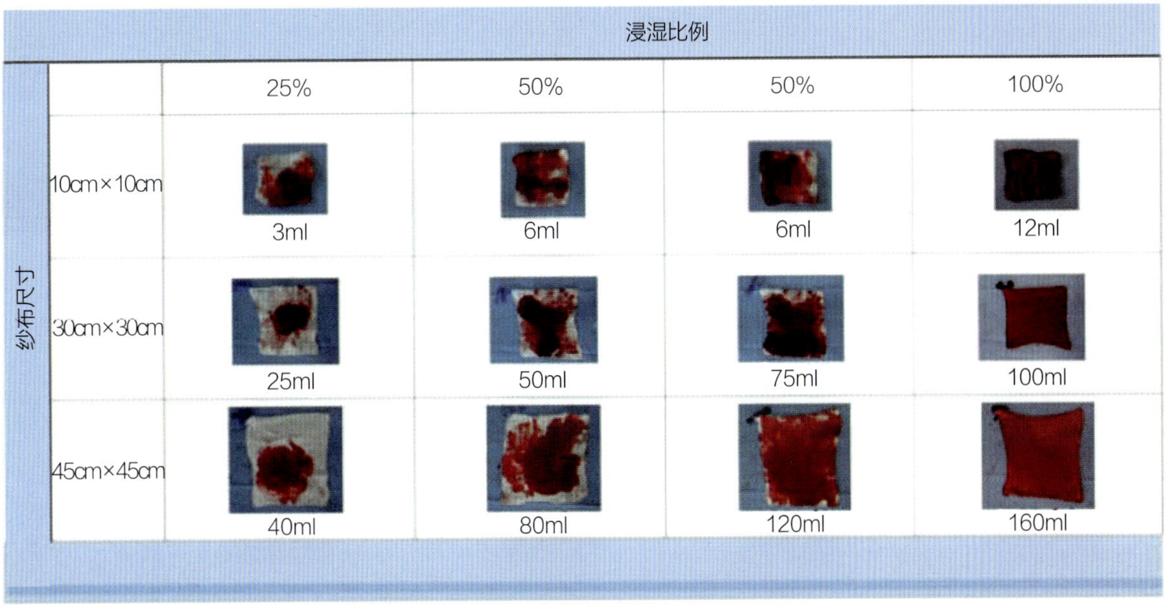

▲ 图 27-1 3 种不同尺寸纱布出血量视觉评估指南

经许可转载，引自 Ali Algadiem E, Aleisa AA, Alsubaie HI, Buhlaiqah NR, Algadeeb JB, Alsneini HA. Blood loss estimation using gauze visual analogue. Trauma Mon. 2016;21（2）:e34131.

定的指导作用。当失血量达到全身血容量 10%~15%（500~1000ml）时，可导致产妇出现轻度的心动过速，但血压尚可在正常值范围内。当失血量达到全身血容量的 15%~25%（1000~1500ml）时，产妇可出现心动过速（100~120 次 / 分），身体主观感觉不适，并可能出现低血压的情况发生。然而，在许多健康年轻女性中，直到失血量达到全身血容量的 25%~35%（1500~2000ml）时，生命体征的变化才可能会引起医护人员的注意，包括心动过速（120~140 次 / 分）和血压 < 90mmHg[6]。

妊娠期间孕妇正常的生理性变化对分娩时发生的失血具有一定的适应性和保护作用。足月孕产妇平均循环血容量为 6L。由于妊娠期间血浆容量激增（超过了红细胞容量增加），孕妇一般会合并有"生理性贫血"。孕产妇心输出量生理性增加，外周血管阻力及血压相应下降。在妊娠晚期，子宫接受的血量约占孕产妇心输出量的 15%，相当于 500ml/min。因此，在 PPH 中发生活动性出血时，可以在短时间内引发显著的失血。

识别 PPH 的关键在于其可在短时间内病情发生迅速进展。此外，患者在表现出血容量不足的体征之前所能承受的最大失血量也因人而异。患有妊娠期高血压疾病的产妇，如果收缩压为 100~110mmHg，可能已经丢失了全身血容量的 30%，但表现的是维持在一个相对"正常"的波动范围。年轻健康者可以很好地进行自我代偿，只有在大量失血后才会出现血流动力学不稳定的体征。许多孕产妇在分娩时出现贫血，而起始血红蛋白较低的患者可能表现出血流动力学不稳定、出血量较少等体征。

三、病因

PPH 的主要病因有 4 种，称之为"4T"，包括子宫收缩乏力（Tone 张力）、软产道裂伤（Trauma 创伤）、宫腔残留或胎盘相关疾病（Tissue 组织）和凝血功能障碍（Thrombin 凝血酶）（表 27-1）[3,7]。

表 27-1　产后出血病因的"4T"记忆法

4T	病　因	发生率（%）
张力（Tone）	子宫收缩乏力	70
创伤（Trauma）	裂伤、血肿、翻转、破裂	20
组织（Tissue）	组织残留、胎盘植入	10
凝血酶（Thrombin）	凝血功能障碍	1

经许可转载，引自 Evensen A, Anderson JM, Fontaine P. Postpartum hemorrhage: prevention and treatment.AFP. 2017;95:442-449.

（一）子宫收缩乏力

子宫收缩乏力是 PPH 最常见的原因。宫缩乏力意味着分娩后子宫不能产生有效的收缩，触之"软若布袋"或"松软潮湿"。在第三产程胎盘娩出后，尽管给予子宫按摩和缩宫素，子宫触诊仍感缺乏收缩张力，基于此可做出子宫收缩乏力的诊断。子宫收缩乏力的危险因素包括抑制子宫收缩或导致子宫过度膨胀两种情况（表 27-2）。

表 27-2　子宫收缩乏力的危险因素

• 阻止子宫收缩的因素	• 药物因素：如缩宫素使用时间过长，镁剂（用于先兆子痫），特布他林（用于使子宫松弛），全身麻醉 • 感染性因素：如绒毛膜羊膜炎 • 解剖性因素：如子宫肌瘤、子宫翻转
• 导致子宫过度膨胀的因素	• 多胎妊娠（双胎妊娠） • 羊水过多 • 巨大儿

分娩后，可触诊子宫底部从而评估宫缩状态。子宫底部触诊张力较高并不意味着整个子宫收缩张力满意。通常情况下，子宫下段会触之"松软潮湿"或收缩不佳，而子宫底部触之紧实。这可能是由于血凝块积聚于子宫下段妨碍子宫收缩导致的。双合诊有助于判断子宫下段收缩张力及是否有血凝块存在。

（二）软产道裂伤

子宫、生殖道裂伤或侧切伤口、手术切口出血均可导致 PPH 的发生。经阴道分娩女性 60%～90% 可合并有会阴撕裂伤[8,9]。宫颈或阴道裂伤可导致大量阴道出血。如果对出血来源判断困难，应对下生殖道进行详细的视诊。外部明显可见的裂伤包括会阴或阴唇的撕裂。

由于在妊娠期间，阴道和宫颈有大量的血液供应，阴道撕裂、后穹窿撕裂（深入阴道后壁的撕裂）和宫颈撕裂通常会导致严重的出血，因此需要仔细观察阴道壁的收缩情况。

（三）组织残留

胎盘胎膜组织残留或胎盘异常附着（胎盘植入）均可引发出血。分娩后应立即检查胎盘，从而确保胎盘母面完整是识别胎盘滞留的重要前提。床旁超声结合多普勒彩色血流系统可一同用于识别子宫内膜内残留的组织或血凝块。如果考虑存在组织残留，应将手伸入宫腔内清除可能仍残留在宫腔内的血凝块或组织。如果胎盘剥离困难，应立即寻求上级医师帮助，胎盘异常附着可能需要紧急行子宫切除术。

（四）凝血功能障碍

遗传性或获得性凝血功能障碍是 PPH 的另一个潜在的病因。遗传性出血性疾病包括血小板减少和凝血因子缺乏（如血管性血友病）。治疗性抗凝也可能引发出血。获得性凝血功能障碍包括子痫前期、溶血、肝功能异常升高和血小板降低（HELLP 综合征）、妊娠期急性脂肪肝、脓毒症、羊水栓塞、胎盘早剥，以及胎死宫内等。这些情况可能导致止血和纤溶系统失衡，进而导致弥散性血管内凝血（DIC），即凝血因子和血小板耗竭导致凝血级联的广泛激活，导致无法控制的严重出血[10,11]。对于妊娠合并消耗性凝血病，在使用其他血液制品或液体复苏前未能充分补充凝血因子会加重潜在的凝血功能障碍。相较于其他凝血因子，纤维蛋白原的消耗最先启动，因此其对早期预测凝血因子的消耗至关重要。

四、临床表现

PPH 的临床评估是基于仔细的体格检查和评估后提示低血容量的体征和症状。心动过速是休克代偿期的首要征象，其次是血压下降，须与患者的基本生命体征相结合进行分析判断。

体格检查

1. 双合诊检查

对于任何发生产后出血的患者，首先应进行双合诊检查（图 27-2）。这种检查方法可能会让患者感到不适，特别是在没有任何形式的麻醉的情况下。检查者应将非惯用手放在女性腹部，以向下的压力开始对子宫进行外部按摩。惯用手戴手套后伸入阴道，通过宫颈开口清除阴道或子宫内的血凝块，特别是位于子宫下段的血凝块，防止其影响子宫收缩。用非惯用手向外按摩子宫，双手间感受子宫肌张力，评估宫底及子宫下段收缩情况。清除子宫下段的血块和按摩子宫有助于促进子宫收缩和止血。膀胱充盈可能影响子宫下段的收缩，且可将子宫移向同侧或对侧。放置导尿管有助于持续监测产妇的血流动力学状态，并在一定程度上可促进子宫收缩[7,12]。

2. 阴道检查

临床医生应对阴道进行彻底且细致的检查，从而评估是否存在任何可导致出血的会阴或阴道的撕裂伤。窥器和牵开器有助于更好的暴露阴道和宫颈视野。同时，辅助光源也是十分

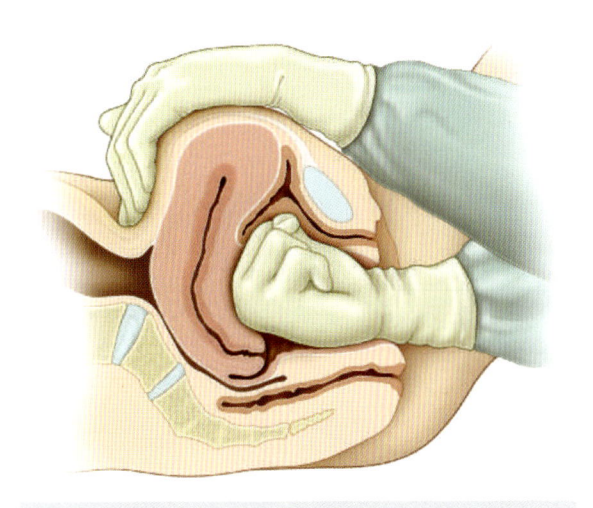

▲ 图 27-2 双手联合按摩治疗子宫收缩乏力
双手联合子宫按摩是将一只手置于阴道内，向上推子宫体，另一只手从上面通过腹壁按压宫底部。置于腹部的手用于按摩宫底部，阴道内的手用于按摩子宫下段（经许可转载，引自 Casanova R, Beckmann C, Ling FW, et al. Beckmann and Ling's Obstetrics and Gynecology. 8th ed. Philadelphia, PA: Wolters Kluwer; 2018.）

重要的。使用两把卵圆钳检查子宫颈是否有撕裂，然后缓慢轻柔地沿着子宫颈周围绕一圈，以确保子宫颈的完整性（图 27-3）。当怀疑存在阴道血肿时，肛门直肠检查是十分必要的，可触及硬块样组织。

五、诊断测试

血红蛋白、血细胞比容、血小板、凝血酶原时间（PT）、国际标准化比值（INR）、部分凝血活酶时间（PTT）和纤维蛋白原等实验室检查指标可为判断 PPH 的严重程度提供参考。监测上述指标的变化趋势对于指导治疗，以及与其他 PPH 潜在病因（如凝血功能障碍、DIC）等相鉴别十分重要。同时，临床医生应该充分认识到，由于血液平衡时间的延迟，在 PPH 发生时的实验室检查指标可能不能很好地反映即时急性失血量的真实情况。

应早期积极开展血型筛查，为可能输血做好准备。血型筛查是十分必要的，以确保患者

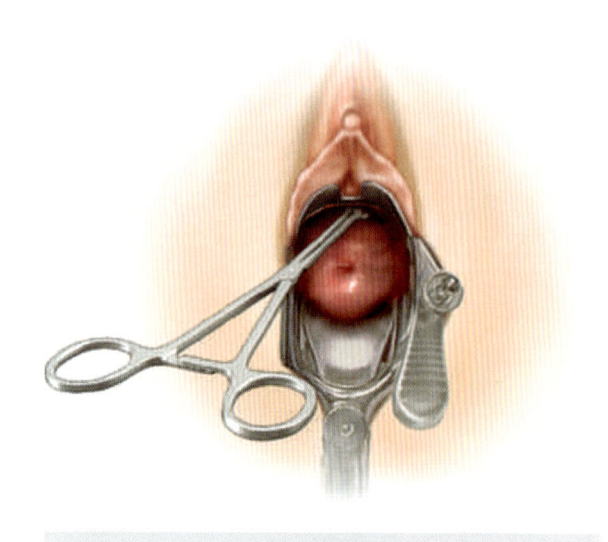

图 27-3　宫颈裂伤修补

使用两把卵圆钳检查子宫颈是否有撕裂，然后缓慢轻柔地沿着子宫颈周围绕一圈，以确保子宫颈的完整性

经许可转载，引自 Posner GD, Dy J, Black A, Jones GD. Oxorn-Foote Human Labor and Birth. 6th ed. New York, NY: McGraw-Hill Medical; 2013.

体内不存在相应抗体，因其可增加交叉配血的困难。一旦出血迹象逐渐消退，应充分了解患者的实验室检查基线值有助于进一步指导治疗。然而，在 PPH 中，临床医生不应等待或依赖实验室结果来决定活动性出血的处理措施。如果患者病情不稳定，需要输血，则在等待血型筛查结果时先使用 O 型血输注。

影像学检查不属于 PPH 的常规检查方法。然而，如果有胎盘胎膜残留等原因导致的出血，床旁超声检查可以作为对体格检查的有效补充手段。床旁超声可通过多普勒彩色血流评估子宫腔内是否有残留物或血块存在；然而，产后即刻的子宫影像学检查是极具挑战性的。宫腔不存在残留物的子宫会呈现一条厚而清晰的子宫内膜线影。如果发现有任何残留物，或临床怀疑有任何残留物，患者可能需要前往手术室（或）与产科团队一同清除残留组织或血凝块。

六、管理与治疗

临床判断应指导 PPH 的管理决策。一旦临床怀疑或诊断 PPH，应立即寻求帮助，同时在患者臀部下方放置一次性吸收垫、集血器或医用垃圾袋，从而精准评估失血量。同时，应迅速给予患者持续心电监护，建立 2 条静脉通路。使用导尿管或 Foley 导管排空膀胱，因为过度膨胀的膀胱可能会妨碍子宫的收缩。应进行细致体格检查，包括双合诊检查，以评估子宫肌收缩张力，同时清除宫腔残留物及凝血块等。

（一）初期管理要点

1. 促进子宫收缩的药物

缩宫素应快速静脉输注，在未开放静脉通路的情况下可给予肌内注射（表 27-3）。

2. 电话寻求帮助

寻求高危产科、麻醉科和外科医疗团队的帮助。由于急诊科的麻醉条件有限，应将患者迅速转移至手术室，在麻醉满意的情况下进行全面细致的检查。确保有足够的静脉通道，并同时给予晶体液。协调院内或院外患者的转运护理。

3. 联系血库

至少备有 2 个单位的浓缩红细胞（pRBC）以备输血需要。在完成交叉配血之前，可先备 2 个单位 O 型 pRBC。

4. 持续体格检查

持续动态评估患者失血进展情况及血流动力学状态。

5. 完善相关化验 STAT 实验室送检

避免因临床实验室化验结果报告延迟耽误临床处理。如果有条件可行床边实验室检测。用红色采血管（非肝素抗凝管）采血，可在床边对凝血情况进行快速评估。采血管内血液应在 5min 内凝固，如果 5min 后仍未有血凝块形成，则应怀疑存在 DIC 或其他凝血功能障碍。

（二）根据出血原因对症处理

1. 药物治疗

子宫收缩乏力是 PPH 最常见的原因，可

表 27-3 产后出血的药物治疗

药物名称	剂量/途径	注意事项
缩宫素	IV：10～40U/500～1000ml 生理盐水持续输注 IM：10U	第三产程开始使用
麦角新碱	IM：0.2mg 每 2～4h，不超过 5 针	严重高血压及子痫前期禁用
卡前列素氨丁三醇	IM：0.25mg 子宫注射：0.25mg 每 15～90min，不超过 8 针	哮喘禁用
米索前列醇	600～1000mg 口服、塞肛、舌下给予 1 次	
氨甲环酸	IV：1g 溶于 10ml，1ml/min（至少 10min） 如果进行性出血，30min 后重复给予 1 次	分娩后出血 > 3h 避免使用 不可与血制品及青霉素混溶

IV. 静脉注射；IM. 肌内注射

给予促进子宫收缩药物治疗。首选缩宫素，10～40U/500～100ml 生理盐水持续静脉输注，如不具备静脉条件，可给予肌内注射。一般来说，这些药物起效较快。因此，如果给药后子宫收缩乏力和出血量没有明显改善，则应加用其他药物（表 27-3）。研究数据表明，在使用缩宫素基础上，联用一种以上其他促进子宫收缩药物对结局改善作用不佳。然而，临床上如果在缩宫素使用后 5min 后子宫收缩乏力情况仍未改善，则给予第二种促进子宫收缩药物。世界卫生组织（WHO）建议对所有 PPH 病例在 3h 内常规使用氨甲环酸（TXA）。

2. 软产道裂伤的处理

表浅轻微会阴撕裂伤可用 2-0 或 3-0 可吸收缝合线修复。涉及肌肉的会阴撕裂伤可能需要更复杂的修复方法。深部阴道、后穹隆或宫颈撕裂伤通常需要在修复过程中获得最佳的视野。急诊科的处理方面，可以在阴道内放置湿润纱布进行临时填塞，直到产科医生到场进行相应的处理。由于阴道填充物会压迫尿道口，并有尿潴留的风险，因此应给予持续导尿。所用物品应检查包装是否完好并做好严格记录。

外阴和阴道血肿可由创伤引起，并可导致血流动力学不稳定。外阴血肿通常由阴部动脉的一个分支损伤引起，可表现为较大面积的瘀斑或肿胀。阴道内血肿血液常积聚于坐骨直肠窝和阴道直肠间隙，并可在未被发现前积聚大量血液。存在阴道血肿的产妇常有直肠疼痛或压迫感的主诉。如果怀疑阴道血肿是大量失血的原因，应及时放置阴道填充物，并咨询介入医学科，考虑行血管栓塞术。

子宫内翻和子宫破裂也属于导致 PPH 的创伤因素之一。既往有剖宫产史或子宫手术史（如子宫肌瘤切除术）的女性应警惕是否存在子宫破裂。子宫内翻是指子宫底部向宫腔内陷入，甚至自宫颈翻出的病变。应立刻停止使用宫缩药，给予硝酸甘油 50μg，静脉注射暂时松弛子宫，阴道内徒手按压宫底部复位，使子宫再次向外翻转，直到子宫恢复到正常解剖位置（见第 28 章）。在此期间，避免试图剥离胎盘，因为这会加重子宫内翻；相反，胎盘应借由阴道压力还纳回子宫腔内。如果上述措施均失败，则需要紧急行手术治疗。

3. 宫腔填塞

在持续出血的情况下，或如果不能及时进行手术干预，则应放置宫内气囊填塞装置，典型的是 Bakri 气囊。这是在相应处理措施到位前一个临时处理的措施。在急诊科或资源缺乏的环境下，可以使用导尿管（理想的是 24F 导尿管配合 30ml 球囊使用），用纱布或避孕套包裹球囊使用（图27-4）[13]。

如果条件允许，所有球囊填塞装置或导管都应在超声引导下放置。一旦球囊进入子宫，及时包裹阴道并提供额外的支撑，以防球囊挤压出子宫颈掉落。放置过程中可使用润滑剂减少患者痛苦。产科常用球囊有Bakri球囊（图27-5）和Ebb球囊两种。如果有Bakri球囊，将其放入子宫内并持续充气，直到出血减少。一个Bakri球囊可以容纳约600ml的液体；然而，180～240ml通常足以控制出血。Ebb球囊填塞装置是双气囊系统，使用起来比单气囊Bakri装置稍微复杂一些。放置后使用超声判断球囊是否充分膨胀以填塞子宫肌壁。子宫球囊作用机制与用于胃出血的Sengstaken-Blakemore管一样，主要是提供压迫止血作用。

4. 血液制品输注管理

在需要容量复苏的患者中，血液制品的使用比晶体液更加重要。如需大量输血，可按1:1比例输注pRBC和新鲜冰冻血浆（FFP）[14]。产科出血通常比其他形式的出血更快地消耗凝血因子，特别是纤维蛋白原[13]。大出血时，血液制品的复苏是至关重要的。因此，尽早通知血库和启动大规模产科出血输血预案是至关重要的。

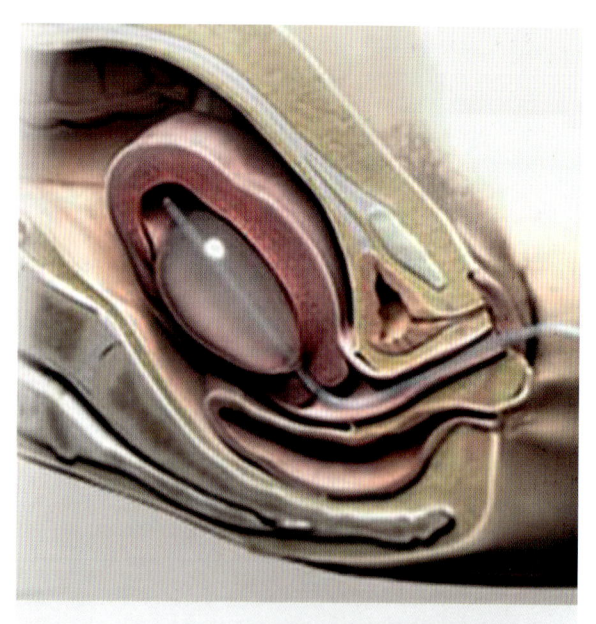

▲ 图27-5 Bakri球囊宫腔填塞

在急诊科或资源缺乏的环境下，可以使用导尿管（理想的是24F导尿管配合30ml球囊使用）（经许可转载，引自Nettina SM. Lippincott Manual of Nursing Practice. 11th ed. Philadelphia, PA: Wolters Kluwer; 2018.）

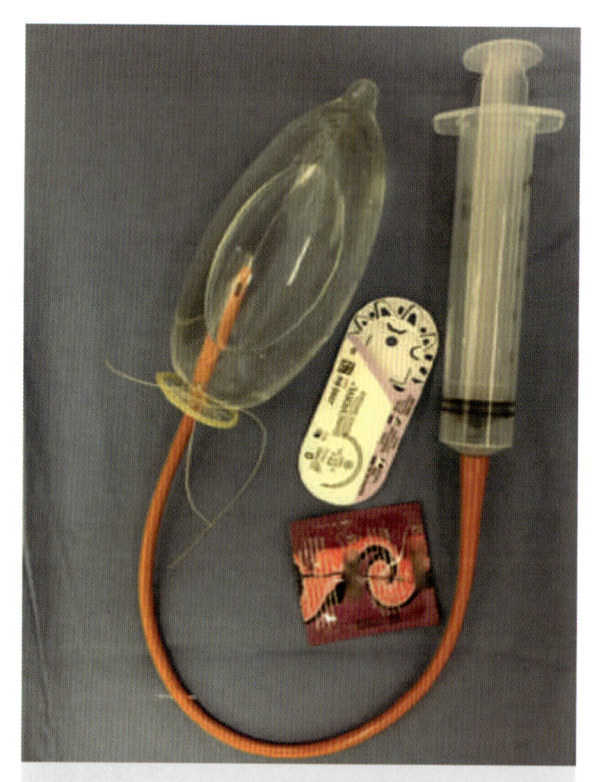

▲ 图27-4 避孕药球囊导管

在急诊科或资源缺乏的环境下，可以使用导尿管（理想的是24F导尿管配合30ml球囊使用）（经许可转载，图片由Julianna Schantz-Dunn博士提供）

理想情况下，可使用的血液制品如下。

• 浓缩红细胞：6个单位。

— 1个单位应使红细胞压积提高3%（尽管由于妊娠期血容量增加，预期的增幅可能略低）。

— 在完成交叉配血之前，可先备2个单位O型pRBC。

— 维持红细胞压积＞21%。

• 新鲜冰冻血浆：4个单位。

— FFP解冻需要30min；因此，尽早启动大规模输血方案是理想的，以便在需要时准备好并可用FFP。

— 维持INR＜1.5～1.7。

• 血小板：1个单位。

- 一个单位可使血小板增加 40 000。
- 维持血小板＞ 50 000。
● 纤维蛋白原：人纤维蛋白原浓缩物或冷沉淀。
- 维持纤维蛋白原水平＞ 100～150mg/dl [15]。

如果在采取初步措施（子宫按摩和促宫缩治疗）后仍有出血，建议向血库申请 2 个单位的 pRBC。在持续出血的情况下，应根据大规模输血方案额外给予 4～6 个单位的 pRBC，以及 FFP、血小板和纤维蛋白原。使用高比例的 pRBC 和 FFP（1：1）被证明可以显著提高创伤后出血的生存率[16]。pRBC：FFP 比例≤ 3：2。

在某些产科情况下，如胎盘早剥或 DIC，纤维蛋白原的消耗要比其他临床情况（如创伤）更加迅速。如表 27-4 所示，纤维蛋白原对于功能性凝血级联反应是必需的，研究表明纤维蛋白原水平可以预测出血的严重程度[17]。

浓缩的纤维蛋白原具有热稳定性，且已病毒灭活，已制成粉末以便迅速使用。纤维蛋白原可以在床边制备，将其溶于 50ml 无菌生理盐水，5～10min 内缓慢静脉注射。每瓶含有 900～1300mg 纤维蛋白原，可将纤维蛋白原水平提高 50～75mg/dl。如果纤维蛋白原水平未知，可按照 70mg/kg 体重使用。纤维蛋白原有几种商业类型（商品名包括 RiaSTAP、Fibryga），使用它们的好处是不需要考虑 ABO 血型兼容性。

表 27-4　纤维蛋白原与产后出血

诊断时纤维蛋白原水平	严重产后出血 OD 值
＞ 300mg/dl	1.00
200～300mg/dl	1.90（1.16～3.09）
＜ 200mg/dl	11.99（2.56～56.06）

经许可转载，引自 Cortet, M. et al. Association between fibrinogen level and severity of postpartum haemorrhage: secondary analysis of a prospective trial. Br J Anaesth.2012;108:984–989.

TXA 目前在多数 PPH 方案中作为常规推荐使用。TXA 是一种廉价、安全的抗纤溶药物，在手术或创伤研究中显示其可减少出血和输血需求，并增加生存率[18]。TXA 经美国食品药品管理局（FDA）批准可在月经过多和许多产科出血的早期使用[19]。一项针对 20 000 余名女性进行的随机对照实验显示，在产后 3h 内接受 TXA 治疗的女性与安慰剂组相比，产后出血继发死亡率降低了 20%～30%[20]。出血时应尽快给予 TXA 1 g，静脉滴注。

5. 支持治疗
● 使患者保持温暖（如使用加温毯和强力制暖设备，如 Bair hugger；确保患者没有躺在湿床上）。
● 如需搬运患者，患者应保持 Trendelenburg 体位，双腿抬高。在资源缺乏的情况下，可使用气动防震服，或连续包扎下肢。
● 充分的静脉注射途径包括至少 2 个静脉通道。可能需要 1 条动脉通路协助进行实验室采血和血压监测。危重患者可使用中心静脉通路。
● 监测排尿量作为评价血流动力学状态的指标。
● 监测电解质和酸碱平衡状态。

七、处置

在采取上述所有干预措施后，仍持续性出血的情况下，如果可能建议联系介入科行子宫动脉栓塞术（UAE）。根据医院条件的不同，介入手术可能不能立即实施，因此如果有任何临床需要 UAE，尽早联系介入科，主要用于血流动力学稳定的女性。当所有非手术治疗方案都已用尽且出血仍持续时，手术团队将需要进行子宫切除术。最终，避免延误进入手术室时间将挽救那些未能采取上述措施的女性的生命。

八、总结

PPH 是全球孕产妇死亡的主要原因之一，发病率为 1%～5%。PPH 是在评估 EBL 和患者的血流动力学状态后做出的临床诊断。在急诊室对患者进行处理的同时，必须确定 PPH 的潜在原因，以便提供最佳治疗并降低产妇发病率和死亡率。子宫收缩乏力是 PPH 最常见的原因，其次是创伤、组织残留或胎盘异常和凝血功能障碍。血液制品的早期复苏是用于挽救生命的，对于所有正在进行的难治性 PPH 应立即开始容量复苏。

本章要点

1. PPH 的主要病因是子宫收缩乏力，其他原因包括创伤、组织残留和 DIC 等凝血功能障碍。请记住 4 个 T 的原因，包括子宫收缩乏力（Tone 张力）、软产道裂伤（Trauma 创伤）、宫腔残留或胎盘相关疾病（Tissue 组织）和凝血功能障碍（Thrombin 凝血酶）。
2. PPH 的评估应该从双合诊检查开始，按摩子宫，评估子宫张力，清除任何残留的阻碍子宫收缩的凝血块或组织。
3. 缩宫素是治疗子宫乏力的首选促进宫缩的药物，可与其他宫缩药（如麦角新碱、卡前列素氨丁三醇、米索前列醇），以及 TXA 共同应用于持续性产后出血的治疗。
4. 如有任何血流动力学不稳定迹象，应立即启动晶体复苏，并尽早改用血液制品。联系血库获得足够的血液制品，以 pRBC:FFP = 1∶1 的比例输血。大出血时，应使 pRBC、FFP、血小板和纤维蛋白原 / 冷沉淀的血液比例达到 6∶4∶2∶1。
5. 如果子宫按摩和促进宫缩治疗不能解决 PPH，在寻求帮助或安排转运时，用 Foley 导管、纱布或气囊填塞装置压迫子宫。

参考文献

[1] World Health Organization. WHO Recommendations for the Prevention and Treatment of Postpartum Hemorrhage. Geneva, Switzerland: WHO; 2012.

[2] Committee on Practice Bulletins-Obstetrics. ACOG Practice Bulletin No. 183: postpartum hemorrhage. Obstet Gynecol. 2017;130:e168-e186.

[3] Anderson J, Etches D. Prevention and management of postpartum hemorrhage. Am Fam Physician. 2007;75:875-882.

[4] Menard M, Main E, Currigan S. Executive summary of the reVITALize initiative: standardizing obstetric data definitions. Obstet Gynecol. 2014;124:150-153.

[5] Ali Algadiem E, Aleisa AA, Alsubaie HI, Buhlaiqah NR, Algadeeb JB, Alsneini HA. Blood loss estimation using gauze visual analogue. Trauma Mon. 2016;21(2):e34131.

[6] Bonnar J. Massive obstetric hemorrhage. Baillieres Best Pract Res Clin Obstet Gynaecol. 2000;14(1):1-18.

[7] Evensen A, Anderson JM, Fontaine P. Postpartum hemorrhage: prevention and treatment. AFP. 2017;95:442-449.

[8] Smith LA, Price N, Simonite V, Burns EE. Incidence of and risk factors for perineal trauma: a prospective observational study. BMC Pregnancy Childbirth. 2013;13:59.

[9] Committee on Practice Bulletins-Obstetrics. ACOG Practice Bulletin No. 198: prevention and management of obstetric lacerations at vaginal delivery. Obstet Gynecol. 2018; 132:e87-e102.

[10] Thachil J, Toh C. Disseminated intravascular coagulation in obstetric disorders and its acute haematological management. Blood Rev. 2009;23:167.

[11] Erez O, Mastrolia S, Thachil J. Disseminated intravascular coagulation in pregnancy: insights in pathophysiology, diagnosis and management. Am J Obstet Gynecol. 2015; 213:452.

[12] Krames C. Technique of bimanual massage for uterine atony. 2007. https://www.aafp.org/afp/2007/0315/p875.html

[13] Mishra N, Agrawal S, Gulabani K, Shrivastava C. Use of an innovative condom balloon tamponade in postpartum haemorrhage: a report. J Obstet Gynaecol India. 2016; 66:63-67.

[14] Holcomb J, Jenkins D, Rhee P, et al. Damage control resuscitation: directly addressing the early coagulopathy of

trauma. J Trauma. 2007;62:307.

[15] Shields L, Lee R, Druzin M, McNulty J, Mason H; California Maternal Quality Care Collaborative. Blood product replacement: obstetric hemorrhage. CMQCC Obstet Hemorrhage Toolkit. 2009:1-10.

[16] Borgman M, Spinella PC, Perkins JG, et al. The ratio of blood products transfused affects mortality in patients receiving massive transfusions at a combat support hospital. J Trauma. 2007;63:805-813.

[17] Cortet M, Deneux-Tharaux C, Dupont C, et al. Association between fibrinogen level and severity of postpartum haemorrhage: secondary analysis of a prospective trial. Br J Anaesth. 2012;108:984-989.

[18] Roberts I, Shakur H, Coats T, et al. The CRASH-2 trial: a randomised controlled trial and economic evaluation of the effects of tranexamic acid on death, vascular occlusive events and transfusion requirement in bleeding trauma patients. Health Technol Assess. 2013;17:1-79.

[19] Tranexamic Acid (TXA) for Obstetric Hemorrhage. California maternal quality care collaborative. 2017. https://www.cmqcc.org/qi-initiatives/obstetric-hemorrhage

[20] WOMAN Trial Collaborators. Effect of early tranexamic acid administration on mortality, hysterectomy, and other morbidities in women with post-partum haemorrhage (WOMAN): an international, randomised, double-blind, placebo-controlled trial. Lancet. 2017;389:2105-2116.

第28章 子宫内翻与子宫破裂
Uterine Inversion and Uterine Rupture

Amanda Sue Shorette 著
赵雪晴 肖 莹 译

一、概述

子宫内翻和子宫破裂是罕见的，但危及生命的产科并发症。关于这些疾病的流行病学、危险因素和发病机制的现有数据很少。然而，这两种情况都值得特别注意，因为有可能造成严重的产妇发病率和死亡率。及时识别和管理是必不可少的，因为任何延误诊断或不适当的治疗都可能导致严重出血、休克，甚至产妇死亡。

二、子宫内翻

（一）概述和背景

子宫内翻是一种产科急症，发生在子宫底翻转到子宫内膜腔。它通常与明显的产妇出血和随后的心血管疾病有关[1]。流行病学数据上子宫内翻都是有限的，包括病例报告、小中心案件，还有很少全国范围内的研究[2-4]。因此，发病率难以确定，估计范围为 1/1200～1/57 000，报道最常见的发病率为 1/20 000 [1,2,4-7]。子宫内翻最常发生在自然分娩的第三阶段，但也有描述剖宫产中发生[1,2,4-6]。约 5% 的病例是自发性的非产褥期子宫倒置，通常与子宫肿瘤如平滑肌瘤、畸胎瘤或肉瘤相关[3,4]。

（二）预后

当子宫内翻及时的诊断和治疗时，总体死亡率很低。在资源不足的国家，死亡率为 15%～41%，但发达国家孕产妇死亡率很低。不幸的是，在资源不足的国家，仍然有子宫内翻造成产妇死亡的报道[2,3]。但是，许多病例直接导致出血和休克而危及生命，其中近 50% 需要输血[3,5,8]。美国 2004—2013 年的 2427 例产褥期子宫内翻的病例显示，产后出血占 37.7%；22.4% 的人需要输血；剖宫产手术占 6%；子宫切除术占 2.8%。本书也描述了在 3.4% 的产妇死亡病例中的低血压和休克情况[2]。另一项在荷兰进行的研究指出了更高的发生率，60% 的患者因复苏或重度贫血（血红蛋白≤5）需要血液制品，还有 47% 的患者被确诊为休克[3]。

未来妊娠复发的风险没有得到很好的确定。美国妇产科医师学会（ACOG）报道说，妊娠前子宫内翻风险增加到 1/26 [1]。其中 40 例在随后的 26 次分娩中均无复发[4]。总的来说，复发性内翻的发生率似乎很低。

（三）病理生理学和危险因素

子宫内翻的发病机制尚不完全清楚，但许多因素都已经确定。胎盘在分离前过度的牵拉和第三产程分娩时的宫底的压力是最常见内翻的原因[2,4,5]。但是，直接的因果关系尚未建立。这可能是许多因素在起作用，除了常见的脐带牵引和 Crede 手法外，有报道的自发性的子宫内翻没有上述任何一种情况，而子宫内翻并不复杂[4,7]。胎盘异常，包括胎盘植入和异常的胎盘粘连（如增生综合征），也被认为是危险因素[4-8]。

其他风险因素包括子宫松弛、巨大儿、产程快、产程长、脐带短、使用子宫松弛药、子宫形态异常或肿瘤和保留胎盘都已经查明[3,4,7]。然而，只有不到 50% 的病例存在这些危险因素。此外，一项研究表明，尽管知道这些风险因素，绝大多数被确诊为子宫内翻的女性在临产和分娩前被认为是低风险的。

（四）分类

子宫内翻是根据内翻的程度和时间来描述的[4,6-8]。子宫突出的程度通常与严重程度相关，可分为 4 种类型（图 28-1）。当子宫底脱出进入子宫腔时，就会发生 I 度或不完全子宫内翻。II 度或完全内翻时，宫底从颈管突出。III 度内翻（子宫脱垂）从子宫底部到或超过宫颈内口的突出。子宫和阴道全部内翻是 IV 度内翻（全子宫和全阴道），这可能会导致严重的出血。子宫内翻进一步特征是急性（分娩 24h 内发病）、亚急性（产后 24h～4 周）或慢性（产后 1 个月）。绝大多数（83%）为急性，14% 为慢性，3% 为亚急性[4]。

（五）临床特征

病史和体格检查

子宫内翻的临床表现将根据内翻的时间和严重程度而有所不同[4,6]。临床诊断是通过双合诊在宫颈或宫颈以下发现一个坚固的肿块，并不能通过腹部触摸到宫底[1,4,6]。阴道检查可显

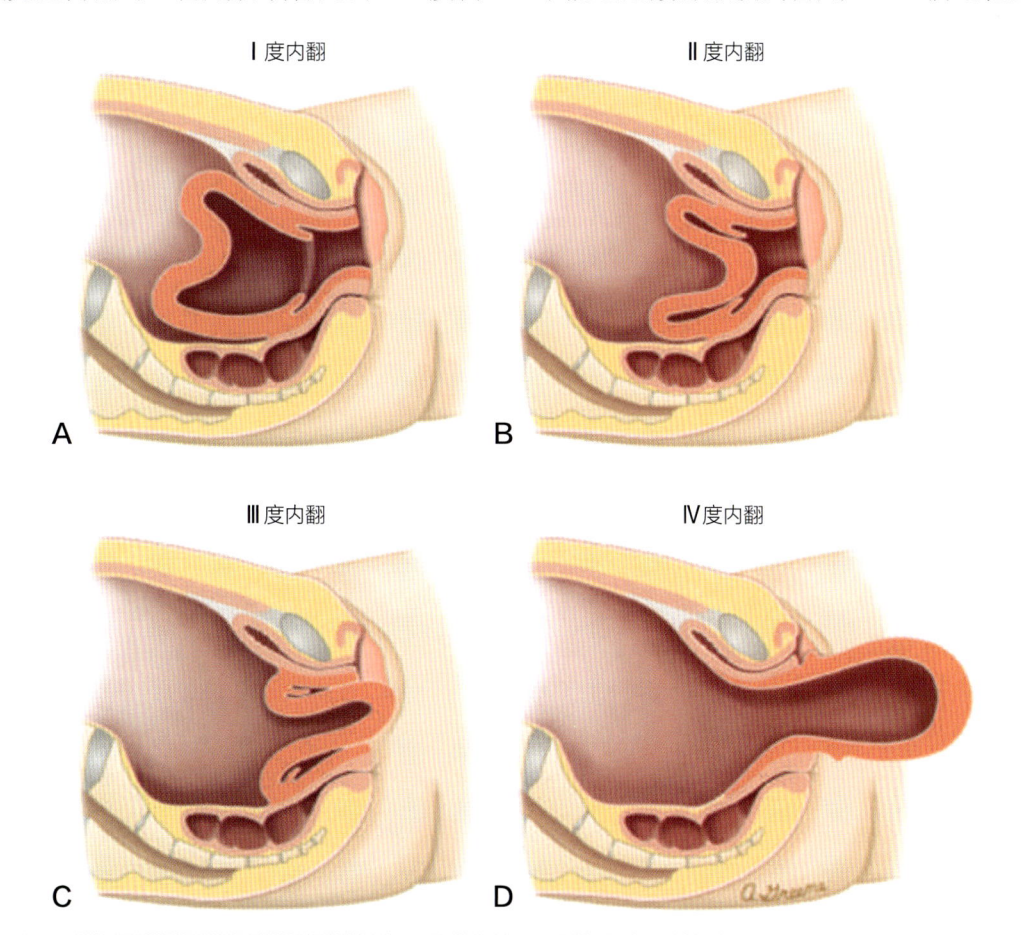

▲ 图 28-1 子宫内翻分为 4 类

I 度（不完全）内翻：宫底脱垂进入子宫内膜腔；B. II 度（完全）内翻：宫底通过宫颈口突出；C. III 度内翻（子宫脱垂）：宫底向内或外突出；D. IV 度（全子宫和阴道）内翻：子宫和阴道都内翻（经许可转载，引自 Repke JT. Classification of puerperal uterine inversion. In: Post TW, ed. UpToDate. Accessed on September 24, 2019. © 2018 UpToDate, Inc 版权所有，更多信息请登录 www.uptodate.com）

示从子宫颈或阴道突出的光滑圆形的肿块；在严重脱垂（Ⅳ度）的情况下，子宫会在会阴处突出。由于产后大出血会限制子宫内翻的视野，经腹部检查时宫底未在脐周位置是子宫内翻的一个重要临床特征[1,4]。

绝大多数病例是急性和完全的，在第三产程期间或立即出现严重的产后出血和失血性休克。传统的观点认为，子宫内翻引起的休克与子宫牵拉而引起的迷走神经张力增加所引起的失血量不成比例。然而，这一概念尚未被证实，人们认为休克实际上是由于不明原因的血液的丢失[4-8]。

阴道出血的范围从轻到重，有不同程度的内翻。因此，临床医师应保持高度的怀疑指标，对任何与第三产程相关的产后出血患者都应该有所警惕。10%的病例是由于不完全内翻，这种内翻可以有更不典型的表现，疼痛和出血更少。此外，较轻的内翻在阴道检查时可能不那么容易发现。因此，做一个仔细的产后宫底检查是很重要的。在腹部检查中还可通过杯状缺损或宫底切迹来识别内翻。提示临床医师的其他临床因素进行更彻底的产后检查，包括持续的下腹部或背部的不适。在某些病例中，还有尿潴留的报道[4]。

诊断的延误会造成严重的后果，最明显的是无法纠正产后大出血的潜在病因，产后大出血会导致休克甚至死亡。随着时间的推移，其表现更加不明显，内翻也不那么严重，会由于宫颈部收缩而变得更加难以辨认。由于分娩后子宫下段收缩形成了一个紧绷的宫颈环，因此需要更多的外科手术治疗，因此诊断的延迟与此相关。如果内翻的时间延长，子宫会水肿，容易引起感染[4,7,8]。

（六）影像学检查

很少需要影像学检查，因为临床诊断是阴道出血、疼痛、可见或触诊倒置的子宫，腹部没有子宫底部的检查。然而，超声和磁共振成像（MRI）可以利用诊断的不确定性，患者血流动力学稳定[4,9]。成像绝不应延迟对有严重出血和休克的患者的护理。超声波的能力是在患者的床边，因此应选择紧急成像模式的设置。超声显示异常的子宫底轮廓，有均匀的球形子宫或阴道内肿块（内翻）[4,9-11]。

（七）鉴别诊断

必须将子宫内翻与原发性产后出血的其他原因，如子宫收缩乏力、软产道裂伤（撕裂、子宫破裂）、胎盘残留、胎盘粘连异常、凝血障碍等加以鉴别[4-8]。阴道检查发现的子宫肌瘤脱出可能会被误认为子宫内翻。由于亚急性子宫内翻可导致迟发性或持续性出血和疼痛，其他诊断如胎盘部位的退化、妊娠残留产物、感染和遗传性凝血功能缺陷（如血管性血友病）也应考虑[1,4]。子宫内翻可与其他条件相区别，可以根据临床的检查，如果必要需要超声的辅助诊断。

（八）治疗

基础治疗

子宫内翻的治疗指南是基于病例报道、描述有效治疗方案，小型回顾性病例系列和专家的意见[4]。应立即采取以下主要干预措施，因为任何治疗上的延误都可能导致产妇严重的发病率和死亡率（图28-2）[4-8]。

● 停止促子宫收缩药物。立即停止使用宫缩药（如缩宫素），因为子宫内翻需要子宫松弛。随着时间的推移，子宫下段和子宫颈会开始收缩，形成宫颈环，使人工置换子宫变得更加困难。使用子宫收缩药只会加重这一过程[1,4-8]。

● 立即呼叫帮助。请紧急组织产科团队提供帮助。尽早启动麻醉科和手术室工作人员，因为如果人工置换不成功，患者可能需要手术处理。

● 建立足够的静脉通路并开始积极的液体复苏。应放置2个大口径静脉输液通路，并开

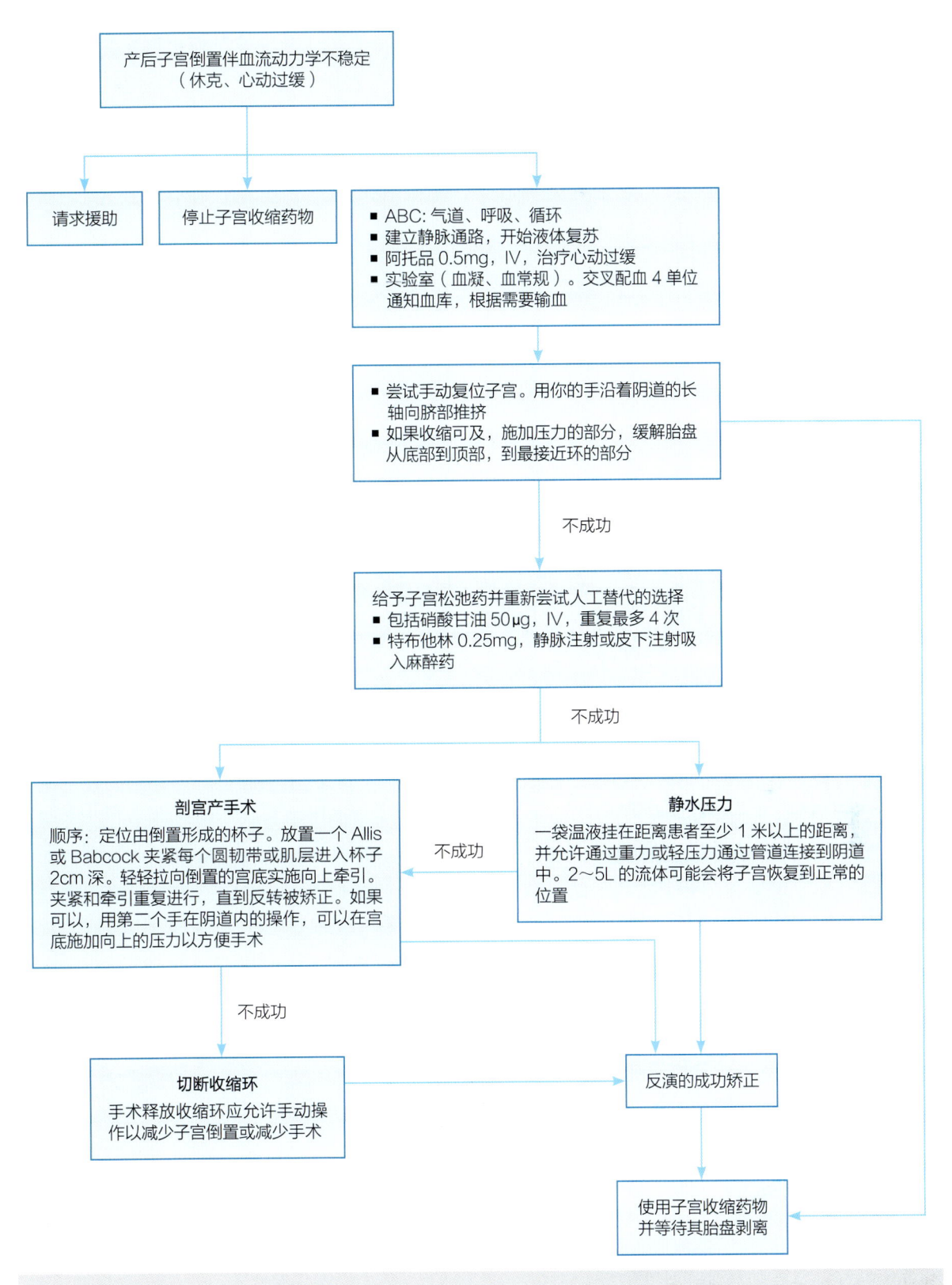

第 28 章 子宫内翻与子宫破裂
Uterine Inversion and Uterine Rupture

```
┌─────────────────────────┐
│ 产后子宫倒置伴血流动力学不稳定 │
│    （休克、心动过缓）        │
└─────────────────────────┘
         │
   ┌─────┼─────────────────┐
   ▼     ▼                 ▼
┌──────┐ ┌──────────────┐ ┌────────────────────────────────┐
│请求援助│ │停止子宫收缩药物│ │■ ABC：气道、呼吸、循环              │
└──────┘ └──────────────┘ │■ 建立静脉通路，开始液体复苏          │
                          │■ 阿托品 0.5mg，IV，治疗心动过缓       │
                          │■ 实验室（血凝、血常规）。交叉配血 4 单位│
                          │  通知血库，根据需要输血              │
                          └────────────────────────────────┘
                                      │
                                      ▼
                          ┌────────────────────────────────┐
                          │■ 尝试手动复位子宫。用你的手沿着阴道的长│
                          │  轴向脐部推挤                    │
                          │■ 如果收缩可及，施加压力的部分，缓解胎盘│
                          │  从底部到顶部，到最接近环的部分      │
                          └────────────────────────────────┘
                                      │ 不成功
                                      ▼
                          ┌────────────────────────────────┐
                          │ 给予子宫松弛药并重新尝试人工替代的选择│
                          │■ 包括硝酸甘油 50μg，IV，重复最多 4 次│
                          │■ 特布他林 0.25mg，静脉注射或皮下注射吸│
                          │  入麻醉药                        │
                          └────────────────────────────────┘
                                      │ 不成功
           ┌──────────────────────────┴──────────────────┐
           ▼                                             ▼
┌────────────────────────────┐              ┌────────────────────────────┐
│        剖宫产手术            │              │        静水压力              │
│顺序：定位由倒置形成的杯子。放置│              │一袋温液挂在距离患者至少 1 米以上的距离│
│一个 Allis 或 Babcock 夹紧每个│◄── 不成功 ──│并允许通过重力或轻压力通过管道连接到阴道│
│圆韧带或肌层进入杯子 2cm 深。  │              │中。2～5L 的流体可能会将子宫恢复到正常的│
│轻轻拉向倒置的宫底实施向上牵引。│              │位置                          │
│夹紧和牵引重复进行，直到反转被矫│              └────────────────────────────┘
│正。如果可以，用第二个手在阴道内│
│的操作，可以在宫底施加向上的压力│
│以方便手术                    │
└────────────────────────────┘
           │ 不成功
           ▼
┌────────────────────────────┐              ┌────────────────────┐
│         切断收缩环           │─────────────▶│    反演的成功矫正     │
│手术释放收缩环应允许手动操作    │              └────────────────────┘
│作以减少子宫倒置或减少手术      │                        │
└────────────────────────────┘                        ▼
                                              ┌────────────────────┐
                                              │ 使用子宫收缩药物     │
                                              │ 并等待其胎盘剥离     │
                                              └────────────────────┘
```

▲ 图 28-2 一种治疗血流动力学不稳定患者子宫内翻的方法

IV.静脉注射：治疗的主要方法是在子宫松弛药的帮助下，立即手法复位更好。子宫收缩药（如缩宫素），应立即停止使用，但内翻恢复后，需要促宫缩治疗，以保持子宫复旧。静脉输入液体和血液制品的复苏应尽早开始，并及早动员手术室团队始注射晶体液以支持患者的血压。血液制品可能需要系统的管理，以防止心血管意外，纠正产妇出血和休克或纠正凝血功能障碍。由于迷走神经张力增加或心搏骤停引起的心动过缓可能需要使用阿托品。应送实验室监测血红蛋白和血细胞比容的失血情况，并检查凝血功能情况[4,8,12]。

- 不要试图剥离胎盘。如果在胎盘剥离前子宫内翻，则不应进行剥离或强行剥离胎盘，因为这可能导致出血的情况加重。本文描述了发生严重的出血时，胎盘剥离前手工复位子宫[6,7]。胎盘的存在不应是妨碍临床医生恢复子宫正常位置的能力。一旦人工复位子宫，临床医生应等待胎盘自然剥离，或者如果在手术室提示可以进行人工胎盘剥离术[3-6]。

- 立即尝试用手将内翻的子宫置换到正常位置。这应该在颈缩环形成之前尽快进行。使用 Johnson maneuver 实现手动复位（图28-3）。将戴手套的手放在阴道内，用手掌（像网球一样握住子宫底）或握紧拳头，将子宫底沿着阴道的长轴向脐方向推。注意不要用手指在子宫周围施加向上的压力使子宫穿孔[1,4]。如果可触及收缩环，使压迫底部最接近收缩环的部分。这使子宫底部从子宫下段到子宫底部的宫颈开口变得松弛，允许最窄的直径通过。

- 使用子宫松弛药[4,5,7]。使用子宫弛缓药可能是必要的，特别是当最初的置换尝试不成功或存在颈部狭窄环时。硝酸甘油是一种极好的子宫弛缓药，起效快，半衰期短（效果持续3～5min），有利于出血和潜在的血流动力学不稳定。它的剂量是 50μg，静脉注射，然后进行4次额外剂量 50μg，直到充分的子宫松弛，以进行子宫置换。特布他林是另一种著名的子宫松弛药，剂量为 0.25mg，静脉注射或皮下注射。作用发生在 6～15min，半衰期较长（2～14h）。硫酸镁在 15～20min 静脉注射 4～6g，它对肌层有较温和的作用，但在没有其他药物可用或临床医生使用经验最丰富的药物时，它是安全且可接受的。吸入麻醉药（七氟醚、地氟醚、异氟醚）也是有效的子宫松弛药，可作为产妇插管后子宫放松和置换的最后在手术室使用，这可能排除了手术干预的需要。

采用上述方法人工复位子宫通常是大多数手术成功的[1]。但是，如果没有及时实现子宫复位，特别是在不稳定的情况下，应立即送手术室进行手术处理[4]，无法手动复位子宫是由于密集的子宫肌层的收缩环。在剖腹手术时，可以在子宫的中央看到一个致密的收缩环或杯状的收缩环，附件结构被拉入这个凹陷[4]。收缩环可以通过手术释放，在子宫后表面切开，然后复位子宫指位和子宫切口修复（牵引手术），或者通过阴道手术但很少操作。然而，避免切

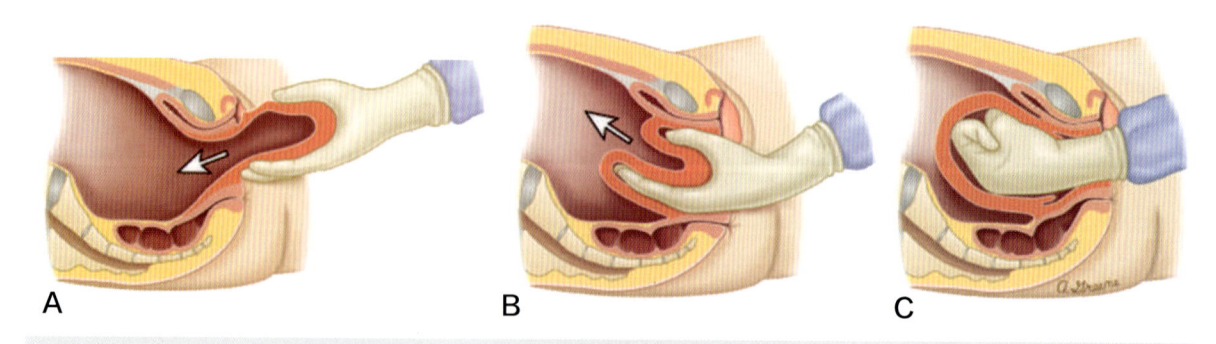

▲ 图 28-3 可以使用人工替代翻转子宫 Johnson maneuver

将子宫底握在手掌中，避免手指的任何直接压力，从而导致穿孔；B. 将手放在阴道内，沿阴道长轴向脐推宫底，环压应施加在子宫最接近收缩环的部分，先放松子宫最狭窄的部分，然后是最宽的部分宫底；C. 封闭的拳头也可以放在阴道里，用来把倒置的子宫推回原位（经许可转载，引自 Repke JT.Manual replacement of puerperal uterine inversion. In: Post TW, ed. UpToDate. Accessed on September 24, 2019. Copyright © 2018 UpToDate, Inc. 更多信息请登录 www.uptodate.com）

除子宫的微创手术是首选[4,5,7]。Huntington 手术采用 Babcock 或 Allis 钳向上牵引圆形韧带，逐步将子宫拉回原位。可以同时从下面向内部施加压力[1,4]。

在所有其他干预措施都失败且无法进行手术干预的情况下，有病例报道描述了液体静压复位。内翻的子宫利用水和重力重新定位，在阴道内产生静水压力。这是通过插入一个硅橡胶喷管杯到阴道，它是连接到温暖的液体通过管子。理想情况下，患者应处于 Trendelenburg 截石位的反向体位，液体至少悬吊在离她至少 1 米的上方。可能需要 2～5L 的液体[4,13]。

（九）恢复正常子宫位置后的管理

子宫收缩乏力是子宫内翻后常见的表现[1,4,12]。此外，在子宫收缩之前，子宫有再翻转的风险。在子宫内翻和胎盘取出后，应开始进行双手按摩和宫缩药。缩宫素注入 20～40 U 混合在 1 L 晶体中（注入 150～200ml/h）通常足以保持子宫收缩。缩宫素起效快，作用时间短，不良反应低。不要给未经稀释的大量缩宫素，因为有严重低血压或心律失常的风险[5]。其他的子宫收缩药可与缩宫素联合使用或单独使用，如卡前列氨丁三醇 250μg，肌内注射，最多 8 次（反应性气道疾病是禁忌证）；米索前列醇 800μg，经阴道或直肠一次给药；地诺前列酮 20μg，阴道或直肠给药；麦角新建 200μg，肌内注射，每 6h 最多 4 次（不适用于控制不良的高血压和子痫前期）。这些药物诱发子宫肌层收缩，降低出血的风险，维持子宫复旧。在子宫充分收缩之前，检查者应该用手握住子宫底，并对其进行监测，直到检查者确定子宫底稳固且位置稳定为止。

球囊填塞可用于子宫内翻术后持续性子宫收缩乏力或出血。它也被用作治疗和预防复发的一种管理方法[3,4,8,12]。现在有 Bakri balloon 和 the ebb 子宫填塞系统等装置。如果这些都是不可用的，临床医生可以插入一个或多个 Foley 导管与 60ml 的充气盐水水囊，一定要仔细计算有多少装置被放置，以避免任何遗留[1]。研究表明，75%～86% 的患者在使用宫内球囊填塞时不需要进一步的治疗或程序。

再次复位的治疗与初次复位相似，但可能需要采取额外的措施来保持子宫的正常位置。许多技术可以被使用，包括腹部环扎、使用宫内气囊装置和子宫压缩缝合来防止复发性内翻[4]。各种各样的外科手术技术，如 B-Lynch、Hayman 和 Matsubara-Yano 技术，都被描述为成功管理难治性子宫收缩乏力，有或没有宫内球囊填塞[1,12,14,28]。

最后，可以考虑子宫内膜炎的预防。严重感染已经在文献中被描述，尽管在子宫内翻的情况下抗生素预防效果的数据不一致[4,6]。如果决定采取预防感染的措施，抗生素的覆盖率应足以覆盖革兰阳性、革兰阴性和厌氧菌。推荐的一线药物是单剂量的第一代头孢菌素（如头孢唑林）。如果患者真的对青霉素过敏，可以选择单剂量的克林霉素和庆大霉素[4]。

（十）总结

子宫内翻是引起产后出血的一种罕见的重要原因，要求立即识别和管理，降低产妇发病率和死亡率。诊断是在第三产程或分娩后立即发生产后出血时，通过阴道检查发现部分或完全塌陷的子宫，同时不能通过腹部触诊到子宫底。建议尽早呼叫妇产科医生和手术室人员的帮助。主要的治疗的方法包括同时启动抢救措施，静脉输液和使用血液制品，由于子宫收缩药的支持，直接和快速复位子宫，同时用双手按摩，随后使用强有力的收缩药来维持子宫的持续有效的收缩。如果人工复位不成功，进行宫内球囊填塞或手术干预可能是必要的。

三、子宫破裂

（一）概述和背景

作为一种会对孕产妇造成灾难性后果的产

科急症，子宫破裂会严重危及产妇和胎儿的生命。大部分子宫破裂发生在子宫肌层存在切口的孕妇身上，但也有一部分子宫破裂事件由外伤、宫腔操作，以及先天性畸形引起[1,15]。子宫破裂发生率很低，且不同条件下所报道的发病率也存在很大差异，相关研究显示，对于剖宫产孕产妇而言，其产后出现子宫破裂的发病率为1/4366～1/1235[16]。WHO报道显示，该疾病的整体发病率为5.3/10 000[17]。不过另外一项研究则显示，对于剖宫产女性而言，具有更高的发病率（21.1/1000），并且在过去的40年中，其发病率一直呈现出明显的上升趋势[18]。对于发展中国家，尤其是非洲国家而言，由于梗阻性分娩的风险较高，因此孕产妇发生子宫破裂的风险与发达国家相比要高得多[19]。并且就全球而言，子宫破裂的发病率在过去10年中有所增加，而造成这一问题的原因源于剖宫产后阴道试产（TOLAC）的增加，以及为延长分娩而使用的大剂量的子宫收缩药物[18]。

不过，需要注意的是，子宫破裂也可能在没有任何干预的情况下自发出现，并且也可以发生在无瘢痕的子宫内。不过，美国流行病学数据显示，出现这种情况的概率极其之低，发病率为1/22 000～1/5700[20]。相关报道显示，在荷兰，其发病率为7/100 000；在挪威这一数值为3.8/100 000[15,20]。因此，即使存在多种危险因素，其发病率依旧低于子宫存在陈旧瘢痕的女性[18]。

（二）预后

子宫破裂会对产妇带来非常严重的后果，患者有时不得不面对严重出血、膀胱及邻近结构损伤、子宫切除，甚至死亡[17,20]。在对其进行治疗时，需要对患者进行大量输血，必要时行子宫切除术。除此之外，患者还可能出现邻近盆腔结构（宫旁血管、宽韧带、输尿管和膀胱）的损伤，泌尿道结构或肠道的机械损伤，以及术后感染[1,15]。患者死亡率为0～1/500。除此之外，不同的破裂位置也会对患者产生不同的临床结果，其中侧方破裂的发病率显著高于前方破裂[20]。除此之外，子宫破裂还会对胎儿产生严重后果，其中，围产期并发症包括死亡或长期宫内缺氧导致的严重后遗症。胎盘分离的程度和母体出血或血流动力学不稳定的严重程度对胎儿预后有很大影响[22]。相关数据显示，在发生子宫破裂时，围产儿死亡率为5%～6%，新生儿缺氧性脑病发生率为6%[15]。并且相关研究显示，其还会对胎儿的神经系统造成几乎不可逆的损失[21,22]。其中一项综述性研究显示，在发生子宫破裂的情况，胎儿死亡率高达83%[23]。

发生无瘢痕子宫破裂或原发性子宫破裂的患者往往具有较为严重的症状以及较高的死亡率[20]。与瘢痕子宫破裂相比，发生无瘢痕子宫破裂或原发性子宫破裂的产妇整体发病率更高（65% vs. 20%），平均失血量更多（2644ml vs. 981ml），输血率更高（68% vs. 17%），围产期行子宫切除术的概率更大（35% vs. 2.4%）。除此之外，主要不良新生儿神经结局和死亡率也较高（40% vs. 12%），产妇行子宫切除术的风险为20%～31%，围产儿死亡率为12%～35%[17]。

对于发生过子宫破裂的患者而言，人们很难就其未来妊娠后再次发生子宫破裂的可能性进行评估。一些小规模系列研究显示，这类患者出现二次子宫破裂的概率为22%～100%[20]。破裂位置也会产生一定的影响，如果原破裂发生在宫底，那么其出现二次破裂的可能性似乎更大。并且一项研究结果显示，如果以前发生了横向子宫破裂，复发率为22%；而以前发生了垂直子宫破裂，复发率为100%[24]。除此之外在尝试TOLAC时，剖宫产后较短的解释间隔与破裂的风险要高得多。复发性破裂很可能发生在TOLAC期间，但可以在没有分娩的情况下突然发生，最早可能在孕中期发生[17]。

（三）分类

子宫破裂可分为完全性或部分性子宫破裂。

其中，完全性子宫破裂是指一种累及子宫各层的完全破裂或损伤，包括宫腔和腹膜之间直接连通的浆膜层[15,21,22]。而部分性子宫破裂又称子宫不完全性破裂和子宫开裂，其是指一种子宫肌层的不完全缺损，涉及子宫肌层的断裂而不破坏内脏腹膜；由于受损的子宫肌层仍被内脏腹膜覆盖，因此不累及胎膜，也没有腹腔内出血。部分性子宫破裂通常是择期剖宫产的偶然发现，并且在一般情况下不会出现内科并发症[21]。

（四）病理生理学

子宫破裂通常发生在瘢痕子宫（由以前剖宫产或其他子宫手术造成）的子宫肌层损伤部位，因为该部位会存在瘢痕，且强度要弱于其他部位。而对于无瘢痕的子宫而言，子宫破裂通常发生在子宫下段，这是因为该部位组织厚度较薄，因此强度相对较小[22]。相关研究显示，90%以上的子宫破裂发生在子宫前段下部，但也可能累及子宫体部、子宫颈、阴道壁、子宫后部或宫旁结构。并且当破裂足够严重时，宫内内容物可能会突出进入腹膜，进而导致严重的母体出血和胎儿窘迫。除此之外，邻近结构（如膀胱）可能会发生撕裂。相关病例研究显示，宽韧带的严重出血会导致大量腹膜后血肿，进而导致明显的血流动力学不稳定[15,22]。

（五）风险因素

当前人们已经确定了多个能够诱发子宫破裂的危险因素。在发达国家，出现子宫破裂的患者在以前多经历过剖宫产手术，并且子宫切开术的类型对患者的子宫破裂发生风险有很大影响。相关数据显示，对于子宫底部或垂直切口而言，发生子宫破裂的风险为1%~12%，对于低位垂直切口而言，发生子宫破裂的风险为2%，对于低位横切口而言，发生子宫破裂的风险为0.7%[15,23]。具体地说，TOLAC患者的发病率风险更高，而选择性重复剖腹产的风险要低得多。除此之外，其他能够导致子宫肌层损伤和瘢痕形成的手术也会增加破裂的风险，包括以前的腹腔镜肌瘤切除术、扩张和刮宫、器械造成的子宫穿孔、子宫内膜消融术和宫腔镜检查[19,21,25]。并且既往子宫破裂也是一个独立的危险因素。

除此之外，引产和产程过长是公认的子宫破裂的危险因素[15,20,25,26]。对于，具与剖宫产史的女性而言，使用诱导剂而导致出现子宫破裂的概率为1.5%，而在使用引产药的情况下，这一数值为0.8%。ACOG建议有剖宫产史的女性不要使用前列腺素，尤其是米索前列醇，因为在这种情况下患者发生子宫破裂的风险为2.45%。除此之外，使用缩宫素的情况下，产妇也有轻微较高的破裂风险（1.1%），但这并不意味着不能使用缩宫素[15]。

后天性子宫肌无力，特别是在无瘢痕的子宫，可由延长分娩时间或使用强力强宫药引起，特别是在前列腺素序贯诱导和使用缩宫素以延长产程的情况下[20,26]。对于资源有限地区而言，由于无法及时获得外科治疗和（或）器械辅助的阴道分娩装置，孕产妇出现子宫破裂的一个重要原因是梗阻性分娩。阻塞性分娩可发生在胎儿先兆不良、难产、头盆不称、多胎、妊娠＞40周、巨大儿和既往环扎术的情况下[17,19-26]。除此之外，造成破裂的其他重要原因是创伤（车祸、产科手术）、先天性疾病（Ehler-Danlos综合征Ⅳ型、马方综合征）、产妇年龄偏高、子宫畸形（在未发育的子宫角妊娠）、多胎妊娠、胎盘异常，以及分娩间隔＜18~24个月。相关病例报道表明，如果存在上述多种因素，那么即使是子宫完整或无瘢痕的女性，她们发生子宫破裂的风险也会增大[15,19-21,25,26]。

目前，人们可以通过相应的预测模型和超声成像技术来确定孕产妇发生子宫破裂的风险，特别是在有剖腹产经历的女性中。尽管提出了许多基于危险因素的模型，但目前还没有一种基于证据的方法来预测女性子宫破裂，这一方法还没有被证明是可靠的或在临床上有用的。利用超声评估子宫瘢痕的位置和厚度，以及测量子宫下段已经被研究过，但并不具有预测性[15]。

（六）临床特征

根据破裂部位的不同，子宫破裂的临床表现也会存在很大差异，并且在诊断过程中，医生难以确定破裂是否疼痛加重或母婴失代偿的原因。需要注意的是，剖宫产后阴道分娩（VBAC）的产程进展与常规分娩相比并没有什么差别，也没有特定的临床体征模式可以可靠地确定破裂的存在。除此之外，在完整的子宫上发生的破裂通常会突然产生，并且也没有任何危险因素参与其中[15,20-22]。严重腹痛的典型体征（伴随母体血流动力学不稳定、胎儿心迹异常、子宫张力或宫缩改变）非常少见。除此之外，相关研究还揭穿了传统的教学方式，即密切监测胎儿心脏和子宫压力装置可以显示即将或现在的破裂。必须保持高度怀疑指数，如果出现下列体征或症状的任何组合，则必须考虑子宫破裂[15,19,25-27]。

● 母体生命体征异常：血流动力学突然恶化，包括心动过速和低血压，可继发于腹腔内出血，或者如果出血进入宽韧带导致腹膜后出血。可能是由腹腔扩大所致的腹围增加。需要注意的是，血流动力学不稳定的程度并不一定与患者的疼痛或阴道出血程度相关。通常情况下，出血属于隐匿出血，在考虑其他不同因素时可能不被识别[1,15,19,24,27]。

● 突然或恶化性腹痛：相关病例研究表明，尽管出现非常严重的子宫破裂，当相对一部分的女性几乎或根本没有疼痛。由于大多数孕产妇在分娩过程中会接受全麻或椎管内麻醉，因此其可以掩盖与子宫破裂相关的疼痛。如果患者出现伴有生命体征变化的疼痛，或者她以前出现过可使用轴索止痛进行适当控制的疼痛，尤其要怀疑患者出现了子宫破裂。除此之外，突然出现背部或胸部疼痛的女性也应考虑破裂，因为腹腔积血可能会引起牵涉性疼痛[22,27]。

● 胎儿心率（FHR）异常：胎儿心率不稳定伴胎儿心动过缓是子宫破裂常见的征象（图28-4）。但不幸的是，当前并没有能够对子宫破裂的病因学FHR追踪方法。异常的心脏减速演变成恶化的心动过缓是一种常见的表现[15,20,22,24,27]。

● 胎位消失：子宫内容物有时会通过子宫肌层缺损进入腹腔，进而造成胎位的消失。在经腹触诊时，临床医生可能会意识到子宫形状发生改变，甚至触诊胎儿的解剖结构。如果呈现部分被牢牢地咬合，医生可能不会意识到胎位消失，因为只有一部分胎儿可能会从子宫中挤出[20,22]。

● 子宫收缩异常：体外测力或宫腔内压导管监测子宫收缩可能显示静息子宫张力降低或产中收缩减弱。这在追踪中被认为是振幅的逐渐衰减，或者说是所谓的"staircase sign"。很少有发生完全停止子宫收缩的病例，一系列的病例已经证明使用宫内加压装置并不可靠。女性可能会继续保持正常的外观收缩幅度，甚至表现出收缩过速和子宫张力增加。除此之外，与直觉相反的是，相关研究显示，在发生子宫破裂时，子宫的宫内压力则会发生升高[24]。虽然子宫张力降低或收缩幅度降低可能是破裂的前兆，但正常读数也不能排除子宫破裂的存在[20,22]。

● 阴道出血：阴道出血并不属于子宫破裂的主要征兆。出血可以从轻度出血到中度出血不等，但不能反映腹腔内出血[15,20]。尽管当破裂累及宫颈和阴道上壁时，阴道出血往往较重，但即使在严重腹腔出血的情况下，也有可能仅表现为轻微出血，因为具体情况要取决于破裂的位置。

● 血尿：如果破裂累及膀胱，患者可能会出现血尿[15,20,27]。

隐匿性子宫破裂可能要在分娩后才能诊断出来。它的特点是疼痛和持续的阴道出血，并且在使用子宫收缩药之后，出血依旧存在，且

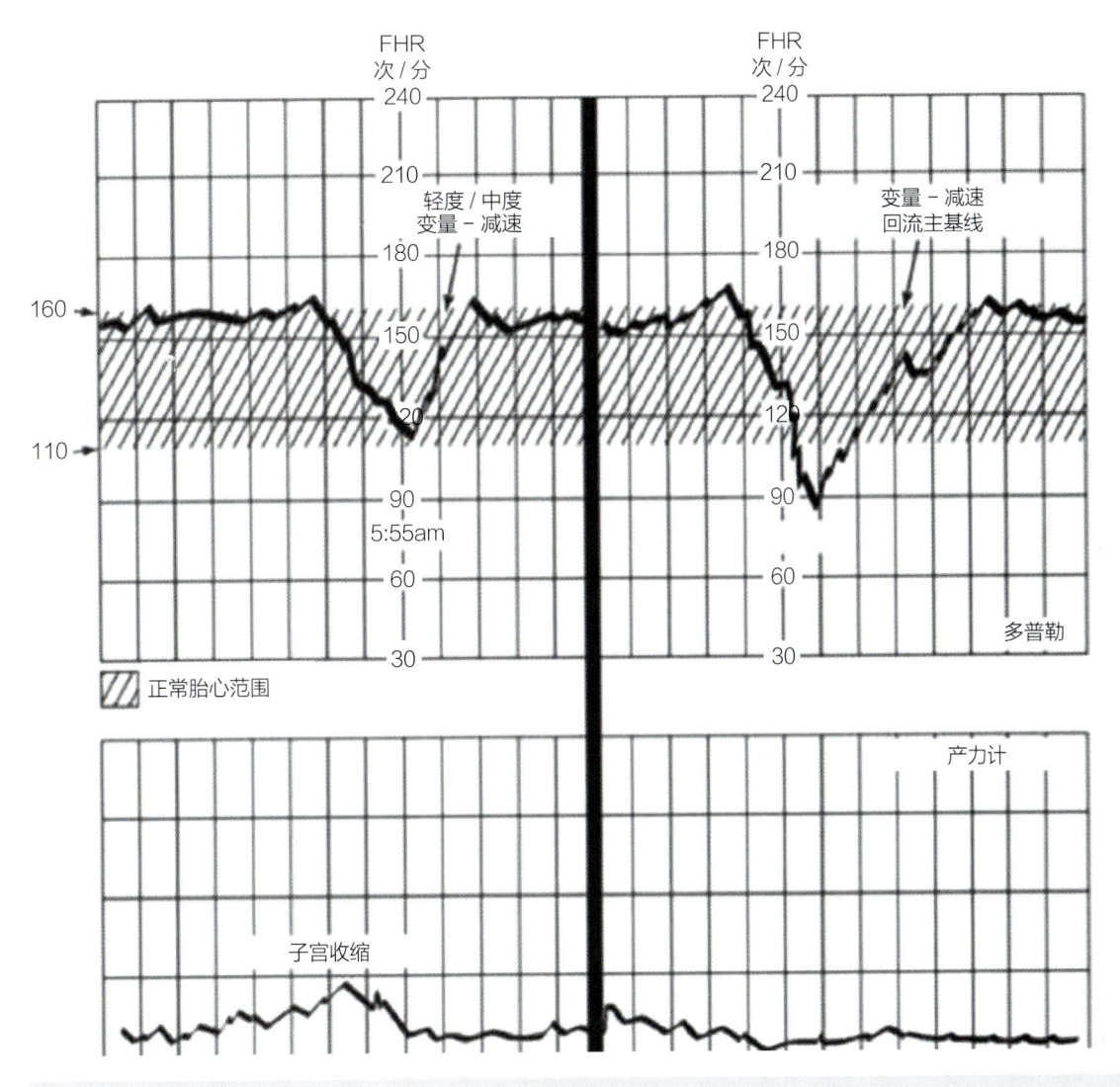

▲ 图 28-4　子宫破裂最常见的胎心异常是胎儿心动过缓
同时进行产痛测定可能显示分娩期间静息子宫张力降低或收缩减弱。FHR. 胎心率

临床医生没有发现其他明确的产后出血位点。如果患者出现持续性产后血尿，也应该考虑到这一点。

（七）影像学检查

需要注意的是，对于任何存在血流动力学不稳定的患者，必须确保影像学检查不会延误最终的治疗。通常，任何存在严重腹痛、胎儿心率不稳定和血流动力学不稳定的临产孕妇都应该去手术室做进一步的检查和明确的治疗[1,20,22]。在剖腹手术中，当孕产妇出现腹腔积血，并且可见胎儿部分和胎膜部分，则应立即将其确诊为子宫破裂。如果无法确诊，并且患者病情相对稳定，则可以对患者进行超声成像诊断。对于发生子宫破裂的患者，其超声表现可能包括空子宫、子宫壁异常、子宫外腹部胎儿部位的显影和腹腔积血（图 28-5）[23]。除此之外，在产程中没有出现腹痛或更多细微体征（如外伤时）的女性可以通过超声、MRI 或计算机断层扫描（CT）进行评估，对于发生子宫破裂的患者，这些扫描可能显示子宫肌层破裂、剖宫产瘢痕旁的血肿、游离腹腔液、腹膜空气、羊水过少、空宫、胎儿部分外露或胎儿死亡[20,23]。

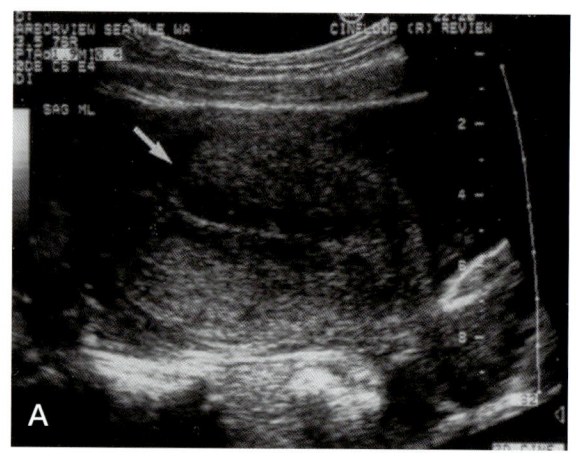

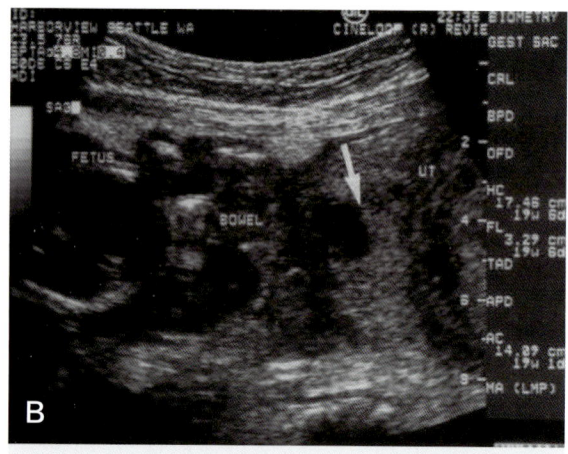

▲ 图 28-5 经腹超声检查子宫破裂

（八）鉴别诊断

子宫破裂应与其他产后出血原因（如宫缩乏力、宫颈或下生殖道损伤、子宫内翻、胎盘滞留、胎盘异常粘连、凝血功能障碍）等区分。除此之外，胎盘早剥也可表现为急性腹痛、阴道出血，以及胎儿心率异常。尽管在肌力测定中，早剥倾向于强直性子宫收缩，但很多时候其与剖腹手术前的子宫破裂相比并没有太多差别[15,20]。同时，子宫破裂也需要与其他形式的腹腔内出血相鉴别，特别是在创伤的背景下。出现严重先兆子痫或 HELLP 综合征（溶血、肝酶升高和血小板计数低）的女性可能会存在肝破裂。并且主要血管结构（如脾动脉瘤）的破裂在妊娠期间更为常见[20]。因此，有必要对患者进行详细的触诊以及阴道检查，并且如果情况允许，还可以对患者进行成像（如超声）检查。

（九）处理

由于子宫破裂会对母体和胎儿造成非常严重的后果，因此一旦怀疑或确认出现子宫破裂，就有必要立即采取干预措施。无论是产前还是产中，任何出现严重腹痛并伴有血流动力学不稳定和胎心异常的孕妇，无论病因如何，一般都需要接受紧急手术治疗，因此不要耽误抢救和调动手术室进行影像诊断。对于血流动力学不稳定的患者，医生需要建立 2 条大口径静脉输液通道，并在准备剖宫产时用生理盐水和血液制品。并且再次之前应将血液制品进行完整的血细胞计数和凝血谱检测，以确定血液制品的适当性，这是因为大量出血继发的止血因子丢失可能导致严重的凝血障碍。临床医生应要求产科/妇科医生提供后援，并动员麻醉科医生和手术人员。

一旦进入手术室，医生将根据现实情况进行切口选择。在美国，较低的横行切口或腹横行切口是剖宫产的标准护理。然而，垂直切口能够实现更好的暴露，并且便于进行腹部探查，因此医生可以看出除子宫下段和骨盆以外的其他部分[15,20,22]。除此之外，垂直切口可以充分暴露以确定腹部、整个子宫和骨盆的潜在病理情况，使其成为子宫破裂或已确定有腹腔积血的患者的理想手术入路。并且中线垂直入路可以缩短从切口到分娩的时间（3min vs. 4min），而对于存在出血情况的患者而言至关重要。除此之外，相关研究发现，胎儿神经认知结果与母体血流动力学不稳定的环境，以及胎盘在分娩前部分甚至完全分离的情况有着微妙的时间依赖性[20]。一旦获得了暴露，那么胎儿就会通过常规方法分娩。

待分娩出胎儿和胎盘后，医生就必须做出一个艰难的决定，决定是否能够保住子宫。在决定进行子宫修复还是子宫切除术时应充分考虑患者的年龄和生殖目标[1,15,22]。然而，挽救生命必须作为第一优先事项，因此如果无法进行有效止血，或者破裂部位无法修复，那么外科医生就应该对患者行子宫切除术。因为，对于这类情况，即使能够进行子宫修复，那么发生破裂的位置也可能对未来生育造成不利影响，并使患者在未来妊娠时处于发生子宫二次破裂的高风险之中（图 28-6）。如果临床医生认为可以修复，且患者情况稳定，那么外科医生应该继续进行子宫修复，以及仔细的探查，以确定邻近结构（如尿路）的损伤情况。由于子宫破裂发病率较低，且损伤位置和程度具有明显可变性，并且缺乏长期随访数据，因此目前尚无最佳修复技术。不过，截至目前，一项研究描述了一种创新的修复技术；然而，一期单层或双层缝合延迟可吸收缝合可以快速完成，以修复和关闭缺损及止血[15,20,22]。如果发现其他损伤，可能需要咨询包括泌尿外科、泌尿外科和血管外科在内的专家。临床医生应该意识到，子宫破裂可能会因相关的子宫收缩乏力而进一步复杂化，这将需要使用标准的措施，如子宫收缩药和止血缝合术来加以处理。

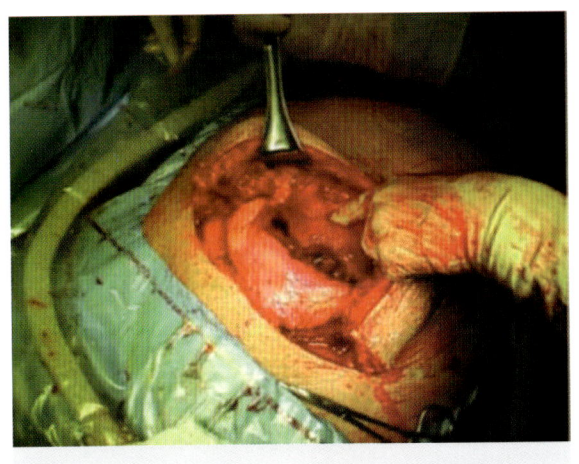

▲ 图 28-6 需要进行止血修复的大型子宫破裂

其被定义为一种表现为所有子宫层完全破裂的疾病。子宫破裂的危险因素包括子宫瘢痕（来自以前的剖宫产或手术）、既往子宫破裂、以前的宫底或垂直子宫切开术，以及引产经历。在 TOLAC 期间，对于伴有急性或突然加重的腹痛、血流动力学不稳定、阴道出血、胎心率异常（如心动过缓）和子宫收缩异常的产妇，医护人员应高度怀疑子宫破裂。主要的治疗方法包括生理盐水和血液产品静脉注射、紧急手术分娩、止血、子宫修复和子宫切除术。即使在无法确诊的情况下，也不能推迟手术，因为任何存在血流动力学不稳定或胎儿心率异常的临产孕妇都需要进行紧急手术分娩。

四、总结

作为一种会对孕产妇造成严重后果的产科急症，子宫破裂会严重危及产妇和胎儿的生命。

> **本章要点**
> 1. 子宫内翻和子宫破裂均属于一类发病率很低，但能够对孕妇和胎儿造成严重损害的疾病，医生要根据情况做出及时处理。
> 2. 子宫内翻和子宫破裂都是产妇出血的重要原因，需要迅速诊断和积极管理，以降低孕产妇发病率和死亡率。
> 3. 立即建立大口径静脉输液通道，启动生理盐水和血液制品复苏，加快产科会诊，动员手术室人员。
> 4. 子宫内翻的处理以立即复原为主，并辅以子宫松弛药。子宫收缩药（如缩宫素）应在出现子宫内翻后立即停用，待子宫恢复后，重新启动强宫药以维持子宫复旧。
> 5. 子宫破裂在临床上很难得到精确诊断，通常在急诊剖宫产或剖腹探查时在手术室发现，但在有剖宫产史的女性中，出现腹痛、血流动力学不稳定、胎儿心动过缓和子宫收缩异常的情况，则应高度怀疑出现子宫破裂。

参考文献

[1] Shields LE, Goffman D, Caughey AB. ACOG Practice Bulletin Number 183: Postpartum hemorrhage. Obstet Gynecol. 2017;130:e168-e186.

[2] Coad SL, Dahlgren LS, Hutcheon JA. Risks and consequences of puerperal uterine inversion in the United States, 2004 through 2013. Am J Obstet Gynecol. 2017; 217:377e1-e6.

[3] Witteveen T, Stralen GV, Zwart J. Puerperal uterine inversion in the Netherlands: a nationwide cohort study. Acta Obstet Gynecol Scand. 2013;92:334-337.

[4] Repke, JT. (2017). Puerperal uterine inversion. In: Berghella V, Barss VA, eds. UptoDate. https://www.uptodate.com/contents/puerperal-uterine inversion?search=puerperal%20uterine%20inversion&source=search_result&selectedTitle=1~44&usage_type=default&display_rank=1. Accessed January 1, 2018.

[5] Cunningham FG, Leveno K, Bloom SL, et al. Chapter 41: Obstetrical Hemorrhage. In: Fried A, Boyle PJ, eds. Williams Obstetrics. 24th ed. New York, NY: McGraw-Hill Education; 2014.

[6] You WB, Zahn CM. Postpartum hemorrhage: abnormally adherent placenta, uterine inversion, and puerperal hematomas. Clin Obstet Gynecol. 2006;49:184-197.

[7] Leal RF, Luz RM, de Almeida JP, Duarte V, Matos I. Total and acute uterine inversion after delivery: a case report. J Med Case Rep. 2014;8:347.

[8] Poon SS, Chean CS, Barclay P, Soltan A. Acute complete uterine inversion after controlled cord traction of placental following vaginal delivery: a case report. Clin Case Rep. 2016;4(7):699-702.

[9] Pauleta JR, Rodrigues R, Melo MA, Graca LM. Ultrasonographic diagnosis of incomplete uterine inversion. Ultrasound Obstet Gynecol. 2010;36:260-261.

[10] Kawano H, Hasegawa J, Nakamura M, et al. Upside-down and inside-out signs in uterine inversion. J Clin Med Res. 2016;8(7):548-549.

[11] Smulian JC, DeFulvio JD, Liany D, Terrazas JL. Sonographic findings in acute uterine inversion. J Clin Ultrasound. 2013;41(7):453-456.

[12] Leduc D, Senikas V, Lalonde AB. Active management of the third state of labour: prevention and treatment of postpartum hemorrhage. Int J Gynecol Obstet. 2009;235:258-267.

[13] Tan KH, Luddin NY. Hydrostatic reduction of acute uterine inversion. Int J Gynecol Obstet. 2005;91:63-64.

[14] Mondal PC, Ghosh D, Santra D, Majhi AK, Mondal A, Dasgupta S. Role of Hayman technique and its modification in recurrent puerperal uterine inversion. J Obstet Gynaecol Res. 2012;38(2):438-441.

[15] Landon MB, Frey H. (2017). Uterine rupture after previous cesarean delivery. In Berghella V, Barss VA, eds. UpToDate. https://www.uptodate.com/contents/uterine-rupture-after-previous-cesarean-delivery?-search=rupture-of-the-unscarred-&source=search_result&selectedTitle=2~150&usage_type=default&display_rank=2. Accessed January 1, 2018.

[16] Gibbons KJ, Weber T, Holmgren CM, Porter TF, Varner MW, Manuck TA. Maternal and fetal morbidity associated with uterine rupture of the unscarred uterus. Am J Obstet Gynecol. 2015;213:382e1-e6.

[17] Zwart JJ, Richters JM, Ory F, de Vries JI, Bloemenkamp KW, van Roosmalen J. Uterine rupture in the Netherlands: a nationwide population-based cohort study. BJOG. 2009;116:1069-1080.

[18] Al-Zirqi I, Stray-Pedersen B, Forsen L, Daltveit AK, Vangen S. Uterine rupture: trends over 40 years. BJOG. 2016; 123:780-787.

[19] Murphy, DJ. Uterine rupture. Curr Opin Obstet Gynecol. 2006;18:135-140.

[20] Smith JF, Wax JR. (2017). Rupture of the unscarred uterus. In Lockwood CJ, Barss VA, eds. UpToDate. https://www.uptodate.com /contents/rupture-of-the-unscarred uterus?search=Rupture%20 of%20the%20 unscarred %20uterus&source=search_result&selectedTitle=1~137&usage_type=default&display_rank=1. Accessed January 1, 2018.

[21] Thisted DL, Mortensen LH, Krebs L. Uterine rupture without previous cesarean delivery: a population-based cohort study. Eur J Obstet Gynecol Reprod Biol. 2015;195:151-155.

[22] Cunningham FG, Leveno K, Bloom SL, et al. Chapter 31: Prior Cesarean Delivery. In: Fried A, Boyle PJ, eds. Williams Obstetrics. 24th ed. New York, NY: McGraw-Hill Education, 2014.

[23] Spain JA, Shaikh S, Sandberg SA. Sonographic findings and diagnostic pitfalls in evaluation for uterine rupture in a case of fetal demise and prior cesarean delivery of unknown type. Ultrasound Q. 2017;33:69-73.

[24] Dow M, Wax JR, Pinette MG, Blackstone J, Cartin A. Third-trimester uterine rupture without previous cesarean: a case series and review of the literature. Am J Perinatol. 2009;26(10):739-744.

[25] Vilchez G, Nazeer S, Kumar K, Warren M, Dai J, Sokol RJ. Contemporary epidemiology and novel predictors

of uterine rupture: a nationwide population-based study. Arch Gynecol Obstet. 2017;296:869-875.

[26] Al-Zirqi I, Daltveit AK, Forsen L, Stray-Pedersen B, Vangen S. Risk factors for complete uterine rupture. Am J Obstet Gynecol. 2017;216:165e1-e8.

[27] Guiliano M, Closset E, Therby D, LeGoueff F, Deruelle P, Subtil D. Signs, symptoms and complications of complete and partial uterine ruptures during pregnancy and delivery. Eur J Obstet Gynecol Reprod Biol. 2014; 179:130-134.

[28] Matsubara S, Yano H, Baba Y. MY (Matsubara-Yano) uterine compression suture to prevent acute recurrence of uterine inversion. Acta Obstet Gynecol Scand. 2013; 92:734-735.

第 29 章 羊水栓塞
Amniotic Fluid Embolism

Ashley Deutsch　著
王媛媛　译

一、概述

羊水栓塞（amniotic fluid embolism，AFE）是一种罕见但具有破坏性的妊娠并发症，其特征是突发性心肺衰竭和弥散性血管内凝血（disseminated intravascular coagulation，DIC）。根据病例报告和尸检数据，发病率为 1.9/100 000～6.1/100 000 [1]。在发达国家，死亡率为 24%～80% [2]。症状突然出现，从轻微的器官功能障碍到严重的心血管衰竭、DIC 甚至死亡。由于其罕见性和有限的循证研究，目前尚无公认的诊断标准。典型的表现是突然出现缺氧、低血压、凝血障碍或产时出血。

1926 年，AFE 病例首次被报道，其临床后遗症最初被认为是阻塞性的，类似肺栓塞。对其病理生理学的理解是随着对病例的认识和研究而发展起来的。目前，AFE 的发病机制被认为是由于免疫介导的反应。建立国家羊水栓塞登记处的目的是收集所有 AFE 病例的数据，以促进医学界对这一罕见疾病的了解。由于这种疾病的罕见性，医生和机构在诊断和治疗 AFE 患者方面的经验有限，虽然还不完全清楚其发病机制，但了解目前认知的病理生理学可能有助于指导这些危重患者的诊疗。

二、病理生理

AFE 的病理生理学尚未完全阐明。每当母体 - 胎儿屏障被破坏时，胎儿细胞就进入母体循环。既往，人们认为胎儿细胞栓塞进入母体的肺循环，阻碍了血流。最近的数据显示，这种机制不太可能是原因。似乎对胎儿抗原的免疫介导反应会导致肺血管收缩剂水平的增加，如内皮素，引起肺血管痉挛 [2]。这种肺血管痉挛导致严重肺栓塞所见的缺氧和急性右心室心力衰竭 [1]。右心室衰竭通过减少左心输出量导致血流动力学衰竭，导致心源性肺水肿和低血压。

此处 AFE 也会引起母体免疫反应，导致血流动力学不稳定。肥大细胞活化可导致组胺、缓激肽、炎性细胞因子、促凝物质等产生增加。这种免疫反应会导致一种称为 "妊娠过敏综合征" 的过敏性母体反应 [3]。促凝物质（如凝血因子Ⅶ和血小板）的增加也可能导致 DIC，最终导致出血和多器官衰竭。此外，由于尚不清楚的原因，DIC 可导致子宫收缩乏力，这可能加重产后出血 [2]。

三、危险因素

国家登记数据显示，70% 的 AFE 病例发生在分娩期间，19% 发生在剖宫产期间，11% 发生在阴道分娩后，此外在孕早、中期，流产时，以及在羊膜穿刺术中报道了罕见的病例。前置胎盘、胎盘植入和胎盘早剥也会增加 AFE 的风险 [4]。AFE 可能在分娩后 48h 内发生，因此对于所有存在血流动力学不稳定迹象的产后患者都应予以考虑。其他报道的 AFE 的危险因素包括多胎、子宫破裂、子痫、高龄产妇和羊水过多等。

四、临床特征

AFE 最常发生在分娩过程中；实际上随时都有母胎屏障破裂的可能性，如子宫外伤或实施臀位外倒转时[1]。AFE 典型的表现为缺氧、低血压、出血和癫痫发作。AFE 患者可出现许多非特异性症状，包括低血压、缺氧、呼吸困难、咳嗽、腹痛、胸痛、癫痫发作和出血。患者最初可能会出现精神状态的改变或即将来临的厄运感。患者在紧急情况下可能出现心肺骤停症状。

分类

AFE 可分为心肺衰竭型和 DIC 型[2]，其中 DIC 占 83%，表现为静脉穿刺出血、阴道或胃肠道出血、血尿，胎儿心率通常显示缺氧迹象，包括晚期减速或长时间减速。随着母体心血管衰竭的表现，血液从外周循环分流到母体中央循环，导致胎儿低灌注[3]。

五、诊断

AFE 的症状类似于妊娠期其他危重症的症状，包括肺栓塞、过敏反应、急性心肌梗死和感染性休克。因此，AFE 是一种排除性诊断[1,3]。医务人员必须对任何身患危重病的孕妇有高度的临床怀疑。

在病理学检查中，母体肺循环中存在胎儿鳞状细胞是典型的诊断方法；然而在没有发生 AFE 的孕妇中亦可检测到胎儿细胞，这使其不可靠[2]。最近，胰岛素样生长因子结合蛋白 -1 水平的升高被认为是危重病患者 AFE 诊断的确证，然而尚未进行验证性研究[5,6]。存在肺栓塞与母体过敏反应的体征结合最能提示 AFE[2]。因此不建议对 AFE 进行特殊的诊断，目前仍然是一种临床诊断。

对患者症状的基本诊断调查应包括评估贫血和血小板减少症的全血细胞计数（CBC）、电解质测定的基础代谢测试、肝衰竭的肝功能测试，以及国际标准化比值（INR）和部分凝血酶原时间（PTT）。D- 二聚体和纤维蛋白原水平也有助于评估凝血状态。心电图（EKG）应评估心律失常或缺血迹象。胸部 X 线可以评估肺炎、肺气肿、充血性心力衰竭和心脏肥大。肺 CT 血管造影（CTA）或通气灌注（VQ）扫描可用于诊断肺栓塞。应尽早获取血型和筛查结果，通知血库可能存在 AFE 的患者，以预测对血液制品的需求。在照顾和抢救心血管衰竭的母亲时，应尽可能进行胎心率监测。除了提示胎儿窘迫外，胎儿心率异常症状等出现可先于母体出现血流动力学不稳定症状[3]。

六、处理

AFE 患者的管理主要集中在对母亲的对症支持性护理上。初始治疗应以逆转缺氧、心血管衰竭和 DIC 为重点[2]。患者应置于左侧卧位，以避免下腔静脉压迫。缺氧患者经鼻插管或无再呼吸面罩对氧气无反应时，应在准备插管时开始无创正压通气。建议尽早插管以优化氧合。在考虑到 AFE 的缺氧和低血压患者中，氯胺酮是诱导剂的首选药物[7]。因高氧可加重脑再灌注损伤，一旦缺氧逆转应降低吸氧浓度报警（FiO_2），使血氧饱和度保持在 94%～98%。

AFE 诱发 DIC 所致产后出血患者，在配合手术治疗的同时，应启动紧急输血方案。应以 1∶1∶1 的比例给予补充红细胞、新鲜冰冻血浆和血小板纠正出血。缩宫素和子宫按摩可改善子宫收缩力，并可减少出血。如果子宫收缩乏力对这些措施不敏感，则应开始宫内气囊填塞，并联系介入放射科准备子宫动脉栓塞术。应通过至少 2 条大口径静脉通道尽早纠正低血压；如果低血压难以控制且怀疑出血，则应立即开始输血。只要有可能应设置床旁血栓弹性成像设备，可以精确了解凝血紊乱情况，帮助医生选择抗纤溶药（如氨甲环酸）。

血管升压素适用于可疑AFE的不稳定患者。这些患者有发生右心衰竭的风险，可在几分钟到几小时内发展为左心衰竭。左心衰患者应积极利尿，并注意防止初始液体的过度使用[4]。这些患者还可能需要多巴酚丁胺或米力农。如果出现严重心力衰竭或肺萎陷，可使用体外膜肺氧合（ECMO）或体外循环术（如果可行的话）。然而，这两种干预都可能会并发DIC。

一旦开始复苏治疗，医生应尽一切努力排除其他疾病，如肺栓塞、感染性休克、过敏反应和心肌梗死[1,8]。对于AFE，目前尚无公认或批准的特殊治疗方法。根据该病的病理生理学提出的理论治疗方法包括血液滤过或血浆置换融合、大剂量皮质类固醇治疗和C_1抑制药浓缩物[2]。这些治疗方法尚未研究或验证。

胎儿的早期分娩已被证明能改善孕妇和胎儿的死亡率。因此对可疑患者进行紧急产科评估至关重要。对于心肺骤停的患者，通过复苏性剖宫产术立即分娩胎儿对母亲和新生儿都有改善的效果。一旦诊断为AFE，应向全国羊水栓塞登记处报告（www.AFEsupport.org）。

七、处置

所有诊断为AFE的患者都需要具有产科能力的重症监护病房级别的护理[3]。如果无法提供这些服务，则应尽早将患者转到有重症监护、产科和新生儿重症监护服务的医院。即使是一般情况良好的疑似AFE患者，也应安排危重护理转运，因为这些患者可迅速发生失代偿。

八、总结

AFE的死亡率很高，但早期识别、有效复苏和立即分娩有活力的胎儿（>23周）可以改善预后。随着对病理生理学的理解，以及在早期识别和积极支持治疗方面的努力有所增加，AFE的总生存率似乎正在提高。目前尚无可靠的实验室AFE确诊试验，AFE仍然是一种排除诊断，因此医护人员必须对危重孕产妇保持高度的临床怀疑。虽然典型的表现并不总是常见，但缺氧、不明原因的低血压、呼吸急促和厄运迫近感应该提醒医护人员注意AFE发生的可能性。

本章要点
1. AFE是一种罕见但常致命的妊娠并发症。
2. AFE的病理生理学尚不清楚，但可能是母体循环中对胎儿抗原的免疫过敏性类毒素反应，被称为"妊娠过敏性综合征"。
3. AFE是一种排除性诊断，其他危及生命的妊娠相关情况应予以考虑，如肺栓塞、过敏反应、急性心肌梗死和感染性休克。
4. 肺动脉栓塞与母体类过敏反应的联合症状高度提示急性过敏反应。
5. 治疗是对症支持性的，注重早期识别和迅速改善血流动力学和肺部稳定性。
6. 早期分娩胎儿改善母亲和胎儿的预后。
7. DIC是AFE的一种并发症，与子宫收缩乏力和产后出血有关。

参考文献

[1] Ito F, Akasaka J, Koike N, Uekuri C, Shigemitsu A, Kobayashi H. Incidence, diagnosis, and pathophysiology of amniotic fluid embolism. J Obstet Gynaecol Res. 2014; 34:580-584.

[2] Tamura N, Farhana M, Oda T, Itoh H, Kanayama N. Amniotic fluid embolism: pathophysiology from the perspective of pathology. J Obstet Gynaecol Res. 2017; 43(4):627-632.

[3] Shamshirsaz AA, Clark SL. Amniotic fluid embolism. Obstet Gynecol Clin North Am. 2016;43:779-790.

[4] Pacheco L, Saade G, Hankins G, Clark SL. Amniotic fluid embolism: diagnosis and management. Am J Obstet Gynecol. 2016;215(2):B16-B24.

[5] Benson M. What is new in amniotic fluid embolism? Obstet Gynecol. 2017;129:941-942.

[6] Legrand M, Rossingol M, Dreux S, et al. Diagnostic accuracy of insulin-like growth factor binding protein-1 for amniotic fluid embolism. Crit Care Med. 2012;40:2059-2063.

[7] Devroe S, Van de Velde M, Rex S. General anesthesia for cesarean section. Curr Opin Anaesthesiol. 2015; 28(3):240-246.

[8] Pantaleo G, Luigi N, Federica T, Paola S, Margherita N, Tahir M. (2013). Amniotic fluid embolism: review. Curr Pharm Biotechnol. 14:1163-1167.

第 30 章 产褥感染
Postpartum Infections

Samsiya Ona 和 Khady Diouf 著
杨 静 译

一、概述

(一) 背景

根据美国孕产妇死亡监测系统报道显示，孕产妇死亡率有逐年升高趋势。1987—2011 年，孕产妇死亡率由 7.2/10 万升高至 17.8/10 万[1]。分娩后 1 年内孕产妇死亡原因分类中，12.7%与感染或脓毒血症有关。近年来，感染导致死亡原因的占比相对稳定，是美国孕产妇死亡的第 4 大原因[1]。几项高收入国家的研究显示，脓毒血症在分娩中发生率为 0.1‰～0.6‰。在低收入国家每年有 75 000 例产妇罹患脓毒血症导致死亡[2]。

产后感染最常见的原因包括生殖道感染（如子宫内膜炎）、感染性盆腔血栓性静脉炎（septic pelvic thrombophlebitis，SPT）和盆腔脓肿、尿路感染（UTI）、乳腺炎、乳腺脓肿，以及罕见的硬膜外脓肿和脑膜炎（图 30-1）[3]。危险因素包括分娩方式、紧急分娩、免疫缺陷状态和社会经济状况[3]。贫血是一个与营养不良或社会经济能力低下有关的危险因素[3]，高龄和体重指数（BMI）都与产后感染发生率增加有关[4]，其他危险因素包括糖尿病和剖宫产前阴道试产[3]。在医疗水平较差的地区，产褥感染风险增高，其他感染（如疟疾、伤寒、破伤风）率也有升高。

(二) 产后发热

产后期，也称为产褥期，定义为胎盘娩出后（第三产程结束后）直到产后 6～12 周，产

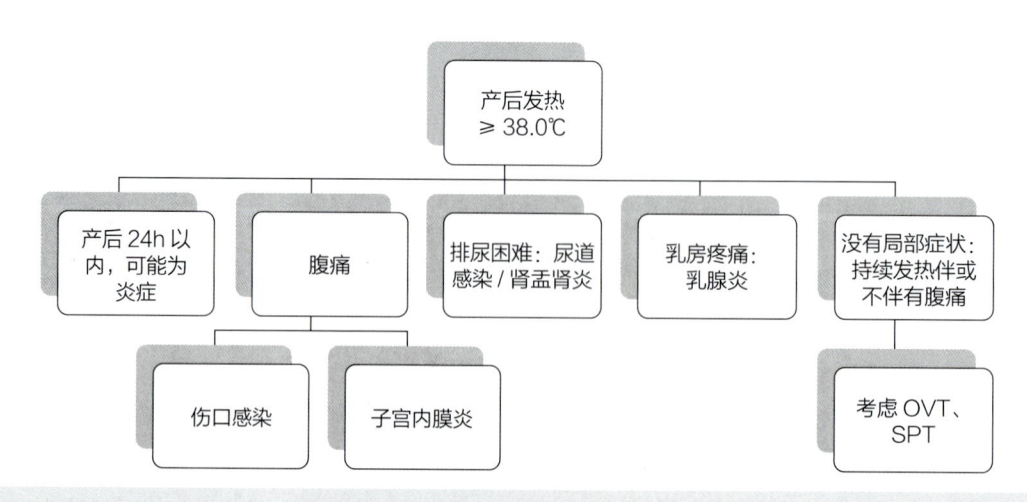

▲ 图 30-1 产后发热的常见原因
OVT. 卵巢静脉血栓性静脉炎；SPT. 感染性盆腔血栓性静脉炎

妇生理特征预期完全恢复到孕前状态的一段时期。一些专家将这一时期定义为产后 12 周，因为生理改变可能还在继续[5]。美国孕产妇福利联合委员会将产后发热定义为产后 10 天内的任意 2 天口腔温度≥ 38.0℃。在分娩后24h，低热比较常见，原因可能为炎症。发热可能会自发缓解，特别是阴道分娩后或使用米索前列醇后。实际上，任何产妇产后发热都需要进行彻底的体格检查，持续发热达 24h 需要进行全面评估，包括进行全面体格检查、全血细胞计数（CBC）、血液培养、尿液分析、尿液培养，以及根据主要鉴别诊断开始使用抗生素。进一步的实验室测试是个性化的，基于特定患者的表现和体检结果。产后感染根据病史和体格检查，以及实验室和影像学检查进行鉴别诊断。

（三）最常见病因

子宫内膜炎是产后感染最常见的原因。与阴道分娩的女性相比，接受剖腹产手术的女性发生产后感染的风险要高出 5~20 倍[6]。经阴道分娩后子宫内膜炎的发生率为 1%~3%，剖宫产术后即使预防性应用抗生素，子宫内膜炎的发生率仍高达 27%[3,7]。

（四）临床表现

患者通常在产后出现发热。其他症状可能包括腹部或乳房疼痛、阴道或切口有恶臭的分泌物流出、阴道出血、乏力、恶心和呕吐或全身感染的症状。患者可能主诉排尿困难、血尿、腰痛、呼吸困难或咳嗽。应以病史和体格检查结果为依据进行检查和管理。

二、子宫内膜炎

产后子宫内膜炎是指在产后累及蜕膜的感染。感染蔓延到子宫肌层称为子宫肌层内膜炎，子宫旁组织的感染称为子宫旁（组织）炎[8]。

（一）病因

子宫内膜炎由多种微生物上行感染所致，通常在产后 1 周内发生，是产后感染最常见的原因。在一项关于针对产褥期未接受任何预防性抗生素治疗的产妇的研究中，最常见感染病原体是阴道加德纳菌、消化球菌、类杆菌、表皮葡萄球菌、B 族链球菌和解脲支原体[9]。数据显示，晚发产后子宫内膜炎可能在 1~6 周出现延迟症状。如产后 2~3 周，沙眼衣原体是最常见的病原体[10,11]。

在处于免疫抑制状态的患者中，如人类免疫缺陷病毒感染者，可能会分离出其他不常见的病原体，如单纯疱疹病毒和巨细胞病毒[8]。可能引起严重并发症和死亡率的罕见病原体，应在持续发热或疾病进展的患者中进行鉴别。这些病原体包括索氏梭菌（C. sordellii）、产气荚膜梭菌或链球菌（即甲类链球菌）。葡萄球菌中毒性休克综合征也必须考虑。本文报道了几例由索氏梭菌引起的产后子宫内膜炎，死亡率接近 70%[12,13]。报道的症状和体征包括先前健康的女性突然出现流感样症状、进行性难治性低血压、局部和扩散性组织水肿、没有发热，但实验室检查显示白细胞增多和红细胞压积升高，通常由中毒性休克引起[12]。

在链球菌感染的病例中，常见的分离菌按流行率下降顺序依次为 B 族肠道链球菌、D 族肠道链球菌、D 族非肠道链球菌、肺炎链球菌和草绿色链球菌[14]。临床表现包括早发型发热，通常局部症状很少，血液和生殖器分离株之间有良好的相关性[14]。

（二）危险因素

子宫内膜炎最常见的危险因素是剖宫产，尤其是第二产程中的剖宫产。如果未应用预防性抗生素，子宫内膜炎在择期剖宫产发生风险为 3.5%，在分娩发动后剖宫产中风险高达28%；使用抗生素预防后，风险分别降至 1.7% 和 11%。[6,15]。其他危险因素列于表 30-1。

表 30-1　子宫内膜炎的危险因素

剖宫产尤其是在第二产程的剖宫产
绒毛膜羊膜炎
产程延长
破膜破裂时间长（特别是＞18h）
多次宫颈检查，尤其是胎膜破裂后
人工剥离胎盘
宫腔球囊的使用
免疫抑制状态（HIV感染、长期应用激素、控制不良的糖尿病）
早产
手术产
过期产
B群链球菌定植
社会经济地位低下

HIV. 人类免疫缺陷病毒

经许可转载，引自 Postpartum endometritis. In: UpToDate, Post TW (Ed), UpToDate, Waltham, MA. (Accessed on June 2018.) Copyright © 2018 UpToDate, Inc. 更多信息请登录 www.uptodate.com

（三）诊断

子宫内膜炎的诊断是基于患者病史相关的体格检查和实验室检查结果。患者可能主诉发热伴或不伴寒战、不适感、腹痛加重、阴道分泌物恶臭或阴道流血。发热和心动过速应可疑感染。子宫底压痛是子宫内膜炎的特征，同时应该排除其他感染，实验室检查可能显示白细胞增多。尽管血液培养通常不改变抗生素的选择管理，但是推荐所有产时和产后发热患者常规进行血液培养，有针对性地依据感染微生物进行治疗。对于出现突发性或不寻常症状的患者，血液培养可能会提示引起产后感染的更致命的原因，包括甲类链球菌或产气荚膜梭菌。

在出现迟发性产后子宫内膜炎或大量阴道出血的患者中，超声成像可用于评估是否存妊娠产物残留，这通常需要一个排出过程（诊断性刮宫术）。磁共振成像可用于开始治疗48h后临床症状无改善的患者。

子宫内膜炎的病理诊断是非特异性的，并不总是与临床子宫内膜炎相关[16]。子宫内膜培养很少被推荐使用，原因是其通过宫颈管时易被污染。此外，病原菌通常是多种微生物感染，不推荐因等待培养结果而延误治疗，也很少因此更改治疗方案。

（四）治疗

经验性抗生素疗法针对多种微生物感染。建议以静脉注射广谱抗生素作为初始治疗，目标应包括最常见的病原体，包括兼性和厌氧菌。一般来说，氨苄西林、庆大霉素和克林霉素的联合用药，是覆盖多种微生物的合理选择。对于有严重感染征象的患者，哌拉西林/他唑巴坦可作为一种替代治疗方法。

（五）并发症

子宫内膜炎可导致菌血症、败血症，甚至死亡。在一些患者中，它也可能导致晚期产后出血，需要行子宫切除术。子宫内膜炎治疗不当或延误治疗可能导致 Asherman 综合征（宫腔粘连）和继发性不孕。

如果一个患者规范应用抗生素治疗24～48h无效，需考虑以下情况[3]。

1. 盆腔肿块感染，如脓肿、血肿感染、SPT或滞留的胎盘感染。

2. 耐药菌（如肠球菌）对头孢菌素类、克林霉素和庆大霉素类抗生素耐药。

3. 肾盂肾炎、肺炎或静脉导管静脉炎。

4. 抗生素剂量不足。

三、伤口感染

（一）概述

据报道，2.5%～16%的剖宫产患者伤口感染发生在术后 4～7 天。但是，感染也可以发生在产后 2～3 周。会阴感染通常包括之前修复的撕裂伤口或侧切口裂开，这些通常涉及皮肤或胃肠道菌群的异位。感染通常局限于裂伤口，但也可累及周围皮肤，引起蜂窝组织炎、脓肿，在少数情况下可引起坏死性筋膜炎[17]。感染恶化可能会进入坐骨直肠窝，表现为臀部疼痛[18]。

与阴道分娩相比，剖宫产伤口感染的风险增加了 5～20 倍[2]。该风险已经通过切口前预防性使用抗生素明显降低。近期的一项 Meta 分析表明，术前加用聚维酮碘清洁阴道可以降低伤口感染的风险[19]。此外，一项随机对照试验显示，加用阿奇霉素在降低非择期剖宫产术感染方面优于安慰剂[20]。

（二）病因

剖宫产后的伤口感染被认为是多种微生物感染，包括需氧菌、厌氧菌和解脲支原体（或支原体）。从感染伤口中分离出的最常见的病原体包括解脲支原体、葡萄球菌和肠球菌。剖宫产时，羊水和绒毛膜羊膜中最容易分离出解脲支原体[19]。危险因素包括潜在的免疫抑制状态、营养不良和贫血。增加产后伤口感染的危险因素，包括预定的或紧急的剖宫产、高度会阴撕裂伤（如Ⅲ度和Ⅳ度撕裂伤）、外阴切开术、手术分娩（可能增加高度撕裂伤的风险），以及人工剥离胎盘[4]。

（三）诊断

患者通常在感染部位（切口部位或会阴部位）出现疼痛，伴或不伴流液，并可能有全身感染征象。体格检查局部可发红并触及柔软的积液。如果担心积液扩大，可能需要影像学检查（盆腔超声或 CT 扫描），影像学研究有助于确定最佳干预措施（如清创术）。

（四）治疗

无全身感染征象的蜂窝织炎可以用口服抗生素治疗，皮肤菌群通常是其罪魁祸首。因此，使用头孢菌素（如头孢唑林）或克林霉素就足够了[18]。对于那些有抗甲氧西林金黄色葡萄球菌（MRSA）定植危险因素的患者抗生素应覆盖，包括产前住院、长期护理机构住院、血液透析、HIV 感染或其他免疫抑制疾病。治疗时间取决于感染的严重程度和对治疗的反应，为 5～14 天[21]。

如果发现液体积聚，在患者可耐受的情况下，局部麻醉后进行切开引流并冲洗。另外，应该在局部或全身麻醉下进行。愈合是后续需要关注的。对于深部感染，在看到健康的肉芽组织之前，可能需要使用 kerlix 干湿包。另外，据报道使用伤口负压吸引器进行负压伤口治疗可以促进康复，因为它可以消除伤口水肿，减少细菌数量，增加局部血流量，促进血管生成和上皮再生[3]。根据伤口缺损的大小，可能需要 1～2 周或更长时间才能愈合。在某些特定情况下，如果发现有明显的健康组织，可以考虑间断缝合。如果有坏死性筋膜炎，如临床情况恶化，疼痛与身体检查不成比例，或组织内有气体，需要紧急外科会诊进行广泛清创及切除。适当扩大抗生素的覆盖范围，如万古霉素、哌拉西林 - 他唑巴坦和克林霉素。

（五）并发症

会阴感染治疗不当或未经治疗的并发症，可能包括阴道挛缩和间歇性或永久性大便失禁。在误诊的情况下，特别是坏死性筋膜炎，有导致死亡的风险。

四、哺乳期乳腺炎 / 乳房脓肿

（一）病理生理

乳腺炎是由来自皮肤菌群或新生儿口腔菌群（酵母菌）的病原体引起的。葡萄球菌属，包括葡萄球菌（金黄色葡萄球菌）、MRSA，是发病时从血液培养最常分离出的病原体。它可以发生在哺乳期的任何时候，但最常见的发生在产后 6 周。可能的发病机制包括未频繁的哺乳或抽奶，造成细菌在淤积的奶水中繁殖[22]。

（二）病因

常见的病因包括乳头皲裂、未频繁喂奶或挤奶导致乳腺导管堵塞、婴儿感染影响口腔黏膜、断奶迅速、产妇营养不良、产妇压力过大和疲劳，以及乳房受压（如紧身衣）。

（三）诊断

症状包括疼痛、发热、发冷、肌痛、不适和流感样症状，诊断通常是通过体格检查确定的。哺乳期乳腺炎表现为乳房局部有固定的发红、压痛，超声显像上呈鹅卵石状（图 30-2 和图 30-3）。产妇体温可能＞ 38.5℃。与涨奶不同，后者并不伴有高热和肌痛。皮肤有红斑、压痛、波动性肿块代表脓肿形成，超声显像可证实诊断。实验室检查在诊断中不是必需的。在持续感染对推荐的抗生素疗法没有反应的情况下，可以进行母乳培养，但这种情况很少。培养之前应对乳头进行清洁，以防止标本污染，且应该丢弃前段的乳汁。

（四）治疗

1. **抗生素药物** 一线抗生素的选择覆盖了金黄色葡萄球菌。母乳喂养的情况下抗生素的选择应适合母乳喂养，乳腺炎不是停止母乳喂养的指征。

如果不考虑抗甲氧西林金黄色葡萄球菌，门诊抗生素治疗方案推荐如下。

- 双氯西林 500mg，口服，每日 4 次。
- 头孢氨苄 500mg，口服，每日 4 次。
- 如 β- 内酰胺过敏，克林霉素 300mg，口服，每日 4 次。

对于非严重 MRSA 感染。

- 甲氧苄啶 - 磺胺甲噁唑 1~2 片，口

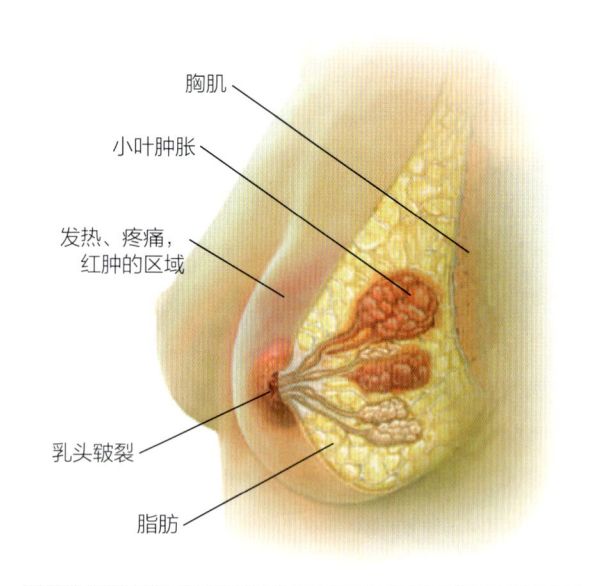

▲ 图 30-2 急性乳腺炎

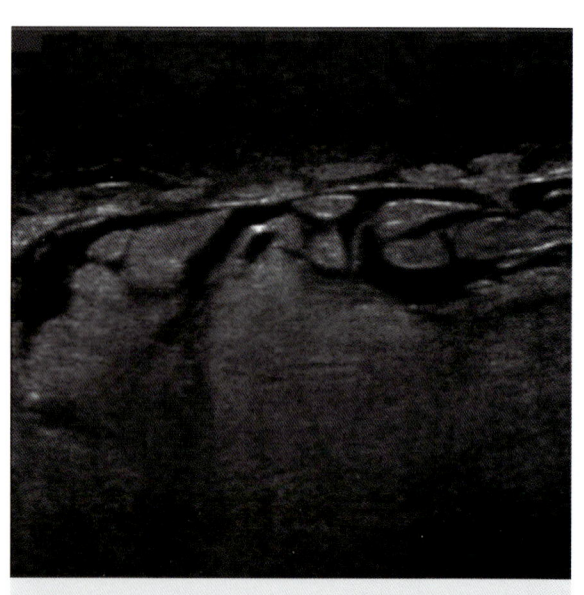

▲ 图 30-3 乳腺炎的超声表现

服，每日 2 次（超过新生儿期）或克林霉素 300mg，口服，每日 4 次为佳。

- 甲氧苄啶 - 磺胺甲噁唑不应该用于哺乳新生儿的母亲，否则会危及婴儿，因其可使胆红素移位和核黄疸的风险增加。

- 利奈唑胺 600mg，口服，每日 2 次是可以接受的，但关于母乳代谢的数据有限。

2. **治疗时间** 治疗的最佳持续时间尚不清楚，但推荐 10~14 天的疗程，在疗效好的情况

下，时间可缩短至 5～7 天。

3. **预防复发** 频繁的母乳喂养或抽奶可以降低复发的风险。建议在乳头皲裂的情况下进行哺乳咨询，以确保最佳的母乳喂养方式。

4. **并发症** 如果复发性乳腺炎在同一部位再次出现，或尽管改变了治疗方案但对抗生素没有反应，则应考虑发炎性乳腺癌。

五、泌尿道感染 / 肾盂肾炎

（一）病理生理

产后尿路感染的表现与未妊娠的患者相似。主要的危险因素是在分娩或产后使用 Foley 导尿管，这在患者使用硬膜外麻醉或剖宫产时很常见。其发病机制为与尿道口或阴道口上行的尿道病原体有关，或者通过菌血症或淋巴管引起肾脏扩散[23]。

（二）病因

尿路感染最常见的病原体是大肠杆菌，约有 6% 的菌株产生超广谱 β- 内酰胺酶（ESBL）[24]。其他种较少见的病原体包括肠道细菌（如克雷伯菌和变形杆菌）、肠道链球菌和葡萄球菌（甲氧西林敏感型金黄色葡萄球菌和抗甲氧西林金黄色葡萄球菌）。念珠菌尿路感染有报道。

（三）诊断

急性膀胱炎的典型症状，包括排尿困难、尿频、尿急、耻骨上疼痛和血尿。以下症状提示肾盂肾炎，如发热（＞ 38℃）、寒战、侧腹疼痛、肋脊角压痛，以及恶心呕吐。非典型症状包括上腹或下腹疼痛，如主诉急性发作性气短时应考虑存在急性呼吸窘迫综合征风险，需立即进行评估。

急性复杂性尿路感染的诊断，主要依据体温＞ 38℃ 和全身体征（如寒战、僵直、乏力、腰痛、肋脊角压痛等）。这些表明感染可能扩展到膀胱以外，需要更长的治疗时间。

（四）治疗

初步评估确定患者需要住院管理或者门诊管理。选择合并尿路感染的患者，包括败血症患者、因恶心和呕吐而不能耐受口服药物治疗的临床患者，以及发热＞ 38.4℃ 的患者。如果有尿路梗阻的迹象，伴或不伴严重肾积水，都需要入院手术治疗。

抗生素的选择与非妊娠患者相同，但是，氟喹诺酮类和四环素类抗生素不适合哺乳期，应该避免给母乳喂养的患者使用。治疗急性无并发症膀胱炎的常用药物包括如下几种。

- 头孢氨苄 500mg，每日 2 次，每次 5～7 天。
- 磷霉素 3g，口服，单次。
- 头孢泊肟 100mg，每日 2 次，每次 5～7 天。
- 阿莫西林 - 克拉维酸 500mg，每日 2 次，每次 5～7 天。
- 呋喃妥因 100mg，每日 2 次，每次 5 天。
- 三甲氧苄啶 - 磺胺甲噁唑 160/800mg，每日 2 次，每次 3 天。

复杂性尿路感染的处理如图 30-4 所示。

（五）并发症

感染进展可出现菌血症、败血症、多器官功能障碍、休克合并或不合并肾衰竭。急性肾盂肾炎也可发展为肾皮质 - 髓质脓肿、肾周围脓肿、气肿性肾盂肾炎或肾乳头坏死。感染性肾结石引起的并发症包括黄色肉芽肿性肾盂肾炎，这是肾盂肾炎的一种罕见变异。而急性呼吸窘迫综合征大多与妊娠有关，但也对围产期患者产生影响。

六、呼吸道感染 / 肺炎

（一）病理生理

产后上呼吸道感染通常与分娩过程无关。因紧急剖宫产接受全身麻醉紧的患者罹患肺炎的风险增高，因为她们误吸的风险较高。术后的病理

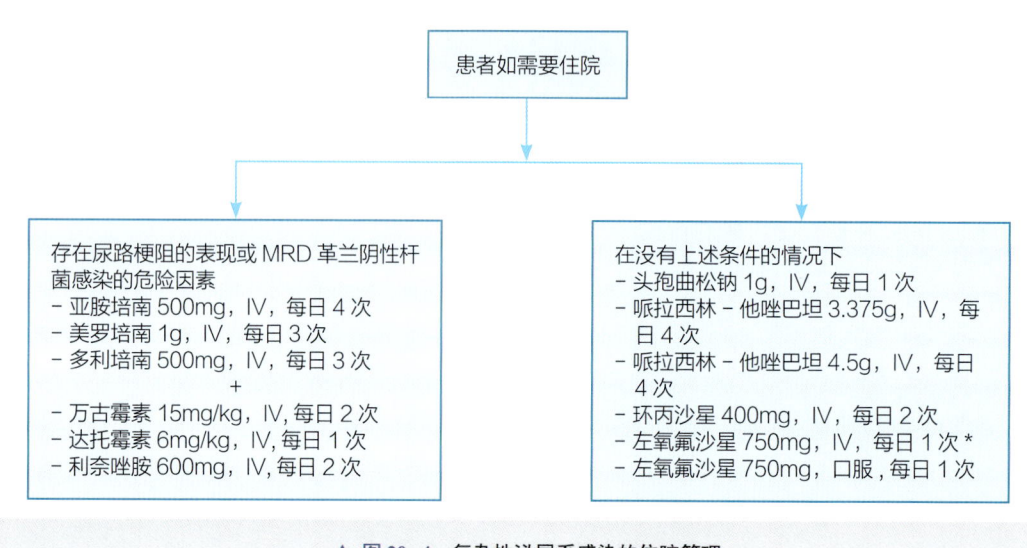

```
                        患者如需要住院
                    ┌──────────┴──────────┐
存在尿路梗阻的表现或 MRD 革兰阴性杆        在没有上述条件的情况下
菌感染的危险因素                          - 头孢曲松钠 1g，IV，每日 1 次
- 亚胺培南 500mg，IV，每日 4 次           - 哌拉西林 - 他唑巴坦 3.375g，IV，每
- 美罗培南 1g，IV，每日 3 次                日 4 次
- 多利培南 500mg，IV，每日 3 次           - 哌拉西林 - 他唑巴坦 4.5g，IV，每日
         +                                  4 次
- 万古霉素 15mg/kg，IV，每日 2 次         - 环丙沙星 400mg，IV，每日 2 次
- 达托霉素 6mg/kg，IV，每日 1 次          - 左氧氟沙星 750mg，IV，每日 1 次 *
- 利奈唑胺 600mg，IV，每日 2 次           - 左氧氟沙星 750mg，口服，每日 1 次
```

▲ 图 30-4　复杂性泌尿系感染的住院管理
IV. 静脉注射；MRD. 多重耐药
*. 尽可能避免多重耐药的母亲母乳喂养

生理学与未妊娠的患者没有什么不同[25]。产褥期女性在分娩后 2 周内比未妊娠女性更容易感染的流感，并且发生并发症的风险更高。

（二）病因

全身麻醉是最常见的危险因素。因疼痛控制不好导致深吸气减少，可能是原因之一。

（三）诊断

患者通常会出现以下临床表现，包括发热、咳痰、流涕和咽痛。在流感季节一旦怀疑流感样疾病（发热、咳嗽和咽痛），应立即应用抗病毒药物进行治疗。快速抗原检测特异性差，不应依赖其指导抗病毒药物的治疗。胸部 X 线片可见渗出性改变，可协助诊断。应该预约全血细胞计数和血培养。

（四）治疗

抗生素的选择应该考虑到患者是否哺乳。一般来说，使用抗生素（如青霉素、头孢菌素类和大环内酯类药物）不影响母乳喂养。应该避免使用喹诺酮类和四环素类药物。https://toxnet.nlm.nih.gov/newtoxnet/lactmed.htm 为哺乳期女性提供药物的选择参考。

当怀疑有流感时，应立即给予抗病毒治疗。产后 2 周内的产妇与孕妇一样容易出现严重的流感并发症，因此，应该遵循美国妇产科医师学会（ACOG）和母胎医学协会（SMFM）联合发布的流感样疾病分诊筛选规范（图 30-5）[26]。

需要治疗的呼吸道感染女性很少需要与她们的婴儿隔离，但是良好的手卫生应该得到重视。活动性肺结核是一个例外，需要母亲和婴儿暂时隔离。不鼓励母乳喂养，但鼓励良好的手部卫生以限制传播。此外，母乳喂养会为新生儿提供被动免疫力。

七、感染性盆腔血栓性静脉炎

（一）病理生理

感染性盆腔血栓性静脉炎（SPT）是产后发热的一个较少见的原因。SPT 的发生率在阴道分娩中为 1/9000，剖宫产中为 1/800。产后女性是血栓形成的高风险人群，由于内皮损伤、静脉瘀血和高凝状态（virchow triad），这增加了她们患 SPT 的风险[27]。内皮损伤可能由分娩过程中的创伤引起，包括产时血管结构的创伤、子宫感染或手术本身。妊娠引起的卵巢静脉扩张和产后静

第 30 章 产褥感染
Postpartum Infections

美国妇产科医师协会　　　母胎医学会

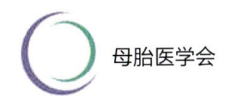

对疑似或确诊感染流感的孕妇进行评估和治疗

妊娠女性发生流感严重并发症的风险很高，如重症监护病房住院、早产和孕产妇死亡。疑似或确诊的流感患者应该给予抗病毒治疗，而不考虑其疫苗接种情况。是否需要治疗根据临床评估，而不是依赖检测结果。以下流程的制定是为了帮助从业者对疑似或确诊孕妇进行快速评估和治疗，并通过电话进行分流。

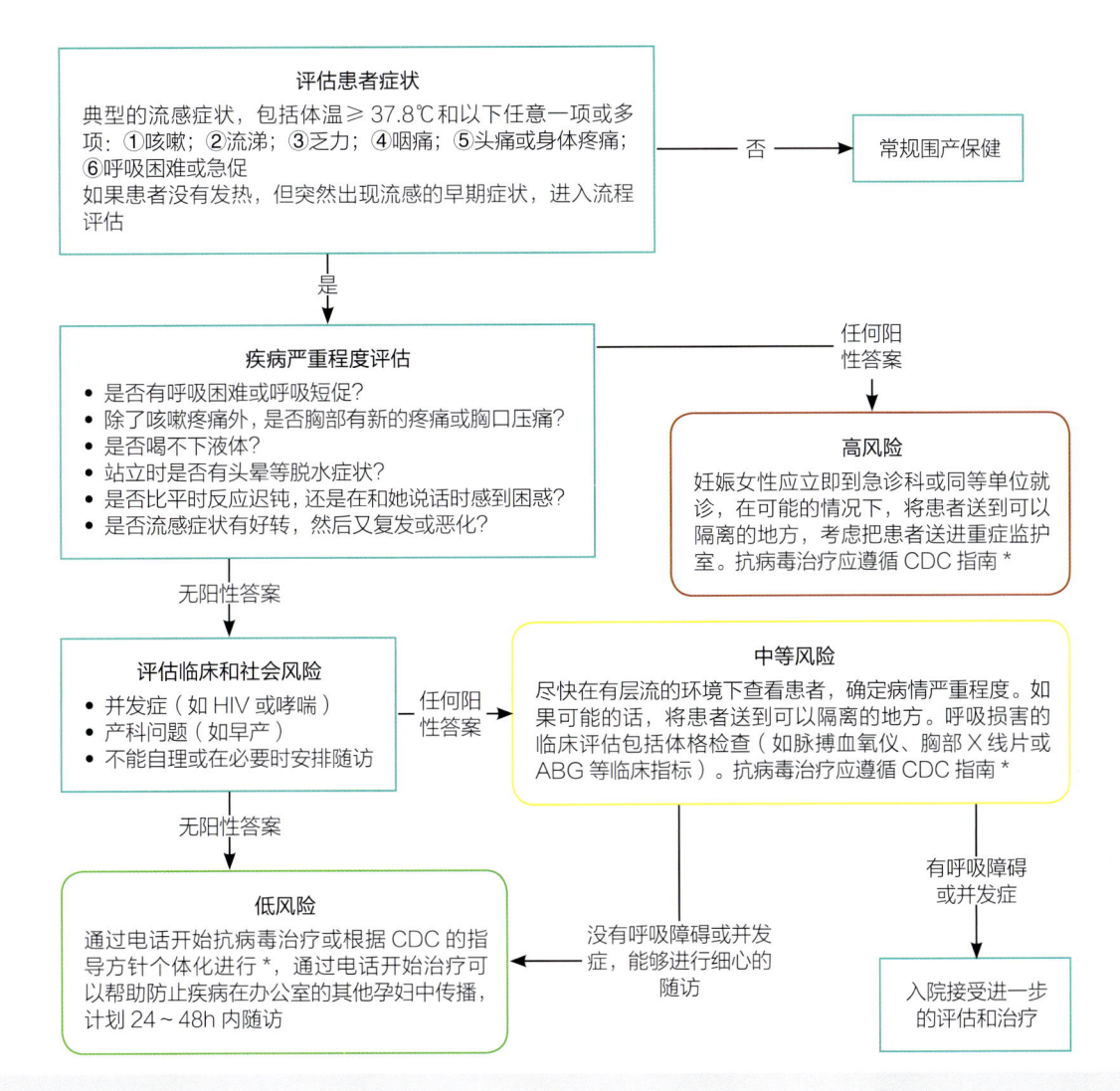

```
┌─────────────────────────────────────┐
│ 评估患者症状                          │
│ 典型的流感症状，包括体温≥ 37.8℃和以下任意一项或多 │
│ 项：①咳嗽；②流涕；③乏力；④咽痛；⑤头痛或身体疼痛； │
│ ⑥呼吸困难或急促                       │── 否 ──▶ 常规围产保健
│ 如果患者没有发热，但突然出现流感的早期症状，进入流程   │
│ 评估                                │
└─────────────────────────────────────┘
            │ 是
            ▼
┌─────────────────────────────────────┐
│ 疾病严重程度评估                      │──任何阳性答案──┐
│ • 是否有呼吸困难或呼吸短促？            │              │
│ • 除了咳嗽疼痛外，是否胸部有新的疼痛或胸口压痛？│              ▼
│ • 是否喝不下液体？                    │      ┌──────────────────────┐
│ • 站立时是否有头晕等脱水症状？          │      │ 高风险                │
│ • 是否比平时反应迟钝，还是在和她说话时感到困惑？│    │ 妊娠女性应立即到急诊科或同等单位就 │
│ • 是否流感症状有好转，然后又复发或恶化？   │      │ 诊，在可能的情况下，将患者送到可以 │
└─────────────────────────────────────┘      │ 隔离的地方，考虑把患者送进重症监护 │
            │ 无阳性答案                          │ 室。抗病毒治疗应遵循 CDC 指南 *  │
            ▼                                  └──────────────────────┘
┌─────────────────────────────────────┐
│ 评估临床和社会风险                    │              ┌──────────────────────┐
│ • 并发症（如 HIV 或哮喘）              │──任何阳性答案──▶│ 中等风险              │
│ • 产科问题（如早产）                  │              │ 尽快在有层流的环境下查看患者，确定病情严重程度。如 │
│ • 不能自理或在必要时安排随访            │              │ 果可能的话，将患者送到可以隔离的地方。呼吸损害的 │
└─────────────────────────────────────┘              │ 临床评估包括体格检查（如脉搏血氧仪、胸部 X 线片或 │
            │ 无阳性答案                          │ ABG 等临床指标）。抗病毒治疗应遵循 CDC 指南 * │
            ▼                                  └──────────────────────┘
┌─────────────────────────────────────┐                       │ 有呼吸障碍
│ 低风险                               │                       │ 或并发症
│ 通过电话开始抗病毒治疗或根据 CDC 的指   │ 没有呼吸障碍或并发           ▼
│ 导方针个体化进行 *，通过电话开始治疗可   │◀─症，能够进行细心的─┐  ┌──────────────┐
│ 以帮助防止疾病在办公室的其他孕妇中传播，  │  随访              │  │ 入院接受进一步  │
│ 计划 24～48h 内随访                   │                    │  │ 的评估和治疗    │
└─────────────────────────────────────┘                    │  └──────────────┘
```

ABG. 动脉血气；CDC. 美国疾病控制与预防中心；HIV. 人类免疫缺陷病毒

*. 奥司他韦（首选）（75mg，口服，每日 2 次，5 日）或扎那米韦（10mg，每日 2 次，5 日）。检查机构决定是否需要检测，但是否需要开始治疗根据临床评估而不是依赖检测结果，治疗根据临床评估决定。理想的治疗窗口期是早期症状出现 48h 以内，错过最佳窗口期时也应该给予治疗。因为妊娠及产褥期女性有较高的患病率和死亡率，CDC 建议抗病毒治疗可以用于与传染性个体有过亲密接触的妊娠期及产后 2 周（包括妊娠丢失后）的女性。化学预防的建议是奥司他韦 75mg，每日 1 次，7～10 日

季节性流感疫苗接种有助于减少流感的发病率。请登录网站 www.immunizationforwomen.org 查看 ACOG 的免疫接种情况，了解有关信息的更新情况

▲ 图 30-5　该规范介绍了妇产科医生和其他产科护理人员对于确定怀疑或确诊流感孕妇，应评估和给予适当的治疗的步骤
经许可转载，引自 ACOG Committee Opinion No. 753: Assessment and treatment of pregnant women with suspected or confirmed influenza. Obstet Gynecol. 2018;132:e169-e173.

脉压低导致静脉瘀血，卵巢静脉血流从左到右逆行，导致右侧 SPT 经常发生（图 30-6）。

危险因素包括产后子宫内膜炎或剖宫产术后并发绒毛膜羊膜炎。剖宫产和绒毛膜羊膜炎都是独立的危险因素，比值比（OR）分别为 6.3 和 4.8[28]。其他危险因素包括母亲年龄＜20 岁、多胎妊娠和子痫前期，虽然所有这些本身都是剖宫产的危险因素。

（二）病因

通常没有从 SPT 患者的组织或血液培养中分离出病原体。然而，认为其他盆腔感染的病原体也可能与 SPT 有关。这些细菌包括链球菌、肠道细菌和厌氧菌，其他被报道的微生物包括 MRSA。

（三）诊断

临床表现 患者通常有两种不同的症状。

- 卵巢静脉血栓性静脉炎（OVT）[27]。患者在分娩后 1 周内表现为急性发热和腹痛。疼痛可局限于患侧，一般位于右侧，但也可影响相应的侧腹或背部。在体格检查中，根据患者的身体状态，可以从子宫蔓延到上腹部。患者也可能有轻微的胃肠道症状，如恶心或肠梗阻[32]。

- 深度脓毒性血栓性盆腔静脉炎[27]。这种表现很微妙，通常在产后 3～5 天发热，但症状的发生可能延迟到产后 3 周。患者在临床上可能出现发热或发热和寒战交替。其他症状一般不常见，如腹部和盆腔疼痛等。

（四）诊断依据

初步评估应包括全面的体格检查，重点是腹部和骨盆检查。基本的实验室评估可能是非特异性的，但应包括全血细胞计数和鉴别、尿液分析和血培养。SPT 患者中 70%～100% 白细胞计数＞12 000μl，但仍然是非特异性的。当症状持续存在而实验室检测呈阴性时，仍应考虑 SPT 的诊断。所有疑似 SPT 的患者，都应该进行盆腹腔成像。与专用静脉检查相比最常用的成像方式是 CT。磁共振成像（MRI）是一种替代方法，最好使用钆增强磁共振静脉造影（MRV），这种方法对卵巢静脉血栓性静脉炎最为特异。骨盆超声的灵敏度要低得多，可以作为 SPT 的排除诊断。

（五）治疗

外科手术切除或结扎血栓静脉以前是治疗的选择，但抗生素治疗和全身抗凝治疗已成为目前最常用的治疗方法。患者住院接受治疗。

（六）抗生素治疗

除抗生素外，还建议使用治疗性抗凝药物，以防止进一步的血栓形成和减少脓毒性栓塞的扩散。目前还没有普通肝素和低分子肝素的对比研究。建议剂量包括如下几种。

- 普通肝素。首次注射 5000U，然后维持剂量 16～18U/kg。

- 低分子肝素。标准剂量依诺肝素 1mg/kg，皮下注射，每日 2 次。

对于非常微小的血栓形成的病例，治疗时间 48h；有盆腔分支静脉血栓形成的证据时疗程延长至 2 周；对于更广泛的血栓形成和脓毒性栓塞病例，治疗时间延长至 6 周。

（七）并发症

SPT 引起的并发症包括肺栓塞，在 SPT 患

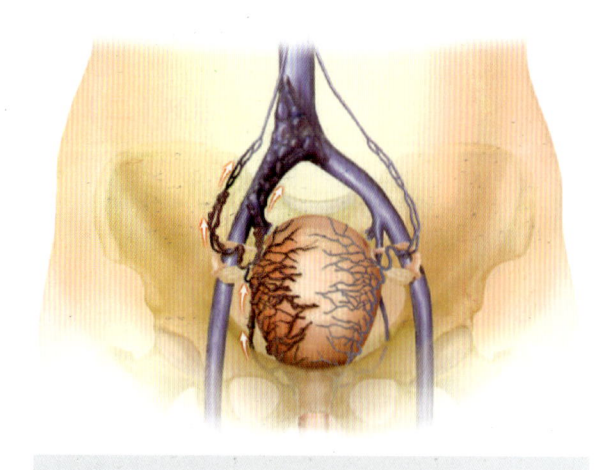

▲ 图 30-6 感染性盆腔血栓性静脉炎

者中发生率达 2%。他们通常较小，很少导致缺氧症状。病例报道，它们可以自由漂浮血栓在腔静脉、导致肾静脉血栓形成或阻塞输尿管[27]。SPT 导致的死亡率很低，但脓毒性栓塞可并发的严重感染。

八、其他引起发热的原因：硬膜外脓肿、脑膜炎、艰难梭菌和药物热

（一）麻醉并发症

产后硬膜外脓肿和脑膜炎在腰麻或硬膜外麻醉下极为罕见，但在分娩过程中接受过硬膜外或腰麻的患者中也会出现。临床表现与非妊娠患者相似，治疗方法也相同，适当时可考虑母乳喂养。呼吸道感染可能发生在全身麻醉下，也可能表现为产后感染。阴部阻滞麻醉现在很少进行，可能的并发症包括臀下感染或者在腰大肌后面肌群感染。

（二）艰难梭菌

据报道，艰难梭菌相关性腹泻在产后女性中更为常见。症状包括每天 3～15 次水样便、伴有下腹绞痛、低烧和白细胞增多。这通常发生在最近使用抗生素的环境中，如预防 B 型链球菌传播。诊断和处理方法与非妊娠女性相似。

（三）药物热

这是一个常用药物的排除性诊断，包括但不限于抗惊厥药、米诺环素和肝素。

九、热带地区的传染性疾病：破伤风、疟疾和伤寒

（一）破伤风

与非妊娠患者相比并没有特殊表现。破伤风、白喉和百日咳疫苗在妊娠期间和常规产前检查中是推荐使用的，在治疗方面，建议采取重症监护室的管理措施。伤口处理包括根据需要使用抗生素，以及避免使用氟喹诺酮和四环素[29]。

（二）疟疾

研究报告称，产后患疟疾的风险不会立即恢复到孕前的水平[30]。世界卫生组织的减疟倡议推荐了几种控制孕期恶性疟原虫疟疾的策略[30]：①使用杀虫剂浸渍蚊帐（ITN）进行个人防护；②在孕中、晚期产前检查时使用 ≥ 3 剂量的磺胺多辛 - 乙胺嘧啶间断预防性治疗（IPTp）；③用有效的抗疟药物治疗贫血和疟疾。对产后使用 ITN 的重视要少得多，也没有针对产后期间的具体预防建议。

对产后疟疾的流行病学和病理生理学知之甚少。理论上，妊娠期疟疾风险的增加应该使产后分娩正常化，因为没有寄生虫附着在胎盘上的风险。然而，在分娩后 60～70 天，感染和发展成重症的风险仍然存在[30, 31]。这种感染可能是由于共存的寄生虫嵌入胎盘，然后在胎盘中释放入血或新感染[31]。

- 在产后立即治疗疟疾的疗法应与妊娠晚期患者的疗法类似[31]。
- 对无并发症的疟疾。青蒿素联合疗法（ACT），为期 3 天。或者口服青蒿琥酯加克林霉素（7 天疗程）或奎宁加克林霉素（7 天疗程）。

对严重疟疾。通常由非恶性疟引起。治疗应使用氯喹或 ACT。

（三）伤寒

伤寒的特点是严重的全身性疾病，发热和腹痛最常见的原因是肠沙门菌血清型伤寒。对氨苄西林、甲氧苄啶磺胺甲噁唑、氯霉素和氟喹诺酮耐药的多重耐药菌株日益增多，并在世界范围内流行，使得治疗具有挑战性。治疗方法与非妊娠女性相似，在适当的时候注意避免使用氟喹诺酮类药物。

十、小结

产褥期是指分娩后直到产后 6～12 周，母亲的生理变化有望恢复至孕前状态。这一时期，妊娠引起的生理变化仍存在，机体仍处于易感期。产后发热最常见的原因是子宫内膜炎。所有产后发热的患者都应该进行全面的病史评估，体格检查，必要时进行实验室和影像学检查。一般来说，孕期安全的药物在母乳喂养时使用也是安全的。

> **本章要点**
> 1. 产后发热指胎盘娩出后直到产后 6～12 周，口温 ≥ 38.0℃，子宫内膜炎是最常见的原因。
> 2. 鉴别诊断是通过详尽的病史，体格检查，并得到实验室结果和影像学的支持。
> 3. 作为一般原则，抗生素的选择在妊娠期和产褥期是相似的。
> 4. 其他常见感染，在热带地区应考虑如疟疾和伤寒。
> 5. 在选择哺乳期用药时，LactMed 网站是一个很有用的工具。

参考文献

[1] Creanga AA, Syverson C, Seed K, Callaghan WM. Pregnancy-related mortality in the United States, 2011–2013. Obstet Gynecol. 2017;130(2):366-373. doi:10.1097/AOG.0000000000002114.

[2] Morton A. Postpartum fever and shortness of breath. BMJ. 2013;346:f391. http://www.ncbi.nlm.nih.gov/pubmed/23349408.

[3] Sweet RL, Gibbs RS. Infectious Diseases of the Female Genital Tract. 5th ed. Philadelphia, PA: Lippincott Williams & Wilkins; 2009.

[4] Axelsson D, Brynhildsen J, Blomberg M. Postpartum infection in relation to maternal characteristics, obstetric interventions and complications. J Perinat Med. 2018; 46(3):271-278. doi:10.1515/jpm-2016-0389.

[5] Kamel H, Navi BB, Sriram N, Hovsepian DA, Devereux RB, Elkind MS. Risk of a thrombotic event after the 6-week postpartum period. N Engl J Med. 2014; 370(14):1307-1315. doi:10.1056/NEJMoa1311485.

[6] Smaill FM, Grivell RM. Antibiotic prophylaxis versus no prophylaxis for preventing infection after cesarean section. Cochrane Database Syst Rev. 2014;(10):CD007482. doi:10.1002/14651858.CD007482.pub3.

[7] Mackeen AD, Packard RE, Ota E, Speer L. Antibiotic regimens for postpartum endometritis. Cochrane Database Syst Rev. 2015;2(2):CD001067.

[8] UpToDate. Postpartum endometritis. https://www.uptodate.com/contents/postpartum-endometritis?search=endometritis&source=search_result&selectedTitle=1~127&usage_type=default&display_rank=1. Accessed June 1, 2018.

[9] Rosene K, Eschenbach DA, Tompkins LS, Kenny GE, Watkins H. Polymicrobial early postpartum endometritis with facultative and anaerobic bacteria, genital mycoplasmas, and Chlamydia trachomatis: treatment with piperacillin or cefoxitin. J Infect Dis. 1986;153(6):1028-1037. doi:10.1093/infdis/153.6.1028.

[10] Ismail MA, Moawad AH, Poon E, Henderson C. Role of Chlamydia trachomatis in postpartum endometritis. J Reprod Med. 1987;32(4):280-284. http://www.ncbi.nlm.nih.gov/pubmed/3585872.

[11] Hoyme UB, Kiviat N, Eschenbach DA. Microbiology and treatment of late postpartum endometritis. Obstet Gynecol. 1986;68(2):226-232. http://www.ncbi.nlm.nih.gov/pubmed/3737039.

[12] Rørbye C, Petersen IS, Nilas L. Postpartum Clostridium sordellii infection associated with fatal toxic shock syndrome. Acta Obstet Gynecol Scand. 2000;79(12):1134-1135. http://www.ncbi.nlm.nih.gov/pubmed/11130102.

[13] Aldape MJ, Bryant AE, Stevens DL. Clostridium sordellii infection: epidemiology, clinical findings, and current perspectives on diagnosis and treatment. Clin Infect Dis. 2006;43(11):1436-1446. doi:10.1086/508866.

[14] Gibbs RS, Blanco JD. Streptococcal infections in pregnancy. A study of 48 bacteremias. Am J Obstet Gynecol. 1981;140(4):405-411. http://www.ncbi.nlm.nih.gov/pubmed/6787924.

[15] Roberts DJ, Celi AC, Riley LE, et al. Acute histologic chorioamnionitis at term: nearly always noninfectious. PloS One. 2012;7(3):e31819. doi:10.1371/journal.pone.0031819.

[16] Rai S, Medhi R, Das A, Ahmed M, Das B. Necrotizing fasciitis—a rare complication following common obstetric operative procedures: report of two cases. Int J Womens Health. 2015;7:357. doi:10.2147/IJWH.S76516.

[17] UpToDate. Postpartum perineal care and management of complications. https://www.uptodate.com/contents/postpartum-perineal-care-and-management-of-complications?search=perineal%20infection&sectionRank=1&usage_type=default&anchor=H3158626647&source=machineLearning&selectedTitle=1~150&display_rank=1#H3158626647. Accessed June 1, 2018.

[18] Haas DM, Morgan S, Contreras K. Vaginal preparation with antiseptic solution before cesarean section for preventing postoperative infections. Cochrane Database Syst Rev. 2014;(12):CD007892. doi:10.1002/14651858.CD007892.pub5.

[19] Tita AT, Rouse DJ, Blackwell S, Saade GR, Spong CY, Andrews WW. Emerging concepts in antibiotic prophylaxis for cesarean delivery: a systematic review. Obstet Gynecol. 2009;113(3):675-682. doi:10.1097/AOG.0b013e318197c3b6.

[20] UpToDate. Clinical approach. https://www.uptodate.com/contents/cellulitis-and-skin-abscess-in-adults-treatment?sectionname=clinical%20approach&topicref=111631&anchor=h1936863535&source=see_link#h1936863535. Accessed June 3, 2018.

[21] UpToDate. Common problems of breastfeeding and weaning. https://www.uptodate.com/contents/common-problems-of-breastfeeding-and-weaning?search=common%20problem%20of%20breastfeeding&source=search_result&selectedTitle=1~150&usage_type=default&display_rank=1#H11. Accessed June 3, 2018.

[22] UpToDate. Acute complicated urinary tract infection (including pyelonephritis) in adults. https://www.uptodate.com/contents/acute-complicated-urinary-tract-infection-including-pyelonephritis-in-adults?topicRef=6711&source=see_link. Accessed June 4, 2018.

[23] Talan DA, Takhar SS, Krishnadasan A, Abrahamian FM, Mower WR, Moran GJ; EMERGEncy ID Net Study Group. Fluoroquinolone-resistant and extended-spectrum β-lactamase-producing Escherichia coli infections in patients with pyelonephritis, United States. Emerg Infect Dis. 2016;22(9). doi:10.3201/eid2209.160148.

[24] UpToDate. Treatment of respiratory infections in pregnant women. https://www.uptodate.com/contents/treatment-of-respiratory-infections-in-pregnant-women?search=upper%20respiratory%20infection%20postpartum&sectionRank=1&usage_type=default&anchor=H14&source=machineLearning&selectedTitle=4~150&display_rank=4#H14. Accessed June 4, 2018.

[25] UpToDate. Septic pelvic thrombophlebitis. https://www.uptodate.com/contents/septic-pelvic-thrombophlebitis?search=septic%20thrombophlebitis&source=search_result&selectedTitle=2~100&usage_type=default&display_rank=2. Accessed June 5, 2018.

[26] Dotters-Katz SK, Smid MC, Grace MR, Thompson JL, Heine RP, Manuck T. Risk factors for postpartum septic pelvic thrombophlebitis: a multicenter cohort. Am J Perinatol. 2017;34(11):1148-1151. doi:10.1055/s-0037-1604245.

[27] UpToDate. Tetanus. https://www.uptodate.com/contents/tetanus?search=tetanus&source=search_result&selectedTitle=1~150&usage_type=default&display_rank=1. Accessed June 6, 2018.

[28] UpToDate. Treatment and prevention of enteric (typhoid and paratyphoid) fever. https://www.uptodate.com/contents/treatment-and-prevention-of-enteric-typhoid-and-paratyphoid-fever?search=typhoid%20in%20pregnancy&source=search_result&selectedTitle=1~108&usage_type=default&display_rank=1. Accessed June 7, 2018.

[29] UpTodate. Malaria in pregnancy: prevention and treatment. https://www.uptodate.com/contents/prevention-and-treatment-of-malaria-in-pregnant-women?topicRef=4795&source=see_link#H3. Accessed June 6, 2018.

[30] Immunization for Women. ACOG's assessment and treatment for pregnant women with suspected or confirmed influenza. http://immunizationforwomen.org/providers/resources/acog-resources/algorithim.php. Accessed June 15, 2018.

[31] Meaney-Delman D, Bartlett LA, Gravett MG, Jamieson DJ. Oral and intramuscular treatment options for early postpartum endometritis in low-resource settings: a systematic review. Obstet Gynecol. 2015;125(4):789-800. doi:10.1097/AOG.0000000000000732.

[32] Wysokinska EM, Hodge D, McBane RD 2nd. Ovarian vein thrombosis: incidence of recurrent venous thromboembolism and survival. Thromb Haemost. 2006;96(2):126-131. http://www.ncbi.nlm.nih.gov/pubmed/16894453.

第七篇　母亲和新生儿照护

Care of the Mother and Newborn

第 31 章　新生儿复苏

第31章 新生儿复苏
Resuscitation of the Newborn

Seema Awatramani, Patrick Dolan 著
李 爽 孙梦星 译

一、概述

在美国每年有400万婴儿出生[1]。在这些婴儿中，大多数出生时没有并发症，然而其中10%需要辅助呼吸，1%需要高级复苏[2]。急诊科分娩的发生率未知，但很少见。准备工作和预先计划有助于急诊科医务人员成功处理这些情况。准备工作包括配备适当的设备、人员，以及熟悉美国心脏协会（American Heart Association，AHA）关于新生儿复苏的指南[3]。急诊科分娩风险高且可能与外伤、早产或患者缺乏产前护理等相关联，因此需要训练有素的医务人员。有重点的病史可以迅速评估预期的复苏水平。当前的AHA指南建议理想情况下，急诊科发生的任何分娩都应配备3名熟练的医务人员[2]。

二、分娩前准备

（一）病史

一些孕产妇危险因素使婴儿需要复苏（表31-1）。孕产妇病史应当获得包含孕龄、末次月经、产次和既往史（有关胎儿或新生儿死亡的信息）。产前并发症，如妊娠糖尿病或先兆子痫，会增加分娩并发症发生的风险。如果出现滞产、胎膜早破、羊水胎粪污染、脐带脱垂、产妇发热或最近使用麻醉药，应该询问围产期病史。

AHA的新生儿复苏指南建议询问以下问题来获取快速病史，以助医务人员预测婴儿的复苏需求[3]。

- 孕龄多少？
- 羊水清吗？
- 预计分娩的新生儿数目？
- 有高危因素吗？

了解这些问题的答案有助于为即将发生的

表31-1 分娩并发症的围产期危险因素

产前危险因素	产时危险因素
孕龄＜36周	急诊剖宫产
孕龄≥41周	产钳或真空辅助分娩
子痫前期或子痫	臀先露或其他异常先露
母体高血压	Ⅱ或Ⅲ类胎心监护图
多胎妊娠	孕妇全身麻醉
胎儿贫血	孕妇镁治疗
羊水过多	胎盘早剥
羊水过少	产时出血
胎儿水肿	绒毛膜羊膜炎
巨大胎儿	母体在分娩4h内使用麻醉药
宫内生长受限	肩难产
显著的胎儿畸形或者异常	羊水胎粪污染
缺乏产前护理	脐带脱垂

经许可转载，引自 Kattwinkel, J. Textbook of Neonatal Resuscitation. 7th ed. Dallas, TX: American Heart Association and American Academy of Pediatrics; 2016: 18, Table 2-1.

分娩做好物品和人员准备。

（二）设备

新生儿复苏所必需的用品在（表31-2）列出。应定期和每次分娩前进行设备检查[4]。

（三）人员

因急诊分娩被认为是高风险的，当前的AHA指南建议至少有2名，理想情况下3名熟练的医务人员来处理急诊分娩。这与至少有1名熟练的医务人员在分娩室中的建议相矛盾[3]。医护人员应熟悉正压通气（positive pressure ventilation，PPV）操作。应确立一支具有完整复苏技能包括气管（endotracheal，ET）插管和建立紧急血管通路的合格团队，并在需要时及时提供医疗服务。

急促的分娩可能不允许团队有充足时间进行准备，若时间允许，团队简要布置会帮助复苏更顺利地进行。确定团队领导并分配团队成员角色，如评估、刺激、PPV（如果需要）和记录。

三、新生儿的快速评估

新生儿的快速评估可以确定复苏的需求，

表 31-2　新生儿复苏设备检查表

复苏措施	复苏设备
保暖	预热辐射台 预热毛巾和毛毯 用于长期复苏的温度传感器和传感器盖 塑料袋或保鲜膜（胎龄＜32周） 保暖的床垫（胎龄＜32周）
清理呼吸道	吸球 10F 或 12F 吸痰管连接壁式吸引器，压力设置 80~100mmHg 胎粪抽吸器
听诊	听诊器
通气	流量设置 10L/min 氧气混合器设置为 21%（如果胎龄＜35周，则为 21%~30%） 正压通气装置 足月儿和早产儿的面罩 8F 胃管和大注射器
氧气装置	产生流动氧的设备 脉搏氧饱和度仪（脉氧仪）传感器及盖 目标氧饱和度表
气管插管装置	喉镜及 0 号和 1 号直刀片（00 号，可选） 管芯（可选） 气管导管（2.5 号、3.0 号、3.5 号） 二氧化碳（carbon dioxide，CO_2）检测器 卷尺和（或）气管导管插入深度表 防水胶带或管固定装置 剪刀 喉罩气道（1 号）和 5ml 注射器
药物	1∶10 000 （0.1mg/ml）肾上腺素 生理盐水 脐静脉置管和给药所需物品 心电（electronic cardiac，ECG）导联和 ECG 监护仪

经许可转载，引自 Kattwinkel, J. Textbook of Neonatal Resuscitation. 7th ed. Dallas, TX: American Heart Association and American Academy of Pediatrics; 2016: 25, Appendix 1.

以下3个关键问题应在出生的最初30s内回答[2]。

- 足月吗？
- 有良好的肌张力吗？
- 婴儿有呼吸或哭声吗？

如果对以上所有问题的回答均为"是"，则在没有其他问题的情况下，婴儿可以陪伴母亲继续过渡。如果对这些问题的任一回答为"否"，则应将婴儿移至辐射台行进一步评估。

（一）胎龄

足月妊娠定义为37周以上。早产儿在呼吸、体温调节和胸廓扩张方面存在困难，因此他们在过渡期中更需要支持。新生儿的胎龄在分娩时刻可能未知。如果新生儿表现为足月，应进行快速评估，但如果新生儿表现为早产，则应继续使用辐射台保暖支持。

（二）外观和肌张力

快速评估新生儿的下一步是确定活动和肌张力。目测评估患者的肌张力。患者是否活跃并在运动？如果新生儿处于正常的足月屈曲姿势，则可继续进行常规评估。如果新生儿肢体松弛、不动或四肢伸直的婴儿应移至辐射台继续保暖支持。

（三）呼吸运动/哭声

剧烈哭泣的新生儿具有适当的呼吸运动。如果新生儿不哭，应检查胸廓运动和力度来评估呼吸运动。喘息或呼吸不好的新生儿需要转移到辐射加温器中继续支持。如果婴儿表现为足月且肌张力和呼吸运动良好，则可以将婴儿交给母亲进行皮肤接触，以继续观察和护理新生儿[5]。

四、需要最少复苏步骤的新生儿

对于不需要重要持续复苏步骤的新生婴儿，应遵循系统的方法管理（图31-1）。

（一）有活力的足月新生儿

足月妊娠、有自发呼吸或哭声且肌张力良好的新生儿需最少的复苏步骤。在这些新生儿中，擦干和清除分泌物是将新生儿交还给母亲之前唯一需要采取的措施（图31-2和图31-3）。初始步骤也可以在母亲的胸部或腹部进行。如有需要，可以用布轻轻清除口腔和鼻的分泌物。对于难以清除分泌物或羊水胎粪污染的新生儿，应使用吸球轻柔地吸吮[3]。在这些步骤完成之后的几分钟内应注意继续观察新生儿的呼吸、肌张力、肤色、活动和体温。

（二）脐带的钳夹

脐带钳夹的理想时机是正在研究的主题[6]，但是有证据表明，对于大多数有活力的足月儿和早产儿，钳夹要延迟到出生后至少30～60s[3]。延迟脐带钳夹可以使胎盘的血液继续输注到婴儿，同时在与子宫分离之前胎盘的气体交换得以继续进行。延迟脐带钳夹与降低婴儿死亡率、降低脑出血和坏死性小肠结肠炎的风险、增加血压和血容量，以及改善神经发育结局有关[3]。在进行脐带钳夹之前，婴儿应进行保暖。在普通分娩中可以通过与母亲皮肤接触，将新生儿放在温暖的毛巾或毯子中完成保暖，或者按照AHA指南将早产儿放在聚乙烯塑料中保暖。如果胎盘循环不完整（如胎盘早剥、前置胎盘、血管前置或脐带撕脱）应立即进行脐带钳夹。对于软弱无力或没有呼吸的婴儿，延迟钳夹脐带不应取代立即复苏。

（三）没有活力和早产的新生儿

非足月妊娠、呼吸不好或肌张力差的婴儿应带到辐射台进行继续复苏和评估（图31-4）。应当开始新生儿护理的5个初始步骤，包括保暖、摆正头颈的位置以开放气道、必要时清除气道分泌物、擦干及刺激（图31-5）。

1. 保暖

将新生儿放在辐射台加热器下，以便在

第 31 章 新生儿复苏
Resuscitation of the Newborn

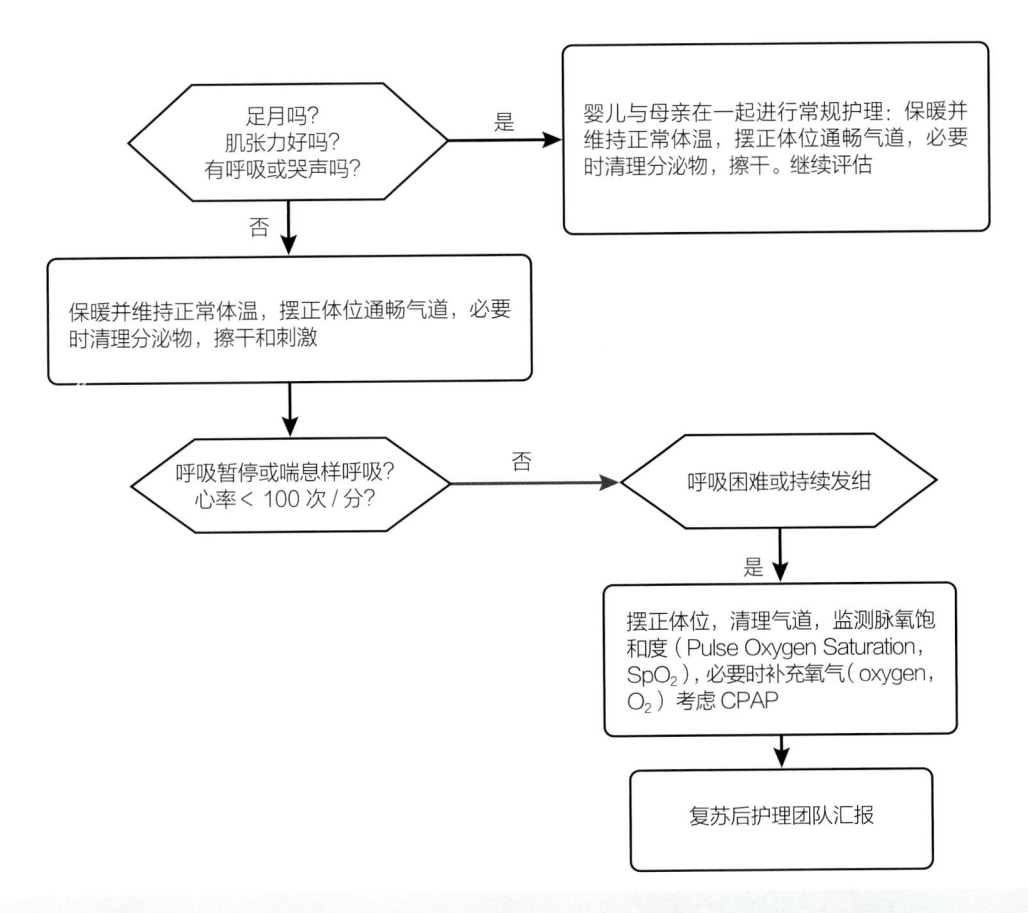

```
┌─────────────────┐
│ 足月吗?          │  是   ┌──────────────────────────┐
│ 肌张力好吗?      │─────→│ 婴儿与母亲在一起进行常规护理：保暖并 │
│ 有呼吸或哭声吗?  │       │ 维持正常体温，摆正体位通畅气道，必要 │
└─────────────────┘       │ 时清理分泌物，擦干。继续评估         │
         │ 否              └──────────────────────────┘
         ↓
┌─────────────────────────────┐
│ 保暖并维持正常体温，摆正体位通畅气道，必要  │
│ 时清理分泌物，擦干和刺激                │
└─────────────────────────────┘
         │
         ↓
┌─────────────────┐  否   ┌─────────────────┐
│ 呼吸暂停或喘息样呼吸? │─────→│ 呼吸困难或持续发绀  │
│ 心率 < 100 次/分?   │       └─────────────────┘
└─────────────────┘                 │ 是
                                    ↓
                          ┌──────────────────────────┐
                          │ 摆正体位，清理气道，监测脉氧饱    │
                          │ 和度 (Pulse Oxygen Saturation, │
                          │ SpO₂)，必要时补充氧气 (oxygen, │
                          │ O₂) 考虑 CPAP              │
                          └──────────────────────────┘
                                    │
                                    ↓
                          ┌──────────────────┐
                          │ 复苏后护理团队汇报 │
                          └──────────────────┘
```

▲ 图 31-1 最低限度复苏的高亮区

CPAP. 持续气道正压通气；HR. 心率 [经许可转载，引自 Wyckoff MH, Aziz K, Escobedo MB, et al. Part 13: neonatal resuscitation: 2015 American Heart Association Guidelines Update for Cardiopulmonary Resuscitation and Emergency Cardiovascular Care. Circu-lation. 2015;132(suppl 2):S543-S560.]

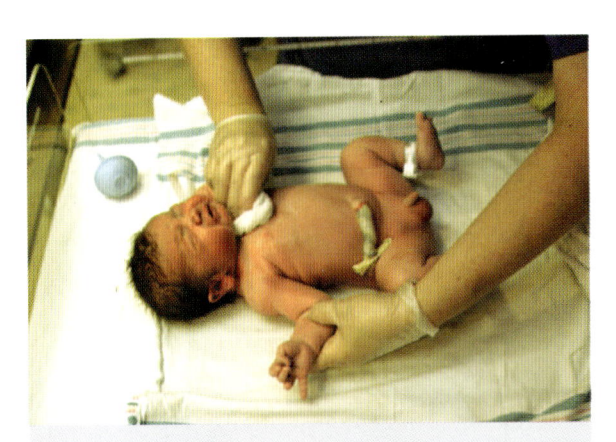

▲ 图 31-2 图示 1 名有活力的足月新生儿
经 许 可 转 载， 引 自 Ricci S. Essentials of Maternity, Newborn, and Wom-en's Health Nursing. 4th ed. Philadelphia, PA: Wolters Kluwer; 2016.

持续复苏中避免因热量散失危及婴儿（图 31-6）。新生儿无须遮盖，以便热量传到婴儿，并可保证不受阻碍地观察婴儿。可以在婴儿的头上戴上帽子，进一步减少热量散失。理想情况下，复苏室应保持在 23.3～25℃ 的温度，新生儿的体温应保持在 36.5～37.5℃ [7]。一个伺服控制的温度传感器可置于皮肤以监测温度。早产儿需要使用额外的物品保暖，例如聚乙烯塑料袋或保鲜膜及保暖床垫[8]。

2. **体位**

应将婴儿置于鼻吸气体位，以便空气的进入不受限制（图 31-7）。如果新生儿的枕骨较大，可以用肩垫来辅助摆好正确的体位（图 31-8）。

3. **清除分泌物**

对于肌张力差、喘息或没有呼吸、怀疑有分泌物或有胎粪污染液的新生儿，应用吸球或吸管仔细清除呼吸道分泌物。如果发现有

341

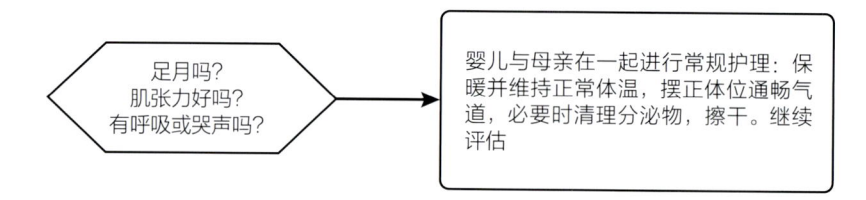

产科急诊学
Manual of Obstetric Emergencies

▲ 图 31-3 将婴儿交还母亲的高亮区

经许可转载，引自 Wyckoff MH, Aziz K, Escobedo MB, et al. Part 13: neonatal resuscitation: 2015 American Heart Association Guidelines Update for Cardiopulmonary Resuscitation and Emergency Cardiovascular Care. Circulation. 2015;132（suppl 2）: S543-S560.

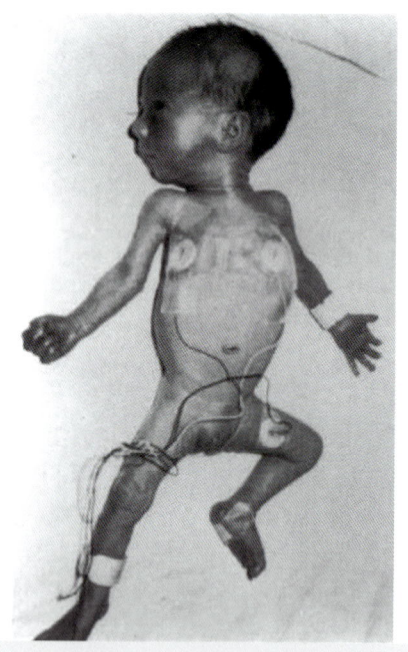

▲ 图 31-4 肌张力差的早产儿

经许可转载，引自 MacDonald MG, Seshia MM. Avery's Neonatology. 7th ed. Philadelphia, PA: Wolters Kluwer; 2015.

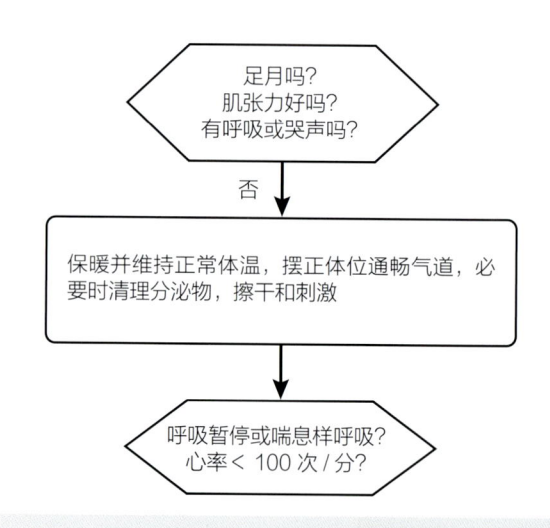

▲ 图 31-5 初始 5 个步骤的注意事项

经许可转载，引自 Wyckoff MH, Aziz K, Escobedo MB, et al. Part 13: neonatal resuscitation: 2015 American Heart Association Guidelines Update for Cardiopulmonary Resuscitation and Emergency Cardiovascular Care. Circulation. 2015;132(suppl 2):S543-S560.

明显的口腔分泌物，则将新生儿的头转向一侧，让分泌物聚集在脸颊上。应始终遵循先吸口腔后吸鼻，以防止因刺激突然吸入口腔分泌物。记住这一点的方法之一是记住在字母表中"M 在 N 之前"[3]。不要太用力或太深地吸引口和口咽，因为这可能导致呼吸暂停和心动过缓[3]。如果使用导管吸引，压力应设置在 80~100mmHg[3]。

4. 擦干

潮湿的皮肤会加速热量散失；因此，新生儿应尽快擦干。湿毛巾需要换成干毛巾或毯子。对于 < 32 周的婴儿，可以跳过擦干步骤，而应立即用聚乙烯塑料包裹替代。

5. 刺激

在大多数情况下，之前摆正体位、清除分泌物和擦干的步骤可提供足够的刺激促使新生儿开始呼吸。有时，如果短时间的气体交换受损，可以使用短暂的额外触觉刺激，如摩擦背部、躯干或四肢。如果损伤时间较长，通常需要采取进一步的措施，如 PPV 来刺激呼吸，且不应延迟。

6. 对初步复苏的反应

检查呼吸和心率，以确认新生儿对初步复苏有反应。评估时间应≤30s[3]。通气是新生儿复苏过程中最重要和有效的措施。因此，如果新生儿在初步复苏后未出现改善或出现呼吸暂停或喘息样呼吸，则应立即启动 PPV。

如果新生儿出现有效呼吸，应确认心率＞100 次 / 分。记录心率的最可靠方法是用听诊器对胸部进行听诊[9]。触诊脐带根部的搏动不太可靠。如果存在灌注不良，则通过脉氧仪检查心率可能不准确；如果存在无脉搏电活动，则通过 ECG 监护仪进行检查也可能会提供错误的数据。如果婴儿在复苏的最初步骤中未能改善，则应继续新生儿复苏。

如果新生儿的呼吸运动有所改善，并且心率＞ 100 次 / 分，但出现呼吸困难或发绀，则可以补充氧气或持续气道正压通气（CPAP）（图 31-9）。如果持续的呼吸困难或心率＜ 100 次 / 分，则立即启动 PPV。

（四）发绀

医务人员需要区分肢端发绀和中心性发绀。肢端发绀是指仅限于手和脚的发绀，这是新生儿中的常见发现，并不表示氧合不良。血氧低时会出现中心性发绀，并表现为嘴唇、舌和躯干发蓝。出生时健康新生儿血氧饱和度从宫内

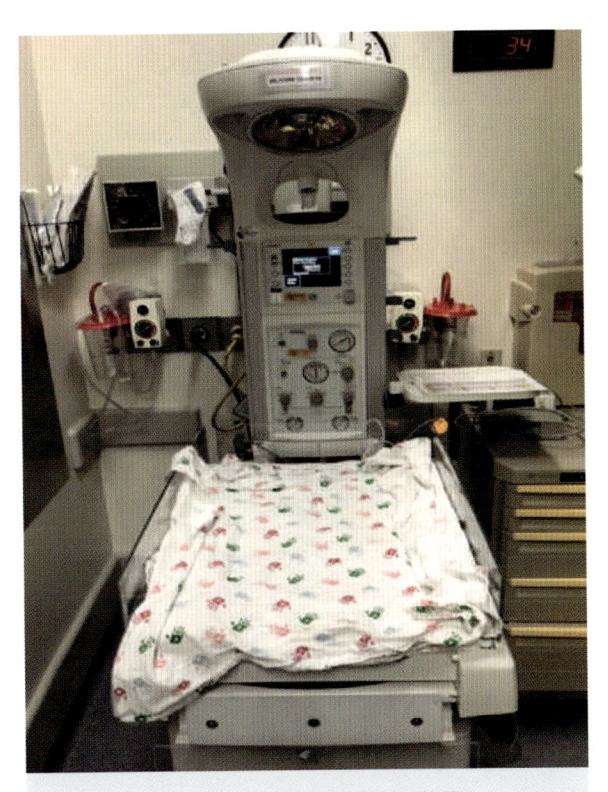

▲ 图 31-6　急诊科的辐射加热器

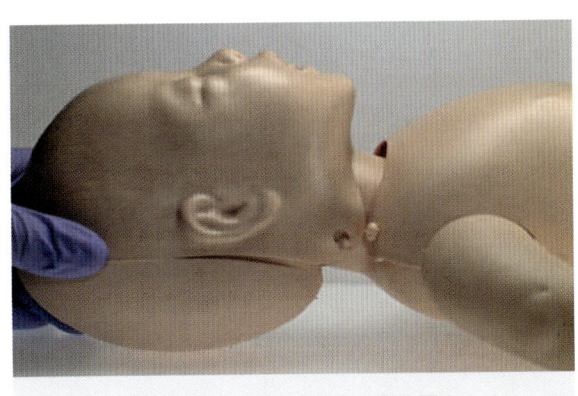

▲ 图 31-7　处于鼻吸气位置的婴儿

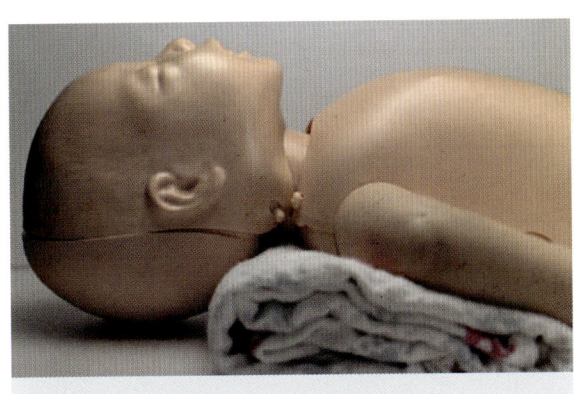

▲ 图 31-8　垫有肩垫的婴儿

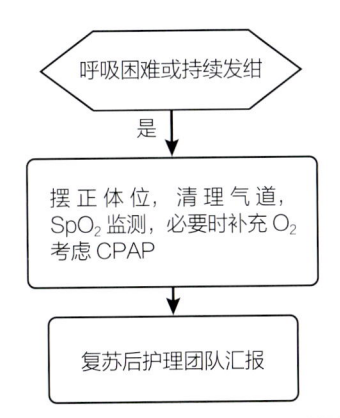

▲ 图 31-9　补充氧气的重要步骤
CPAP. 持续气道正压通气 [经许可转载，引自 Wy-ckoff MH, Aziz K, Escobedo MB, et al. Part 13: neonatal resuscitation: 2015 American Heart Association Guidelines Update for Cardiopulmonary Resuscitation and Emergency Cardiovascular Care. Circulation. 2015;132（suppl 2）:S543-S560.]

状态的 60% 转变到 90% 以上[10]。这种转变可能需要几分钟（图 31-10）。如果怀疑有持续性发绀，应使用脉氧仪监测新生儿的氧饱和度。

1. 脉氧仪

脉氧仪探头放置在新生儿的右手或腕部（图 31-11）[2]。在大多数情况下，右臂在混入从动脉导管流出的含氧量较少的血液之前就拥有了血液供应（血供）。左臂和双腿接受的血供混有动脉导管来源的含氧较少的血液，氧饱和度较低。心脏和大脑也由导管前的血供来维系。心率低或灌注不良将影响脉氧仪的精确测定。

2. 补充氧气

如果持续存在氧合低于预期值，可给予补充 O_2。流动氧只可提供给有自主呼吸的新生儿，因为如果新生儿没有呼吸则给氧无效。可以将氧气管固定在新生儿的口鼻附近来提供流动氧，并且以 10L/min 的速率给氧。或者，可通过氧气面罩、气流充气式气囊和面罩、T-组合复苏器和面罩或自动充气式气囊的开放式储气罐（"尾部"）供应氧气。为避免高氧所致的任何潜在风险，可使用混合器调节氧气浓度，混合器可将室内空气的氧气浓度（21%）与 100% 的氧气混合[3]。流动氧的混合浓度可以从 30% 开始调节以达到目标动脉血氧饱和度（arterial oxygen saturation，SaO_2）[3]。如果需要长时间的供氧，可以使用加热并湿化的氧气以防止黏膜过度干燥。如果给氧不能维持氧饱和度或者存在持续呼吸困难，则应考虑使用 PPV 或 CPAP。

3. 持续气道正压通气

CPAP 用于心脏功能良好，但呼吸困难或低氧饱和度需要呼吸支持的婴儿。这种干预措施有助阻止治疗向更高级呼吸支持进展，并且可以减少早产儿与插管相关的并发症。CPAP 在整个呼吸周期中为肺部提供恒定压力。CPAP

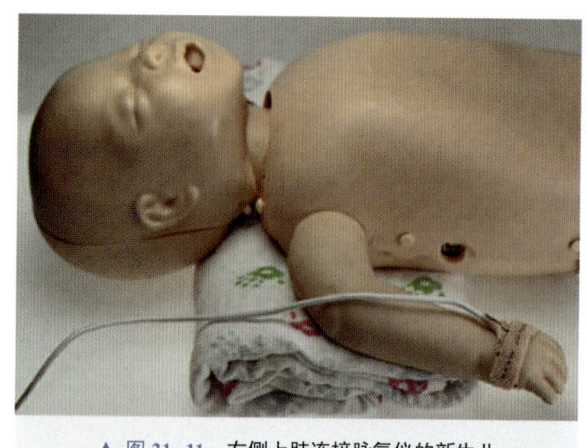

▲ 图 31-11 右侧上肢连接脉氧仪的新生儿

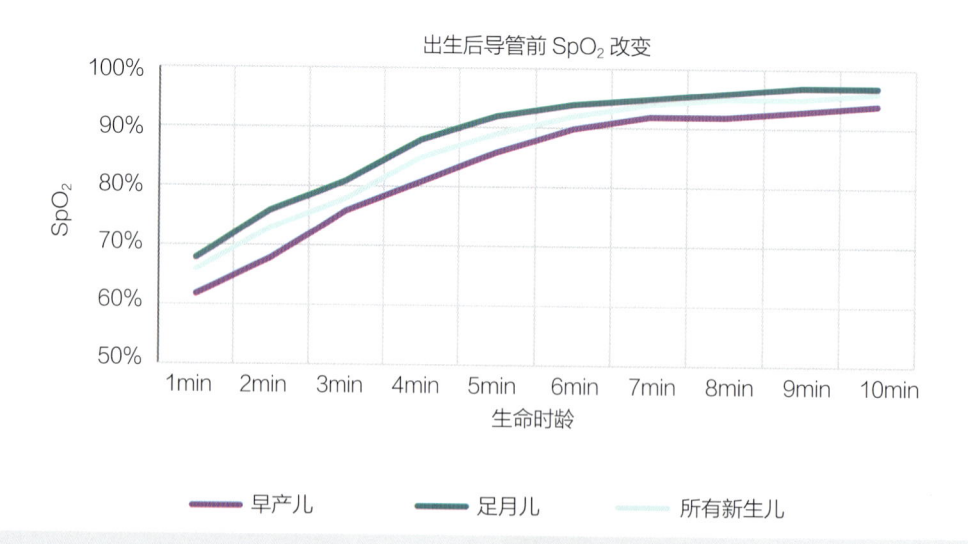

▲ 图 31-10 出生后导管前脉氧饱和度改变

SpO_2. 氧饱和度［经许可转载，引自 Dawson JA, C. Kamlin OF, Vento M, et al. Defining the reference range for oxygen saturation for infants after birth. Pediatrics. 2010; 125（6）: e1340-e1347.］

的起始压力值为 5 cm H$_2$O，可根据需要增加到 8cmH$_2$O[3]。

五、需要额外复苏步骤的新生儿

对于需要更高级复苏步骤的新生儿，管理的基石是通气干预，主要是通过使用 PPV 实现（图 31-12）。

（一）正压通气

PPV 适用于呼吸暂停或呼吸微弱或心率＜100 次 / 分的患者，且应在出生后 1min 内开始。PPV 还适用于在流动氧或 CPAP 支持后仍无法改善或维持氧饱和度的患者（图 31-13）。

1. 合适的体位

在准备 PPV 时，应将婴儿置于鼻吸气体位并根据需要吸引分泌物。选择适合婴儿口鼻的面罩，但不要遮盖眼睛等其他面部结构。面罩既可以是尖头部契合鼻子的解剖型面罩或圆形面罩（图 31-14）。无论使用哪种面罩，口鼻周围的气密性都是有效通气的重要因素。一些圆形的口罩被设计成可被阀杆固定（图 31-15）。如果边缘被压缩，则阀杆固定的面罩将失去密封。对于所有其他类型面罩，应用以下两种手法之一来固定面罩，包括单手法或双手托颌法（图 31-16）。这些固定手法适用于新生儿、儿童和成人。但是，因为面罩结构的解剖大小，面罩的过度受压可能会无意中发生，医务人员应保持警惕，以防婴儿的颈部和眼睛受压。

2. 设置

PPV 以 40~60 次 / 分的呼吸速度供氧 10 L/min（表 31-3）[3]。类似于流动氧，混合器可以用来输送不同浓度的氧气。＞ 35 周的新生儿初步复苏可以将混合器设定在 21%。对于＜ 35 周的新生儿，氧浓度最初可以设定在 21%~30%[3]。PPV 的压力设置是为了充分满足肺扩张，但又不会使肺过度扩张，造成气胸危险。吸气峰压力（peak inspiratory pressure，PIP）初始值设定 20~25cmH$_2$O；然而，足月儿可能需要更高的压力（30~40cmH$_2$O）来开始扩张肺[3]。呼气末正压（positive end-expiratory pressure，PEEP）将更迅速地扩张肺，并防止呼气时肺泡塌陷，初始值设定 5cmH$_2$O[3]。肺扩张后，可观察到胸廓有轻微的起伏。如果新生儿呼吸过深，可能会出现肺过度扩张，则有发生气胸的风险。

3. 设备类型

使用 3 种不同类型的复苏设备可实现 PPV，包括自动充气式气囊、气流充气式气囊和 T- 组合复苏器（图 31-17）。自动充气式气囊在被挤压后会自动填充气体，且这是唯一可与室内空气一起使用的装置。气流充气式气囊，有时被称为麻醉囊，仅在出口密封且压缩气体流入气囊时才会充盈。T- 组合复苏器需要封闭顶部的开口，以便向婴儿输送压缩气体。压力计与自动充气式气囊、气流充气式气囊一起使用，可确保不会用过大的压力使肺扩张。医务人员应熟悉其设施中所保存设备的类型，以及每种设备的特性（表 31-4）。

表 31-3 通气设置

设置：体重	＜ 1.5kg	1.5~2.5kg	＞ 2.5kg
频率	30~45	20~40	20~40
吸气时间（inspiratory time，IT）（s）	0.3~0.35	0.3~0.35	0.35~0.4
PIP（cmH$_2$O）	16~22	18~24	20~28
PEEP（cmH$_2$O）	4~7	4~7	4~7

PIP. 吸气峰压力；PEEP. 呼气末正压

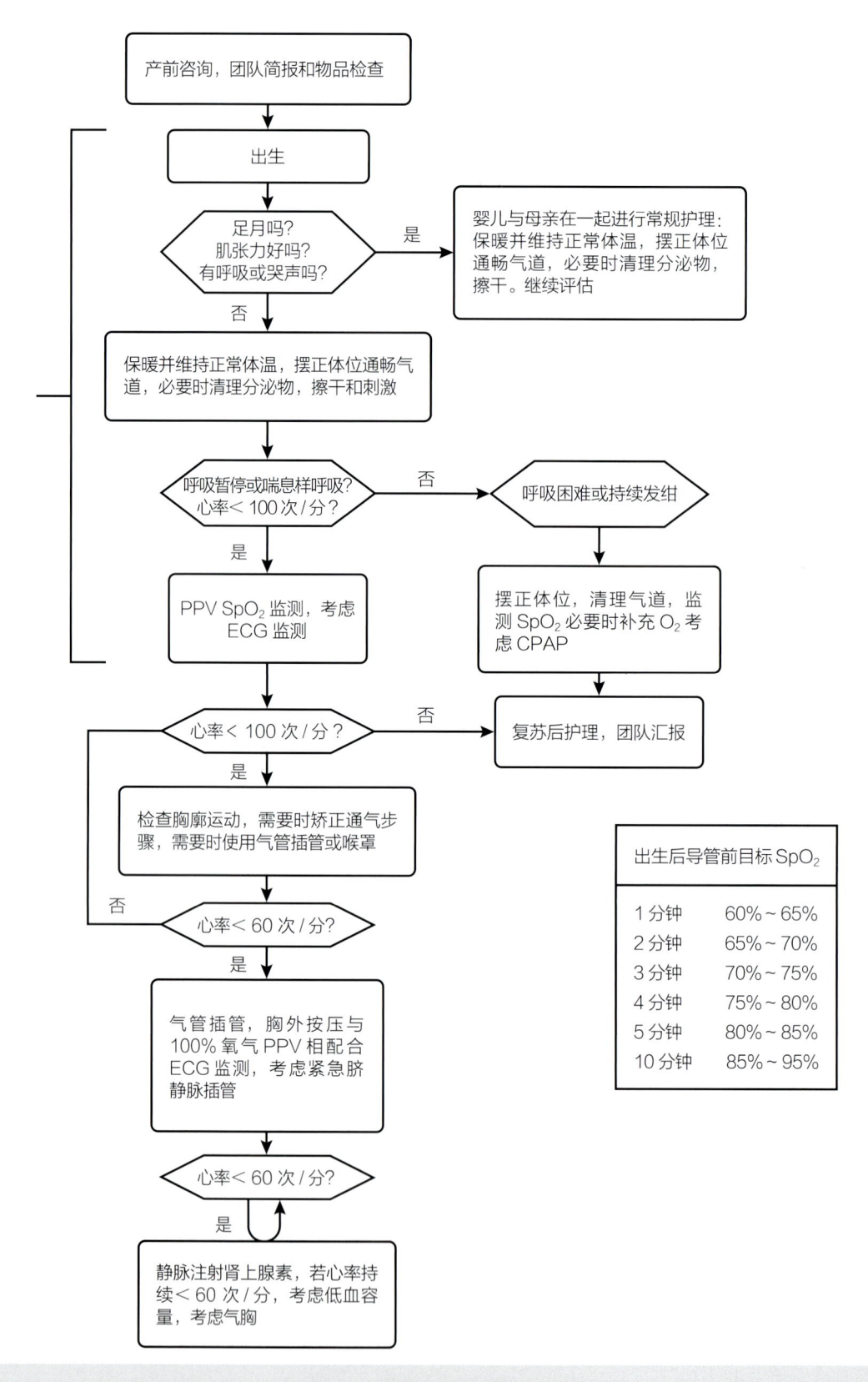

产科急诊学
Manual of Obstetric Emergencies

```
产前咨询，团队简报和物品检查
            │
            ▼
           出生
            │
            ▼
    ┌─ 足月吗？
    │  肌张力好吗？ ──是──▶ 婴儿与母亲在一起进行常规护理：
    │  有呼吸或哭声吗？         保暖并维持正常体温，摆正体位
    │        │                通畅气道，必要时清理分泌物，
    │        否                擦干。继续评估
    │        ▼
    │  保暖并维持正常体温，摆正体位通畅气
    │  道，必要时清理分泌物，擦干和刺激
    │        │
    │        ▼
    │  呼吸暂停或喘息样呼吸？ ──否──▶ 呼吸困难或持续发绀
    │  心率＜100次/分？                    │
    │        │                            ▼
    │        是                     摆正体位，清理气道，监
    │        ▼                     测SpO₂必要时补充O₂考
    │  PPV SpO₂监测，考虑              虑CPAP
    │  ECG监测                           │
    │        │                          ▼
    │        ▼                     复苏后护理，团队汇报
    │  心率＜100次/分？ ──否──────────▶
    │        │
    │        是
    │        ▼
    │  检查胸廓运动，需要时矫正通气步
    │  骤，需要时使用气管插管或喉罩
    │        │
    │        ▼
    └─否── 心率＜60次/分？
            │
            是
            ▼
      气管插管，胸外按压与
      100%氧气PPV相配合
      ECG监测，考虑紧急脐
      静脉插管
            │
            ▼
      心率＜60次/分？◀─┐
            │          │
            是         │
            ▼          │
      静脉注射肾上腺素，若心率持
      续＜60次/分，考虑低血容
      量，考虑气胸
```

出生后导管前目标SpO₂	
1分钟	60%～65%
2分钟	65%～70%
3分钟	70%～75%
4分钟	75%～80%
5分钟	80%～85%
10分钟	85%～95%

▲ 图 31-12　新生儿复苏流程（2015）

CPAP. 持续气道正压通气；PPV. 正压通气［经许可转载，引自 Wyckoff MH, Aziz K, Escobedo MB, et al. Part 13: neonatal resuscitation: 2015 American Heart Association Guidelines Update for Cardiopulmonary Resuscitation and Emergency Cardiovascular Care. Circulation. 2015;132（suppl 2）:S543-S560.］

第31章 新生儿复苏
Resuscitation of the Newborn

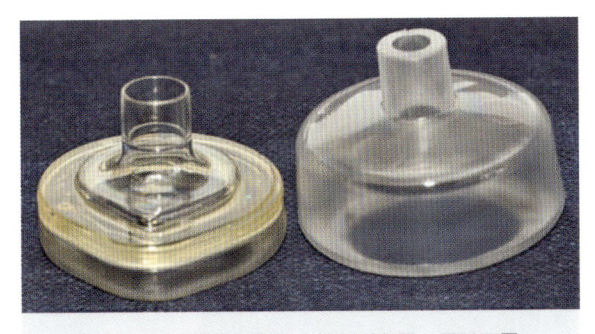

▲ 图 31-14 面罩类型图（解剖型面罩、圆形面罩）

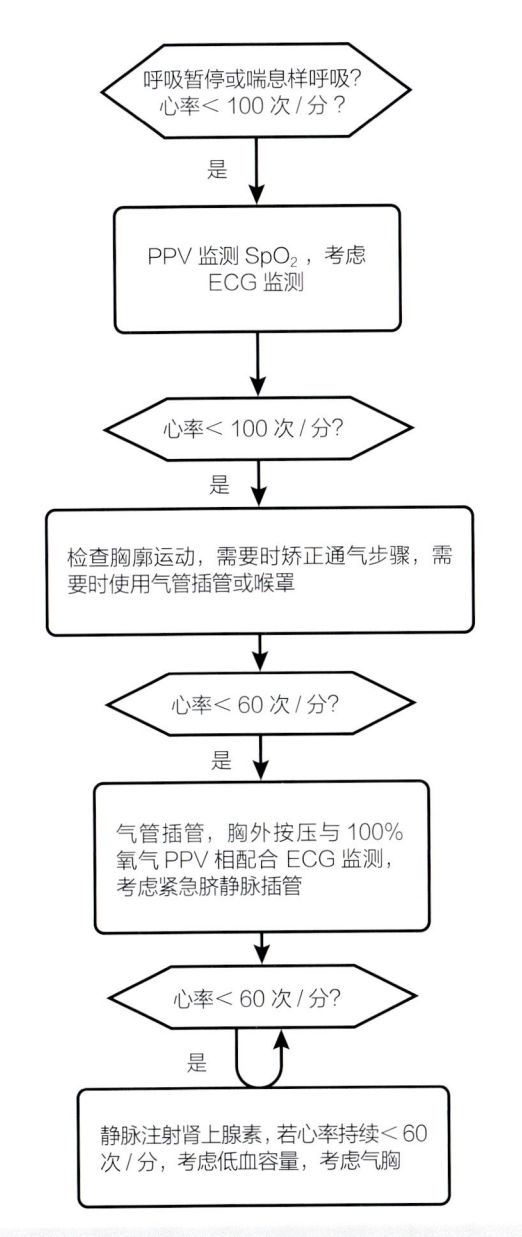

▲ 图 31-13 重要步骤的高亮区域
PPV. 正压通气；SpO_2. 氧饱和度；ECG. 心电图［经许可转载，引自 Wyckoff MH, Aziz K, Escobedo MB, et al. Part 13: neonatal resuscitation: 2015 American Heart Association Guidelines Update for Cardiopulmonary Resuscitation and Emergency Cardiovascular Care. Circulation. 2015;132(suppl 2):S543-S560.］

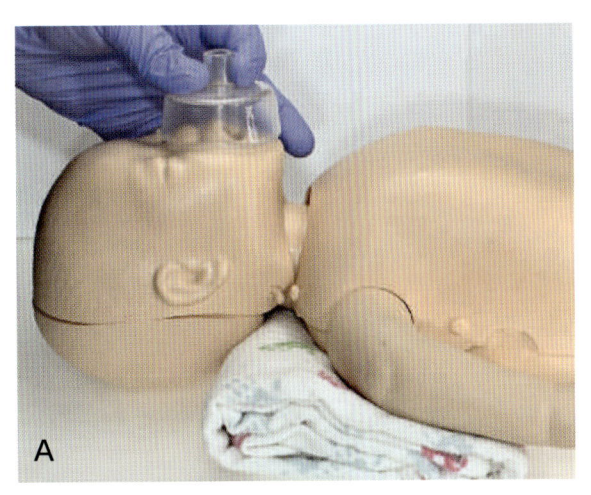

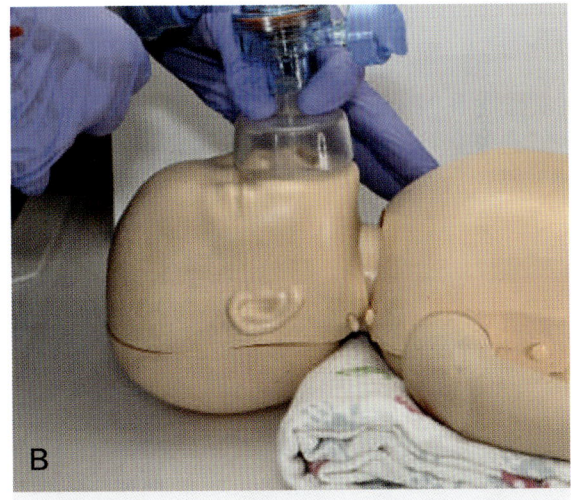

▲ 图 31-15 圆形面罩的放置（A）和固定（B）

4. 监测

在 PPV 期间监测脉搏血氧饱和度和心率。动脉导管前饱和度通过脉氧仪测量，探头放置在右手或右腕上，测量值与预期目标进行比较，预期目标由出生后时间，即胎儿循环到婴儿的转变时间决定。如果 PPV 持续数分钟，会有大量气体进入胃，可能会影响通气。如果预期经面罩的 CPAP 或 PPV 会延长，或已发生此种情况，则置胃管以清除多余空气。放置胃管时，测量从鼻梁到耳垂、耳垂到剑突和脐中点的距

347

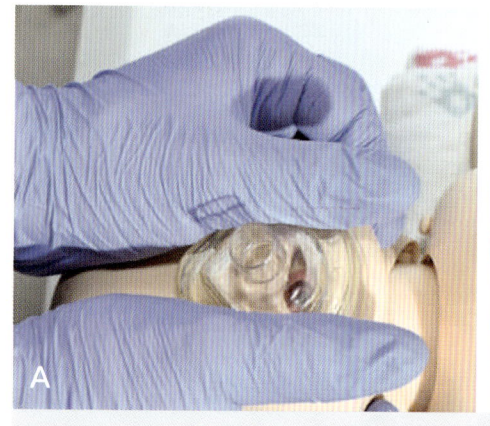

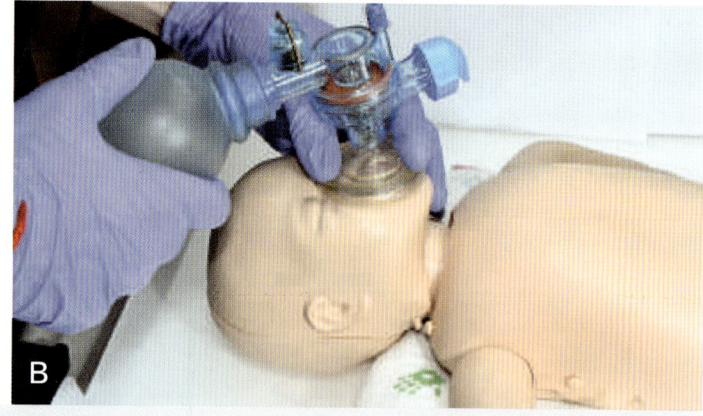

▲ 图 31-16 解剖型面罩的放置（A）和固定（B）

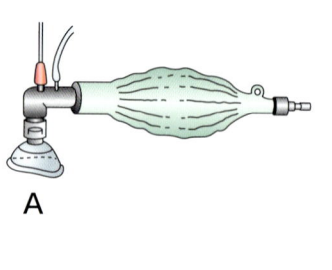

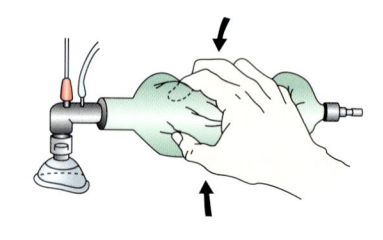

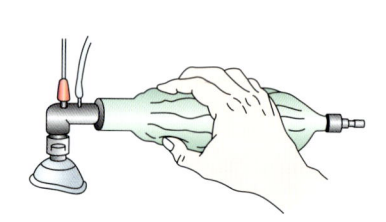

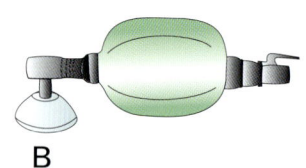

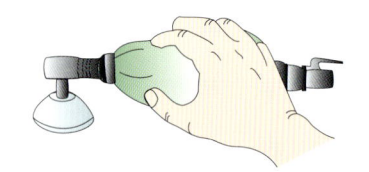

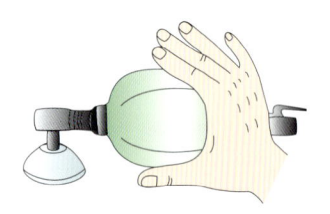

▲ 图 31-17 T 连接器、自充气袋和流动充气袋
A. 流动充气袋；B. 自充气袋（经许可转载，引自 Silbert-Flagg J, Pillitteri A. Maternal and Child Health Nursing. 8th ed. Philadelphia, PA: Wolters Kluwer; 2017.）

表 31-4 呼吸设备和通气设置特点的比较

	自充气	流动充气	T 片
PEEP	在设备上设置值	在设备上设置值	调节 T- 片的盖子
PIP	压缩程度	压缩程度	拨入设备
IT	压缩持续时间	压缩持续时间	闭合持续时间
RR	压缩次数 / 分钟	压缩次数 / 分钟	闭合次数 / 分钟

IT. 吸气时间；PEEP. 呼气末正压；PIP. 吸气峰压力；RR. 呼吸频率

离（图 31-18）。这个总距离是插入的胃管的长度。胃管通过口腔插入，然后用注射器将胃内容物抽出。一旦完成，注射器就可以取下，胃管的末端保持开放状态，继续排出胃里的空气。

（二）对 PPV 的反应

复苏的进展情况通常以胸廓起伏和心率为监测指标（图 31-19）。成功的 PPV 最重要的表现是心率的提高[3]。在 PPV 开始后的 15s 内，心率应开始加。应在2次PPV间隔中检查心率。

如果在起初的15sPPV后心率没有增加，应检查胸廓起伏情况，如果胸廓没有变化，可执行6个通气矫正步骤。使用呼吸的MR.SOPA解决困难（表31-5）。如果矫正措施仍未产生胸廓起伏，心率仍＜60次/分，则应重新评估通气情况以进行额外的矫正措施，并建议使用替代气道[ET管或喉罩气道（LMA）]。

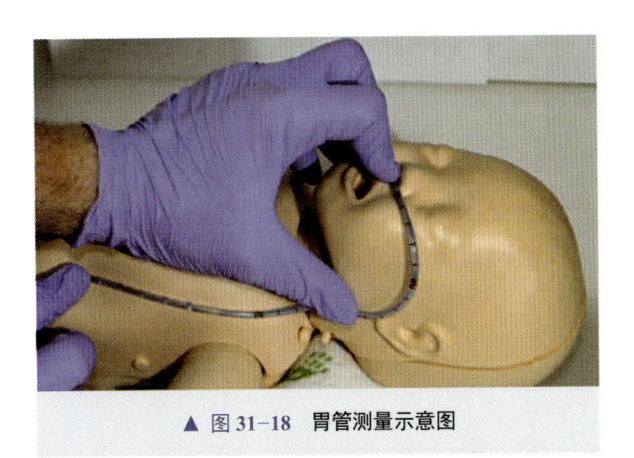

1. 替代气道

复苏期间的插管尝试最好在30s内完成，因为在此过程中没有通气[11]。根据婴儿的大小选择喉镜叶片（表31-6）。根据婴儿的体重或胎龄来选择未修剪的ET管尺寸（表31-6）。大多数新生儿ET管都有一个标记，以指示导管中应靠近声带的部分（图31-20）；此外，插入深度也可以用鼻-耳垂长度（NTL）法测量或

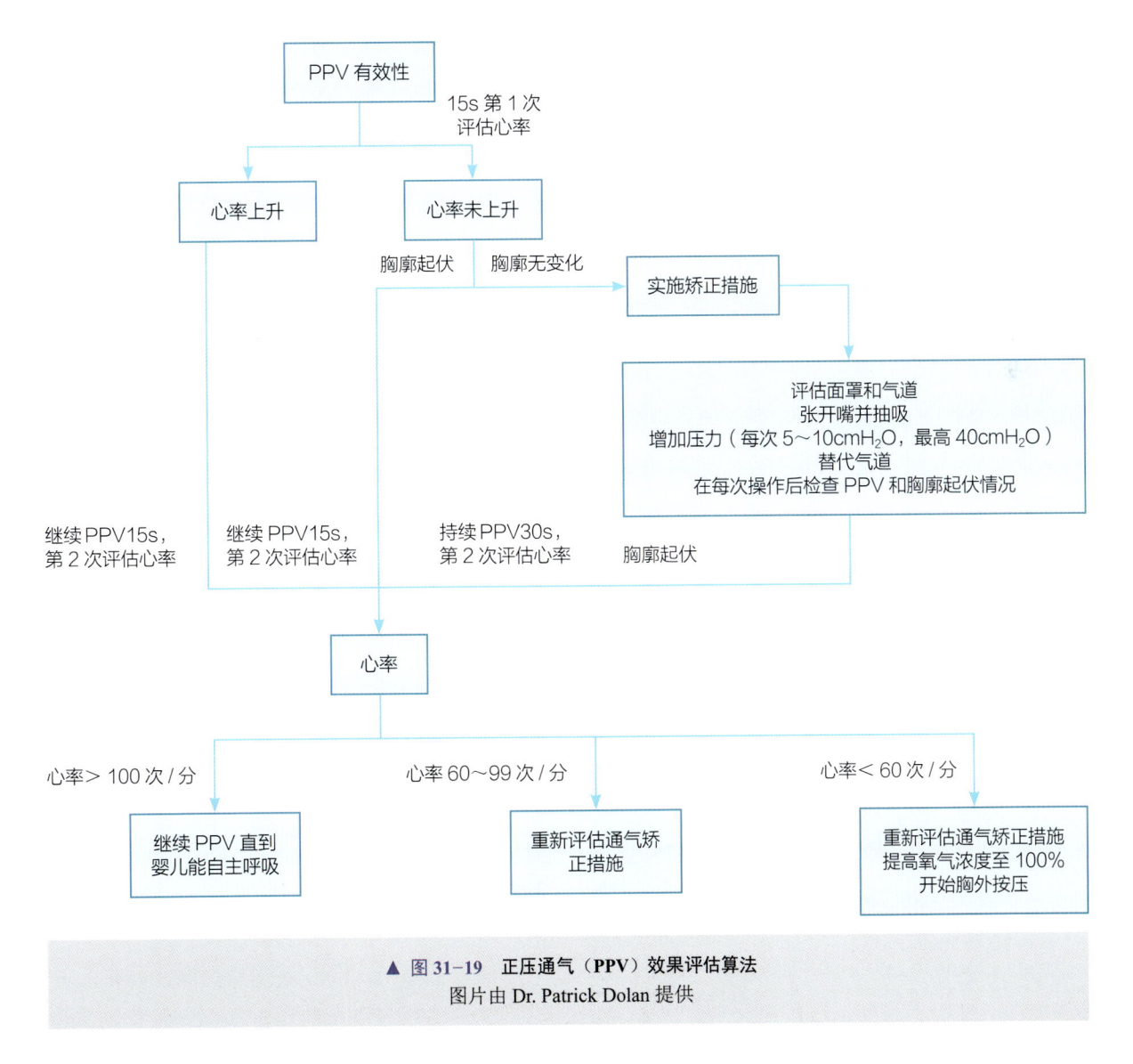

▲ 图 31-18 胃管测量示意图

▲ 图 31-19 正压通气（PPV）效果评估算法
图片由 Dr. Patrick Dolan 提供

按胎龄来估计（表 31-7）。NTL 是以从鼻中隔到耳垂的距离，以 cm 为单位（图 31-21）。从唇算起，ET 管的插入深度为 NTL + 1cm。

当面罩通气和尝试气管内插管不成功时，可以使用 LMA。不建议在非常小的婴儿身上应用 LMA，因为 1 号 LMA 的尺寸是为体重大于 2000g 的婴儿设计的。使用 LMA 吸出呼吸道分泌物还未得到研究。没有充足证据支持使用它给药，如表面活性药[12]。

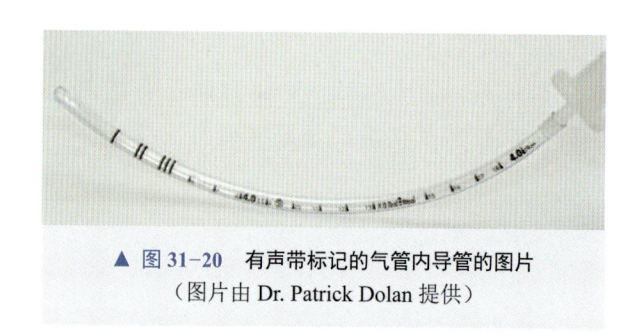

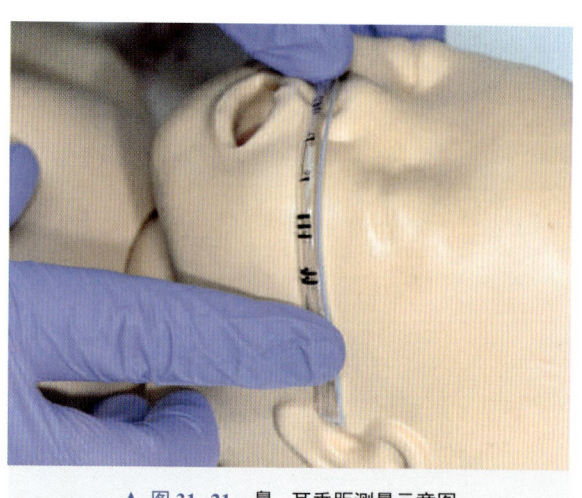

▲ 图 31-20 有声带标记的气管内导管的图片（图片由 Dr. Patrick Dolan 提供）

▲ 图 31-21 鼻-耳垂距测量示意图

表 31-5 通气矫正措施

M	纠正面罩
R	重新复位气道
S	抽吸口鼻
O	打开嘴
P	加大压力
A	替代气道

经许可转载，引自 Kattwinkel, J. T extbook of Neonatal Resuscitation. 7th ed. Dallas, TX: American Heart Association and American Academy of Pediatrics; 2016, Table 4-2.

表 31-6 喉镜叶片和气管内导管尺寸

喉镜叶片[a]

尺寸	胎龄
00	极早产儿
0	早产儿
1	足月儿

气管内导管尺寸[b]

胎龄（周）	体重（g）	导管尺寸
< 28	< 1000	2.5
28～34	1000～2000	3.0
34～38	2000～3000	3.5
> 38	3000 以上	4.0

a. 优先选择 Macintosh 型而不是 Miller 型
b. 引自 Kattwinkel, J. T extbook of Neonatal Resuscitation. 7th ed. Dallas, TX: American Academy of Pediatrics; 2016, Table 5-1.

表 31-7 从嘴唇起气管内导管的插入深度

胎龄（周）	从嘴唇起气管内导管的插入深度	婴儿体重（g）
23～24	5.5	500～600
25～26	6.0	700～800
27～29	6.5	900～1000
30～32	7.0	1100～1400
33～34	7.5	1500～1800
35～37	8.0	1900～2400
38～40	8.5	2500～3100
41～43	9.0	3200～4200

经许可转载，引自 Kattwinkel, J. T extbook of Neonatal Resuscitation. 7th ed. Dallas, TX: American Heart Association and American Academy of Pediatrics; 2016, Table 5-4.

插管成功后，会观察到双侧胸廓抬高，同时心率、呼吸和婴儿的肤色都得到改善。甚至在极低出生体重儿中，也可以用呼气末 CO_2 确认 ET 管的位置正确，但如果存在双侧气胸、阻塞性气道分泌物或心排血量过低，即使导管位置正确，仍可能检测不到 CO_2。

如果尽管通过面罩或替代气道进行 PPV，但婴儿仍然没有改善，应将氧气浓度增加到 100%，并开始胸外按压。

2. 胸外按压

如果婴儿在 PPV 有效通气至少 30s 后，心率仍 < 60 次 / 分，则需要进行胸外按压以保证肺部通气。胸外按压很少被真正实施，因为大多数需要复苏的新生儿都有通气障碍。因此，在开始按压之前，医务人员应确保尝试过充分通气，且气道通畅。

胸外按压需要将 2 个拇指相对成环形[13]。2 个拇指放在胸骨下 1/3 处的双侧乳头连线上，其他手指环绕婴儿的背部。考虑到当 ET 管或 LMA 固定后，需要按压者站在床的头侧以便于脐带处理和其他复苏工作继续进行。这个位置对按压者来说也相对轻松。用足够的力度按压胸骨，幅度为胸廓前后径的 1/3，然后松开，以使胸廓充分回弹。按压速度应为 90 次 / 分按压，同时 30 次 / 分通气。联合起来就是 2s 内 3 次按压 1 次通气。为了保持心肺复苏的正确节奏，使用号子："1、2、3、吸……"（图 31-22）。

通过心电图（首选）或听诊器每 60s 监测 1 次心率[4]。如果心率 > 60 次 / 分，则停止按压，并以每分钟增加 40～60 次呼吸的速度再次进行 PPV[3]，如果心率没有增加，则应评估通气和按压的质量，如果没有问题，则下一步应该使用肾上腺素。

3. 静脉注射

婴儿很少需要给予紧急药物，如肾上腺素或扩容药。如果认为可能需要给药，则应建立静脉（IV）通路，其中脐静脉通路是首选[3]。脐带通常包括 1 条脐静脉和 2 条脐动脉。然而，罕见情况下，脐带只有 1 条动脉。脐静脉壁薄，位于脐的 12 点附近。在无菌条件下，将脐带修剪至距皮肤算起仅余 1～2cm，将导管插入 2～4cm，直到血液易于被抽出。应注意不要将导管插入过深，以避免将高渗液体注入肝脏。

经骨髓给药可能是个更合理的决定，尤其是在院前急救或急诊科，那里的医护人员可能没有太多的新生儿重症监护经验，并且更熟悉这一操作。选择胫骨平坦的前内表面插入骨穿针。

4. 药物

在使用肾上腺素和扩容药等药物之前，应确认通气和按压的有效性。

（1）肾上腺素

当 PPV ≥ 30s 后，在氧气浓度 100% 的情况下再次进行 60s 的 PPV 和胸外按压仍不成功，新生儿的心率仍保持在 < 60 次 / 分时，就

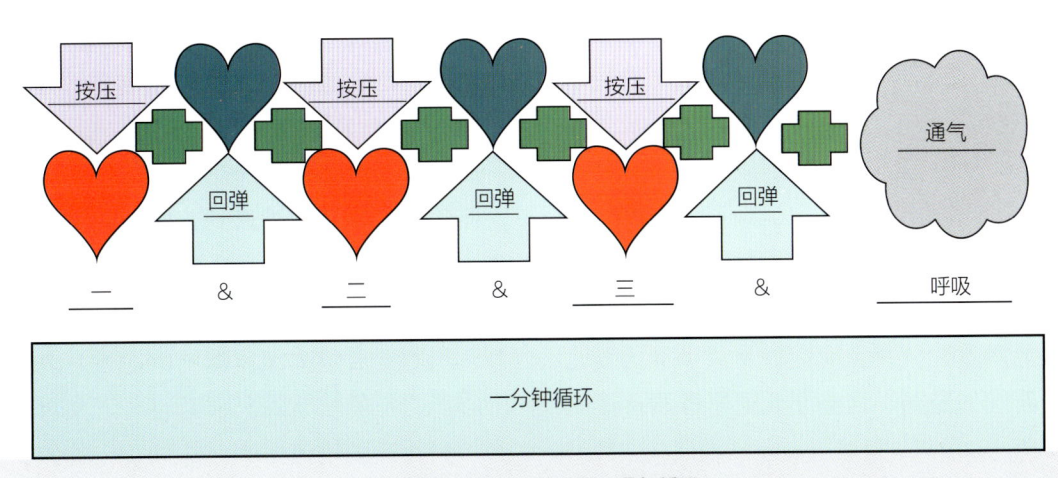

▲ 图 31-22　1min 按压 - 通气循环

应使用肾上腺素（图31-23）。肾上腺素需要快速进入中心静脉循环，因此，由于外周静脉给药和ET管给药效果较差，最好通过脐静脉或骨髓给药[3]。新生儿复苏使用的肾上腺素浓度为1：10 000（0.1mg/ml），剂量为经静脉或骨髓0.1～0.3ml/kg[3]。如必须经ET管给药，应使用较大的剂量0.5～1ml/kg。应该仅在经ET管给高剂量药物，因为如果通过静脉注射或骨髓给高剂量药物可能会造成伤害[3]。

在注射肾上腺素后1min评估心率，如果心率没有增加，则每3～5min重复一次剂量。每次给药后应继续重新评估。如果心率未上升至令人满意的程度，确认已充分通气和胸外按压，并考虑诸如低血容量或张力性气胸等情况。

（2）扩容药

扩容适用于持续低心率和疑似休克的复苏无效的婴儿，或有已知因创伤、前置胎盘、胎盘早剥、脐带撕裂或过早钳夹脐带而失血的病史的婴儿。尽管有有效通气、胸外按压和肾上腺素给药，这些情况仍可能会导致持续性心动过缓，婴儿可能会出现面色苍白，毛细血管再充盈延迟和脉搏微弱。

不建议常规使用扩容药，因为在使用低剂量扩容药，10ml/kg时即可能会使心输出量减低[3]。目前还没有关于理想输液时间的研究，但5～10min被认为是合理的。在早产儿中快速输注扩容药可能会增加颅内出血的风险[3]。

推荐使用0.9%生理盐水作为治疗低血容量的晶体液。如果出现严重的胎儿贫血，并且不能立即获得交叉配型的血液，可以使用紧急非交叉配型，O型Rh阴性的浓缩红细胞。

5. 复苏后护理

没有危险因素的足月儿出生后一般状况好，可以接受常规的产后护理，与母亲同室接触并开始母乳喂养。分娩后接受PPV或吸氧的婴儿需要更密切的监测。这些婴儿通常需要持续的呼吸支持，如吸氧、持续气道正压通气（CPAP）或机械通气，以及在婴儿室或新生儿重症监护病房中密切监测生命体征。如果新生儿需要在母室外进一步护理，应该在可行的情况下，让父母尽快看到和抚触他们的孩子。

低温疗法

研究表明，低温疗法可改善患出生后窒息或缺氧缺血性脑病（hypoxic ischemic encephalopathy，HIE）的足月儿的神经系统预后[14]。一般来说，出生后6h内的足月儿，有以下表现者怀疑存在缺氧损伤：①出生后脐血或其他血气分析提示酸中毒；② 10min APGAR评分低；③复苏时间长；④临床检查发现可能符合脑病的。这些患儿都可能符合低温疗法的要求[15]。如果您的医院没有新生儿低温治疗的条件，应联系最近的转诊中心，以在治疗窗口内评估适应证和快速转诊。在等待转诊时应避免体温升高。

6. 伦理考虑

在需要大量高级复苏的情况下，有时会做出放弃治疗的决定。只要有可能，父母就应该参与到共同的决策中来。这些决定的依据是有关婴儿病情、预后，以及现有治疗方案的风险

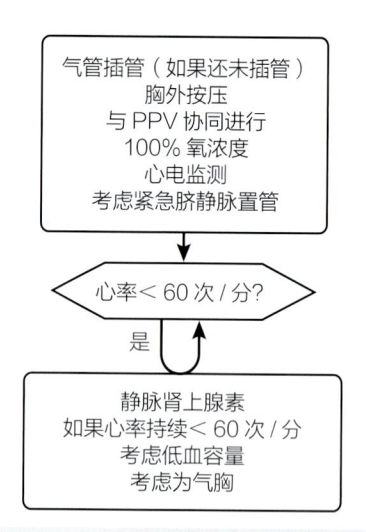

▲ 图31-23 突出显示肾上腺素的使用范围

PPV. 正压通气［经许可转载，引自Wyckoff MH, Aziz K, Escobedo MB, et al. Part 13: neonatal resuscitation: 2015 American Heart Association Guidelines Update for Cardiopulmonary Resuscitation and Emergency Cardiovascular Care. Circulation. 2015;132（suppl 2）:S543-S560.］

和益处的相关和准确的信息。在极早产儿中，父母应该被告知，根据出生后最初几个小时的有限信息来预测预后是极具挑战性的。如果婴儿的死亡风险很高，或疾病对孩子造成极大的负担，放弃治疗可能是合乎道德的[3]。同样，在医务人员确定没有生存机会的情况下，例如确认孕周＜22周或严重的染色体异常，复苏治疗可能并不是合乎道德的，可以拒绝复苏治疗[3]。人道的原则是应该对没有进行复苏或复苏不成功的新生儿给予姑息治疗。

7. 温暖的汇报

在复苏完成后，团队应该花时间重新集合，尽可能完成一次汇报。这使得医疗团队的成员可以提供反馈，并在未来的复苏中有改进的机会。已证明这可以提高儿科团队的活力，为未来的复苏做好准备[16]。

六、特殊情况

（一）常见分娩并发症

1. 早产

可以在分娩前的病史中确定是否早产，或者，如果不知道孕周，可以在产后快速评估中确定是否为早产儿。早产儿生理储备较少，更容易出现体温过低、低血糖、低血容量和低氧血症。早产儿对过渡性支持的需求与胎龄成反比。

早产儿在复苏期间需要特别考虑。需要给胎龄＜32周的新生儿包裹塑料膜以预防体温不稳定[3]。如果有PPV指征，在早产儿中通过胸廓的运动状况以推定呼吸情况也更加困难，他们气胸的风险也会增加。早产儿应尽早考虑长期使用CPAP，因为研究表明，由于插管并发症较少，CPAP可获得更好的预后。

有严重呼吸窘迫的已插管的早产儿在最初复苏后应使用表面活性物质。复苏过程中的扩容药，尤其是快速给予的扩容药，会增加颅内出血的风险，应谨慎使用。

2. 唇裂/腭裂

唇裂/腭裂是最常见的结构性出生缺陷。当嘴唇、鼻腔和腭板在发育过程中没有在中线相遇和融合，导致不对称的口腔形成时，就会发生这种情况。唇裂和腭裂通常同时发生[17]。在复苏期间，可能更难使面罩与面部间形成密封，可能需要使用较大的面罩来覆盖口腔。这种情况与舌的向下移位和小下颌有关，使ET插管更加困难；因此，应该考虑使用喉罩。

（二）急性胎粪梗阻

大多数羊水中有胎粪污染的婴儿一般情况好，可以正常与母亲同室接触，不需要过度的干预[18]。如果发现羊水胎粪污染，请用洗耳球清洁婴儿的气道，并评估呼吸功能。羊水中有胎粪污染的婴儿，如果一般情况差，应被置于辐射加热器上，并用洗耳球或吸引管清理鼻咽。如果新生儿没有反应，则应启动PPV。如果PPV无效并且怀疑胎粪阻塞了气道，可以给婴儿插管，胎粪可以沿着ET管插入的吸引管吸出，或者使用放置在ET管末端的胎粪吸引管（图31-24），另一端连接到吸引器[3]。这一建议反映了对更新的AHA指南的修改，因为在过去，建议在胎粪污染的情况下进行常规插管和吸引，因为在这些情况下，婴儿的一般情况差。

（三）气胸

气胸是指肺组织外的胸腔内存在空气。在出生时，它可能是由小儿麻痹症、胎粪被吸入肺部、早产或先天畸形引起的。婴儿可能会出现呼吸窘迫，如呼吸急促、呻吟或胸廓塌陷。然而，在许多情况下，气胸是无症状的。如果复苏措施后新生儿状况没有改善或突然恶化，医务人员应该考虑该诊断。体格检查显示患侧肺呼吸音减弱，并经胸部X线片检查证实。透光试验，即通过在黑暗的房间里将高强度光纤光源放在患者胸部旁边，并在患侧发现更亮和更弥漫的透光而确定；它对于早产儿来说不太可靠，因为他们的皮肤很薄（图 31-25）。

在接受 PPV 复苏的婴儿中，现有的气胸可能发展为张力性气胸，并伴有心动过缓和低血压。如果怀疑有这种情况，可以通过无菌条件下，于腋前线的 T_4 或锁骨中线的 T_2 间隙插入 20 号针进行减压。可以将布卷放在患侧肩膀后面，以帮助空气聚集到胸腔顶部。这个定位位置和向上的针头角度保证了可以排出更多的额外空气。

（四）低血糖

低血糖的原因分为 3 类，包括母体、先天性和分娩相关导致。如果巨大儿出现低血糖，婴儿可能在宫内已暴露于高血糖水平下。在这种情况下，婴儿的胰岛素分泌过量，胰岛素也是胎儿生长因子之一，导致他们在新生儿期容易发生低血糖。

新生儿在分娩后立即出现低血糖是很常见的。应在最初的 4h 内过渡到正常血糖（70～100mg/dl）范围。否则应调查低血糖的其他原因。

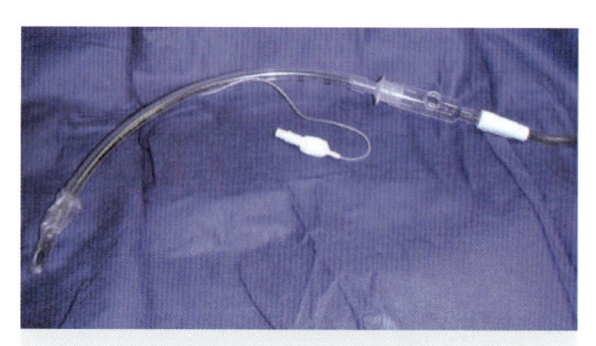

▲ 图 31-24 胎粪吸引管的照片
图片由 Scott D. Weingart 和 Sabrina D. Bhagwan 提供。经许可转载，引自 Shah KH, Mason C. Essential Emergency Procedures. 2nd ed. Philadelphia, PA: Wolters Kluwer; 2015.

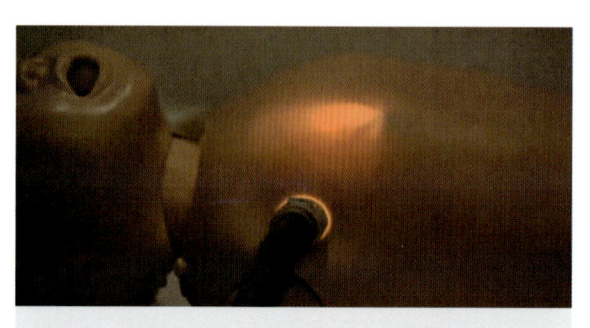

▲ 图 31-25 透光试验检查气胸的照片

需要对足月和早产儿进行紧急干预的低血糖临界值为 40mg/dl [19]。

如果婴儿能耐受喂养，低血糖可以通过喂食来纠正。喂食完成后，立即检查葡萄糖水平。如果血糖水平未提高，或者如果婴儿不能进食，那么可以静脉注射葡萄糖。外周静脉注射给药的葡萄糖最大浓度是 10%，更高的浓度需要经中心静脉给药。

（五）阿片类药物暴露

阿片类药物可用于治疗妊娠或分娩期间的疼痛，但在妊娠期间也会被滥用。阿片类药物可穿过胎盘，引起阿片类药物中毒症状，包括新生儿呼吸抑制。长期接触阿片类药物的婴儿可能会出现戒断症状。如果怀疑有急性阿片类药物中毒，如母亲在分娩后 4h 内接受麻醉药，则静脉注射或肌内注射拮抗药纳洛酮，剂量为 0.1mg/kg。在母亲长期使用麻醉药或目前使用美沙酮治疗的情况下，禁用纳洛酮，因为这可能会导致严重的急性戒断综合征，包括癫痫发作。这些新生儿可能需要 PPV，如果需要长期呼吸支持，建议插管。

（六）膈疝

当腹部内容物通过膈肌缺损疝入胸膜腔时，发生膈疝，左侧较常见。症状的严重程度与内容物疝入胸腔的程度相关。常见的表现包括呼吸窘迫和低氧血症。体格检查可发现腹部平坦，肠鸣音或受影响肺部区域的呼吸音减弱。初始治疗应放置 10F 的胃管，以减少肠胀气和随后将发生的肺不张，特别是在有 PPV 支持的情况下。

（七）罕见的分娩并发症

1. Pierre Robin 综合征

Pierre Robin 综合征是一种先天性异常，它导致下颌向后移位，所有相连的解剖结构也向后移位。患有这种综合征的婴儿将发生气道通气困难，因为舌头通常会阻塞气道。出现呼窘迫，疑似 Pierre Robin 综合征的新生儿可以取俯卧位，随着重力向前拉动解剖结构，正在可能会得到改善[3]。如果症状没有改善，可以经鼻插入 2.5 号 ET 管，在咽后水平建立鼻咽气道。在必要情况下，应由最有经验的医务人员处理堵塞的气道。LMA 可能有助于更容易地建立气道，因为它不需要直接可视化下置入。

2. 脐疝

腹裂和脐膨出是由胚胎发育过程中腹壁未能正常闭合引起的。脐膨出时，膨出的小肠被腹膜覆盖。腹裂时，膨出的小肠表面没有任何覆盖物，从而将腹部器官暴露在未消毒的环境中。出生时，婴儿暴露的体表面积增加，暴露的腹腔血管、小肠和其他器官也增加了低温和低血容量的风险。应小心护理腹裂的婴儿，并保持仰卧位，以防止腹部血管流出道梗阻。如果可能的话，医务人员可以将新生儿腋以下的部分放在一个无菌塑料袋中。可以用无菌生理盐水浸湿的无菌纱布覆盖内脏[20]。婴儿应被转运至合适等级的医疗中心进行治疗，包括手术闭合腹腔。

七、总结

对新生儿的护理可以从最低限度的干预（如简单的擦干等）到强化复苏。急救人员必须做好准备，应对危重新生儿出生时可能出现的各种复杂问题。建议建立一个专门的新生儿管理团队，以便准备设备和分配复苏的具体角色。需要对不稳定的新生儿进行早期识别和干预。卫生保健医务人员需要如何在紧急分娩后同时处理母婴 2 名患者，以改善新生儿和母亲的预后。

本章要点

1. 新生儿的初步评估包括估计胎龄、心率和哭闹（呼吸能力）的评估。
2. 对于一般情况好的婴儿，应延迟 30～60s 结扎脐带。一般情况好的足月婴儿可以与母亲一同转运；早产儿和一般情况差的婴儿应该在辐射保暖器上进行评估。
3. 所有新生儿都应擦干，< 32 周的早产儿应放置在聚乙烯袋或薄膜中，以减少热量损失。
4. 在新生儿的最初复苏中，PPV 和 CPAP 在很大程度上取代了插管。
5. 出生时羊水有胎粪污染的婴儿如果一般情况好，不需要插管。
6. 新生儿复苏的最佳静脉通道是脐静脉。胫骨的经骨髓给药也是可以接受的，尤其是在紧急情况下。
7. 对于呼吸暂停、呼吸困难或心率 < 100 次 / 分的患者，建议使用 PPV。
8. 按压适用于心率 < 60 次 / 分，且对至少 30s 的有效 PPV 无反应的婴儿，最好使用双拇指环绕技术进行，按压与呼吸的比例为 3∶1，目标是按压 90 次 / 分和呼吸 30 次 / 分。
9. 婴儿的右臂用于脉搏血氧测定，避免测量到动脉导管流出的血液。

参考文献

[1] National Center for Health Statistics. Births and natality. https://www.cdc.gov/nchs/fastats/births .htm. Accessed January 12, 2019.

[2] Wyckoff MH, Aziz K, Escobedo MB, et al. Part 13: neonatal resuscitation: 2015 American Heart Association Guidelines Update for Cardiopulmonary Resuscitation and Emergency Cardiovascular Care. Circulation. 2015;132(suppl 2):S543-S556.

[3] Kattwinkel J. Textbook of Neonatal Resuscitation. 7th ed. Dallas, TX: American Heart Association and American Academy of Pediatrics; 2016.

[4] Katheria A, Rich W, Finer N. Development of a strategic process using checklists to facilitate team preparation and improve communication during neonatal resuscitation. Resuscitation. 2013;84(11):1552-1557. doi: 10.1016/j.resuscitation.2013.06.012. Epub 2013 Jun 25.

[5] Moore ER, Bergman N, Anderson GC, Medley N. Early skin‐to‐skin contact for mothers and their healthy

[6] Qian Y, Ying X, Wang P, Lu Z, Hua Y. Early versus delayed umbilical cord clamping on maternal and neonatal outcomes. Arch Gynecol Obstet. 2019;300(3):531-543. doi: 10.1007/s00404-019-05215-8. Epub 2019 Jun 15. Review. PMID: 31203386.

[7] Kattwinkel J, Niermeyer S, Nadkarni V, et al. ILCOR advisory statement: resuscitation of the newly born infant. An advisory statement from the pediatric working group of the International Liaison Committee on Resuscitation. Circulation. 1999;99(14):1927-1938. PMID: 10199894.

[8] Kattwinkel J, Perlman JM, Aziz K, et al. Part 15: neonatal resuscitation: 2010 American Heart Association Guidelines for Cardiopulmonary Resuscitation and Emergency Cardiovascular Care. Circulation. 2010;122(18 Suppl 3):S909-S919. doi: 10.1161/CIRCULATIONAHA.110.971119. Erratum in: Circulation. 2011;124(15):e406. PMID: 20956231.

[9] Treston BP, Semberova J, Kernan R, et al. Assessment of neonatal heart rate immediately after birth using digital stethoscope, handheld ultrasound and electrocardiography: an observational cohort study. Arch Dis Child Fetal Neonatal Ed. 2019;104(2):F227.

[10] Dawson JA, Kamlin CO, Vento M, et al. Defining the reference range for oxygen saturation for infants after birth. Pediatrics. 2010;125(6):e1340-e1347. doi: 10.1542/peds.2009-1510. Epub 2010 May 3. PMID: 20439604.

[11] Lane B, Finer N, Rich W. Duration of intubation attempts during neonatal resuscitation. J Pediatr. 2004;145(1):67-70.

[12] Schmölzer GM, Agarwal M, Kamlin CO, Davis PG. Supraglottic airway devices during neonatal resuscitation: an historical perspective, systematic review and meta-analysis of available clinical trials. Resuscitation. 2013;84(6):722-730. doi: 10.1016/j.resuscitation.2012.11.002. Epub 2012 Nov 9. Review. PMID: 23146881.

[13] Whitelaw CC, Slywka B, Goldsmith LJ. Comparison of a two-finger versus two-thumb method for chest compressions by healthcare providers in an infant mechanical model. Resuscitation. 2000;43(3):213-216. PMID:10711490.

[14] Jacobs SE, Berg M, Hunt R, Tarnow-Mordi WO, Inder TE, Davis PG. Cooling for newborns with hypoxic ischaemic encephalopathy. Cochrane Database Syst Rev. 2013;(1):CD003311. doi: 10.1002/14651858.CD003311.pub3. Review. PMID: 23440789.

[15] Committee on Fetus and Newborn, Papile LA, Baley JE, Benitz W, et al. Hypothermia and neonatal encephalopathy. Pediatrics. 2014;133(6):1146-1150. doi: 10.1542/peds.2014-0899. Review. PMID: 24864176.

[16] Cho SJ. Debriefing in pediatrics. Korean J Pediatr. 2015;58(2):47-51.

[17] McMillan JA, Feigin RD, et al. Oski's Pediatrics: Principles and Practice. 4th ed. Philadelphia, PA:LWW; 2006.

[18] Halliday HL, Sweet DG. Endotracheal intubation at birth for preventing morbidity and mortality in vigorous, meconium-stained infants born at term. Cochrane Database Syst Rev. 2001;(1).

[19] Gleason CA, Juul SE. Avery's Disease of the Newborn. Philadelphia, PA: Elsevier; 2018.

[20] Verklan MT, Walden M. Core Curriculum for Neonatal Intensive Care Nursing. St. Louis, MO: Saunders; 2010.